JN326280

不正咬合別
咬合異常の早期治療入門
乳歯列・混合歯列からの矯正治療

遠藤敏哉 著

クインテッセンス出版株式会社　2007

Tokyo, Berlin, Chicago, London, Paris, Barcelona, Istanbul, Milano, São Paulo, Moscow, Prague, Warsaw, New Delhi, Beijing, and Bukarest

■著者略歴

遠藤　敏哉　Toshiya Endo

1982年	日本歯科大学新潟歯学部卒業
	日本歯科大学助手・新潟歯学部歯科矯正学教室(1983年3月まで)
1983年	日本歯科大学大学院歯学研究科(歯科矯正学)入学
1987年	日本歯科大学大学院歯学研究科(歯科矯正学)修了
	歯学博士(日本歯科大学)
	日本歯科大学助手・新潟歯学部歯科矯正学教室
1988年	日本歯科大学講師・新潟歯学部歯科矯正学教室
1990年	日本矯正歯科学会認定医
1992年	日本歯科大学助教授・新潟歯学部歯科矯正学教室
1994年	日本矯正歯科学会指導医
2001年	日本歯科大学助教授・新潟歯学部附属病院小児・矯正歯科
2002年	日本歯科大学助教授・新潟歯学部小児歯科学講座
2003年	日本歯科大学助教授・新潟歯学部附属病院矯正歯科科長
2006年	日本歯科大学助教授・新潟病院矯正歯科科長
2007年	日本歯科大学准教授・新潟病院矯正歯科科長

上梓に寄せて

　小児の咬合誘導は，小児歯科そのものである．咀嚼はもちろんであるが，隣接する乳臼歯に2級インレーを形成するのは，乳臼歯の近遠心幅径を失わないようにするためである．歯冠近遠心幅径をう蝕により失うことがあるとすれば，乳歯をう蝕にしないように予防する刷掃，フッ化物塗布行為もまた広域の咬合誘導になる．

　知識は，結果や成果を表現する．この結果や成果には経過 process がある．この process と結果や成果を論理的に明示（言語情報）できれば，それは認知といって科学となる．この process が多様性であれば，認識といって哲学の命題となる．

　一般に，この言語情報は，座学によって得ることが可能である．しかし，知識には，もう一つ身体による学習があり，それが技術（非言語情報）である．今日の歯科医学教育状況下でこの言語情報を丸暗記することが求められているが，技術と結びつかない．そのために言語情報のみでは臨床にまったく役に立っておらず，社会的責任についてはまったく論じられていない．

　Bernstein,N.A. によると，dexterity（巧妙さ）は，同じ行為を反復しているのに行為の process は毎回異なっていく現象にこそ運動 skill の向上の根拠があるという．

　知識と技術の有機的連携と"いう"のは簡単であるが，知識と技術は今日的に述べると異なった課題である．さらに有機的連携とは，多くの部分が集まって一つのものを作るといったことと一般に考えられている．これは部分を集めると全体になるといった古い考え方で，各部分の間に緊密な統一がなければならないという仮説である．ゲシュタルト心理学では「全体は部分の総和以上のものである」といっている．これは，要素観を全面的に否定し，全体は要素の集まりではなく，要素といわれていたものは，体制化された全体の一部であり常に全体により規定されていると主張している．

　知識や概念といったものは，あらかじめ用意されたものではなく，作られたものである．したがって，学習し体験しそして訓練して獲得し形成し身に付けなければならない．

　本書は，この困難な課題に臨床経験（技術）から勇気を持って挑戦している啓蒙書である．もちろん，あれもこれもというわけにはいかないので課題を限定した点，さらに小児歯科と矯正歯科が協力し合って臨床例を増やして改訂を続けなければならないだろう．しかし，ここに従前のように相互がセクト的にならず，オープンにして切磋琢磨して行かなければならない．

2007年4月

日本歯科大学新潟生命歯学部
小児歯科学講座・下岡　正八

はじめに

　歯科医療は，歯科疾患の減少，少子高齢化に伴う疾患構造の変化，患者の要求の多様化と高度化，患者の権利意識の高揚などによって未曾有の変化を遂げている．このような歯科医療を取り巻く社会環境や患者(児)・保護者の価値観の変化は，豊富な知識と優秀な技術の習得を求めている．さらに，細分化された専門的な知識と技術の有機的連携が要求されている．

　専門の有機的連携は，咬合異常の早期治療でも例外ではない．従来，小児歯科医は乳歯列から混合歯列の歯列・咬合の異常，矯正歯科医は混合歯列から永久歯列，さらに成人の不正咬合を主に治療してきた．小児歯科医と矯正歯科医は，混合歯列の咬合異常をそれぞれの治療目標で治療することが多く，早期治療の目標を共有化する必要がある．

　乳歯列や混合歯列は成長発育期または歯の交換期にあり，口腔内環境が複雑に変化する．咬合異常の早期治療は，成長発育という時間軸上で行うべきであり，断片的な治療ではない．咬合異常の治療目標は個性正常咬合の獲得であり，そこに至る適切な治療方法にはいくつかの選択肢がある．多くの選択肢を有するには，豊富な知識と優秀な技術が必要になる．咬合異常の早期治療では常に診察と診断が必要であり，その結果，治療方針の変更も余儀なくされることがある．適正な治療方針への変更には，多くの選択肢の習得が有益である．

　本書では，咬合異常別に，症例を提示し，診察・検査・診断のポイントと基本治療方針について執筆した．執筆にあたっては，臨床に即応できるように，文章を平易に記述し，図や写真などの視覚素材を多く取り入れ，文献的考察を避けた．対象読者は，咬合異常の早期治療を積極的に修学しようとする学生や一般臨床歯科医，小児歯科や矯正歯科の専門を習熟しようとする先生である．本書は，CHAPTER 1，2 が早期治療とその診察・検査・診断に必要な知識，CHAPTER 3～10 が咬合異常別の早期治療，CHAPTER11～17 が早期治療によく用いられる矯正装置について記載した．早期治療の対象になる咬合異常として，切歯部叢生，正中離開，反対咬合，上顎前突，過蓋咬合，前歯部開咬，交叉咬合，下顎側方偏位，歯の萌出遅延(埋伏)，咬合異常に起因した顎関節症を選定した．著者は浅学菲才の身であり，誤った記述や不備な点が多々あると思うので，読者各位のご教示をお願いしたい．

　最後に，本書の発刊にあたり，有益なるご指導とご校閲を賜った日本歯科大学新潟生命歯学部小児歯科学講座　下岡正八教授，筋と顎関節の機能的診察に関してご指導を頂いた日本歯科大学新潟生命歯学部補綴学第 1 講座　小出　馨教授，矯正装置の作製にご協力を頂いたアソインターナショナル株式会社　阿曽敏正氏，ならびに日本歯科大学新潟病院小児歯科・矯正歯科各位，クインテッセンス出版株式会社　佐々木一高氏および小野克弘氏に衷心より感謝いたします．

2007年4月

遠藤　敏哉

目次

CHAPTER 1　咬合異常の早期治療／11

1-1　早期治療の定義 …………………………………………………………………… 11
1-2　乳歯列期・混合歯列期の咬合異常と早期治療 ………………………………… 11

CHAPTER 2　診察・検査・診断に必要な知識／13

2-1　診察・検査から診断へのプロセス ……………………………………………… 13
2-2　顔面形態 …………………………………………………………………………… 13
2-3　顎関節と筋の触診 ………………………………………………………………… 15
2-4　セファロ分析 ……………………………………………………………………… 16

CHAPTER 3　切歯部叢生／19

3-1　概　要 ……………………………………………………………………………… 19
3-2　症　例［1〜4］ …………………………………………………………………… 20
3-3　診察・検査・診断のポイント …………………………………………………… 38
3-4　基本治療方針 ……………………………………………………………………… 44

CHAPTER 4　正中離開／45

4-1　概　要 ……………………………………………………………………………… 45
4-2　症　例［1〜3］ …………………………………………………………………… 45
4-3　診察・検査・診断のポイント …………………………………………………… 54
4-4　基本治療方針 ……………………………………………………………………… 58

CHAPTER 5　反対咬合／59

5-1　概　要 ……………………………………………………………………………… 59
5-2　症　例［1〜9］ …………………………………………………………………… 60
5-3　診察・検査・診断のポイント …………………………………………………… 96
5-4　基本治療方針 ……………………………………………………………………… 102

目 次

CHAPTER 6　上顎前突・過蓋咬合／103

　6-1　概　要 …………………………………………………………………………… 103
　6-2　症　例［1～6］ ………………………………………………………………… 104
　6-3　診察・検査・診断のポイント ………………………………………………… 127
　6-4　基本治療方針 …………………………………………………………………… 131

CHAPTER 7　前歯部開咬／133

　7-1　概　要 …………………………………………………………………………… 133
　7-2　症　例［1～3］ ………………………………………………………………… 133
　7-3　診察・検査・診断のポイント ………………………………………………… 145
　7-4　基本治療方針 …………………………………………………………………… 148

CHAPTER 8　交叉咬合・下顎側方偏位／149

　8-1　概　要 …………………………………………………………………………… 149
　8-2　症　例［1～4］ ………………………………………………………………… 149
　8-3　診察・検査・診断のポイント ………………………………………………… 164
　8-4　交叉咬合の基本治療方針 ……………………………………………………… 166

CHAPTER 9　萌出遅延歯・埋伏歯／167

　9-1　概　要 …………………………………………………………………………… 167
　9-2　症　例［1～5］ ………………………………………………………………… 167
　9-3　診察・検査・診断のポイント ………………………………………………… 189
　9-4　自然萌出が期待できない萌出遅延歯(埋伏歯) ……………………………… 192

CHAPTER 10　スプリント治療後の咬合再構成／193

　10-1　概　要 ………………………………………………………………………… 193
　10-2　症　例［1～2］ ……………………………………………………………… 193

CHAPTER 11　セクショナルブラケット装置／207

　11-1　概　要 ………………………………………………………………………… 207
　11-2　適応症 ………………………………………………………………………… 207
　11-3　装置の構成 …………………………………………………………………… 207
　11-4　使用方法 ……………………………………………………………………… 210

CHAPTER12　アクチバトール／211

- 12-1　概　要 …… 211
- 12-2　適応症 …… 211
- 12-3　装置の構成 …… 211
- 12-4　構成咬合の採得 …… 213
- 12-5　作用機序 …… 214
- 12-6　装置の調整（誘導面の形成） …… 214
- 12-7　使用方法 …… 214

CHAPTER13　バイオネーター／215

- 13-1　概　要 …… 215
- 13-2　装置の種類 …… 215
- 13-3　適応症 …… 215
- 13-4　装置の構成 …… 218
- 13-5　構成咬合の採得 …… 218
- 13-6　作用機序 …… 219
- 13-7　装置の調整 …… 220
- 13-8　使用方法 …… 220

CHAPTER14　クワドヘリックス／221

- 14-1　概　要 …… 221
- 14-2　装置の種類 …… 221
- 14-3　適応症 …… 221
- 14-4　装置の構成 …… 222
- 14-5　作用機序 …… 223
- 14-6　装置の調整（活性化） …… 223
- 14-7　使用方法（注意事項） …… 226

CHAPTER15　上顎前方牽引装置／227

- 15-1　概　要 …… 227
- 15-2　適応症 …… 227
- 15-3　装置の構成 …… 227
- 15-4　作用機序 …… 227
- 15-5　使用方法 …… 230

目　次

CHAPTER16　オトガイ帽装置／231

　　16-1　概　要 …………………………………………………………………… 231
　　16-2　適応症 …………………………………………………………………… 231
　　16-3　装置の構成 ……………………………………………………………… 231
　　16-4　作用機序 ………………………………………………………………… 232
　　16-5　使用方法 ………………………………………………………………… 232

CHAPTER17　保定装置／233

　　17-1　概　要 …………………………………………………………………… 233
　　17-2　装置の種類 ……………………………………………………………… 223
　　17-3　使用方法 ………………………………………………………………… 233

索　引…………………………………………………………………………………… 235

CHAPTER 1

咬合異常の早期治療

1-1
早期治療の定義

　歯列弓は，その発育時期によって，乳歯列期，混合歯列期，永久歯列期に分類される．咬合異常あるいは不正咬合の矯正歯科治療は，歯列弓の時期と成長発育の有無によって，乳歯列期の治療，混合歯列期の治療，永久歯列期の治療および成人の治療に分けられる．歯科矯正学第1版（榎　恵監修，医歯薬出版，東京，1974）では，乳歯列期の不正咬合（下顎前突，上顎前突，交叉咬合，開咬，過蓋咬合）を対象とした抑制矯正を早期治療と定義している．

　近年，早期治療は，永久歯列完成前に，歯槽性と骨格性の成長発育能を向上するために，乳歯列あるいは混合歯列から開始する治療であると定義されている．早期治療の対象は，乳歯列と混合歯列である．早期治療の目的は，咬合異常の改善あるいは抑制であり，永久歯列における本格的矯正治療の必要性とその治療期間を減少・短縮することである．

1-2
乳歯列期・混合歯列期の咬合異常と早期治療

　乳歯列期から混合歯列期は，成長発育の旺盛な時期にある．咬合異常には，骨格性異常と歯槽性異常がある．骨格性異常に起因した咬合異常では，顎関係の改善が早期治療の目標である．上顎の後退を伴う下顎突出型骨格性反対咬合では，上顎の成長を促進し，下顎の成長を抑制する．下顎後退型上顎前突では下顎の前方成長を促進する．骨格性異常の抑制あるいは改善には，成長発育のコントロールが必要である．歯槽性異常は歯の移動で改善する．

　骨格性反対咬合では，近遠心的な顎関係の異常に対応して，下顎切歯の舌側傾斜や上顎切歯の唇側傾斜が起こる．第一大臼歯の挺出は，下顎を後下方回転し，下顎後退型上顎前突や開咬を引き起こす．骨格性異常と歯槽性異常は，単独で存在するより，むしろ合併し，相互に影響する．

　骨格性異常や歯槽性異常は，機能異常を引き起こす．上顎側切歯の舌側転位は，エングラムを構築し，下顎を後退する．その結果，顎二腹筋後腹に圧痛を認める．軽度な下顎の後退は，形態検査で確認できないが，機能的診察で診断が可能である．その後の成長に伴い，下顎の後退が著しくなると，形態検査でも確認できるようになる．咬合異常の抑制が早期治療の目的であり，機能的診察の臨床的意義は大きい．

　乳歯列から混合歯列を経て永久歯列に至る過程では，乳歯の脱落や永久歯の萌出が起こり，口腔環境が複雑に変化し，歯列・咬合の異常が顕著化する．ほとんどの咬合異常は，自然治癒することなく，増悪する．このように上下顎の成長期と歯の発育期にある咬合異常は，成長発育という時間軸上で，診察・検査・診断・早期治療を行うべきである．早期治療を行った咬合異常の多くは，永久歯列期に，咬合再

構成が必要になる．早期治療は，断片的な治療ではない．

従来，小児歯科医は乳歯列期から混合歯列期の歯列・咬合の異常，矯正歯科医は混合歯列期から永久歯列期の不正咬合を主に治療してきた．両者は，混合歯列期の不正咬合をそれぞれの治療目標で治療することが多かった．小児歯科医と矯正歯科医は，早期治療の目標を共有化すべきである．

早期治療の対象になる咬合異常の多くは，切歯部叢生，正中離開，反対咬合，上顎前突，過蓋咬合，前歯部開咬，交叉咬合，下顎側方偏位，歯の萌出遅延（埋伏），咬合異常に起因した顎関節症などである．

これらの咬合異常は合併していることが多い．症例がいくつかの咬合異常を合併する場合には，それぞれの咬合異常の本態を把握し，優先治療すべき咬合異常を診断する必要がある．これらの咬合異常の診察・検査・診断のポイントと基本治療方針に関する知識と技術の修得は，乳歯列と混合歯列におけるすべての咬合異常の早期治療を可能にし，早期治療を興味深いものにする．したがって，本書では，切歯部叢生，正中離開，反対咬合，上顎前突，過蓋咬合，前歯部開咬，交叉咬合，下顎側方偏位，歯の萌出遅延（埋伏），咬合異常に起因した顎関節症の早期治療について記載する．

CHAPTER 2

診察・検査・診断に必要な知識

2-1
診察・検査から診断へのプロセス

　早期治療の診察・検査・診断では，乳歯列から永久歯列完成までの成長発育の過程で出現する咬合異常を確認し，その本態(実態)と原因を正確に把握して，治療方針の樹立(治療目標の設定，治療方法の選定)，さらに予後の推定を行う．咬合異常の診断プロセスは，診察，臨床診断，検査と症例分析，総合診断の順序である(*図2-1*)．

　乳歯列期や混合歯列期における咬合異常の治療は，永久歯列期と同様に，通常，1か月に1回行う．乳歯列期から混合歯列期の咬合は，上下顎の成長期と歯の交換期(発育期)にあり，常に変化する．早期治療によっても，咬合は変化する．常に変化する咬合が対象である早期治療において，診断は早期治療の開始時だけでなく，毎回(月)の診療でも行われる．咬合異常の治療では，毎回(月)の診療で検査を行うのは不可能である．そこで，診察と臨床診断が臨床的意義をもつ．

　早期治療に有用な診察には，歯列・咬合の診察のほかに，顔面形態の診察と顎関節と筋の触診(機能的診察)がある．

　本CHAPTERでは，診察・検査・診断に必要な知識として，顔面形態，顎関節と筋の触診，セファロ分析について記載する．

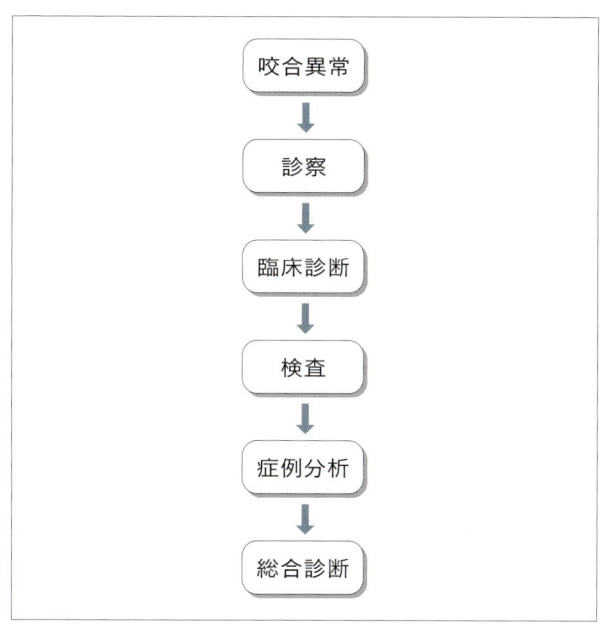

図2-1　診察・検査から総合診断へのプロセス．

2-2
顔面形態

　顔面形態は顔貌の形態的特徴を表す．顔貌から顔面形態の診察，診断する．

A．顔面形態の分類

　顔面形態の分類は，前後的要因と垂直的要因の組み合わせによる分類に基づく．前後的要因は，上下顎の前後的位置関係であり，顔面形態を3タイプに分類する．垂直的要因は，前上顔面高と前下顔面高

2-2 顔面形態

のバランスであり，顔面形態を3タイプに分類する．前後的要因と垂直的要因の組み合わせでは，顔面形態を9型に分類するが，それぞれのタイプの中間型（移行型）もある．この分類はSassouniの分類法に準拠する．顔面形態は咬合異常と密接な関係があり，咬合異常を反映する（**表2-1**）．

前後的要因の3タイプとは，下顎が上顎に対して相対的に遠心位にあるⅡ級，近心位にあるⅢ級，平均的位置にあるⅠ級である．Ⅰ級の顔面形態は正常咬合あるいはⅠ級咬合異常（叢生），Ⅱ級の顔面形態はⅡ級咬合異常（上顎突出または下顎後退），Ⅲ級の顔面形態はⅢ級咬合異常（上顎後退または下顎突出）を呈することが多い（**表2-1**）．

垂直的要因の3タイプとは，中顔型（メジオフェイシャルパターン，mesiofacial pattern），長顔型（ドリコフェイシャルパターン，dolicofacial pattern），短顔型（ブラキオフェイシャルパターン，brachyofacial pattern）である．長顔型は骨格性反対咬合や開咬，短顔型では過蓋咬合を呈することが多い（**表2-1**）．

なお，このほかに左右的要因も考慮する必要がある．顔面形態の左右的異常は，交叉咬合や下顎側方偏位などが関与する．

B．顔面形態の特徴

咬合異常の早期治療が比較的困難である顔面形態は，長顔型と短顔型である．長顔型と短顔型では，下顎の成長方向，下顎下縁平面角，下顎枝後縁平面角，下顎角，前下顔面高，後下顔面高，口輪筋・咀嚼筋の強さ，咬合力・咀嚼能力，筋の疲労度，正貌の形態，オーバーバイト，上下歯槽部高，臨床的歯冠長，口蓋・口腔底の深さ，下顎結合部の形態，典型的な咬合異常などに相違や特徴がある（**表2-2**）．

C．顔面形態と早期治療

長顔型の早期治療では，オトガイのコントロールが重要であり，固定の確保に配慮する．長顔型では，第一大臼歯が早期治療で容易に挺出する．第一大臼歯の挺出は，下顎の後下方成長（回転）や著しい前下方成長を引き起こし，それぞれオトガイを後退，突出する．長顔型では，自然固定が弱く，固定の確保を考慮する．加強固定が必要な場合もある．

表2-1 顔面形態の分類

		前後的要因		
		Ⅰ級	Ⅱ級	Ⅲ級
垂直的要因	短顔型			
	中顔型			
	長顔型			

表2-2 短顔型と長顔型の特徴

	短顔型	長顔型
下顎の成長方向	反時計回りの成長	時計回りの成長
下顎下縁平面角	小	大
下顎枝後縁平面角	大	小・大
下顎角	小	大
前下顔面高	小	大
後下顔面高	大	小
口輪筋・咀嚼筋の強さ	強	弱
咬合力・咀嚼能力	強・高	弱・低
筋の疲労度	難	易
正貌の形態	四角顔・丸顔	細長顔
オーバーバイト	大	小
上下歯槽部高	小	大
臨床的歯冠長	短	長
口蓋・口腔底の深さ	浅	深
下顎結合部の形態	厚・短	薄・長
典型的な咬合異常	過蓋咬合	開咬・骨格性反対咬合

短顔型の早期治療では，咬合挙上や歯の移動が難しく，とくに，下顎第一大臼歯の近心移動が困難である．短顔型では，自然固定が強く，固定の強さが十分である．

D．顔面形態と顎関節症

長顔型では，顆頭が小さく，顎関節隙が広いため，顆頭が偏位しやすい．このような顆頭は，咬合異常，成長発育の異常，片側咀嚼，口腔習癖などで容易に偏位する．長顔型では，顆頭が容易に偏位して，関節円板が転位しやすい．

短顔型では，咀嚼力が強く，歯が咬耗したり低位咬合になったりして，バーティカルディメンションを減少し，顆頭が後退する．成長発育に伴って，顆頭の後退は著明になる．顆頭の後退は，顎関節へメカニカルストレスを加え，顎関節症を引き起こす．短顔型では，筋肉が強靱なので，長顔型と同じメカニカルストレスが顎関節に加わっても，関節円板の転位は起こりにくい．

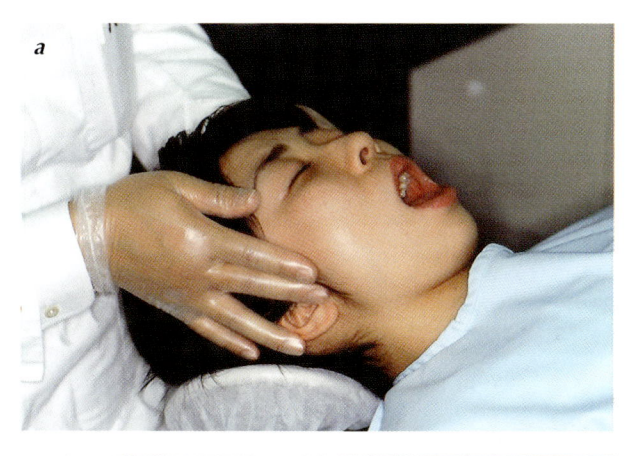

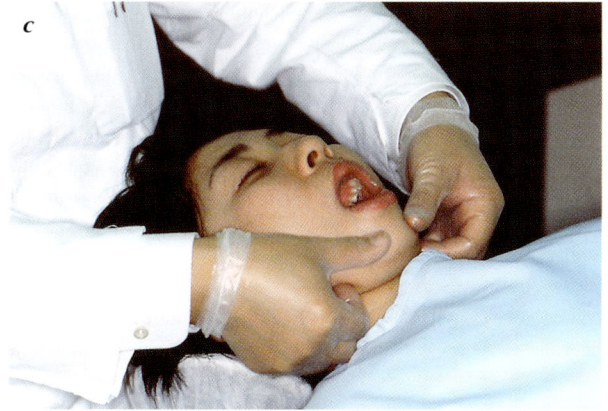

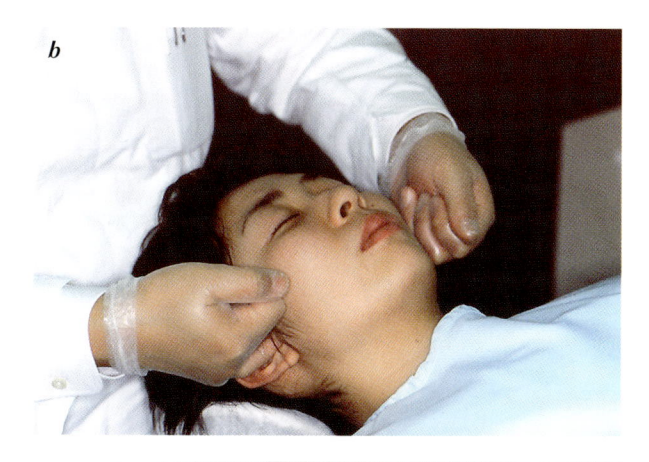

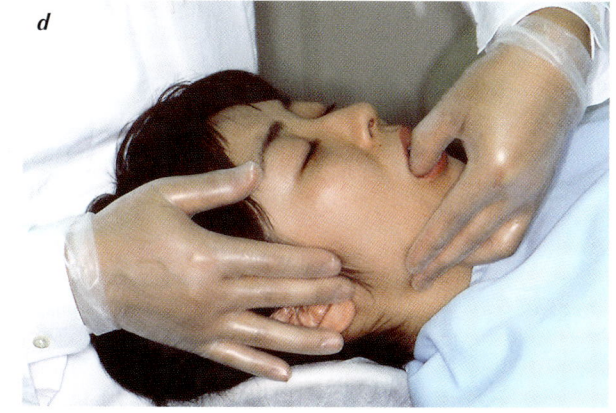

CHAPTER 2　診察・検査・診断に必要な知識

図2-2a〜d　顎関節の触診4種．**a**：側方からの触診．**b**：後方からの触診．**c**：下顎角部からの触診．**d**：上関節腔における滑走状態の触診（日本歯科大学新潟生命歯学部補綴学第一講座小出　馨教授のご厚意による；下記文献*より引用）．

2-3 顎関節と筋の触診

顎関節と筋の触診にはいくつかの方法があるが，本書では小出の方法に準拠する．本法は，*「補綴臨床」別冊"チェアサイドで行う顎機能診査のための基本機能解剖"（井出吉信，小出　馨編，医歯薬出版，東京，2004）に体系づけられている．

A．顎関節の触診
顎関節は，簡便で有効な4種の触診で診察する．

1）側方からの触診（図2-2a）
最大開閉口運動における左右顆頭の運動を触診する．初診時のスクリーニングとして有効である．この触診で問題があれば，次の3種の触診を組み合わせて行う．

2）後方からの触診（図2-2b）
咬頭嵌合位における左右顆頭の頭蓋に対する前後的位置を触診する．

3）下顎角部からの触診（図2-2c）
咬頭嵌合位付近の顆頭運動や雑音を触診する．

4）上関節腔における滑走状態の触診（図2-2d）
上関節腔における滑走状態を加圧下で触診するもので，開口量の増加した陳旧性クローズドロック症例の診断に有効である．正常な顎関節では，滑液が関節結節と関節円板との間の上関節腔に介在し，上関節腔がなめらかな滑走状態を示す．関節円板の復位を伴わない前方転位では，関節結節と顆頭との間に関節円板と上関節腔が介在せず，バイラミナゾーンが介在するため，上関節腔がなめらかな滑走状態にない．

これらの顎関節の触診4種を組み合わせて行うことにより，①復位を伴う関節円板の前方転位や②復位を伴わない関節円板の前方転位をはじめ，③上関節腔における癒着，④下顎頭の変形，⑤下顎頭の突き上げによるコンプレッション，⑥関節円板後部結合組織の穿孔，⑦関節円板の穿孔，⑧下顎頭機能面軟骨層の破壊などの病態を推定する．

2-3 顎関節と筋の触診

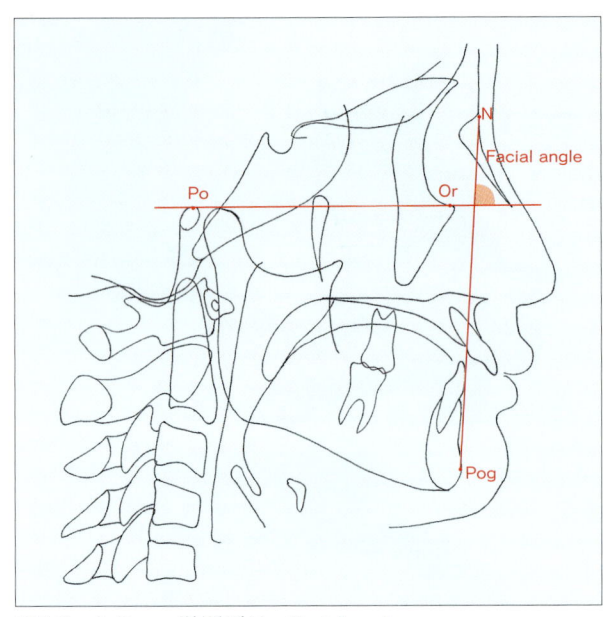

図2-3 セファロ計測項目．Facial angle.

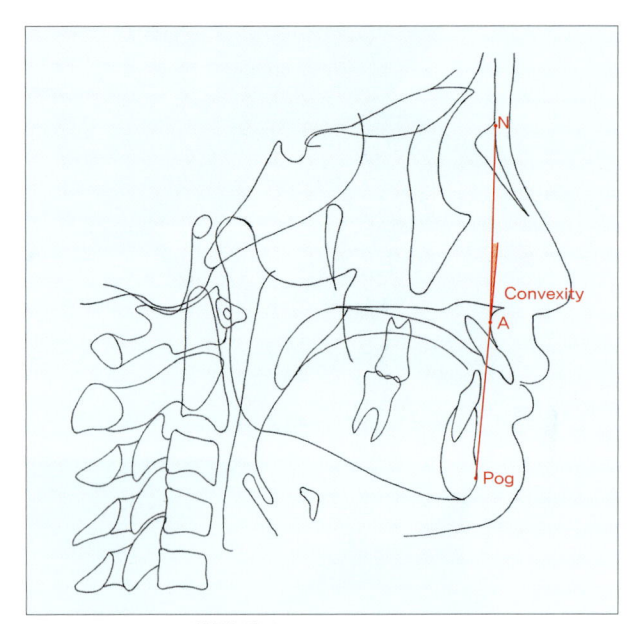

図2-4 セファロ計測項目．Convexity.

B．筋の触診
a．簡便で有効な筋の触診

触診は，患者水平位・術者座位で，第2指1本，双指法，手指圧1000g（症例に応じて800g～1200gの範囲で使い分ける）で行う．

圧痛は，①－；痛くない，②±；違和感あり，③＋；痛い，④＋＋；かなり痛い（眼瞼反射の発現），⑤＋＋＋；激しく痛い（体動の併発）の5段階で評価する．

触診する筋種は，咬筋，側頭筋および顎二腹筋の3種類である．

触診の部位と順番は，①咬筋深部，②咬筋浅部起始部，③咬筋浅部停止部前縁，④咬筋浅部停止部後縁，⑤咬筋浅部中央，⑥側頭筋前部，⑦側頭筋中部，⑧側頭筋後部，⑨顎二腹筋前腹，⑩顎二腹筋後腹である．

b．エングラムと顎二腹筋後腹

早期接触が存在すると，生体はこれを避けるために閉口筋と同時に開口筋を働かせて，下顎を偏位させる顎運動パターンを構築する．この顎運動パターンをエングラム（engram）あるいはアボイダンスパターン（avoidance pattern）という．エングラムが構築されると，これに関与する筋に過緊張を生じ，圧痛を認めるようになる．顎二腹筋後腹は，咬頭嵌合位や筋肉位における早期接触を回避して，下顎を側頭筋後部筋束以上に効果的に後方へ偏位させる．すな

わち，顎二腹筋後腹は，エングラム構築の主体をなすため，これに対する的確な触診は，必要不可欠である．

上顎切歯部叢生では，中切歯が唇側傾斜し，側切歯が舌側転位していることが多い．早期接触が舌側転位した側切歯に存在し，エングラムが構築され，下顎が後退する．混合歯列期の上顎切歯部叢生は，形態異常だけでなく，機能異常も有する．機能異常の改善のためにも，上顎切歯部叢生に対する早期治療の意義がある．

2-4 セファロ分析

セファロ分析には，主に，側面セファロを用いる．顎顔面骨格型のほかに，側貌，鼻咽頭後壁，軟口蓋，舌，扁桃などの軟組織も検査する．

従来，セファロ分析は多数報告されてきた．現在，一般的に用いられている側面セファロ分析には，Downs法，Steiner法，Northwestern法，Tweed法，Ricketts法などがある．セファロ分析の詳細は他の成書を参考にしていただくことにする．ここでは，本書で用いた角度計測12項目と，重ね合わせ法を記載する．

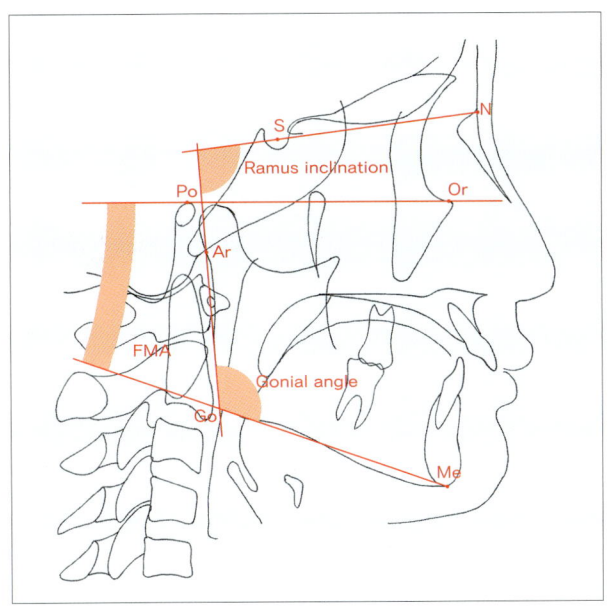

CHAPTER 2　診察・検査・診断に必要な知識

図2-5　セファロ計測項目．FMA, Ramus inclination, Gonial angle.

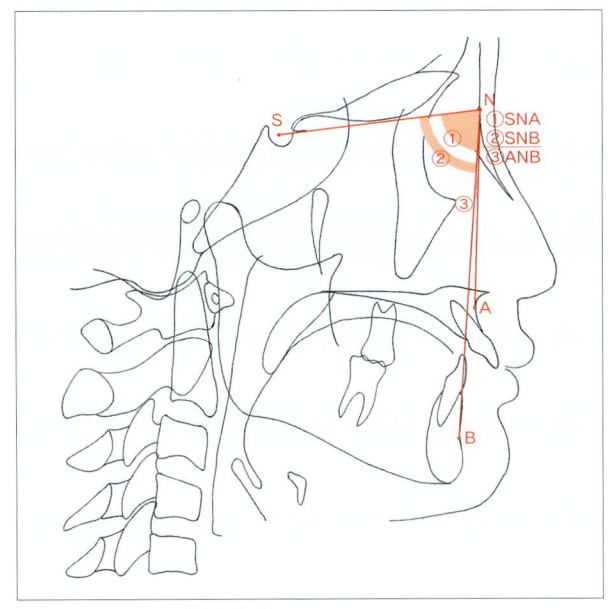

図2-6　セファロ計測項目．SNA, SNB, ANB.

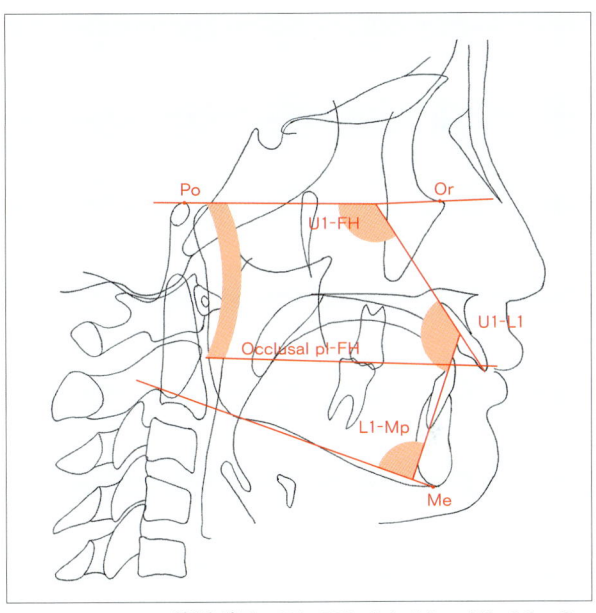

図2-7　セファロ計測項目．U1-FH, L1-Mp, U1-L1, Occlusal pl-FH.

A．計測項目

a．骨格型

1）Facial angle（顔面角）：フランクフルト平面（Po-Or）と顔面平面（N-Pog）のなす角度である（図2-3）．オトガイ部の突出度を表し，側貌の判定に用いる．

2）Convexity（上顎突出度）：NとAを結んだ直線と，AとPogを結んだ直線のなす角度である（図2-4）．顔面平面に対して，Aが前方にあるときは（＋），後方にあるときは（－）をつけて表現する．この角度は側貌に対する上顎歯槽基底部の前後的位置関係を表す．（＋）のときは上顎歯槽基底部が下顎に対して相対的に突出し，（－）のときは相対的に後退する．

3）FMA（下顎下縁平面角，Frankfort-mandibular plane angle）：下顎下縁平面（Me-Go）とフランクフルト平面（Po-Or）のなす角度である（図2-5）．この角度が大きい顔面形態は長顔型，小さい顔面形態は短顔型である．

4）Ramus inclination：下顎枝後縁平面（Ar-Go）とSN平面のなす角度である（図2-5）．

5）Gonial angle（下顎角）：下顎枝後縁平面（Ar-Go）と下顎下縁平面（Me-Go）のなす角度である（図2-5）．

6）SNA：SN平面と，NとAを結んだ直線のなす角度である（図2-6）．この角度は前頭蓋底に対する上顎歯槽基底の前後的位置を表す．

7）SNB：SN平面と，NとBを結んだ直線のなす角度である（図2-6）．この角度は前頭蓋底に対する下顎歯槽基底の前後的位置を表す．

8）ANB：SNAとSNBの差である（図2-6）．上下歯槽基底の相対的な前後的位置関係を表す．

b．歯槽型

1）U1-FH：上顎中切歯長軸とフランクフルト平面（Po-Or）のなす角度である（図2-7）．

2）L1-Mp：下顎中切歯長軸と下顎下縁平面(Me-Go)のなす角度である(*図2-7*).

3）U1-L1：上下中切歯長軸のなす角度である(*図2-7*).

4）Occlusal pl-FH：咬合平面とフランクフルト平面(Po-Or)のなす角度である(*図2-7*).

　これらの計測値は飯塚の日本人標準値と比較した. ANBの平均値と標準偏差はSNAとSNBのそれらから算出した. ANBの標準偏差の算出には誤差の伝搬の法則を用いた. 計測は0.5°の単位で行った.

　計測値はセファロの透写図に記入した. 計測値が標準偏差を超えている場合には, その程度を計測値の右上に記載した. たとえば, FMAが24.5°であり, −1SDを越えて小さい場合には, 24.5^{-1}と記載した. 治療前後の計測値の比較では, その変化量を計測値の後ろに記載した. たとえば, FMAが24.5°から26.0°へ1.5°増加した場合には, 26.0(＋1.5)と記載した.

B．重ね合わせ法

a．SN法

　Sを原点として, SN平面で重ね合わせる方法である. 前頭蓋底を基準として, 上顎, 下顎を含めた顎顔面全体の変化を評価する.

b．上顎の重ね合わせ法

　ANSを原点として, 口蓋平面(ANS-PNS)で重ね合わせる方法である. 上顎内における中切歯, 第一大臼歯, A点の変化を評価する.

c．下顎の重ね合わせ法

　Meを原点として, 下顎下縁平面(Me-Go)で重ね合わせる方法である. 下顎内における中切歯, 第一大臼歯, B点の変化を評価する.

CHAPTER 3

切歯部叢生

3-1 概要

　叢生とは，歯が数歯にわたって唇(頬)側，舌(口蓋)側に転位している状態をいう．切歯部叢生は，歯列弓の時期にかかわらず，単独より他の咬合異常と合併することが多い．

　乳歯列期の切歯部叢生は，混合歯列期に比べて，形態的・機能的問題が軽度である．混合歯列期の上顎切歯部叢生は，中切歯の捻転や側切歯の舌側転位を呈することが多い．

　叢生には，典型的な叢生のほかに，過蓋咬合傾向の叢生と反対咬合・開咬傾向の叢生がある(次頁の図3-1参照)．過蓋咬合傾向の叢生は，過蓋咬合傾向が著しくなると，叢生を伴う過蓋咬合になる．反対咬合・開咬傾向の叢生は，反対咬合・開咬傾向が著しくなると，叢生を伴う反対咬合・開咬になる(図3-2)．上顎前突・開咬傾向の叢生は，上顎切歯が唇側傾斜し，下顎の後退を伴うことが多いので，叢生よりむしろ上顎前突として早期治療の対象になる．

　乳歯列期の切歯部叢生は，原則として，経過観察する．混合歯列期の切歯部叢生は，早期治療の対象である．

```
┌─────────────────────┐
│  叢生を伴う過蓋咬合  │
└─────────────────────┘
           ↑
┌─────────────────────┐
│   過蓋咬合傾向の叢生  │
└─────────────────────┘
           ↑
┌─────────────────────┐
│     典型的な叢生      │
└─────────────────────┘
           ↓
┌─────────────────────┐
│ 反対咬合・開咬傾向の叢生 │
└─────────────────────┘
           ↓
┌─────────────────────┐
│ 叢生を伴う反対咬合・開咬 │
└─────────────────────┘
```

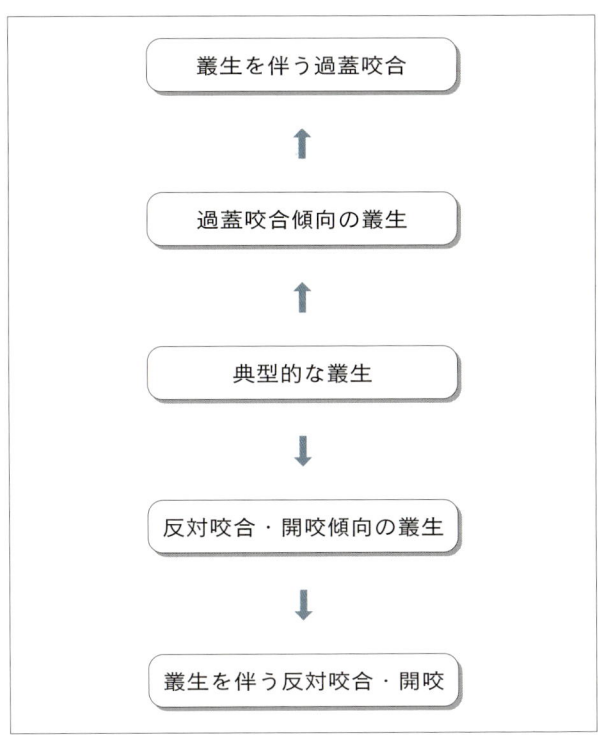

図3-2 叢生と過蓋咬合，反対咬合・開咬との相互関係．

3-2 症例

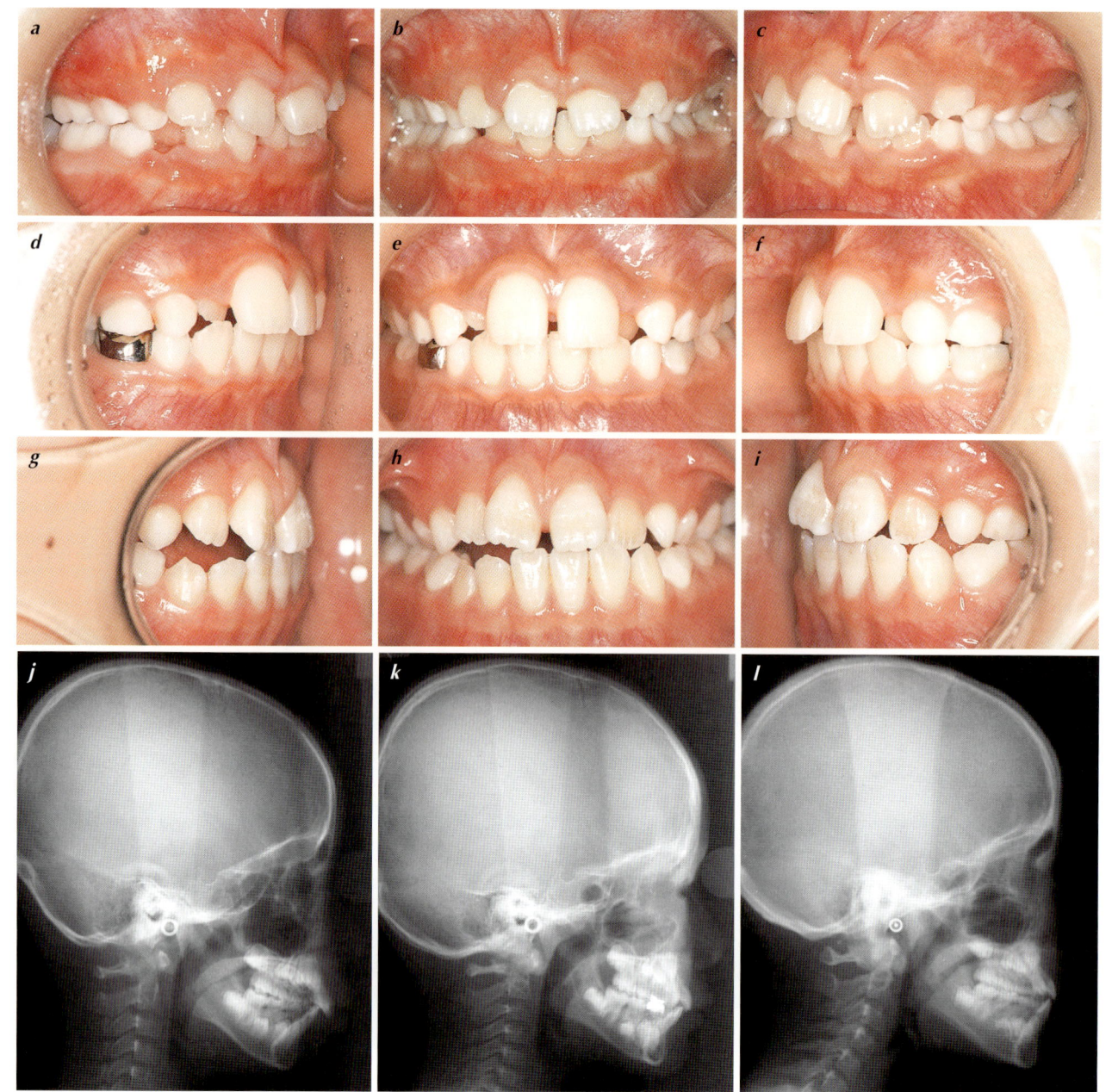

図3-1a～l 叢生のタイプ．*a～c*：過蓋咬合傾向の叢生．*j*：同，側面セファロ．*d～f*：典型的な叢生．*k*：同，側面セファロ．*g～i*：反対咬合・開咬傾向の叢生．*l*：同，側面セファロ．

3-2 症例

[症例1]

6歳6か月の女児である．下顎切歯が乳歯の舌側から萌出してきたことを主訴に来院した．顔面形態は中顔型，正貌はほぼ左右対称，側貌はストレートタイプ（直線型）であった（*図3-3a, b*）．顎関節と筋の触診では異常を認めなかった．上顎は乳歯列，下顎は混合歯列であった．下顎は，左右乳中切歯が脱落し，左側中切歯が歯列内に，右側中切歯が舌側位に萌出中であった．上下乳前歯部に軽度な叢生を認めた．ターミナルプレーンはバーティカルタイプであった（*図3-4a～c*）．パノラマエックス線写真では，下顎右側側切歯が先天的に欠如していた．切歯萌出後の上顎切歯部叢生を疑った（*図3-5a*）．セファロ分析では，骨格型，歯槽型ともに，すべての計測項目が標準偏差内にあった．混合歯列前期の叢生と診断した．

本症例は，下顎右側乳側切歯を抜去した後，経過

CHAPTER 3　切歯部叢生

［症例1］混合歯列期の上顎切歯部叢生に対するセクショナルブラケット装置（2×4装置）治療（図3-3〜8）

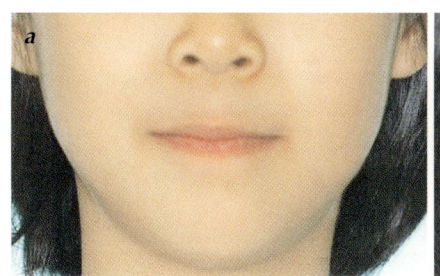

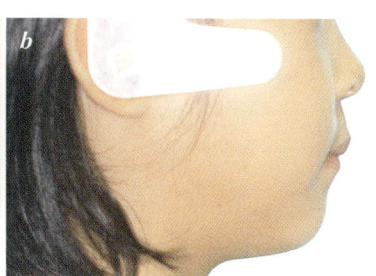

図3-3a, b 初診時（6歳6か月）の顔貌（症例1）．

観察し，上顎切歯萌出完了後に，再診断することにした．初診から1か月後（6歳7か月），下顎右側乳側切歯を抜去した．

初診から2年後（8歳6か月），上顎切歯部叢生の早期治療に対する診察，検査，再診断を行った．

患　児：8歳6か月，女児
顔貌所見：顔面形態は中顔型，正貌はほぼ左右対称，側貌はストレートタイプ（直線型）であった．
顎関節・筋の触診：左右顆頭の滑走運動は調和していた．筋の触診では，右側咬筋浅部停止部前縁と顎二腹筋後腹に違和感を訴えた．
口腔内所見：歯列は混合歯列，Hellmanの歯齢はⅢAであった．上顎前歯部は，中切歯が捻転し，側切歯が舌側転位して，中程度の叢生を呈し，左側乳犬歯は脱落していた．上顎中切歯は八の字型の正中離開であった．下顎前歯部には，軽度の叢生を認め，下顎右側乳犬歯は脱落していた．オーバージェットは5.5mm，オーバーバイトは3mm，上下歯列の正中は不一致であった．左右第一大臼歯はⅠ級咬合であった（*図3-4d〜f*）．
模型分析：萌出している永久歯の歯冠幅径は，上顎左右中切歯が＋1SDを越えて大きかった．
パノラマエックス線写真所見：下顎右側側切歯は先天的に欠如していた（*図3-5b*）．
セファロ分析：骨格型では，SNAとSNBがいずれも－1SDを越えて小さかったが，ANBが標準偏差内にあった．Gonial angleは＋5SDを越えて大きかった．歯槽型では，U1-FHが大きかったが，標準偏差内にあった（*図3-6*）．
診　断：混合歯列期の上顎切歯部叢生，下顎右側側切歯の先天欠如

治療方針：
①上顎右側乳犬歯を抜去する．
②セクショナルブラケット装置（2×4装置）を用いて，上顎切歯部叢生を改善する．
③永久歯列完成まで，保定あるいは経過観察を行う．
④永久歯列完成後には，再診断とマルチブラケット装置による咬合再構成を行う．

治療経過・治療結果：

診察・検査から1か月後（8歳7か月），上顎右側乳犬歯を抜去した．抜歯後，切歯と第二乳臼歯にセクショナルブラケット装置（2×4装置）を装着し，上顎切歯部叢生の治療を開始した．018″スタンダードエッジワイズ装置を用いた．レベリングと排列には，016″と016″×016″ニッケルチタニウムワイヤー，ついで016″×022″ステンレススチールワイヤーを用いた（*図3-4g〜i*）．

セクショナルブラケット装置装着から4か月後（8歳11か月），上顎切歯部叢生が改善したので，保定に移行した．保定にはホーレー型保定床装置を用いた．上顎左右犬歯の萌出空隙は不足していた．側方歯群萌出後の叢生再発を疑った．下顎切歯部に軽度な叢生を認めた．上下歯列の正中は不一致であった（*図3-4j〜l*）．パノラマエックス線写真から，上顎犬歯歯胚は近心位にあった（*図3-5c*）．セクショナルブラケット装置装着前（8歳6か月）と撤去時（8歳11か月）のセファロ分析の結果を比較した．骨格型では，著明な変化を認めなかった．歯槽型では，U1-FHとL1-Mpがそれぞれ9°，4°減少し，結果的にU1-L1が13°増加した（*図3-7*）．セファロの重ね合わせでは，下顎の前下方成長と上下切歯の舌側傾斜を認めた（*図3-8*）．

3-2 症例

図3-4a〜o 治療経過・治療結果(症例1).

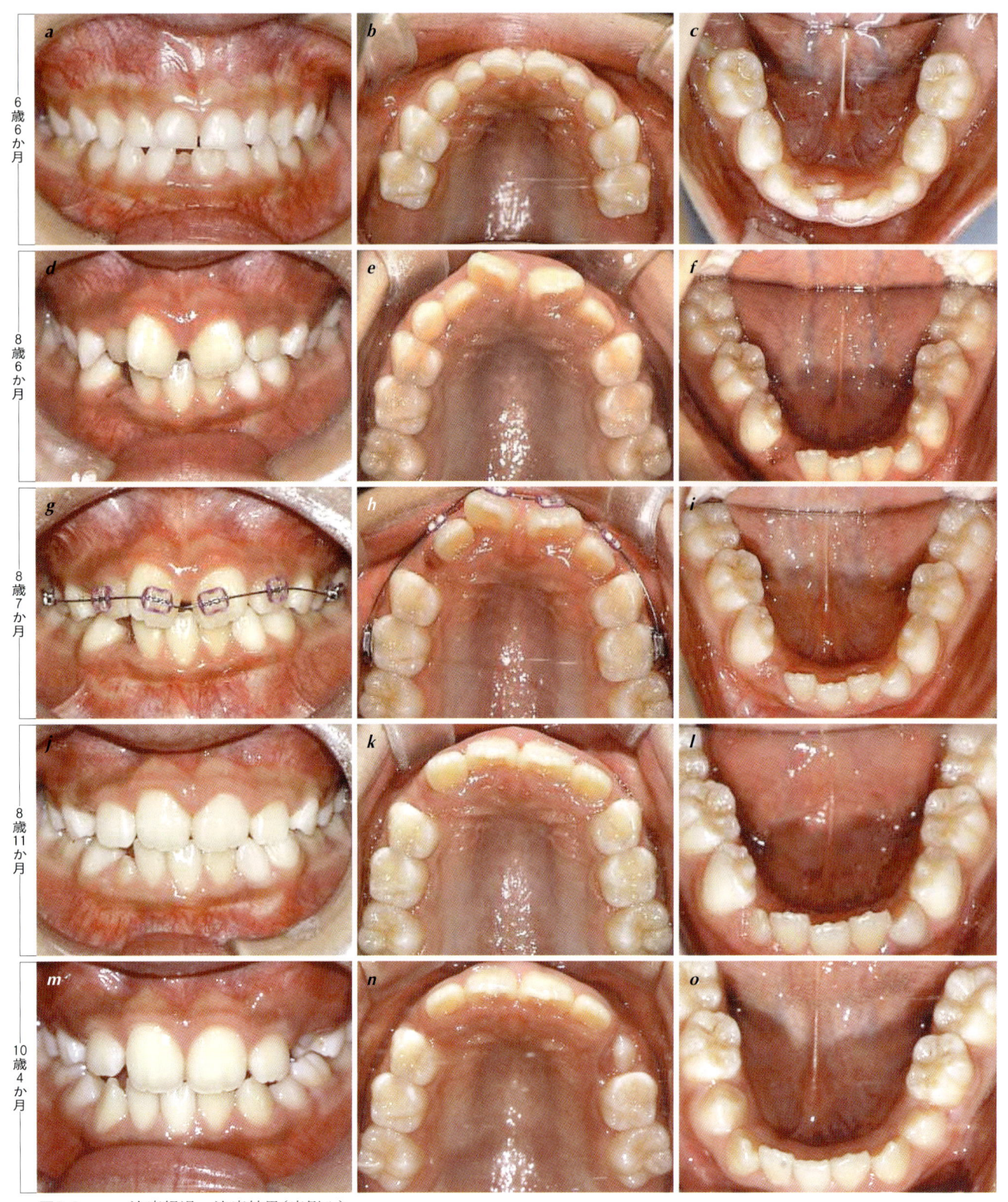

22

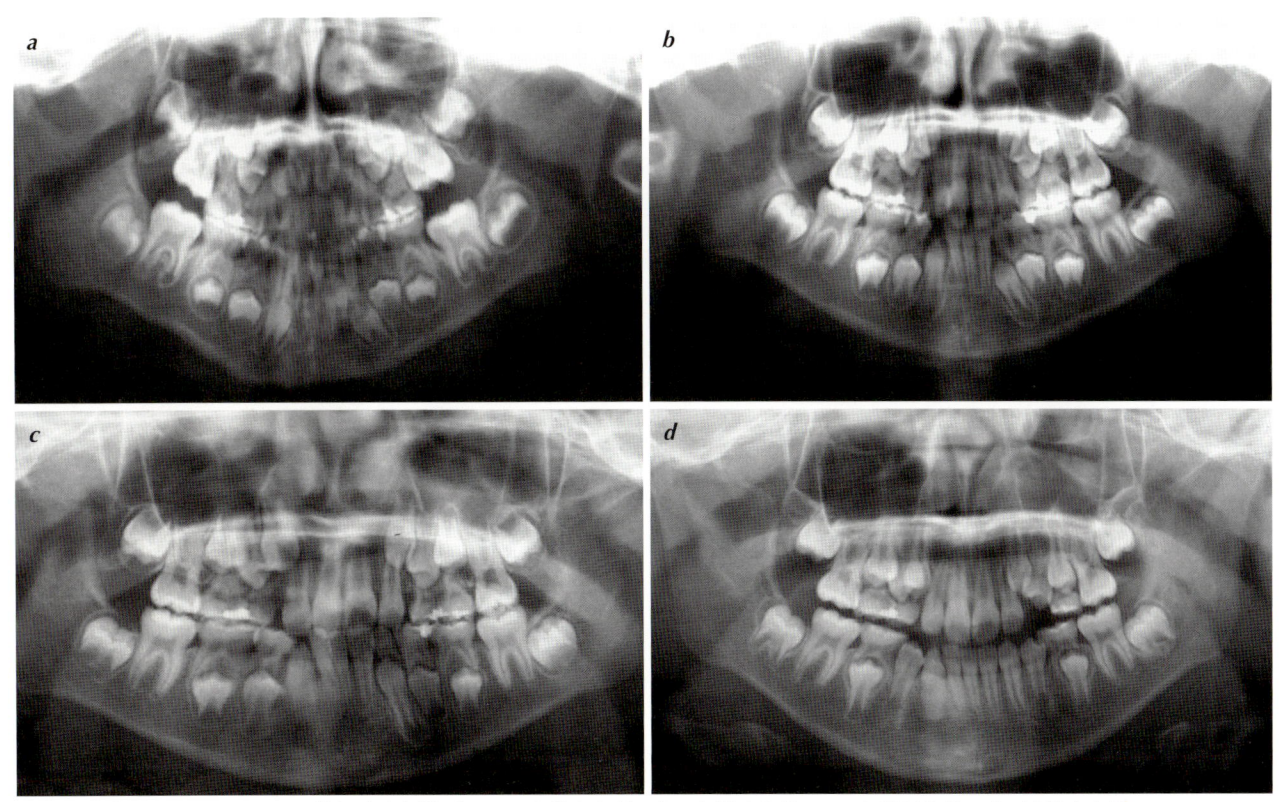

図3-5a〜d　パノラマエックス線写真(症例1). **a**：6歳6か月. **b**：8歳6か月. **c**：8歳11か月. **d**：10歳4か月.

　保定開始から1年5か月後(10歳4か月)、上顎左側第一小臼歯は萌出を開始し、左右犬歯は萌出期になった。保定装置を撤去し、経過観察に移行した(**図3-4m〜o**, **図3-5d**).

予後の推定と今後の治療方針：

　上顎左右側切歯は、犬歯の萌出に伴い、舌側転位し、上顎切歯部はふたたび叢生になると推測する。下顎右側側切歯は先天的に欠如しているので、下顎切歯部には、永久歯列期完成時、叢生が存在したとしても、軽度であると推測する。

　本症例は、マルチブラケット装置による咬合再構成が必要である。仮に、上顎左右第一小臼歯と下顎左側第一小臼歯を抜去し、咬合再構成を行うのであれば、上顎左右第一小臼歯を萌出後、直ちに抜去し、叢生を予防(抑制)する治療方針も一案である。

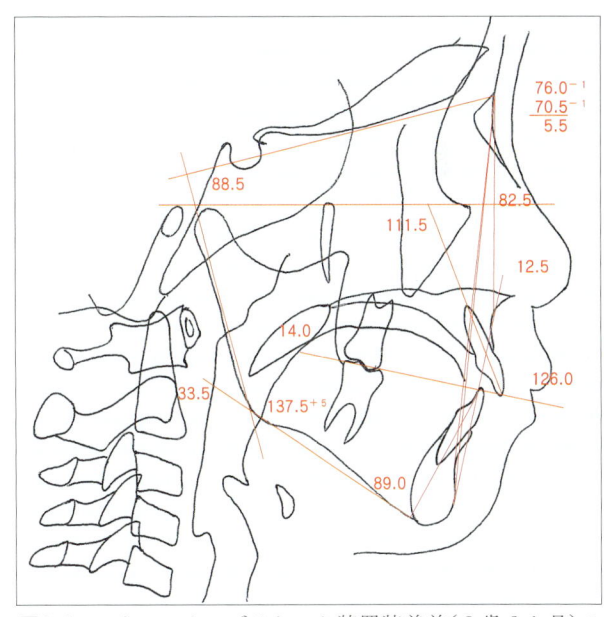

図3-6　セクショナルブラケット装置装着前(8歳6か月)のセファロ分析(症例1).

3-2 症例

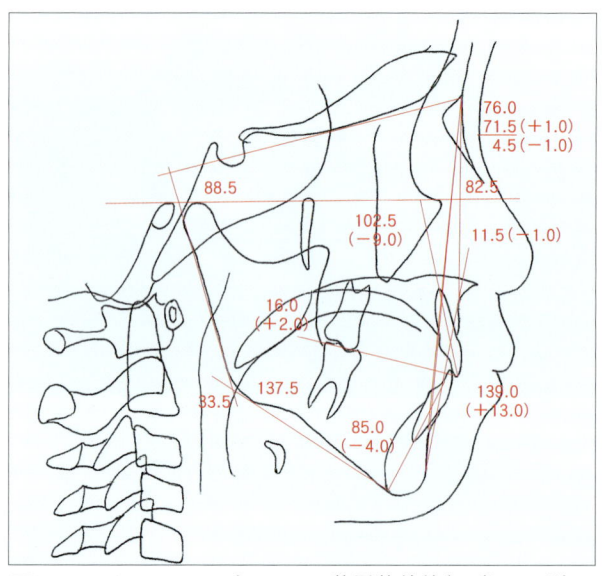

図3-7 セクショナルブラケット装置装着前(8歳6か月)と撤去時(8歳11か月)のセファロ分析の比較(症例1).

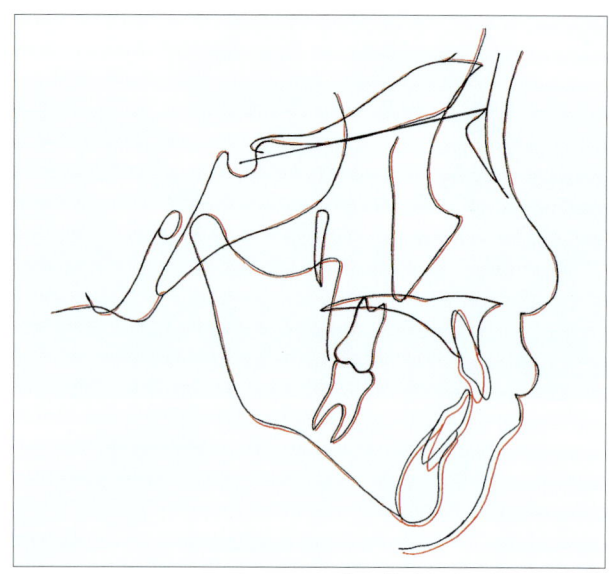

図3-8 セクショナルブラケット装置装着前(8歳6か月)と撤去時(8歳11か月)のセファロの重ね合わせ(症例1).

[症例2]混合歯列期の上顎切歯部叢生に対するセクショナルブラケット装置(2×6装置)治療(図3-9〜14)

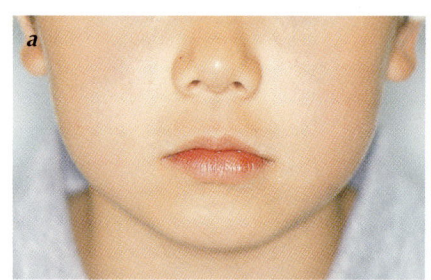

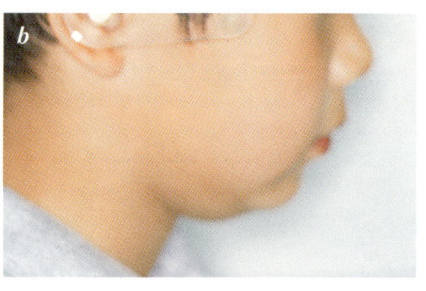

図3-9a, b 初診時(7歳8か月)の顔貌(症例2).

[症例2]

7歳8か月の男児である．某歯科医院で上顎右側中・側切歯の萌出遅延と埋伏過剰歯を指摘され，紹介来院した．顔面形態は短顔型，正貌はほぼ左右対称，側貌はコンベックスタイプ(凸型)であった(**図3-9a, b**)．顎関節と筋の触診では異常を認めなかった．上顎右側中・側切歯を除いたすべての切歯と第一大臼歯は萌出が完了し，上顎右側乳中・側切歯は晩期残存していた．上下(乳)切歯部には叢生をほとんど認めなかった(**図3-10a〜c**)．パノラマエックス線写真，断層エックス線写真とその三次元構築画像から，上顎右側中・側切歯は叢生状態で埋伏し，中切歯の口蓋側に逆生埋伏過剰歯を認めた(**図3-11a〜c**)．過剰歯に起因した上顎右側中・側切歯の萌出遅延と診断した．本症例は，埋伏過剰歯と上顎右側乳中・側切歯を抜去した後，経過観察し，上顎切歯萌

出完了後に，再診断することにした．初診から1か月後(7歳9か月)，埋伏過剰歯と上顎右側乳中・側切歯を抜去した．

抜歯から4か月後(8歳1か月)，上顎右側中・側切歯は萌出し，上顎切歯部は叢生になった．上顎切歯部叢生の早期治療に対する診察，検査，再診断を行った．

患 児：8歳1か月，男児

顔貌所見：顔面形態は短顔型，正貌はほぼ左右対称，側貌はコンベックスタイプ(凸型)であった．

顎関節・筋の触診：左側顆頭は，滑走運動開始時期が右側顆頭より遅れた．筋の触診では，左側咬筋浅部停止部前縁と顎二腹筋後腹に圧痛(+)を認めた．

口腔内所見：歯列は混合歯列，Hellmanの歯齢はⅢAであった．上顎切歯部は，右側側切歯が舌側転位し，軽度な叢生であった．下顎前歯部には叢生をほ

CHAPTER 3 切歯部叢生

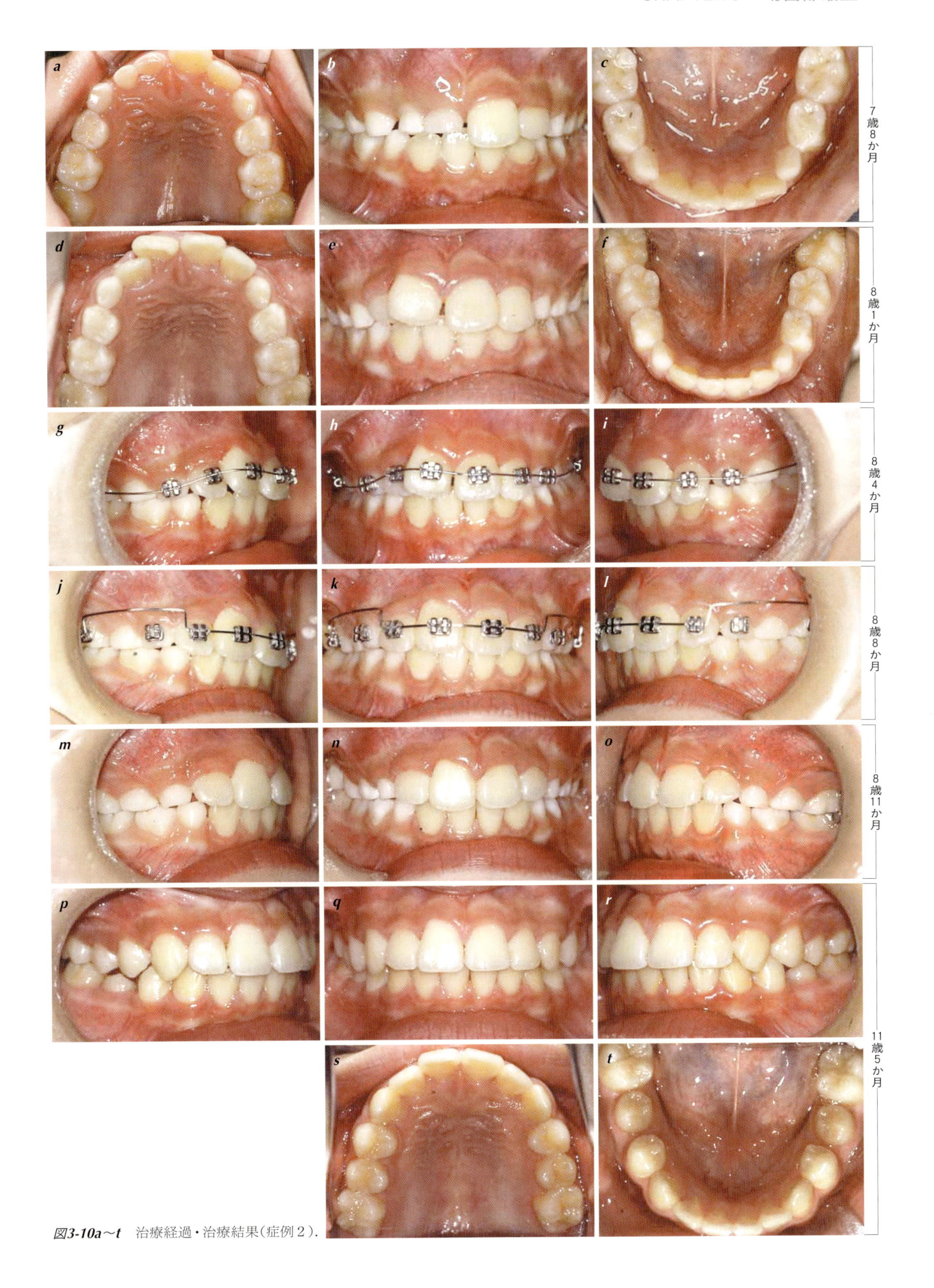

図3-10a〜t 治療経過・治療結果（症例2）.

7歳8か月
8歳1か月
8歳4か月
8歳8か月
8歳11か月
11歳5か月

25

3-2 症例

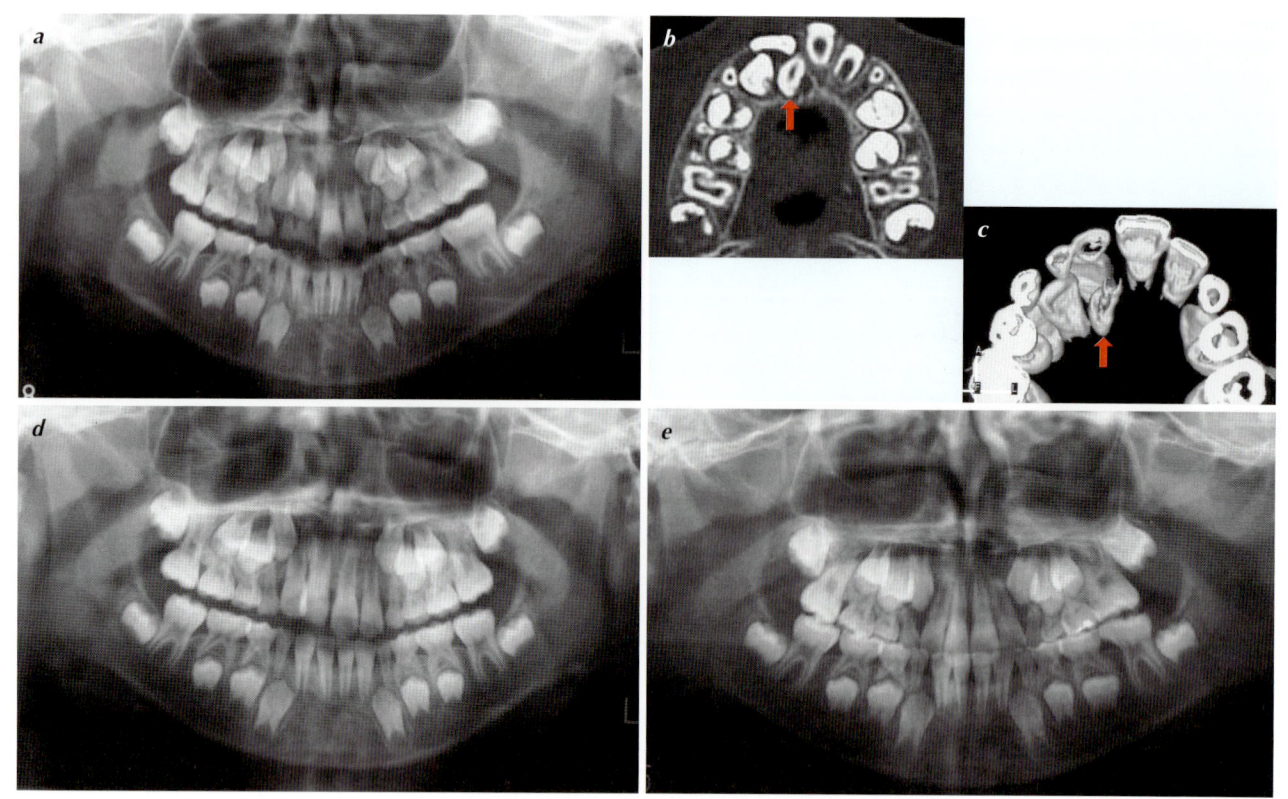

図3-11a～e　エックス線写真(症例2)．a～c：7歳8か月．矢印は埋伏過剰歯を示す．d：8歳1か月．e：8歳11か月．

とんど認めなかった．オーバージェットは3mm，オーバーバイトは3mm，上下歯列の正中は不一致であった．乳犬歯と第一大臼歯は，左右ともに，I級咬合であった．咬頭嵌合位では全歯列の比較的緊密な咬合を認めた．安静位から下顎を閉口させると，筋肉位では右側切歯が早期接触し，臼歯部が離開し，その後，下顎は左方へ偏位し，咬頭嵌合位に誘導された(図3-10d～f)．

模型分析：萌出している永久歯の歯冠幅径は，上顎左右中切歯が+1SDを越えて大きかった．

パノラマエックス線写真検査：上顎左右乳犬歯歯根の吸収は，歯根全長の1/3以内であった(図3-11d)．

セファロ分析：骨格型では，FMAとGonial angleがそれぞれ-1SD，-3SDを越えて小さかった．歯槽型では，U1-FHとL1-MPがいずれも+1SDを越えて大きく，上下中切歯が唇側傾斜していた(図3-12)．

診　断：混合歯列期の上顎切歯部叢生

治療方針：
①セクショナルブラケット装置(2×6装置)を用いて，上顎切歯部叢生を改善する．
②永久歯列完成まで，保定あるいは経過観察を行う．
③永久歯列完成後には，再診断を行う．

治療経過・治療結果：

埋伏過剰歯と上顎右側乳中・側切歯の抜去から7か月後(8歳4か月)，上顎切歯，乳犬歯，第二乳臼歯にセクショナルブラケット装置(2×6装置)を装着し，上顎切歯部叢生の治療を開始した．018″スタンダードエッジワイズ装置を用いた．レベリングと排列には，016″と016″×016″ニッケルチタニウムワイヤー(図3-10g～i)，ついで016″×016″ユーティリティーアーチを用いた(図3-10j～l)．

セクショナルブラケット装置装着から7か月後(8歳11か月)，上顎切歯部叢生が改善したので，保定に移行した．保定にはホーレー型保定床装置を用いた．右側切歯の早期接触と下顎左方偏位が改善され，上下歯列の正中が一致した(図3-10m～o)．パノラマエックス線写真から，側方歯群の交換は良好であった(図3-11e)．セクショナルブラケット装置装着前(8歳1か月)と撤去時(8歳11か月)のセファロ分析の結果を比較した．骨格型では，Ramus inclinationが5°増加した以外，著明な変化を認めなかっ

CHAPTER 3 切歯部叢生

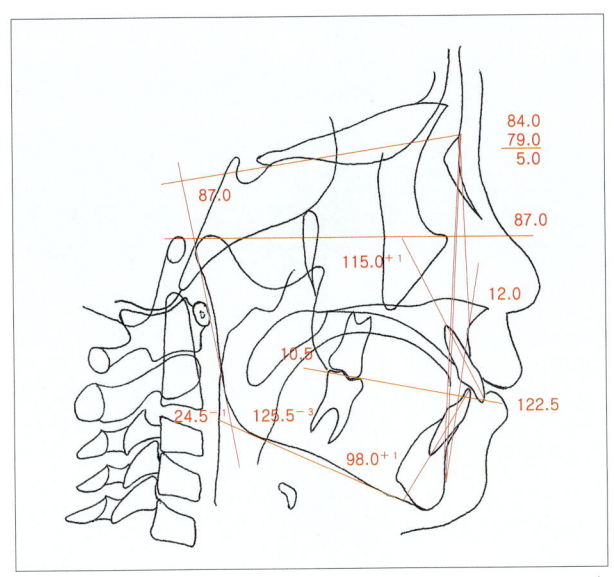

図3-12 セクショナルブラケット装置装着前（8歳1か月）のセファロ分析（症例2）．

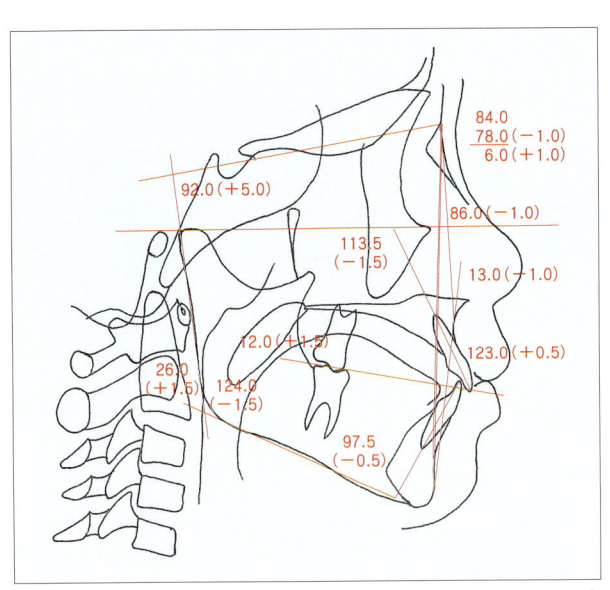

図3-13 セクショナルブラケット装置装着前（8歳1か月）と撤去時（8歳11か月）のセファロ分析の比較（症例2）．

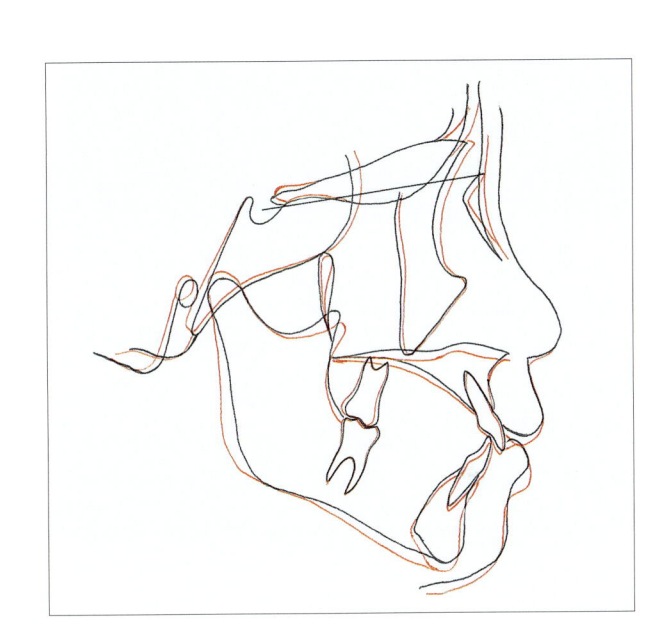

図3-14 セクショナルブラケット装置装着前（8歳1か月）と撤去時（8歳11か月）のセファロの重ね合わせ（症例2）．

た．歯槽型では，U1‐FHが1.5°減少し，上顎中切歯が舌側傾斜した（図3-13）．セファロの重ね合わせでは，上顎の下方成長と下顎の後下方回転を認めた（図3-14）．

保定開始から1年5か月後（10歳4か月），上顎左右犬歯が萌出したので，保定装置を撤去し，経過観察に移行した．

経過観察開始から1年1か月後（11歳5か月），下顎左右第二乳臼歯は脱落し，第二小臼歯は萌出中であった．上下切歯部には叢生をほとんど認めず，歯列弓の形態は良好であった．オーバージェットとオーバーバイトは，いずれも，3mmであった．犬歯と第一大臼歯は，左右ともに，Ⅰ級咬合であった．咬頭嵌合位で緊密に咬合していた．上下歯列の正中は不一致であった（図3-10p～t）．

予後の推定と今後の治療方針：

下顎左右第二小臼歯とすべての第二大臼歯の萌出が完了した永久歯咬合でも，形態的にも機能的にも良好な咬合が維持できると推測する．

今後，上下歯列正中の改善には，マルチブラケット装置による咬合再構成が必要である．

3-2 症例

[症例3] 混合歯列期の上下切歯部叢生に対する上顎セクショナルブラケット装置（2×4装置）治療と下顎乳犬歯の抜去（図3-15～20）

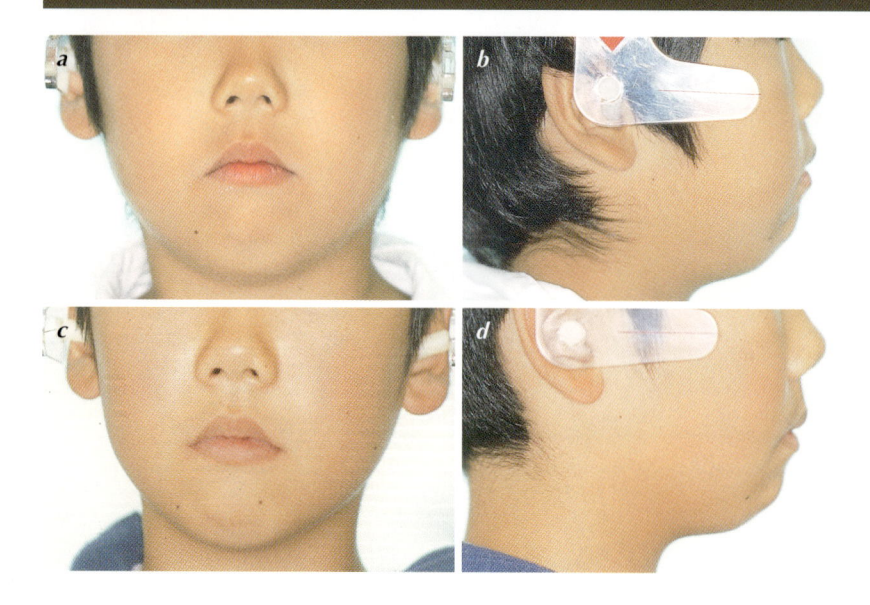

図3-15a～d　顔貌（症例3）．a, b：初診時（8歳10か月）．c, d：経過観察開始（保定装置撤去）から9か月後（12歳2か月）．

[症例3]

患　児：8歳10か月，男児

主　訴：某歯科医院で上顎左側切歯の位置異常と下顎切歯部の叢生を指摘され紹介来院した．

顔貌所見：顔面形態は長顔型，正貌はほぼ左右対称，側貌はコンベックスタイプ（凸型）であった．口唇閉鎖時には，オトガイ筋の緊張を認めた（図3-15a, b）．

顎関節・筋の触診：左右顆頭の滑走運動は，調和していた．筋の触診では，左右顎二腹筋後腹に圧痛（＋＋）を認めた．

口腔内所見：歯列は混合歯列，切歯の萌出期であった．上顎切歯部は，左側側切歯が唇側位から萌出中であり，軽度な叢生を呈していた．下顎切歯部は，左右側切歯が舌側転位し，中程度の叢生であった．オーバージェットとオーバーバイトは，いずれも，3mmであった．上下歯列の正中はほとんど一致していた．乳犬歯と第一大臼歯は，左右ともに，I級咬合であった（図3-16a～c）．

模型分析：萌出している永久歯の歯冠幅径は標準偏差内にあった．

パノラマエックス線写真検査：歯数の異常を認めなかった（図3-17a）．

セファロ分析：骨格型では，Ramus inclinationが＋1SDを越えて大きかった．歯槽型では，すべての計測項目が標準偏差内にあった（図3-18）．

診　断：混合歯列期の上下切歯部叢生

治療方針：

①上下左右乳犬歯を抜去する．

②セクショナルブラケット装置（2×4装置）を用いて，上顎切歯部叢生を改善する．

③下顎左右側切歯の唇側移動による下顎切歯部叢生の改善を図る．

④永久歯列完成まで保定あるいは経過観察を行う．

⑤永久歯列完成後には，再診断とマルチブラケット装置による咬合再構成を行う．

治療経過・治療結果：

診察・検査から2か月後（9歳），すべての乳犬歯を抜去した．

抜歯から4か月後（9歳4か月），上顎切歯と第二乳臼歯に018″スタンダードエッジワイズ装置（2×4装置）を装着し，上顎切歯部叢生の治療を開始した．レベリングには，016″ニッケルチタニウムワイヤーを用いた（図3-16d, e）．切歯部の空隙閉鎖には，016″ステンレススチールワイヤーとパワーチェーンを用いた（図3-16g, h）．

セクショナルブラケット装置装着から3か月後（9歳7か月），上顎切歯部叢生が改善したので，保定に移行した．保定にはホーレー型保定床装置を

CHAPTER 3　切歯部叢生

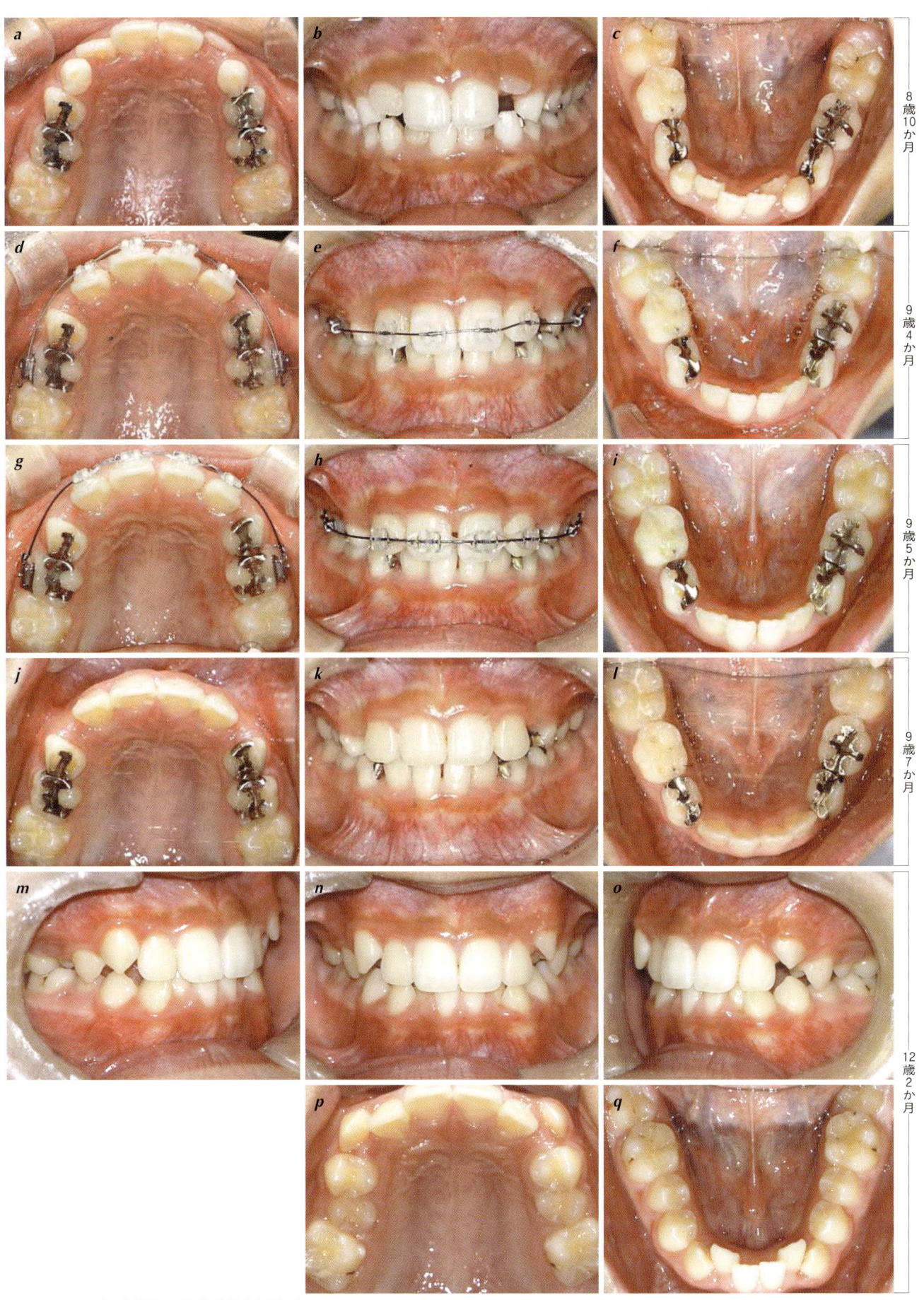

図3-16a〜q　治療経過・治療結果（症例3）.

8歳10か月
9歳4か月
9歳5か月
9歳7か月
12歳2か月

3-2 症例

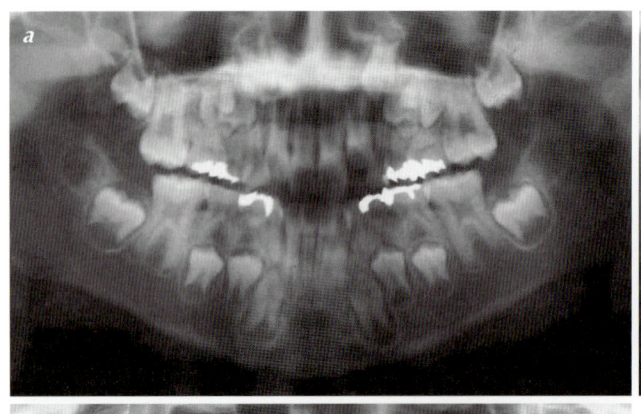

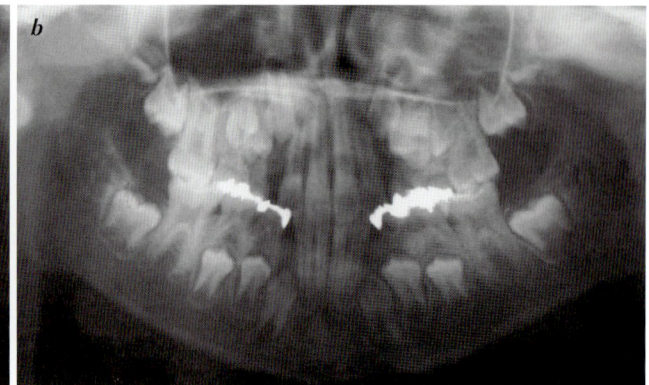

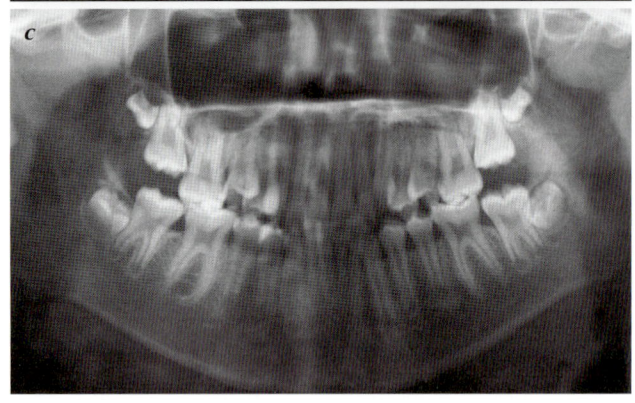

図3-17a〜c パノラマエックス線写真（症例3）．*a*：8歳10か月．*b*：9歳7か月．*c*：12歳2か月．

用いた．上顎左右犬歯の萌出空隙は不足していた．側方歯群萌出後の叢生再発を疑った．上下歯列の正中は不一致であった（*図3-16j, k*）．パノラマエックス線写真から，側方歯群の交換は良好であった（*図3-17b*）．初診時（8歳10か月）とセクショナルブラケット装置撤去時（9歳7か月）のセファロ分析の結果を比較した．骨格型では，著明な変化を認めなかった．歯槽型では，U1‐FHとL1‐Mpがそれぞれ1°，9°減少し，結果的にU1‐L1が10°増加した（*図3-19*）．この下顎中切歯の舌側傾斜は，下顎の前下方成長に対する補償の結果であると考える．上顎は，下方成長した（*図3-20*）．

下顎左右側切歯は，乳犬歯抜去から4か月後（9歳4か月）までに，唇側に移動し（*図3-16f*），その後，下顎切歯部叢生は改善した（*図3-16i, l*，*図3-17b*）．下顎切歯部のディスクレパンシーは，見かけ上，改善したが，側方歯群のディスクレパンシーは明らかに存在した．側方歯群萌出後には叢生が再発すると推測した．

保定開始から1年10か月後（11歳5か月），上顎左右犬歯の交換期になったので，保定装置を撤去し，経過観察に移行した．

経過観察開始（保定装置撤去）から9か月後（12歳2か月），上顎犬歯と第二小臼歯，下顎第二大臼歯は，萌出中であった．上下前歯部に中程度の叢生を認めた．オーバージェットは3mm，オーバーバイトは3mm，左右犬歯はⅢ級咬合，左右第一大臼歯はⅠ級咬合であった．上下歯列の正中は一致していた（*図3-16m〜q*）．顔面形態は長顔型，正貌はほぼ左右対称，側貌はコンベックスタイプ（凸型）であり，口唇閉鎖時にはオトガイ筋の緊張を認めた（*図3-15c, d*）．パノラマエックス線写真から，すべての第三大臼歯歯胚を確認した（*図3-17c*）．

予後の推定と今後の治療方針：

下顎の側方滑走運動時には，犬歯誘導咬合がなく，切歯が干渉していたので，今後，上下切歯部叢生は著しくなると推測する．第二大臼歯や第三大臼歯の萌出時にも，これらの萌出力が上下切歯部叢生を著しくすると推測する．

今後は，上下切歯部叢生の改善と機能咬合の確立のために，マルチブラケット装置による咬合再構成が必要である．

CHAPTER 3 切歯部叢生

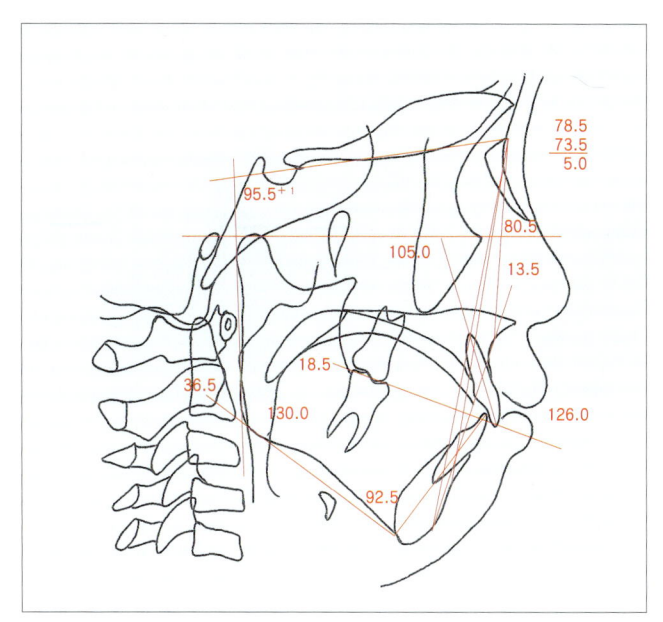

図3-18 初診時(8歳10か月)のセファロ分析(症例3).

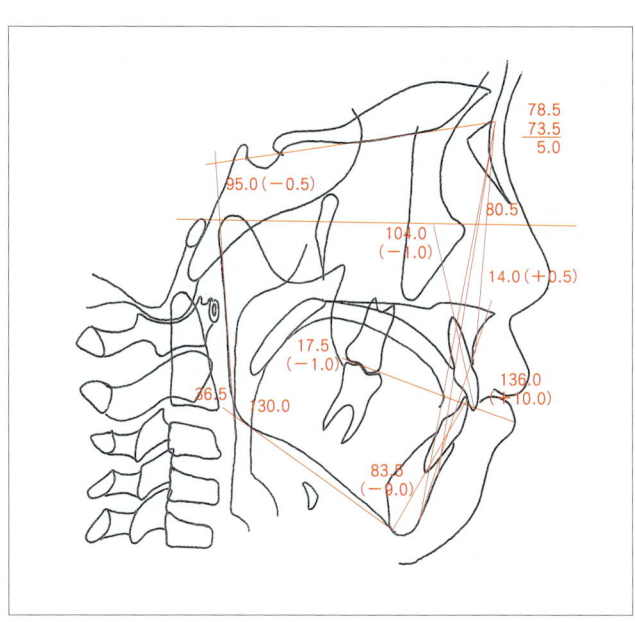

図3-19 初診時(8歳10か月)とセクショナルブラケット装置撤去時(9歳7か月)のセファロ分析の比較(症例3).

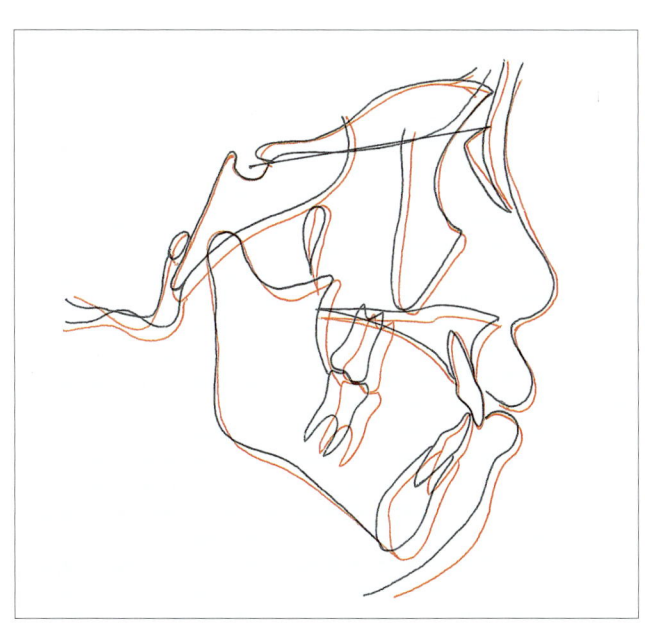

図3-20 初診時(8歳10か月)とセクショナルブラケット装置撤去時(9歳7か月)のセファロの重ね合わせ(症例3).

3-2 症例

[症例4] 混合歯列期における反対咬合・開咬傾向の上顎切歯部叢生に対するセクショナルブラケット装置（2×4装置）治療と上顎前方牽引装置治療（図3-21～29）

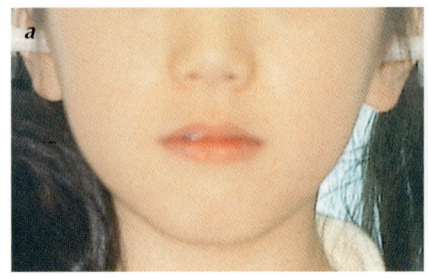

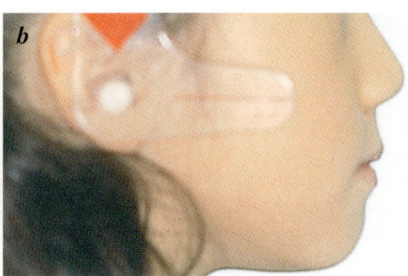

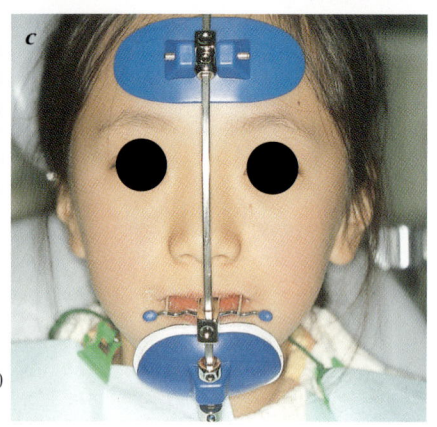

図3-21a～c 顔貌（症例4）．a, b：初診時（8歳7か月）．c：上顎前方牽引装置装着時（10歳1か月）．

[症例4]

患　児：8歳7か月，女児

主　訴：上顎切歯部の叢生を主訴に来院した．

顔貌所見：顔面形態は長顔型，正貌はほぼ左右対称，側貌はストレートタイプ（直線型）であった（図3-21a, b）．

顎関節・筋の触診：左右顆頭の滑走運動は，調和していた．筋の触診では，左右顎二腹筋後腹に違和感を訴えた．

口腔内所見：上顎左右側切歯を除くすべての切歯と第一大臼歯は萌出を完了していた．右側第一小臼歯は萌出中であった．オーバージェットは1mm，オーバーバイトは1mm，上下歯列の正中は不一致であった．上顎切歯部は，左右側切歯が舌側に萌出中であり，中程度の叢生を呈していた．下顎前歯部に軽度の叢生を認めた．右側乳犬歯はⅢ級咬合，左側乳犬歯と左右第一大臼歯はⅠ級咬合であった．歯冠修復がすべての乳臼歯に施されていた．上顎右側第二乳臼歯は早期喪失していた（図3-22a～e）．

パノラマエックス線写真検査：すべての第二小臼歯は先天的に欠如していた．右側上顎洞に貯留嚢胞を認めた（図3-23a）．

セファロ分析：骨格型では，ConvexityとSNAがそれぞれ－2SD，－1SDを越えて小さく，上顎が後退していた．Ramus inclinationは＋1SDを越えて大きく，Gonial angleは－5SDを越えて小さかった．歯槽型では，U1-FHが＋1SDを越えて大きく，上顎切歯が唇側傾斜し，結果的にU1-L1が－1SDを越えて小さかった（図3-24）．

診　断：混合歯列期の反対咬合・開咬傾向の叢生，上下左右第二小臼歯の先天欠如

治療方針：

①上顎左右乳犬歯と右側第一乳臼歯を抜去する．

②セクショナルブラケット装置（2×4装置）を用いて，上顎切歯部叢生を改善する．

③永久歯列完成まで，保定あるいは経過観察を行う．

④反対咬合に移行する場合には，再診断，上顎前方牽引装置治療あるいはオトガイ帽装置治療を行う．

⑤永久歯列完成後には，再診断とマルチブラケット装置を用いて咬合再構成を行う．

治療経過・治療結果：

診察・検査から1か月後（8歳8か月），上顎左右乳犬歯と右側第一乳臼歯を抜去した．

抜歯から2か月後（8歳10か月），切歯と第一大臼歯にセクショナルブラケット装置（2×4装置）を装着し，上顎切歯部叢生の治療を開始した．018″スタンダードエッジワイズ装置を用いた．レベリングと排列には，016″と016″×016″ニッケルチタニウムワイヤー，ついで016″×022″ステンレススチールワイヤーを用いた（図3-22f～h）．

セクショナルブラケット装置装着から8か月後（9歳6か月），上顎切歯部叢生が改善したので，保定に移行した．保定にはベッグ型保定床装置を用いた．オーバージェットは1mm，オーバーバイトは1mm，上下歯列の正中は不一致であった．正面セファロの分析から，上下歯列正中の不一致は，主に，

CHAPTER 3　切歯部叢生

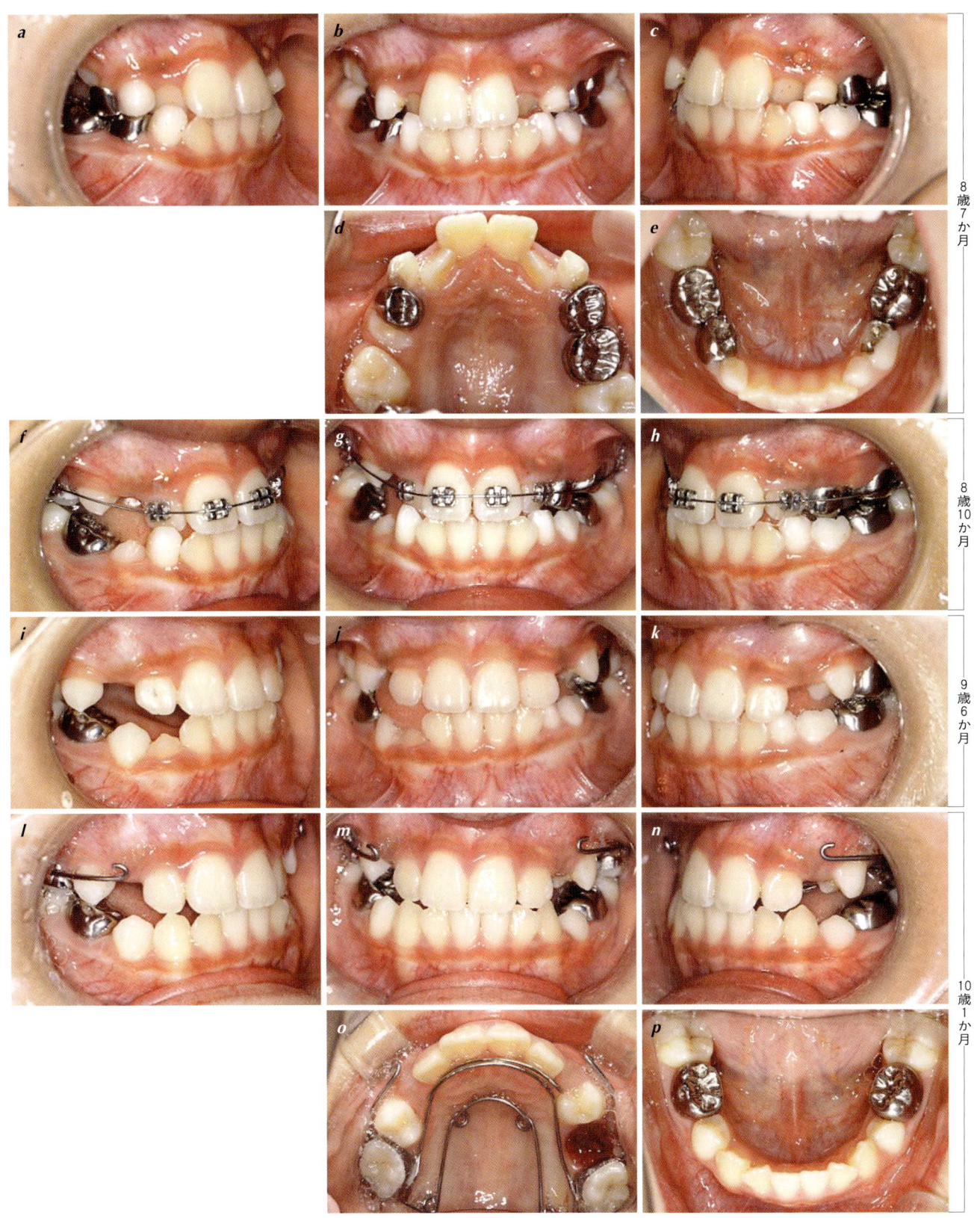

図3-22a〜z　治療経過・治療結果（症例4）．

8歳7か月

8歳10か月

9歳6か月

10歳1か月

33

3-2 症例

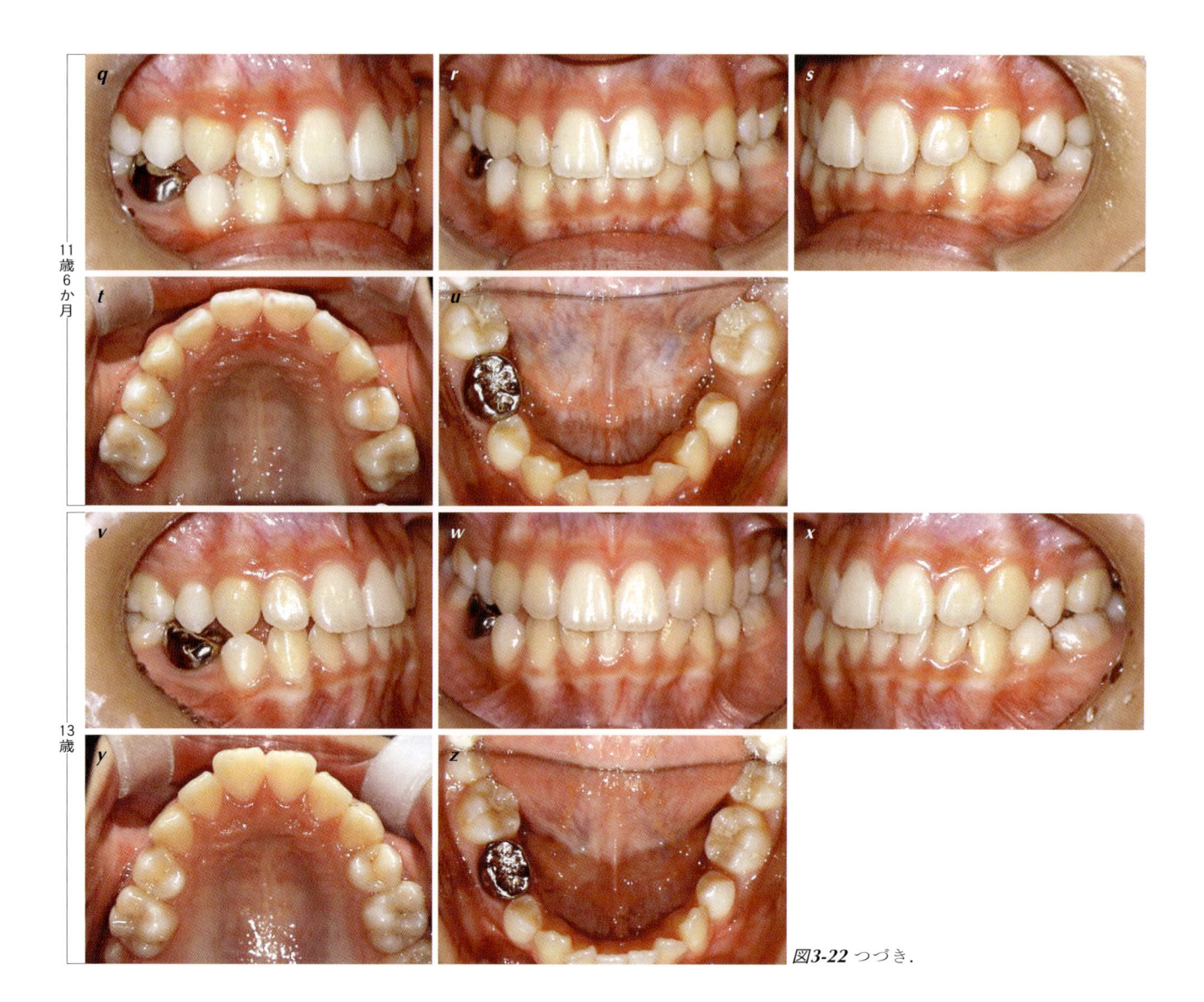

図3-22 つづき.

下顎の左方偏位ではなく，歯槽性(下顎歯)の偏位に起因することがわかった．左右第一大臼歯は，Ⅰ級咬合であった．下顎咬合平面は，上顎咬合平面に対して，急傾斜であった．舌は上下歯間空隙から溢出していた(図3-22i～k)．パノラマエックス線写真から，犬歯と第一小臼歯の萌出は不規則であった(図3-23b)．初診時(8歳7か月)とセクショナルブラケット装置撤去時(9歳6か月)のセファロ分析の結果を比較した．骨格型では，著明な変化を認めなかった．歯槽型では，U1-FH が6°減少し，上顎切歯が舌側傾斜した(図3-25)．セファロの重ね合わせでは，下顎が後方へ成長した(図3-26)．

保定開始から7か月後(10歳1か月)，オーバージェットとオーバーバイトは，いずれも，0.5mmに減少した．パノラマエックス線写真から，歯列は犬歯交換期であった(図3-23c)．セファロ分析の結果から，骨格型では，Convexity と SNA がいずれも－1SD を越えて小さく，上顎が後退していた．Ramus inclination は，＋1SD を越えて大きかった．歯槽型では，L1-Mp が－1SD を越えて小さく，下顎切歯が舌側傾斜し，結果的に U1-L1 が＋1SD を越えて大きかった(図3-27)．下顎切歯の舌側傾斜を伴う上顎後退型反対咬合・開咬傾向の叢生と診断した．上顎前方牽引装置を装着し，上顎の成長促進と下顎の成長抑制を図った(図3-21c)．口腔内装置にはクワドヘリックスを用いた．上顎左側第二乳臼歯を抜去した(図3-22l～p)．

上顎前方牽引装置装着から1年5か月後(11歳6か月)，オーバージェットは3.5mm，オーバーバイトは3.5mmになった．上顎前方牽引装置とクワ

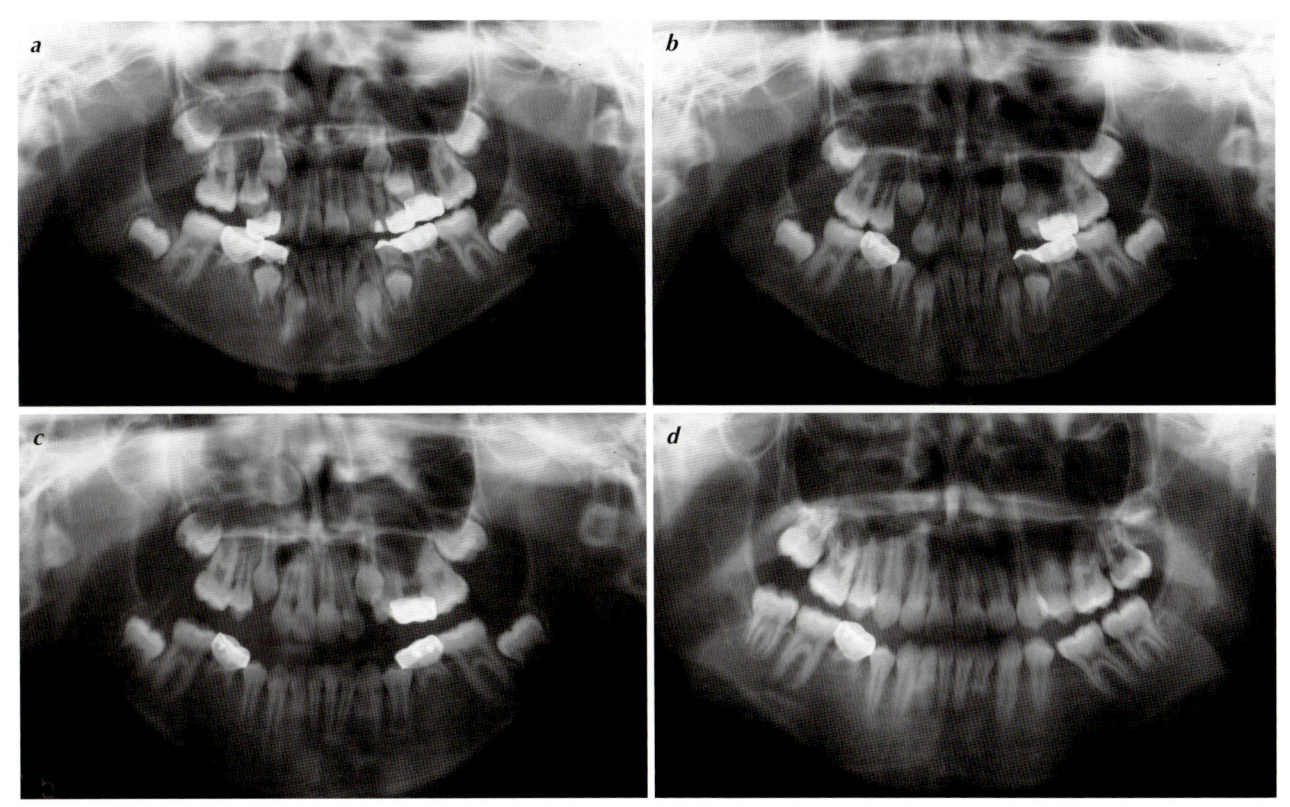

図3-23a〜d　パノラマエックス線写真(症例4)．**a**：8歳7か月．**b**：9歳6か月．**c**：10歳1か月．**d**：13歳．

ドヘリックスを撤去し，経過観察に移行した(図3-22q〜u)．

　経過観察開始から1年6か月後(13歳)，暦年齢が13歳，萌出中の上顎右側第二大臼歯を除いたすべての第二大臼歯が萌出を完了し，身長の増加がピークを過ぎていたので，成長発育の旺盛な時期は過ぎたと診断した．マルチブラケット装置による咬合再構成を行うことにした．上顎切歯部には叢生をほとんど認めなかった．下顎切歯部には軽度な叢生を認め，右側第二乳臼歯は残存していた．オーバージェットとオーバーバイトは，いずれも，3.5mmであった．下顎歯列の正中は，上顎歯列のそれに対して，左側に2mm偏位していた．犬歯は，右側がⅢ級咬合，左側がⅠ級咬合であった．第一大臼歯は，右側がⅡ級咬合，左側がⅢ級咬合であった．下顎左右第一大臼歯は近心傾斜していた(図3-22v〜z)．上顎前方牽引装置装着時(10歳1か月)とマルチブラケット装置治療開始時(13歳)のセファロ分析の結果を比較した．骨格型では，Convexityが5°減少し，Ramus inclinationが5°増加した(図3-28)．Convexityの減少は，著しいオトガイの突出に起因した(図3-29)．Ramus inclinationの増加は，下顎角部が下方ならびに後方に成長したことによる(図3-29)．歯槽型では，U1-FHが7.5°増加し，L1-Mpが6.5°減少し，上顎切歯が唇側傾斜し，下顎切歯が舌側傾斜した(図3-28)．セファロの重ね合わせでは，上顎と下顎の下方成長，上顎切歯の唇側傾斜と挺出，下顎切歯の舌側傾斜と挺出，下顎結合部の舌側傾斜とその長径の増加，上顎第一大臼歯の近心移動，下顎第一大臼歯の挺出を認めた(図3-29)．上顎切歯の唇側傾斜はクワドヘリックス，下顎切歯と下顎結合部の舌側傾斜は上顎前方牽引装置に起因すると考える．パノラマエックス線写真から，上顎左側第三大臼歯の歯胚を確認した(図3-23d)．

予後の推定と今後の治療方針：

　成長発育の旺盛な時期が過ぎ，良好なオーバージェットとオーバーバイトを獲得したので，良好な顎関係は維持できると推測する．上下歯列正中の不一致，犬歯・第一大臼歯のⅡ級あるいはⅢ級咬合，下顎左右第一大臼歯の近心傾斜により，咬頭嵌合位での緊密な咬合や側方ガイドが確立していない．したがって上顎切歯部叢生は予後不良であると推測する．

　今後は，右側第二乳臼歯を抜去した後，マルチブラケット装置による咬合再構成を行う．

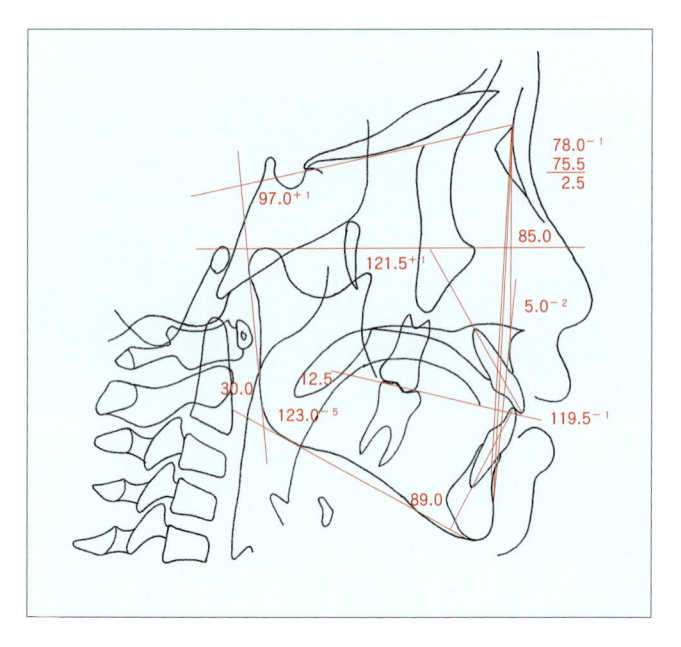

3-2 症例

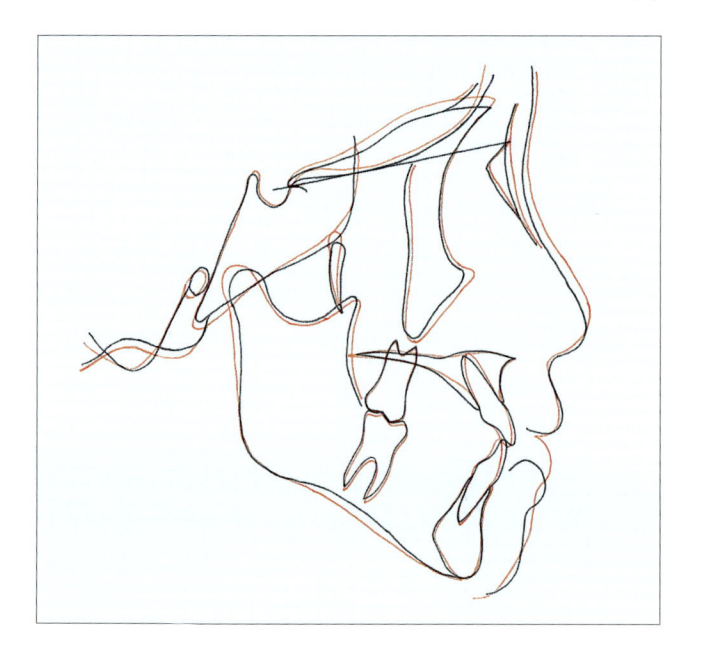

図3-24 初診時(8歳7か月)のセファロ分析(症例4).

図3-25 初診時(8歳7か月)とセクショナルブラケット装置撤去時(9歳6か月)のセファロ分析の比較(症例4).

図3-26 初診時(8歳7か月)とセクショナルブラケット装置撤去時(9歳6か月)のセファロの重ね合わせ(症例4).

CHAPTER 3 切歯部叢生

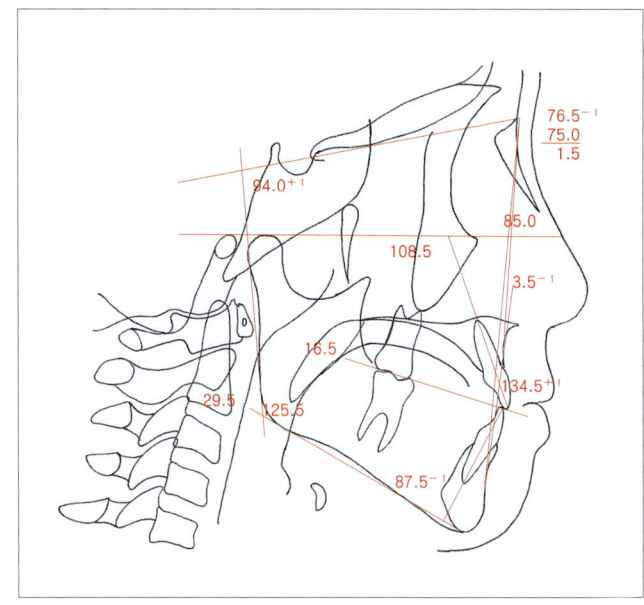

図3-27 上顎前方牽引装置装着時(10歳1か月)のセファロ分析(症例4).

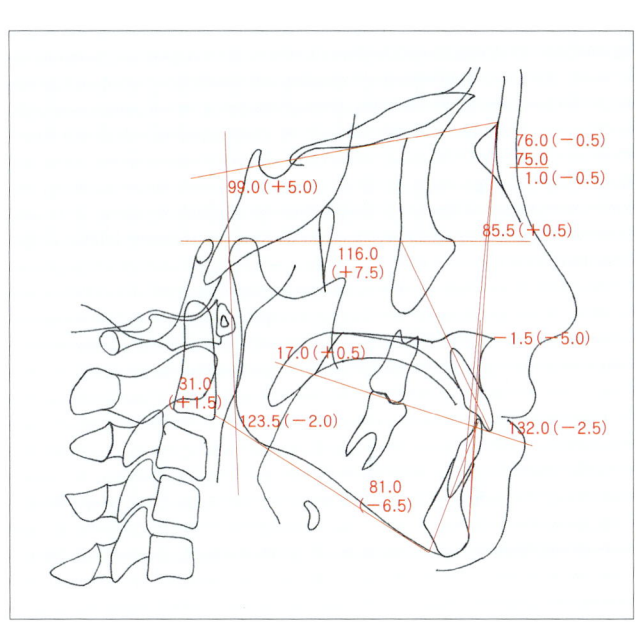

図3-28 上顎前方牽引装置装着時(10歳1か月)とマルチブラケット装置治療開始時(13歳)のセファロ分析の比較(症例4).

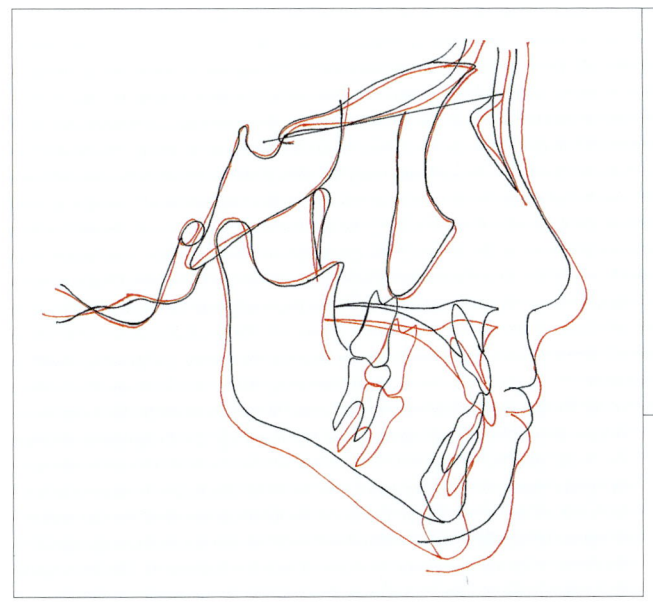

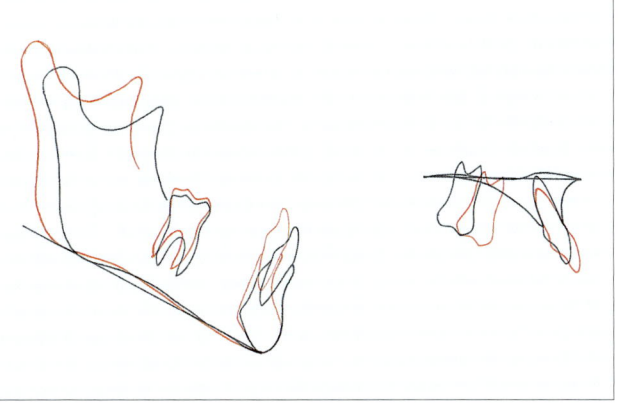

図3-29 左:上顎前方牽引装置装着時(10歳1か月)とマルチブラケット装置治療開始時(13歳)のセファロの重ね合わせ.右:同,上顎と下顎の重ね合わせ(症例4).

3-3 診察・検査・診断のポイント

A. 叢生の程度

切歯部叢生の程度は，切歯歯冠近遠心幅径の総和と同部歯槽基底弓の大きさの不調和（discrepancy）であり，歯列・咬合の診察や口腔模型の検査・分析で診断する．

乳歯列期における切歯部叢生の程度は，生理的歯間空隙，歯列弓・歯槽基底弓の前方・側方への発育，後継永久歯の歯冠幅径と萌出位置・方向などと関係し，混合歯列期に軽減したり，増悪したりする．症例1で示したように，乳歯列期のパノラマエックス線写真から，混合歯列期における切歯部叢生の程度は予測可能である（*図3-5*）．

切歯部叢生が早期治療で改善されたとしても，側方歯群の交換期には叢生がふたたび顕著になることがある（*図3-16*）．混合歯列期における叢生の程度は，永久歯列期にも移行することが多く，永久歯列期におけるマルチブラケット装置による咬合再構成に際して，小臼歯の抜歯・非抜歯の判定（抜歯基準）に関与する（*図3-4, 16*）．切歯部叢生の程度が著しい場合には，治療に際して，乳犬歯の抜去も余儀なくされる（*図3-4, 16, 22*）．切歯部叢生の程度が軽度な場合，セクショナルブラケット装置による治療では，乳犬歯を抜去しないで，固定歯として利用する．乳犬歯の歯根吸収が歯根全長の1/3～1/2程度であることが，固定歯として利用できる必要条件である．乳犬歯の保存は，側方歯群の歯槽基底弓長を確保し，永久歯列期の叢生を予防・抑制する（*図3-10*）．

B. 叢生のタイプ

叢生には，典型的な叢生，過蓋咬合傾向の叢生，反対咬合・開咬傾向の叢生の3タイプがある（*図3-1*）．上顎前突・開咬傾向の叢生は，叢生を伴う下顎後退型骨格性上顎前突であることが多く，上顎前突として早期治療の対象である．これら3タイプの鑑別診断には，オーバージェットとオーバーバイトの程度，顔面形態と下顎の成長方向，下顎咬合平面の傾斜，顎関節と筋，口腔習癖について，診察と検査を行う．

a. オーバージェットとオーバーバイト

典型的な叢生では，オーバージェットとオーバーバイトがいずれも平均的（2～3mm）であるが，過蓋咬合傾向の叢生ではオーバーバイトが大きく，反対咬合・開咬傾向の叢生ではオーバージェットとオーバーバイトがいずれも小さくなる．過蓋咬合傾向の叢生や反対咬合・開咬傾向の叢生では，上下顎の成長発育に伴い，このオーバージェットとオーバーバイトの傾向が顕著になる．オーバージェットとオーバーバイトがいずれも平均的な場合（典型的な叢生），叢生の早期治療は容易であり，その治療だけに専念する．オーバージェットまたはオーバーバイトが大きい場合（過蓋咬合傾向の叢生）や小さい場合（反対咬合・開咬傾向の叢生），叢生の早期治療だけでなく，過蓋咬合や反対咬合に対する早期治療も行う必要があり，治療方針が複雑化する（*図3-21, 22*）．

b. 顔面形態と下顎の成長方向

顔面形態は，典型的な叢生が中顔型，過蓋咬合傾向の叢生が短顔型傾向中顔型や短顔型，反対咬合・開咬傾向の叢生が長顔型傾向中顔型や長顔型を呈することが多い．これら3タイプの叢生は，成長発育による顎顔面骨格の変化や矯正治療に対する反応が異なる．過蓋咬合傾向の叢生では，下顎が反時計回り，前上方へ成長する傾向がある．反対咬合・開咬傾向の叢生では，下顎が時計回り，前下方へ成長する傾向がある（*表2-2, 図3-30*）．

c. 下顎咬合平面の傾斜

下顎咬合平面の傾斜は，下顎の成長方向と関係がある．典型的な叢生では，下顎咬合平面が緩やかに傾斜し，上顎咬合平面（上顎）と調和した前下方への成長を示す（*図3-4, 10, 16*）．過蓋咬合傾向の叢生では，下顎咬合平面が緩やかに傾斜し，上顎咬合平面（上顎）に対して，反時計回りにあるいは前上方に成長する．反対咬合・開咬傾向の叢生は，下顎咬合平面が，上顎咬合平面（上顎）に対して，急傾斜であり，時計回りにあるいは著しく前（下）方に成長し，上下咬合平面が犬歯部と臼歯部で放射状に離開する（*図3-22, 30*）．

d. 顎関節と筋の触診

典型的な叢生では，回転運動に対する左右顆頭滑

CHAPTER 3　切歯部叢生

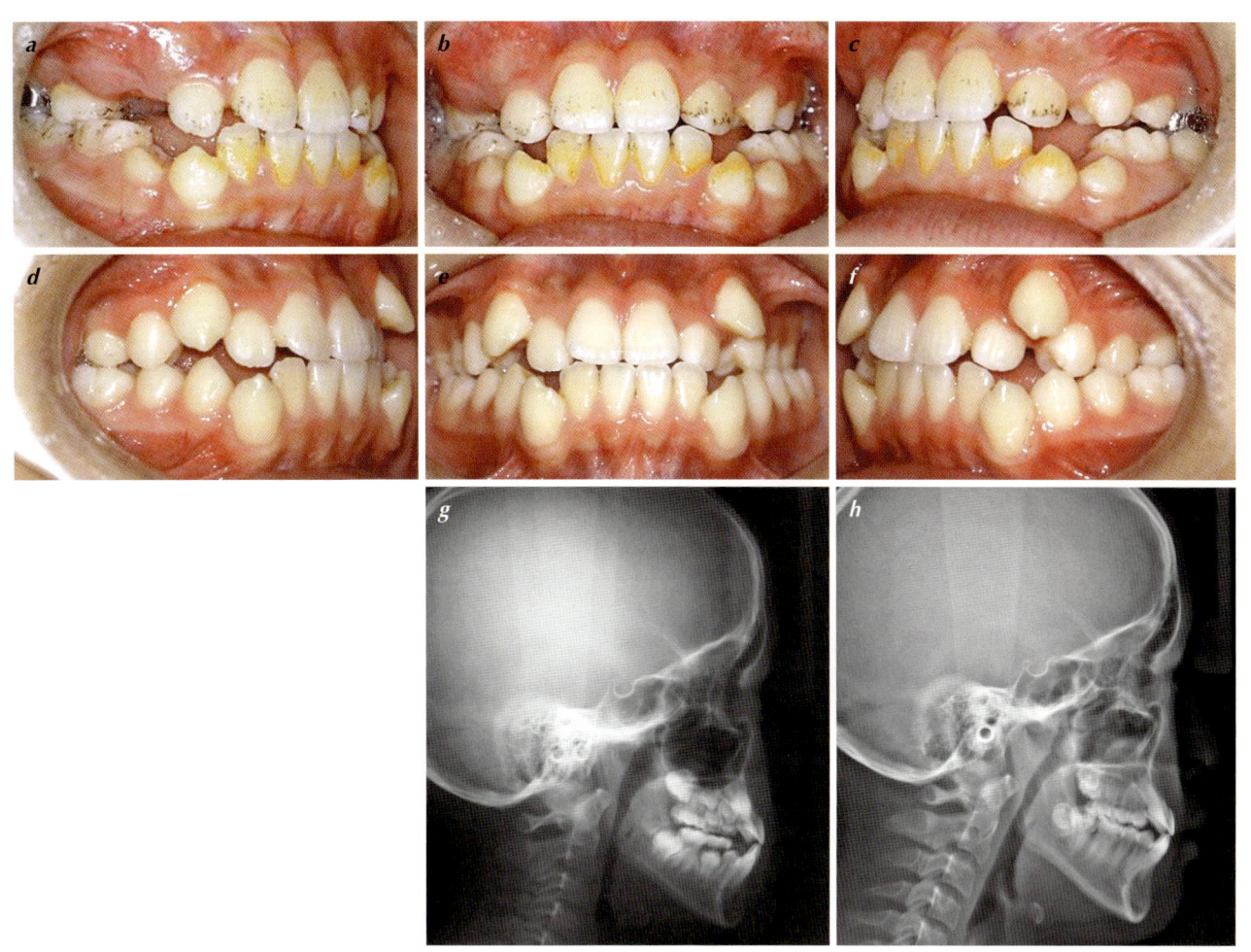

図3-30a〜h　反対咬合・開咬傾向の叢生．*a〜c*：11歳の男児．下顎咬合平面は，上顎咬合平面（上顎）に対して，急傾斜であり，著しく前下方に回転している．*g*：同，側面セファロ．*d〜f*：13歳9か月の同男児．11歳の時と同様に，下顎咬合平面は急傾斜である．逆スピー湾曲を呈している．上下咬合平面は犬歯・臼歯部で放射状に離開している．*h*：同，側面セファロ．下顎は著しく前下方へ成長し，反対咬合・開咬傾向を呈している．

走運動開始時期の遅れ，左右顆頭滑走運動開始時期の不調和（ズレ），顎関節へのコンプレッション，顎二腹筋後腹や咬筋浅部停止部前後縁・中央の圧痛を認めることが多いが，その程度は軽度である．過蓋咬合傾向の叢生や反対咬合・開咬傾向の叢生では，これらの所見が著明になる．

e．筋の機能力，口腔習癖

過蓋咬合傾向の叢生では，口輪筋や咬筋の機能力が強い．反対咬合・開咬傾向の叢生では，口輪筋や咬筋の機能力が弱く，舌突出癖，低位舌，口呼吸，口唇閉鎖不全などを認める．咬爪癖は叢生の原因である．

C．早期接触と下顎偏位・歯根吸収・歯肉退縮

上顎左右側切歯の舌側転位（早期接触部位）は，下顎を遠心に偏位（後退）する．上顎片側側切歯の舌側転位（早期接触部位）は，下顎を側方に偏位する．これらの下顎偏位は，顎関節症を惹起することがある．上顎切歯部叢生は機能的異常の改善のためにも，早期治療が必要になる．

上顎左右側切歯の舌側転位（上顎切歯部叢生）が下顎を後退し，上顎右側犬歯歯胚の近心傾斜（転位）が側切歯の歯根を吸収した症例を*図3-31*に示す．9歳4か月の女児である．上顎切歯部の咬合異常を主訴に来院した．顔面形態は長顔型，正貌はほぼ左右対称，側貌はコンベックスタイプ（凸型）であり，下顎は著しく後退していた．安静時には，上顎中切歯が下口唇の上に位置し，開口状態であった．口唇閉鎖時には，オトガイ筋の緊張を認めた．左右顆頭は，回転運動に対して，滑走運動開始時期が遅れ，後方

3-3 診察・検査・診断のポイント

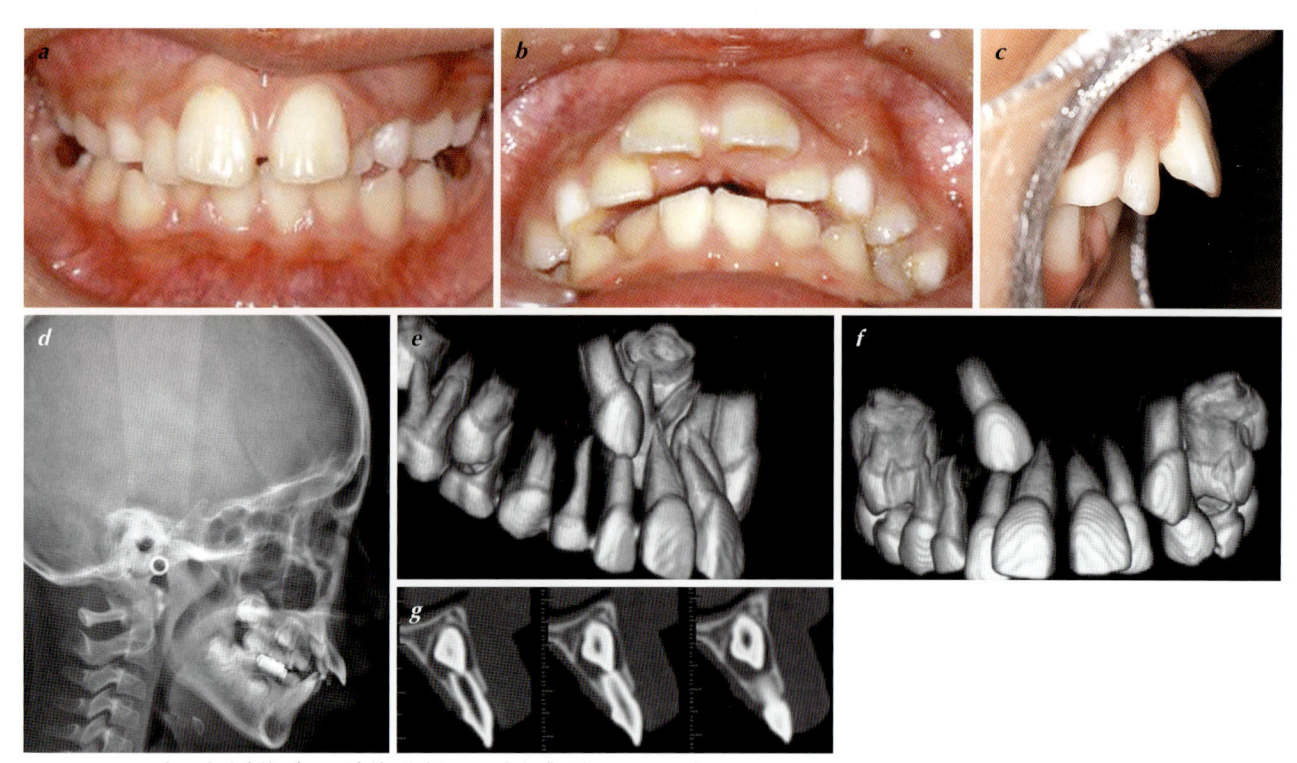

図3-31a～g 上顎左右側切歯の舌側転位（上顎切歯部叢生）が下顎を後退し，上顎右側犬歯歯胚の近心傾斜（転位）が側切歯の歯根を吸収した症例．**a～c**：9歳4か月の女児．上顎側切歯の舌側転位（上顎切歯部叢生）は，下顎を後退し，その前方成長を抑制している．**d**：同，側面セファロ．著しい下顎後退とオーバージェットを認める．**e～g**：CTエックス線写真とその三次元構築画像では，上顎右側犬歯歯胚の近心傾斜（近心転位）とそれに伴う側切歯の歯根吸収を認める．

に偏位していた．筋の触診では，左右咬筋浅層停止部前後縁・中央に圧痛（＋＋），左右顎二腹筋後腹に圧痛（＋＋＋）を認めた．歯列は混合歯列，Hellmanの歯齢はⅢBであった．上顎切歯部は，中切歯が唇側傾斜し，側切歯が舌側転位し，叢生が著しかった．下顎切歯部には，叢生をほとんど認めなかった．オーバージェットは12mm，オーバーバイトは3mmであった．上下歯列の正中は，ほとんど一致していた．左右第一大臼歯は，Ⅰ級咬合であった（図3-31a～d）．筋肉位では，早期接触が左右側切歯にあり，その後，下顎は後退し，咬頭嵌合位に至った．本症例は，上顎側切歯の舌側転位（上顎切歯部叢生）に起因した下顎の後退と前方成長抑制を明示している．CTエックス線写真とその三次元構築画像から，上顎右側犬歯歯胚が近心傾斜（近心転位）し，側切歯の歯根を吸収していた（図3-31e～g）．

上顎左右側切歯の舌側転位（上顎切歯部叢生）が下顎を後退し，顎関節症を惹起した症例を図3-32に示す．12歳7か月の男児である．顎が痛くて，口が開かないことを主訴に来院した．2か月前，左側顎関節がロックしたが，まもなく解除できたという．1か月前，再度，左側顎関節がロックし，午前中に解除できなかったため，某整形外科を受診したという．1か月ほど通院治療を行ったが，症状が改善しなかったため，来院したという．顔面形態は中顔型，正貌はほぼ左右対称，側貌はコンベックスタイプ（凸型）であり，下顎は後退していた．左側顎関節に運動痛と圧痛を認めた．左側顎関節にクレピタス音を触知した．筋の触診では，左右顎二腹筋後腹と右側頭板上筋・頭半棘筋に圧痛（＋＋＋）を認めた．歯列は永久歯咬合，Hellmanの歯齢はⅢCであった．上顎前歯部は，側切歯が舌側転位して，軽度な叢生を呈していた．咬頭嵌合位では全歯列が緊密に咬合していたが，筋肉位では，側切歯に早期接触を認め，左側臼歯が低位咬合であった．オーバージェットとオーバーバイトは，いずれも，2mmであった．下顎歯列の正中は，上顎歯列のそれに対して，左側に偏位していた．左右第一大臼歯は，Ⅰ級咬合であった（図3-32a, b）．左側関節円板は，非復位性前方転位であった（図3-32c～f）．永久歯列期の叢生，上顎

CHAPTER 3 切歯部叢生

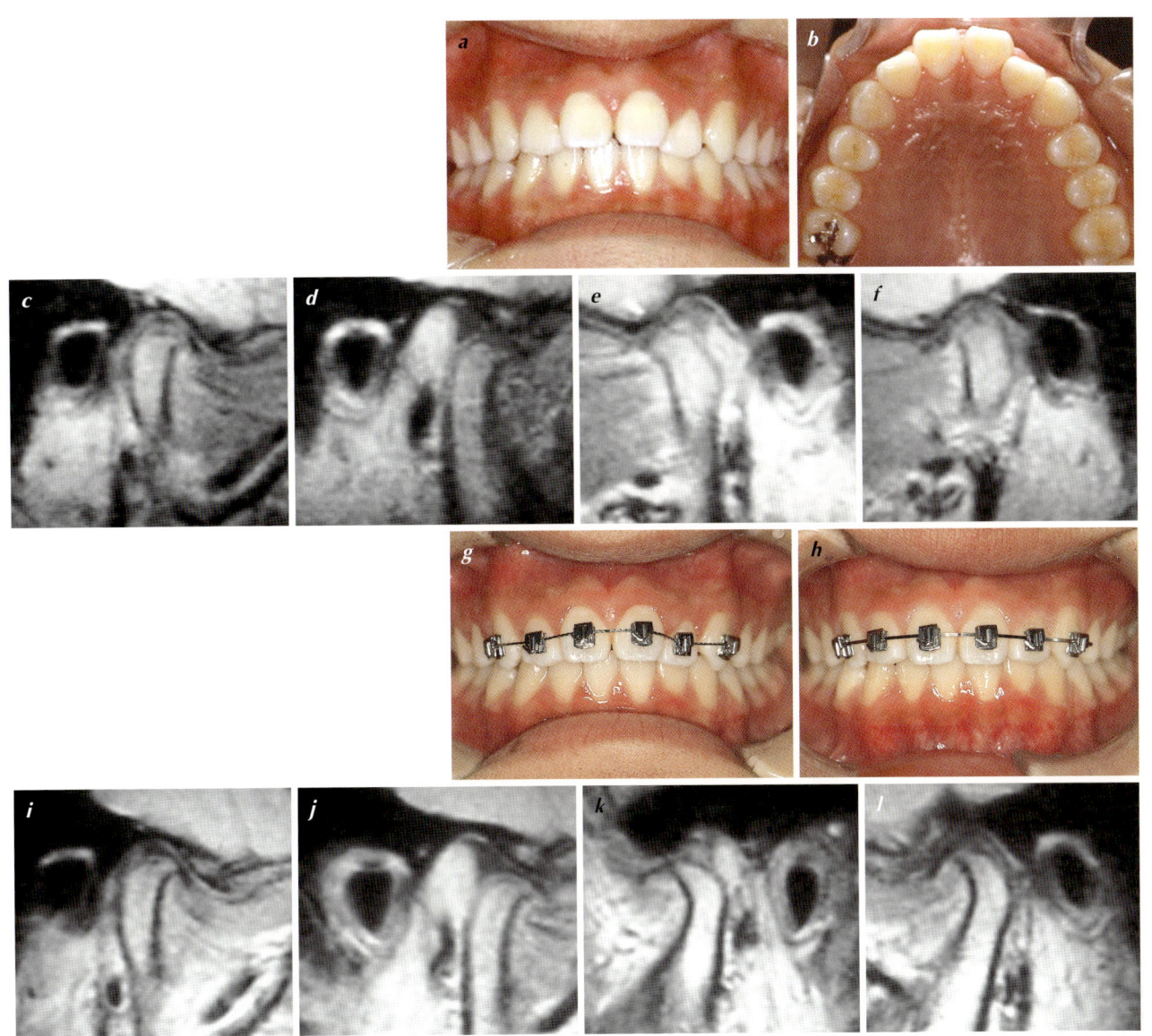

図3-32a〜l 上顎左右側切歯の舌側転位（上顎切歯部叢生）が下顎を後退し，顎関節症を惹起した症例．**a, b**：12歳7か月の男児．顎が痛くて，口が開かないことを主訴に来院した．上顎側切歯は舌側転位し，切歯部に軽度な叢生を認めた．**c〜f**：初診時のMRI（**c**，右側閉口位；**d**，右側開口位；**e**，左側開口位；**f**，左側閉口位）．左側関節円板非復位性前方転位であった．**g**：セクショナルブラケット装置（ベッグブラケット）を用いて，上顎切歯部叢生の改善を開始した．**h**：セクショナルブラケット装置装着から20日後，上顎側切歯舌側転位の改善に伴い，左側顎関節にクリックを触知した．セクショナルブラケット装置装着から50日後，左側顎関節のクリックが消失した．MRIを撮影した．**i〜l**：MRI（**i**，右側閉口位；**j**，右側開口位；**k**，左側開口位；**l**，左側開口位）．左右関節円板は正常になった．

側切歯の舌側転位に起因した顎関節症（左側関節円板非復位性前方転位）と診断した．

診察・検査から1か月後（12歳8か月），セクショナルブラケット装置（ベッグブラケット）を装着し，上顎切歯部叢生の改善を開始した．レベリングと排列には，016″×016″ツイストワイヤー（図3-32g），ついで022″×016″ステンレススチールワイヤー（図3-32h）を用いた．セクショナルブラケット装置装着から20日後，上顎側切歯舌側転位の改善に伴い，左側顎関節にクリックを触知した．このクリックの発

現と顎関節の触診によって，左側関節円板前方転位は非復位性から部分的復位性になったと臨床診断した（図3-32h）．さらに30日後，クリックが消失し，左側関節円板の前方転位が改善した（図3-32i〜l）．低位咬合を改善するため，上下左側臼歯にセクショナルブラケット装置を装着した（図3-32m）．セクショナルブラケット装置装着から6か月後（13歳4か月），低位咬合が改善し，咬合が比較的安定した．顎関節症の改善が維持されるのを確認するために，保定に移行した（図3-32n, o）．関節円板がふたたび前方転

3-3 診察・検査・診断のポイント

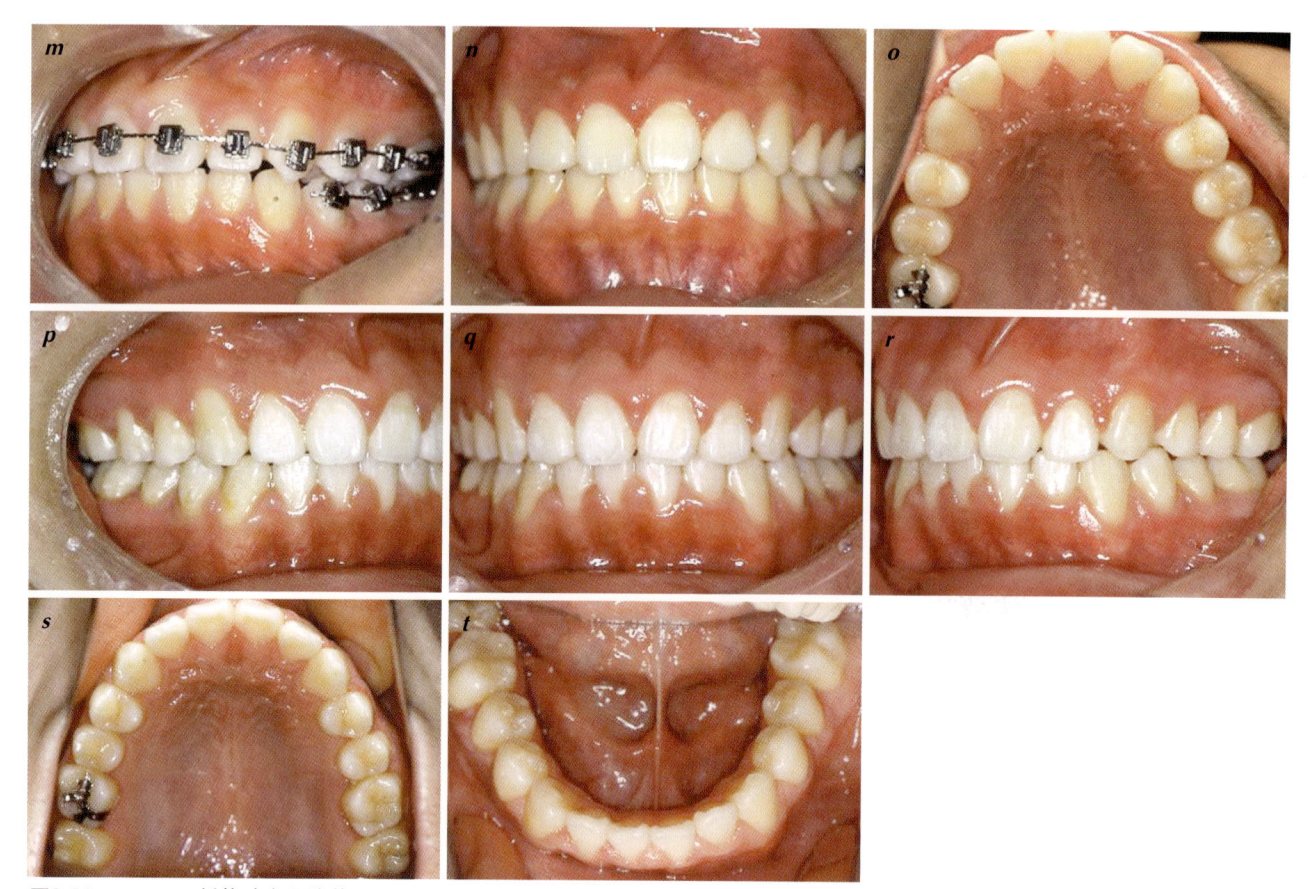

図3-32m〜t **m**：低位咬合を改善するため，上下左側臼歯にセクショナルブラケット装置を装着した．**n, o**：セクショナルブラケット装置装着から6か月後，低位咬合が改善し，保定に移行した．保定開始から3か月後，マルチブラケット装置を用いて，咬合再構成を行った．マルチブラケット装置装着から1年6か月後，叢生が改善し，咬頭嵌合位と筋肉位が一致し，早期接触が除去され，アンテリアガンダンス，とくに，前方および後方へのブレーシングイコライザーを付与した側方ガイドを獲得した．**p〜t**：マルチブラケット装置撤去時の咬合を示す．

位する場合には，スプリント治療を行うことにした．保定開始から3か月後(13歳7か月)，顎関節症状の改善が維持されていたので，マルチブラケット装置を用いて，咬合再構成を行った．マルチブラケット装置装着から1年6か月後(15歳1か月)，叢生が改善し，咬頭嵌合位と筋肉位が一致し，早期接触が除去され，アンテリアガンダンス，とくに，前方および後方へのブレーシングイコライザーを付与した側方ガイドを獲得した．マルチブラケット装置を撤去して，保定に移行した(*図3-32p〜t*)．本症例は，軽度な上顎側切歯の舌側転位が左側関節円板非復位性前方転位を惹起したことを明示している．形態異常や審美障害だけでなく，機能異常を改善するためにも，上顎切歯部叢生は早期治療の対象である．

切歯部の早期接触は，下顎の後退や顎関節症のほかに，上顎切歯の唇側傾斜や歯根吸収，下顎切歯の歯肉退縮を起こす(*図3-33*)．

歯列・咬合の診察や顎関節と筋の触診によって，早期接触と下顎偏位・歯根吸収・歯肉退縮を診断する．

D．上顎犬歯歯胚の位置と萌出方向

上顎犬歯歯胚の近心転位や近心傾斜は，中・側切歯の唇側・舌側転位や捻転，時として，歯根吸収の原因になる．上顎犬歯歯胚が近心転位や近心傾斜している場合には，上顎切歯部叢生の改善を図ると，切歯歯根が犬歯歯胚と接触し，吸収する可能性がある．近心転位や近心傾斜した上顎犬歯歯胚と切歯歯根の位置関係，切歯歯根の吸収は，パノラマエックス線写真，CTエックス線写真とその三次元構築画像で検査する(*図3-31, 34*)．

E．過剰歯

切歯部過剰歯は，叢生や萌出遅延の原因になる．過剰歯の位置や萌出方向は，パノラマエックス線写

CHAPTER 3 切歯部叢生

図3-33a~d 切歯部の早期接触．切歯部の早期接触は，下顎切歯の歯肉(**a~c**)や上顎切歯の歯根吸収(**d**)を引き起こす．

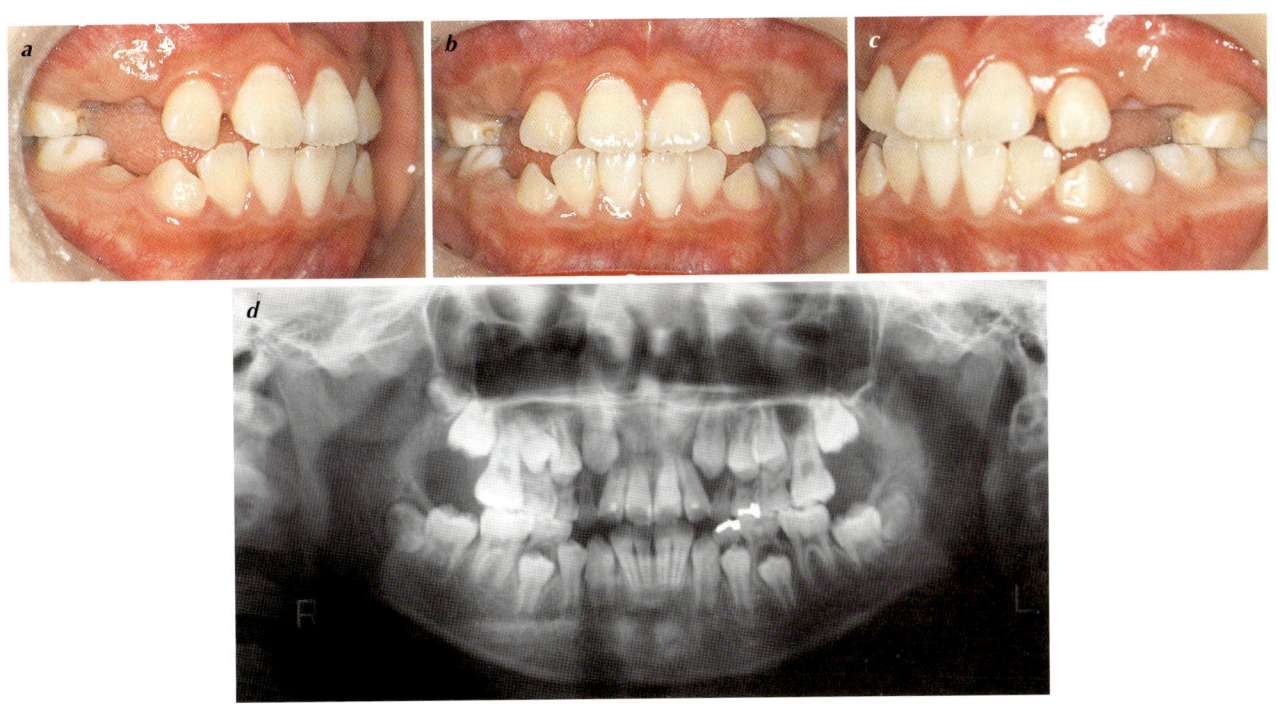

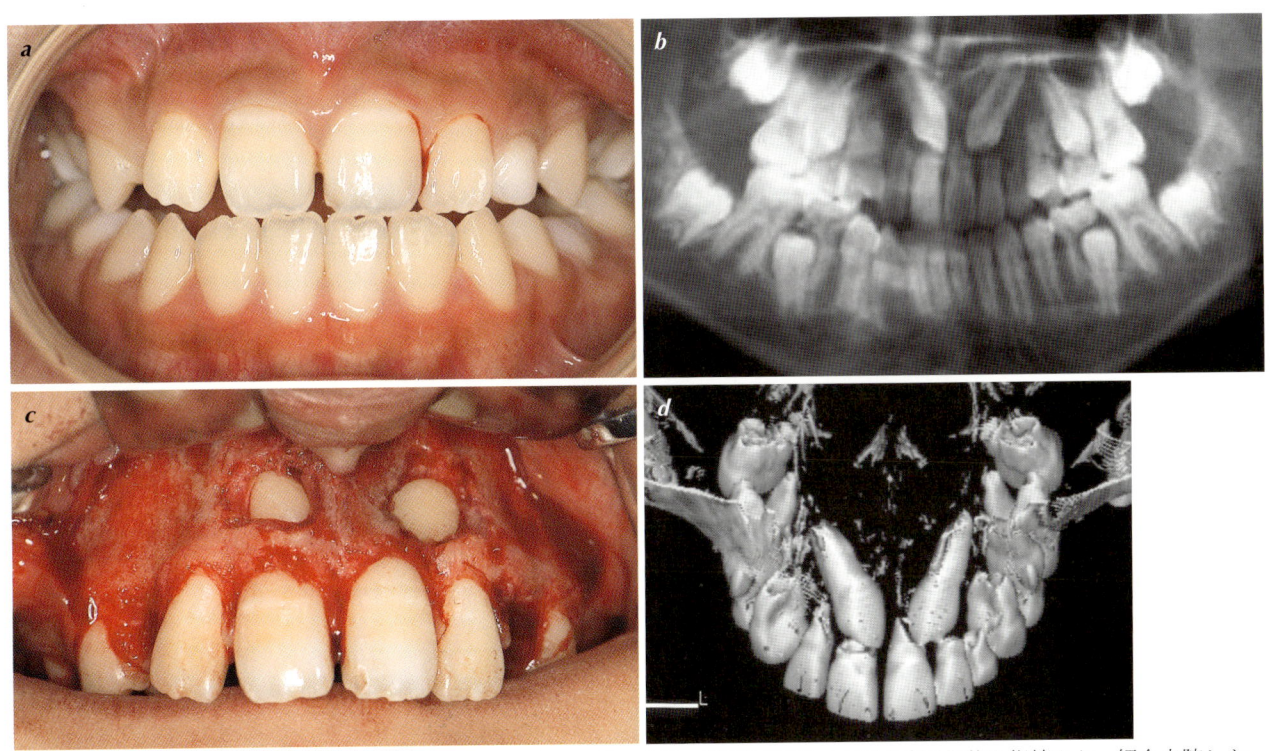

図3-34a~d 上顎犬歯歯胚の位置と萌出方向．**a**：12歳5か月の女児．某歯科医院で上顎犬歯の埋伏を指摘され，紹介来院した．切端咬合であった．**b**：パノラマエックス線写真では，上顎犬歯歯胚は近心傾斜(近心転位)し，中・側切歯の歯根を吸収していた．**c**：開窓時の上顎犬歯である．**d**：CTエックス線写真の三次元構築画像で，中・側切歯の歯根吸を確認した．

43

真，CT エックス線写真とその三次元構築画像で検査する(図3-11).上顎切歯部叢生の早期治療では，切歯歯根が過剰歯と接触し，その歯根を吸収する危険性があるので，過剰歯をあらかじめ抜去する．

▼

3-4 基本治療方針

A．乳歯列期の切歯部叢生
1) 原則として，矯正装置を用いて積極的に治療しないで，経過観察(observation, OBS)する．経過観察とは，注意深く観察する(watchful neglect)ことである．

B．混合歯列期の切歯部叢生
a．上顎切歯部叢生
1) 混合歯列期の上顎切歯部叢生は早期治療の対象である．
2) とくに，舌側転位した側切歯が下顎後退や顎関節症の原因になっている場合や原因になる可能性がある場合には，積極的に早期治療を行う．
3) 原則として，早期治療にはセクショナルブラケット装置を第一選択する．
4) 叢生が著しい場合には，早期治療開始時に，左右乳犬歯を抜去する．
5) セクショナルブラケット装置のほかに，床型咬合誘導装置，補助弾線付き舌側弧線装置などを用いる．
6) 舌側転位した上顎側切歯唇面が下顎側切歯と咬合し，その唇面にブラケットが接着できない場合には，まず，補助弾線付き舌側弧線装置を用いて，側切歯の被蓋改善を図る．
7) 叢生の改善に必要な空隙は，乳犬歯の抜去のほかに，乳犬歯近心隣接面の削除や上顎歯列弓の拡大で獲得する．
8) 連続抜去法の適応を考慮する．
9) 叢生の改善に伴い，切歯の歯根が犬歯歯胚と接触し，吸収する危険性がある場合には，経過観察，あるいは計画的・連続的な歯の抜去を行う．
10) 計画的・連続的な歯の抜去では，上顎犬歯歯胚の位置(近心位)や萌出方向(近心傾斜)の異常を改善し，切歯の歯根吸収を予防(抑制)する．乳犬歯と第一乳臼歯を抜去すると，第一小臼歯の萌出が促進し，近心傾斜(近心に位置)していた犬歯歯胚が遠心傾斜(遠心に位置)し，切歯の歯根吸収を予防(抑制)する可能性がある．その後の第一小臼歯抜去(抜歯基準による)は，切歯の歯根吸収の可能性をさらに低くする(図5-31, 32).
11) 切歯の排列後，保定に移行する．
12) 一般的に，保定装置はホーレー型保定床装置を用いる．
13) 犬歯の萌出期あるいは側方歯群の交換期には，ベッグ型保定床装置を用いる．
14) 過蓋咬合傾向の叢生では，バイオネーターを併用する．
15) 反対咬合・開咬傾向の叢生では，筋機能療法のほかに，口腔習癖防止装置，上顎前方牽引装置，オトガイ帽装置を用いる．
16) 犬歯萌出後，保定装置を撤去する．
17) 犬歯萌出に伴い，側切歯の歯根吸収が起こる可能性がある場合には，保定装置を撤去したり，歯の計画的，連続的抜去を行ったりする．
18) 経過観察(保定)後，永久歯列に叢生が存在する場合には，マルチブラケット装置による咬合再構成を行う．

b．下顎切歯部叢生
1) 原則として，下顎前歯部叢生は，矯正装置(セクショナルブラケット装置)を用いて，積極的に早期治療を行わない．
2) 叢生が軽度な場合には，経過観察する．
3) 叢生が著しい場合には，下顎左右乳犬歯を抜去し，叢生の改善を図る．
4) 乳犬歯の抜去による叢生の改善後には，経過観察，舌側弧線装置による保隙，下顎歯列の拡大などを行う．
5) 叢生が永久歯列にも存在する場合には，マルチブラケット装置による咬合再構成を行う．

CHAPTER 4

正中離開

4-1 概要

　一般に，正中離開は，上顎左右中切歯間に空隙のある状態をいう．正中離開には"ハの字"タイプと"ニの字"タイプがある．"ハの字"タイプは，中切歯が遠心傾斜し，その歯根が根尖方向で近接している．"ニの字"タイプは中切歯が遠心転位し，その歯根が平行である（図4-1）．

　正中離開の原因には，正中過剰歯，側切歯の欠如や矮小化，上唇小帯の付着異常，隣接永久歯の萌出異常，中切歯の位置異常，口腔習癖，切歯部の早期接触，乳歯の晩期残存などがある．乳歯列の正中離開は稀であり，早期治療が必要な正中離開は混合歯列である．上顎切歯の交換期に認める一過性の生理的な正中離開（醜いアヒルの子の時期，ugly duckling stage）は治療が不要である．

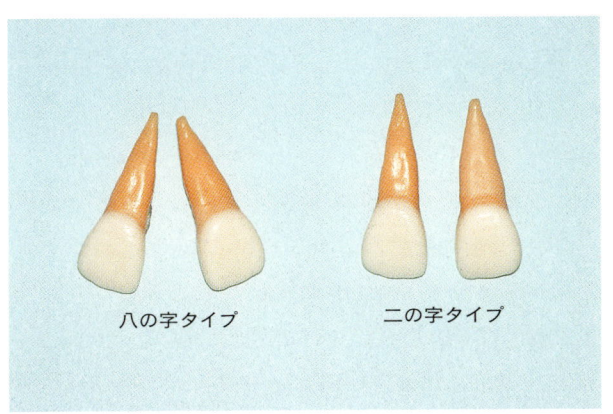

図4-1　正中離開のタイプ．

4-2 症例

[症例1]

　6歳8か月の女児である．2か月前（6歳6か月）に，某歯科医院にて正中埋伏過剰歯を抜去し，その後，上顎左側中切歯の萌出遅延を指摘され，紹介来院した．顔面形態は長顔型，正貌はほぼ左右対称，側貌はコンベックスタイプ(凸型)であり，下顎は後下方へ後退していた（図4-2a, b）．左右顆頭の滑走運動は調和していた．筋の触診では，左右咬筋浅層停止部前後縁に圧痛（＋），顎二腹筋後腹に圧痛（＋＋）を認めた．歯列は混合歯列，Hellmanの歯齢はⅡCであった．上顎左側中切歯は未萌出であった．上唇小帯は付着部が切歯乳頭まで延長していた．下顎左右第一大臼歯は萌出を完了していた（図4-3a～c）．左手第二指の咬爪癖があり，うつ伏せ寝をしているという（図4-2c）．パノラマエックス線写真では，下顎左右側切歯が先天的に欠如し，上顎切歯萌出後の叢生と正中離開を疑った（図4-4a）．上顎正中過剰歯に起因した上顎左側中切歯の萌出遅延と診断し，経過観察を行い，上顎切歯萌出完了後に，再診断することにした．

　初診から8か月後（7歳4か月），上顎右側中切歯が萌出し，患児と保護者が正中離開の改善を訴えたので，診察，検査，再診断を行った．

4-2 症例

［症例1］上顎正中過剰歯に起因した正中離開に対するセクショナルブラケット装置治療（図4-2〜7）

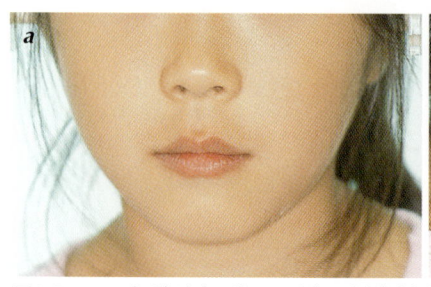

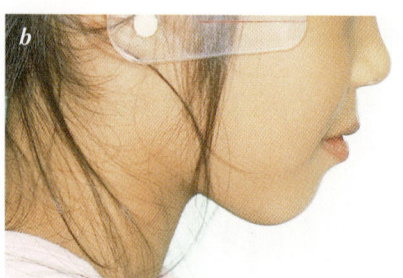

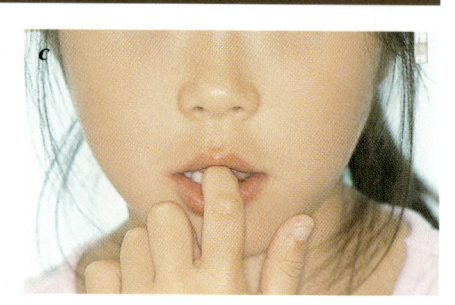

図4-2a〜c　初診時（6歳8か月）の顔貌（症例1）.

患　児：7歳4か月，女児
顔貌所見：顔面形態は長顔型，正貌はほぼ左右対称，側貌はコンベックスタイプ（凸型）であり，下顎は後下方へ後退していた．
顎関節・筋の触診：左右顆頭は，回転運動に対して，滑走運動開始時期が遅れていた．筋の触診では，左右咬筋浅部停止部前後縁に圧痛（++），顎二腹筋後腹に圧痛（+++）を認めた．これは機能的に下顎の後退を示す．
口腔内所見：歯列は切歯交換期，上顎左側側切歯は未萌出であった．上顎切歯部には"二の字タイプ"の正中離開と上唇小帯の付着異常を認めた．オーバージェットは8mm，オーバーバイトは3mmであった．左右第一大臼歯はⅠ級咬合であった（図4-3d〜f）．左手第二指の咬爪癖は止められたが，うつ伏せ寝をしているという．
模型分析：萌出している永久歯の歯冠幅径は，すべての中切歯が＋1SDを越えて大きかった．
パノラマエックス線写真検査：正中離開は二の字タイプであった．上顎左側側切歯は乳犬歯の歯根を吸収し，その萌出余地は不足していた．下顎左右側切歯は欠如していた（図4-4b）．
セファロ分析：骨格型では，Facial angleとSNBがいずれも−1SDを越えて，Gonial angleが−4SDを越えて小さく，Ramus inclinationが＋1SDを越えて大きく，下顎が形態的にも後退し，下顎角が小さかった．歯槽型では，すべての計測項目が標準偏差内にあった（図4-5）．
診　断：上顎正中埋伏過剰歯に起因した正中離開，下顎左右側切歯の先天欠如，下顎後退症

治療方針：
①上顎左右乳犬歯を抜去する．
②上唇小帯の切除は，患者の同意が得られなかった．正中離開が早期治療後に再発する場合には，マルチブラケット装置による咬合再構成開始時に，上唇小帯を切除する．
③上顎右側側切歯が萌出した後，セクショナルブラケット装置（2×4装置）を用いて，正中離開を改善する．
④正中離開の改善後，バイオネーターを用いて，下顎の後退を改善する．
⑤永久歯列完成まで，バイオネーター治療あるいは経過観察を行う．
⑥永久歯列完成後には，再診断とマルチブラケット装置による咬合再構成を行う．

治療経過・治療結果：
　診察・検査から1か月後（7歳5か月），上顎左右乳犬歯を抜去した．
　抜歯から2か月後（7歳7か月），上顎左側側切歯が萌出した．上顎切歯と第二乳臼歯にセクショナルブラケット装置（2×4装置）を装着して，正中離開の治療を開始した．018″スタンダードエッジワイズ装置を用いた．レベリングには016″と016″×016″ニッケルチタニウムワイヤー用いた（図4-3g〜i）．正中離開の閉鎖には016″×022″ステンレススチールワイヤーとパワーチェーンを用いた（図4-3j〜l）．
　セクショナルブラケット装置装着から5か月後（8歳），正中離開が改善したので，保定に移行した（図4-3m〜o）．パノラマエックス線写真から，上顎切歯の歯根は平行であった（図4-4c）．オーバージェットは4mm，オーバーバイトは3mm，左右第一大臼歯はⅠ級咬合であった．左右顆頭の滑走開

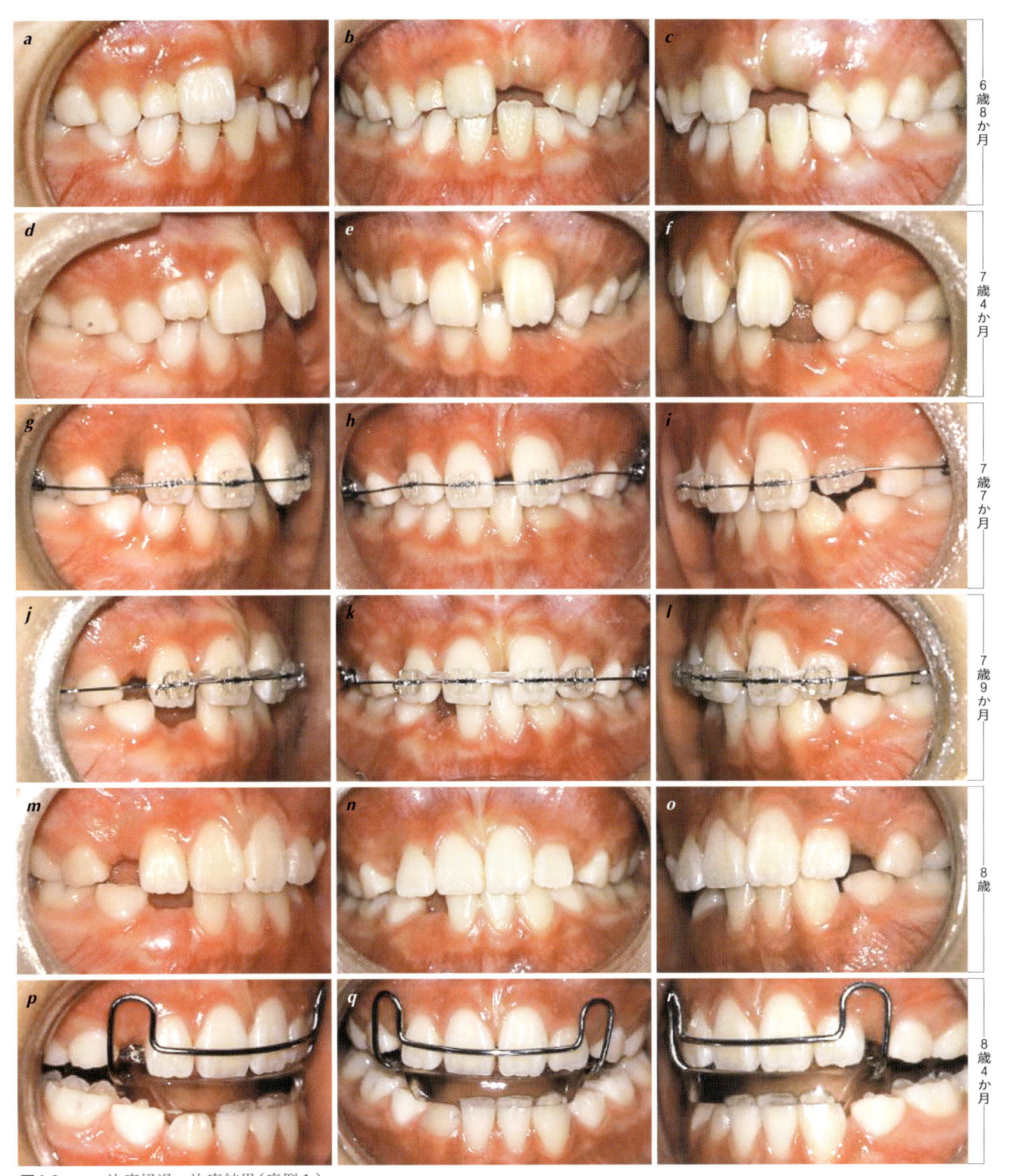

図4-3a〜r 治療経過・治療結果（症例1）.

始時期は，回転運動に対して，遅れていた．筋の触診では，左右咬筋浅部停止部前後縁に圧痛（＋＋），顎二腹筋後腹に圧痛（＋＋＋）を認めた．この機能的診察は下顎の後退を示唆した．セクショナルブラケット装置装着前（7歳4か月）と撤去時（8歳）のセファロ分析の結果を比較した．骨格型では，著明な変化をほとんど認めなかった．歯槽型では，U1-FHが5.5°減少し，U1-L1が5°増加して，上顎中切歯が舌側傾斜した（図4-6）．セファロの重ね合わせでは，下顎の前下方成長を認めた（図4-7）．セクショナルブラケット装置撤去時（8歳）のセファロ分析の結果を標準値と比較した．Facial angle と ANB が

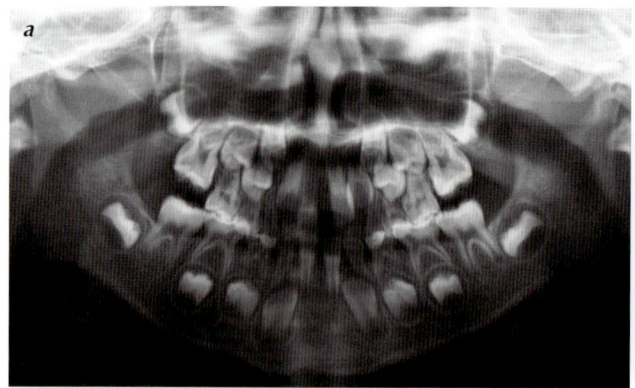

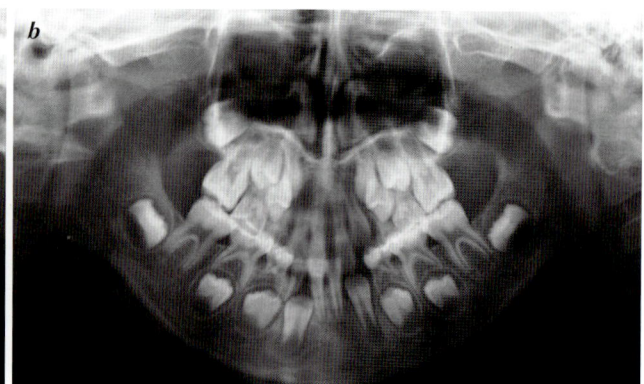

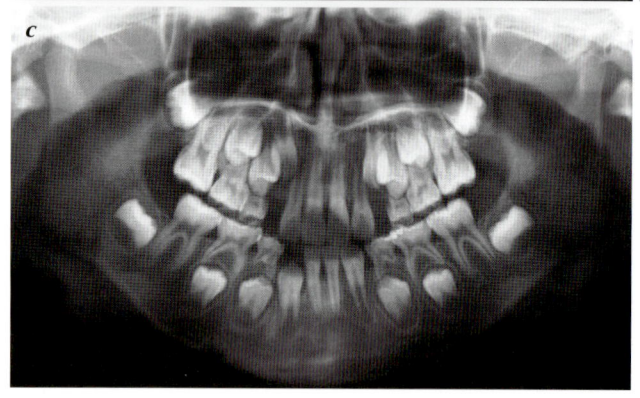

4-2 症例

図4-4a〜c　パノラマエックス線写真(症例1). a：6歳8か月. b：7歳4か月. c：8歳.

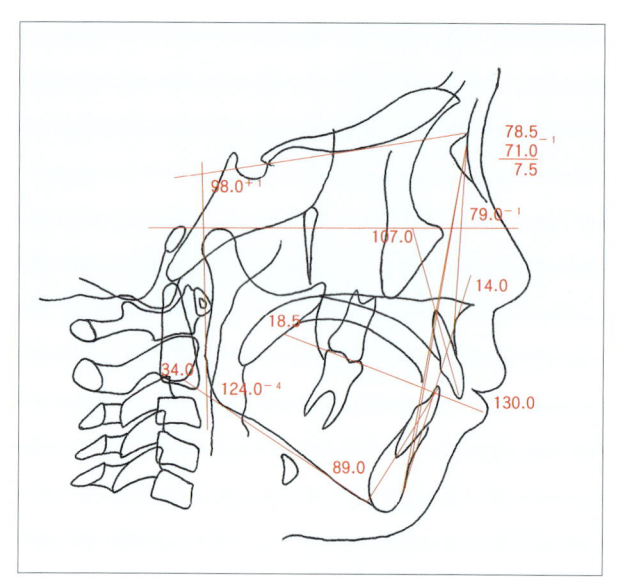

図4-5　セクショナルブラケット装置装着前(7歳4か月)のセファロ分析(症例1).

いずれも−1SDを越えて小さく，下顎が形態的に後退していた(図4-6)．したがって，バイオネーターを用いて，形態的・機能的な下顎後退を改善することにした．

保定開始から4か月後(8歳4か月)，バイオネーター治療を開始した．就寝時にはバイオネーター，就寝時以外にはホーレー型保定床装置を装着した．正中離開は再発した(図4-3p〜r)．

予後の推定と今後の治療方針：

下顎左右側切歯が欠如しているので，永久歯列完成時，下顎には叢生がなく，上顎には軽度な叢生を認めると推測する．上顎切歯部叢生は，上唇小帯の付着異常と相まって，再発した正中離開を著しくすると推測する．永久歯列期の咬合再構成では，上唇小帯の切除が必要である．うつ伏せ寝が継続する場合には，バイオネーター治療で下顎の後退を改善できず，二態咬合を発現すると推測する．

本症例は，マルチブラケット装置による咬合再構成が必要である．第一大臼歯のⅠ級咬合，上顎犬歯と下顎第一小臼歯の間でのⅠ級咬合と側方ガイドの確立には，上顎左右第一小臼歯の抜去と下顎左右犬歯・第一小臼歯の形態修正を行う．

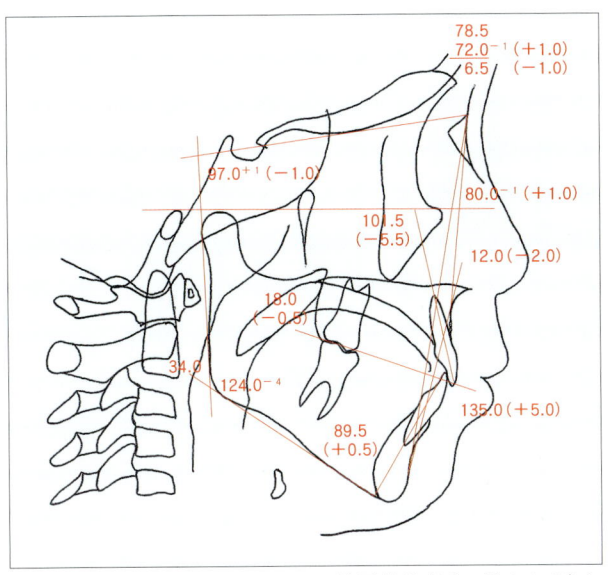

図4-6 セクショナルブラケット装置装着前(7歳4か月)と撤去時(8歳)のセファロ分析の比較(症例1).

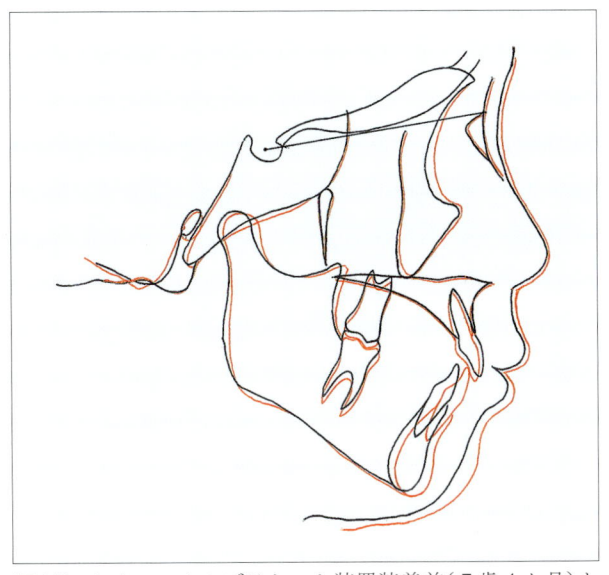

図4-7 セクショナルブラケット装置装着前(7歳4か月)と撤去時(8歳)のセファロの重ね合わせ(症例1).

[症例2] 上顎左右側切歯の先天欠如に起因した正中離開に対するセクショナルブラケット装置治療(図4-8〜13)

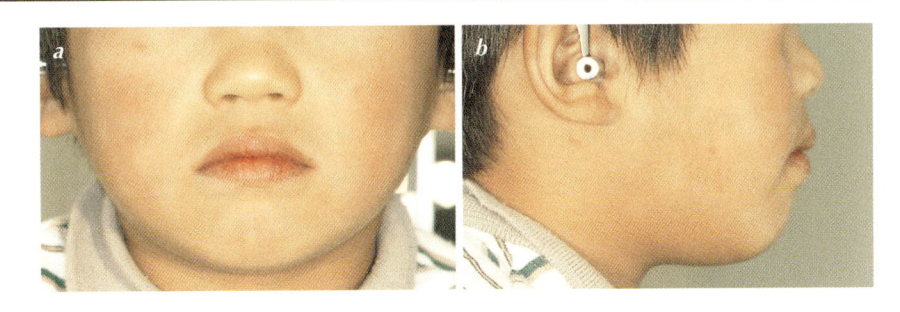

図4-8a, b 初診時(6歳10か月)の顔貌(症例2).

[症例2]

患　児：6歳10か月，男児

主　訴：某歯科医院で上顎右側中切歯の萌出遅延を指摘され，紹介来院した．

顔貌所見：顔面形態は中顔型，正貌はほぼ左右対称，側貌はコンベックスタイプ(凸型)であった(*図4-8a, b*)．

顎関節・筋の触診：左右顆頭の滑走運動は，調和していた．筋の触診では，顎二腹筋後腹に圧痛(＋＋)を認めた．

口腔内所見：歯列は混合歯列期であった．上顎は，左側中切歯と左右第一大臼歯が萌出し，右側中切歯が未萌出であった．残存している上顎乳歯は歯冠が崩壊していた．下顎は，切歯と第一大臼歯が萌出し，すべての乳歯が喪失していた．下顎には乳歯義歯を装着していた．オーバージェットとオーバーバイトは，いずれも，3mmであった．左右第一大臼歯はⅠ級咬合であった．上唇小帯は，肥厚し，その付着部が切歯乳頭まで延長していた．舌は上下歯間空隙から突出していた(*図4-9a*)．

模型分析：萌出している永久歯の歯冠幅径は，上顎左側中切歯が＋1SDを越えて大きかった．

パノラマエックス線写真検査：上顎左右側切歯は先天的に欠如し，上顎右側中切歯の萌出は遅延していた．上顎右側中切歯萌出後の正中離開を疑った(*図4-10a*)．

セファロ分析：骨格型では，Convexityが－2SDを越えて小さかった．歯槽型では，U1‐FHが＋1SDを越えて大きかった(*図4-11*)．

診　断：上顎右側中切歯の萌出遅延，上顎左右側切歯の先天欠如とそれに起因した正中離開

4-2 症例

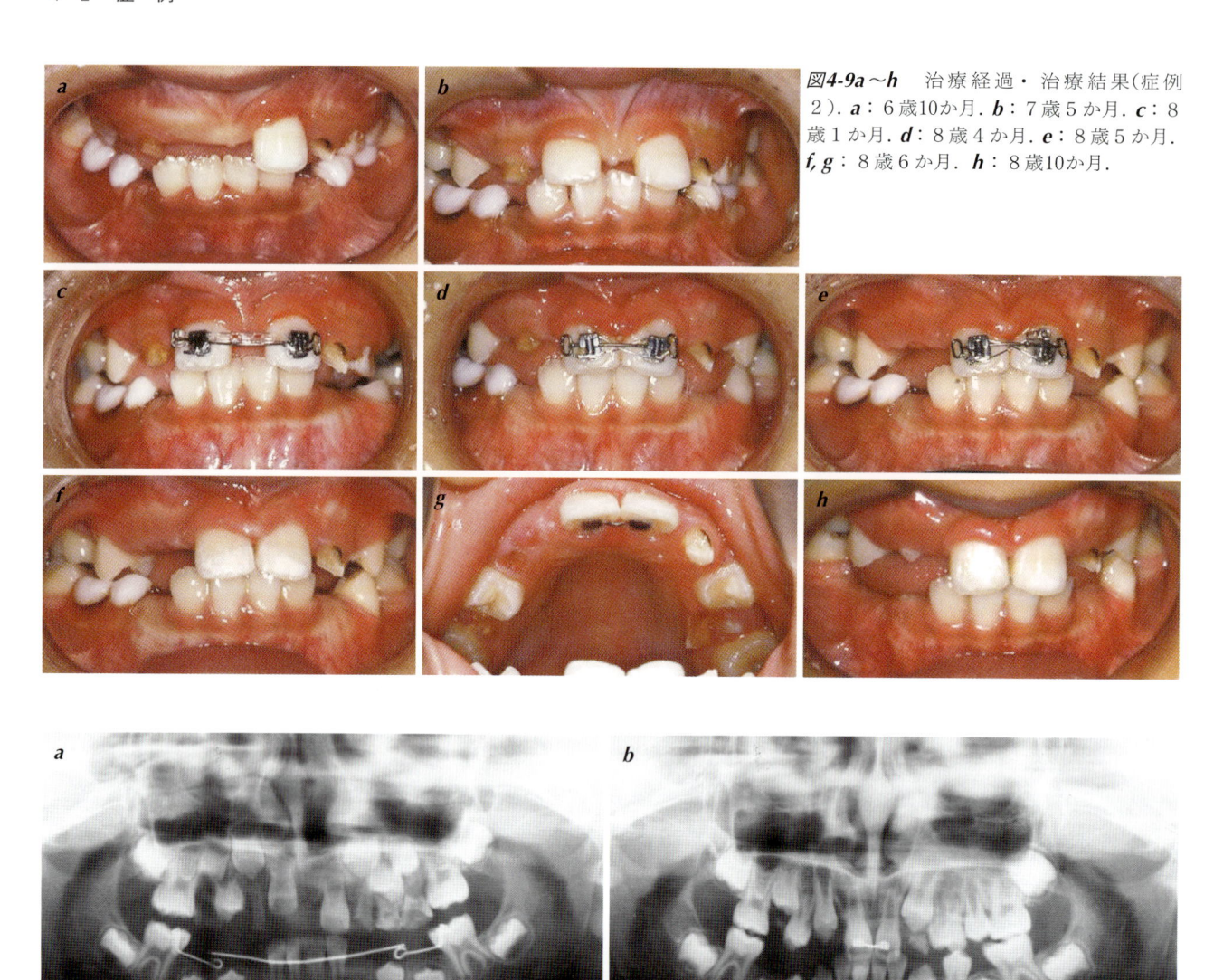

図4-9a〜h 治療経過・治療結果(症例2). a：6歳10か月. b：7歳5か月. c：8歳1か月. d：8歳4か月. e：8歳5か月. f, g：8歳6か月. h：8歳10か月.

図4-10a, b パノラマエックス線写真(症例2). a：6歳10か月. b：8歳10か月.

治療方針：

①上顎右側中切歯が自然萌出するまで経過観察を行う．
②セクショナルブラケット装置を用いて，正中離開を改善する．上唇小帯の切除は，患者の同意が得られなかった．
③永久歯列完成まで，保定あるいは経過観察を行う．
④永久歯列完成後には，再診断とマルチブラケット装置による咬合再構成を行う．

治療経過・治療結果：

診察・検査から7か月後（7歳5か月），上顎右側中切歯は自然萌出した．著しい二の字タイプの正中離開であった．矯正装置の装着に対する患者の同意が得られなかったので，引き続き経過観察を行った（図4-9b）．

上顎右側中切歯の自然萌出から8か月後（8歳1か月），矯正装置装着の同意が得られた．上顎乳歯は歯冠崩壊が著しかったので，上顎左右中切歯にブラケットを装着し，正中離開の改善を開始した．上顎左右中切歯にベッグブラケットを装着した．016″ステンレススチールワイヤーとパワーチェーンを用いて，正中離開の閉鎖を行った（図4-9c）．

セクショナルブラケット装置装着から3か月後（8歳4か月），正中離開が閉鎖した（図4-9d）．

正中離開の閉鎖から1か月後（8歳5か月），左側中切歯が近心傾斜していたので，アップライトスプリングピンを用いて，歯根の整直を図った（図4-9e）．

歯根の整直開始から1か月後（8歳6か月），左

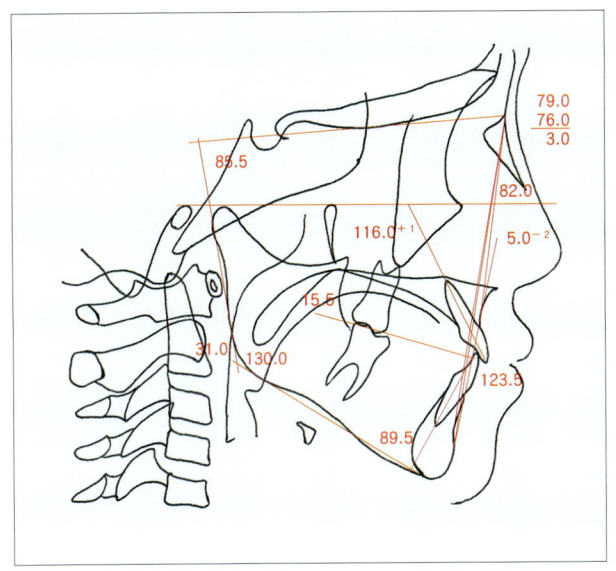

図4-11 初診時（6歳10か月）のセファロ分析（症例2）.

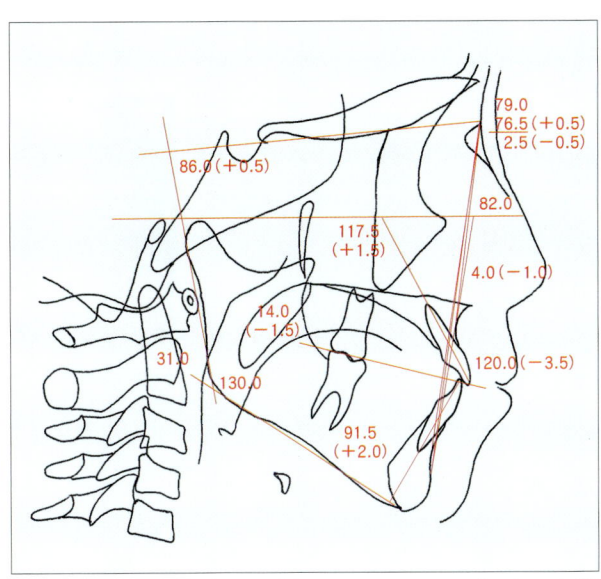

図4-12 初診時（6歳10か月）とセクショナルブラケット装置撤去時（8歳6か月）のセファロ分析の比較（症例2）.

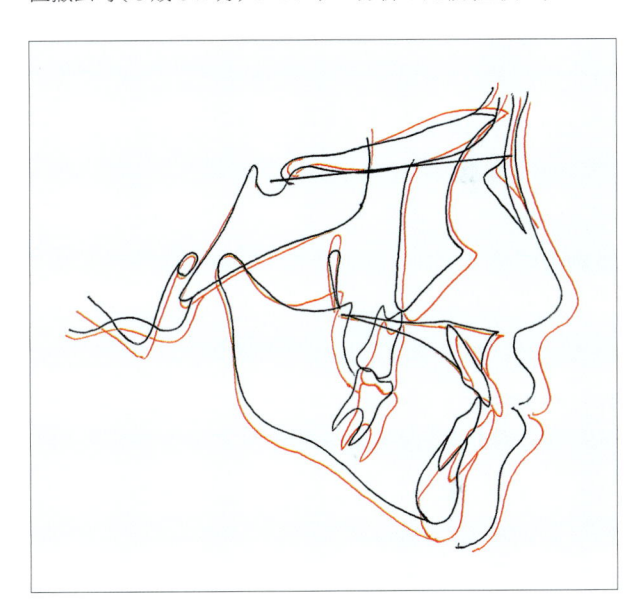

図4-13 初診時（6歳10か月）とセクショナルブラケット装置撤去時（8歳6か月）のセファロの重ね合わせ（症例2）.

側中切歯の歯根が整直したので，保定に移行した（*図4-9f*）．保定にはボンダブルリンガルリテーナー（bondable lingual retainer）を用いた（*図4-9g*）．初診時（6歳10か月）とセクショナルブラケット装置撤去時（8歳6か月）のセファロ分析の結果を比較した．骨格型は，著明な変化をほとんど認めなかった．歯槽型では，U1-FHが1.5°，L1-MPが2°増加し，上下中切歯が唇側傾斜した（*図4-12*）．セファロの重ね合わせでは，上顎の下方成長，下顎の前下方成長を認めた（*図4-13*）．

保定開始から4か月後（8歳10か月），正中離開の改善は維持されていた（*図4-9h*）．パノラマエックス線写真から，上顎左右中切歯の近心傾斜を確認した（*図4-10b*）．

予後の推定と今後の治療方針：

パノラマエックス線写真から，上顎犬歯の萌出後には，空隙が右側中切歯と犬歯との間に存在すると推測できる．この空隙と上顎左右中切歯の近心傾斜は，保定装置の撤去後に，正中離開を再発すると推測する．

永久歯列完成後には，マルチブラケット装置による咬合再構成が必要である．機能咬合の獲得には，下顎左右第一小臼歯の抜去，上顎犬歯と第一小臼歯の形態修正（それぞれ側切歯化，犬歯化）が必要である．

4-2 症例

［症例3］上唇小帯の付着異常による正中離開に対するセクショナルブラケット装置治療（図4-14～19）

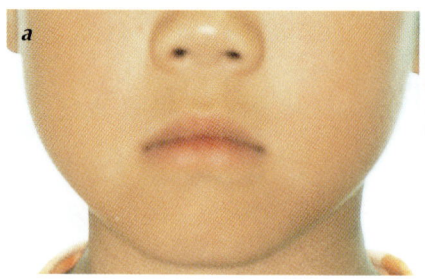

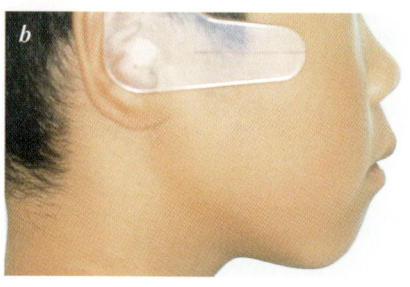

図4-14a, b 初診時（7歳9か月）の顔貌（症例3）．

［症例3］

患　児：7歳9か月，男児
主　訴：上顎切歯部の叢生と空隙を主訴に来院した．
顔貌所見：顔面形態は長顔型，正貌はほぼ左右対称，側貌はコンベックスタイプ（凸型）であった．下顎は後下方に回転し，オトガイは，後退していた（*図4-14a, b*）．
顎関節・筋の触診：左右顆頭の滑走運動は，調和していた．筋の触診では，顎二腹筋後腹に圧痛（＋＋）を認めた．
口腔内所見：歯列は混合歯列，切歯交換期であった．上顎は，左右中切歯が離開し，左右側切歯が萌出中であった．正中離開は二の字タイプであった．下顎にも正中離開を認めた．オーバージェットは4mm，オーバーバイトは4.5mm，左右第一大臼歯はⅠ級咬合であった．上唇小帯は，付着部が切歯乳頭まで延長していた（*図4-15a～c*）．
模型分析：萌出している永久歯の歯冠幅径は，標準偏差内にあった．
パノラマエックス線写真検査：上顎の正中離開は二の字タイプであった．歯数の異常を認めなかった（*図4-16a*）．
セファロ分析：骨格型と歯槽型は，いずれも，すべての計測項目が標準偏差内にあった（*図4-17*）．
診　断：上唇小帯の付着異常による正中離開，上顎切歯部叢生
治療方針：
①上顎左右側切歯の萌出が完了するまで，経過観察を行う．
②セクショナルブラケット装置（2×4装置）を用いて，正中離開を改善する．
③上唇小帯を切除する．
④永久歯列完成まで，保定あるいは経過観察を行う．
⑤永久歯列完成後には，再診断を行う．
治療経過・治療結果：

　診察・検査から6か月後（8歳3か月），上顎左右側切歯の萌出が完了した．上顎切歯と第二乳臼歯にセクショナルブラケット装置（2×4装置）を装着して，正中離開と叢生の治療を開始した．018″スタンダードエッジワイズ装置を用いた．レベリングには016″と016″×016″ニッケルチタニウムワイヤーを用いた（*図4-15d～f*）．正中離開の閉鎖には016″×022″ステンレススチールワイヤーとパワーチェーンを用いた．上唇小帯の付着異常は外科的に処置した．

　セクショナルブラケット装置装着から8か月後（8歳11か月），正中離開が改善したので，保定に移行した．保定にはホーレー型保定床装置を用いた．オーバージェットとオーバーバイトは，いずれも1.5mmであった．左右第一大臼歯はⅠ級咬合であった（*図4-15g～i*）．左右顆頭の滑走運動は調和し，顎二腹筋後腹の圧痛は軽減した．パノラマエックス線写真から，上顎切歯の歯根は平行であった（*図4-16b*）．初診時（7歳9か月）とセクショナルブラケット装置撤去時（8歳11か月）のセファロ分析の結果を比較した．骨格型は，Facial angleとSNBがそれぞれ2°，1.5°増加し，Convexity, ANB, Ramus inclinationがそれぞれ6.5°，1.5°，2°減少し，下顎の前方成長を認めた．歯槽型では，L1‐Mpが4.5°減少した（*図4-18*）．セファロの重ね合わせから，この下顎中切歯の舌側傾斜は下顎の前下方成長に対する補償の結果であった．上顎は下方成長した（*図4-19*）．

　保定開始から10か月後（9歳9か月），歯列は側方歯群の交換期，上顎小臼歯と下顎右側犬歯は萌出中であった．切歯は切端咬合，左右第一大臼歯はⅠ級

CHAPTER 4　正中離開

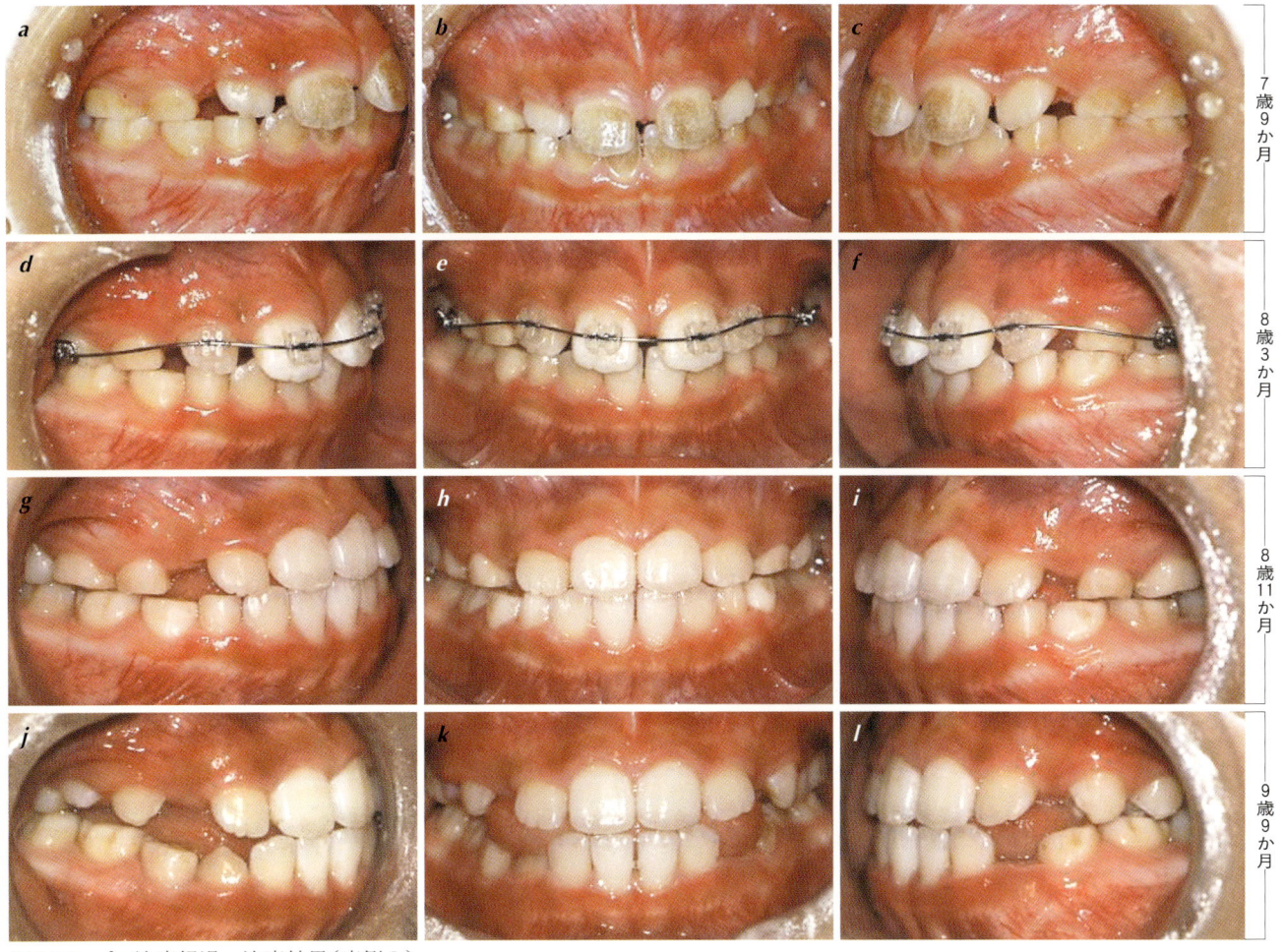

図4-15a〜l　治療経過・治療結果（症例3）．

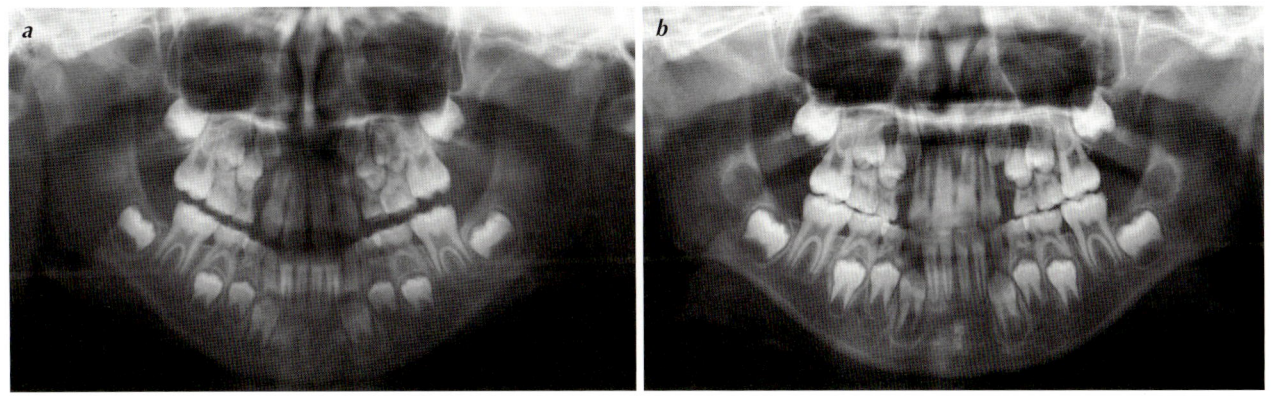

図4-16a, b　パノラマエックス線写真（症例3）．a：7歳9か月．b：8歳11か月．

咬合であった．下顎咬合平面は上顎咬合平面に対して急傾斜であった．舌は低位にあり，上下咬合平面の間から溢出していた（図4-15j〜l）．低位舌と舌突出癖を改善するために筋機能療法を開始した．

予後の推定と今後の治療方針：

永久歯列完成時には，正中離開の再発がなく，上顎切歯部が軽度な叢生を呈すると推測する．舌突出癖や低位舌が改善されない場合には，切端咬合から反対咬合や開咬になると推測する．

反対咬合や反対咬合型開咬を呈する場合には，筋機能療法のほかに，オトガイ帽装置による下顎の成長抑制あるいは上顎前方牽引装置による上顎の成長促進を行う．永久歯列完成後には，マルチブラケット装置による咬合再構成が必要である．

53

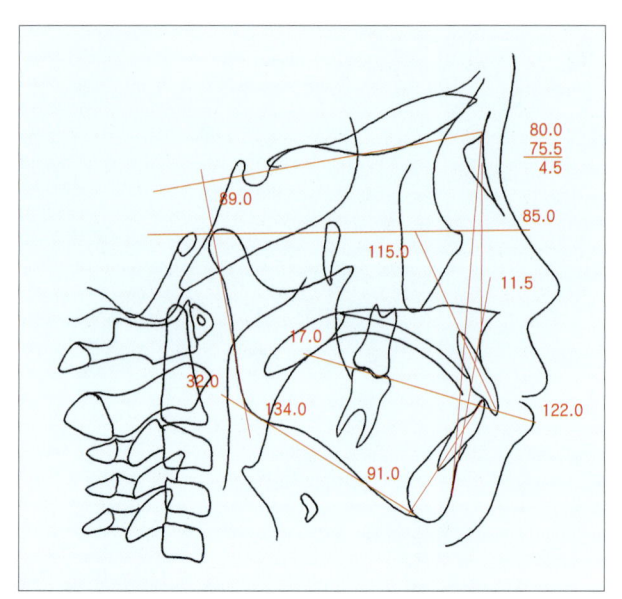

4-2 症例

図4-17 初診時（7歳9か月）のセファロ分析（症例3）．

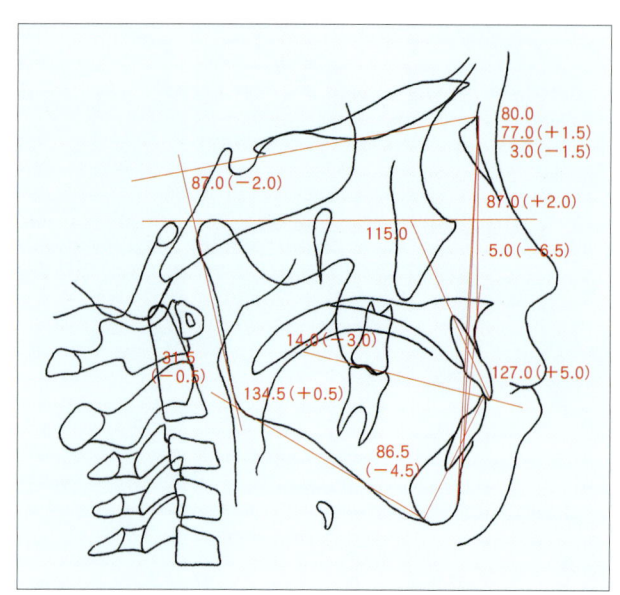

図4-18 初診時（7歳9か月）とセクショナルブラケット装置撤去時（8歳11か月）のセファロ分析の比較（症例3）．

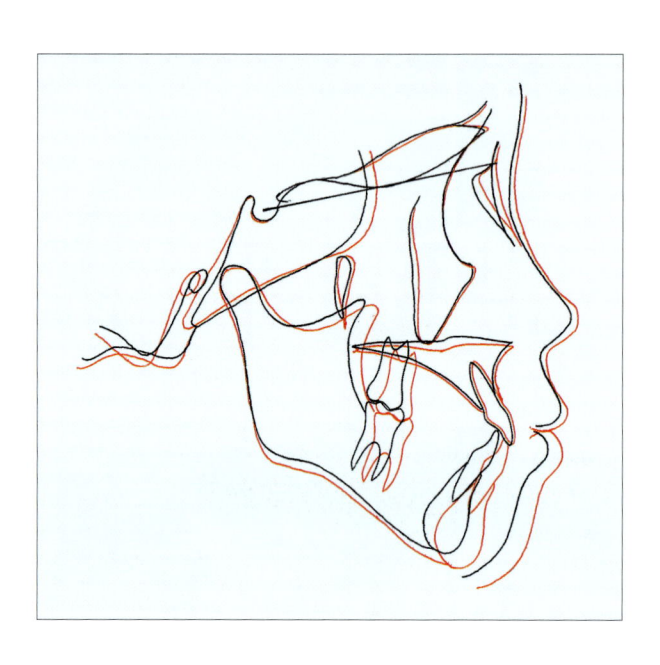

図4-19 初診時（7歳9か月）とセクショナルブラケット装置撤去時（8歳11か月）のセファロの重ね合わせ（症例3）．

4-3
診察・検査・診断のポイント

A．正中離開と切歯部叢生の程度

　正中過剰歯や側切歯の欠如に起因した正中離開は，他の原因に比べて，その程度が著明である（**図4-3, 9**）．歯列内に萌出した正中過剰歯は，正中離開の程度をさらに著しくする．著しい正中離開（中切歯の遠心傾斜や遠心転位）は，側切歯の萌出余地を不足し，側切歯の捻転や異所萌出の原因になる（**図4-20**）．正中離開では，切歯部叢生を伴うことが多い（**図4-3, 15, 20, 21**）．口腔内の診察，口腔模型の検査・分析により，正中離開と切歯部叢生の程度を診断する．

B．正中過剰歯の位置と萌出方向

　正中過剰歯は，切歯部叢生，切歯の萌出遅延，切歯歯根の吸収や形成不全のほかに，正中離開を引き起こす（**図4-3, 20, 21**）．パノラマエックス線写真，断層エックス線写真やその三次元構築画像を用いて，正中過剰歯の位置（高位・低位）と萌出方向（順生・逆生）を検査する（**図4-21**）．これらの検査所見と中切歯歯根の形成状態を考慮して，正中過剰歯の抜去時期と正中離開の早期治療開始時期を診断する．正中過剰歯の抜去後，正中離開の早期治療を開始する（**図**

CHAPTER 4　正中離開

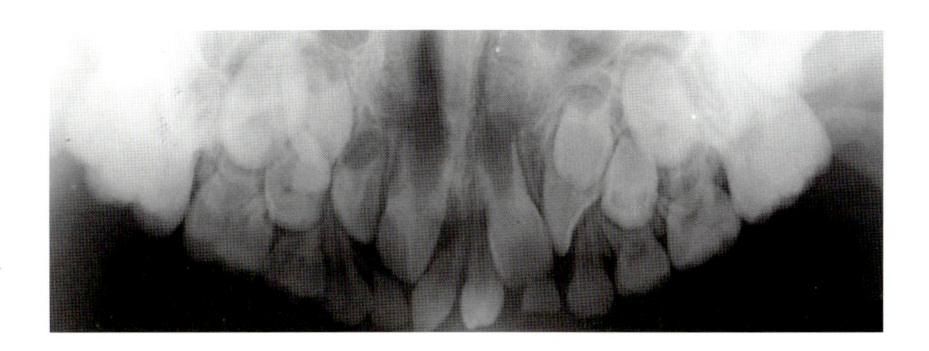

図4-20　正中過剰歯と正中離開．歯列内に萌出した正中過剰歯は，著しい正中離開，側切歯の捻転や異所萌出，切歯部叢生を引き起こす．

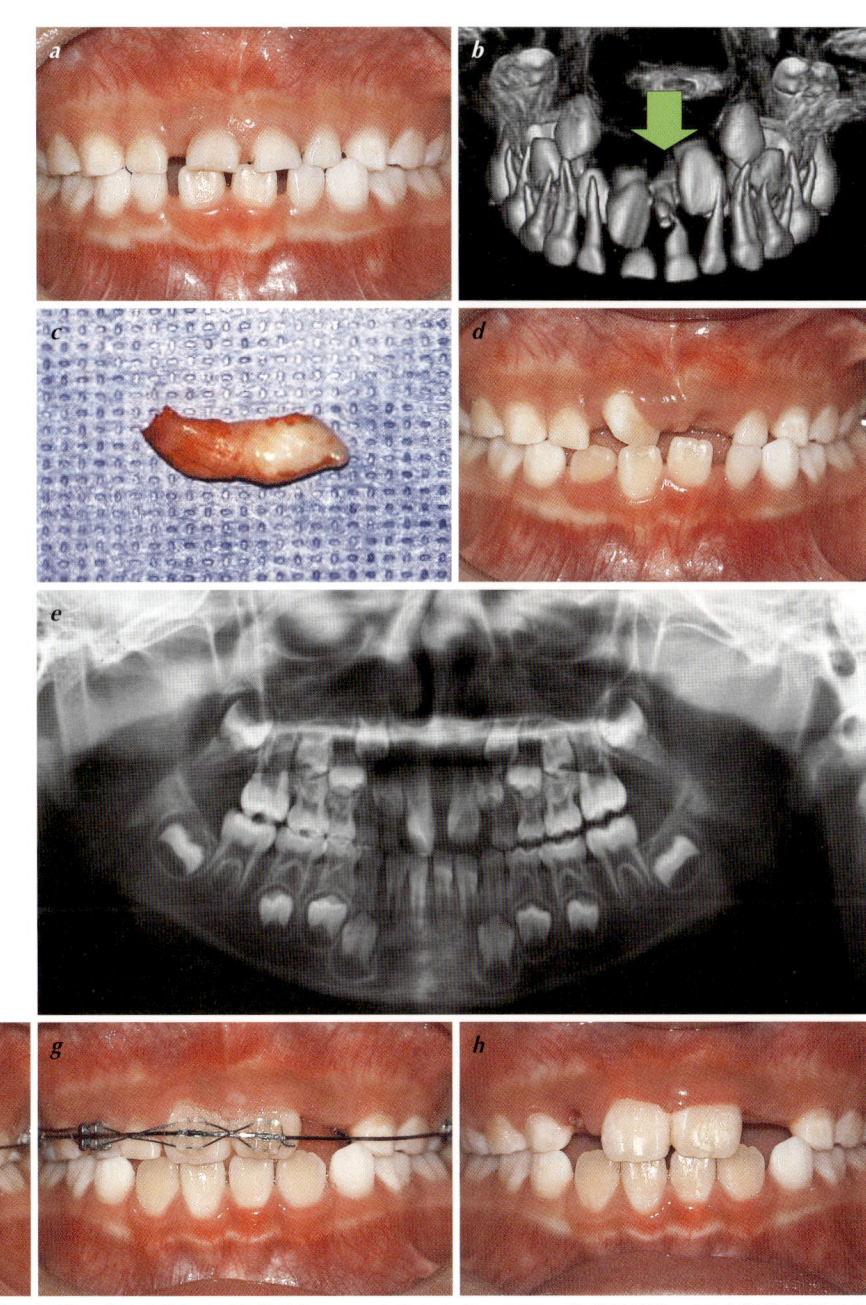

図4-21a〜h　正中埋伏過剰歯と正中離開，切歯の萌出遅延，切歯部叢生．**a**：6歳1か月の男児．某歯科医院で正中埋伏過剰歯を指摘され，紹介来院した．すべての第一大臼歯と下顎左右中切歯は萌出していた．**b**：同，CTエックス線写真の三次元構築画像．正中埋伏過剰歯（矢印）を確認した．上顎左側中切歯の萌出遅延，切歯萌出後の正中離開と切歯部叢生を診断した．**c**：正中埋伏過剰歯を抜去した．**d**：6歳9か月．上顎右側中切歯は捻転して萌出した．**e**：同，パノラマエックス線写真．上顎左側中切歯の自然萌出は期待できた．**f〜h**：上顎左側中切歯は自然萌出した．二の字タイプの正中離開であった．セクショナルブラケット装置を用いて，正中離開，上顎右側中切歯の捻転および左側中切歯の逆被蓋を改善した．

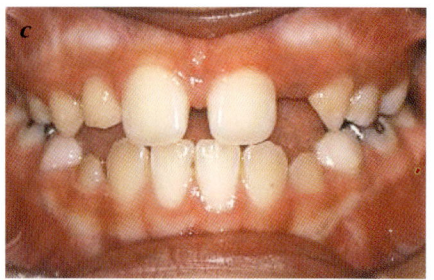

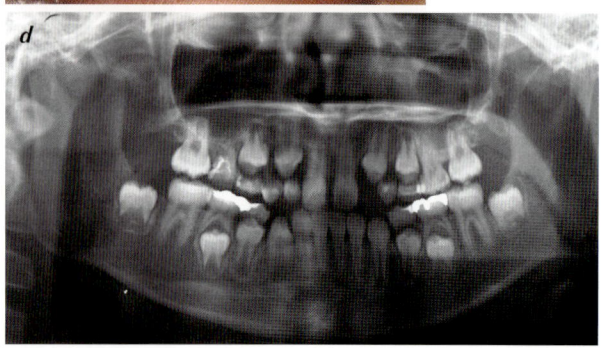

図4-22a〜e 左右側切歯の欠如と正中離開．a：7歳11か月の男児．正中離開を主訴に来院した．正中離開と上唇小帯の付着異常を認めた．b：同，パノラマエックス線写真．上顎左右側切歯，第二小臼歯および第一大臼歯は先天欠如であった．c：9歳9か月．上顎左側乳側切歯は脱落した．d：同，パノラマエックス線写真．犬歯は中切歯の遠心に近接していた．e：同，CTエックス線写真の三次元構築画像．小臼歯部で上顎洞底の下降を認めた．

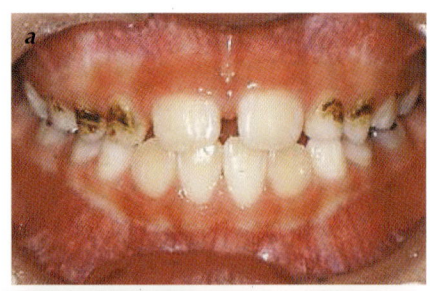

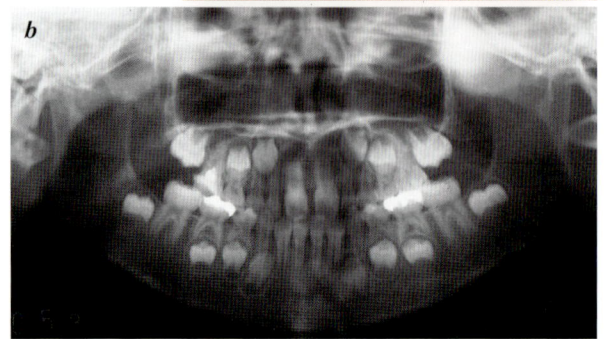

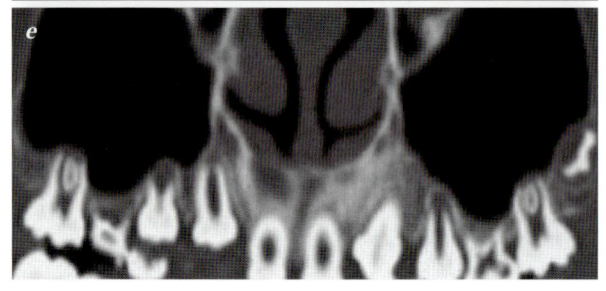

4-3, 21）．中切歯歯根が未完成で，過剰歯と近接している場合には，過剰歯は直ちに抜去しない．中切歯歯根が完成している場合，中切歯根尖と過剰歯が近接していない場合，過剰歯が中切歯歯根の形成を障害する場合には，過剰歯は直ちに抜去する．順生埋伏過剰歯が早期治療開始前に萌出する場合には，過剰歯は，萌出後，抜去する．

C．前歯の位置と萌出方向

正中離開による左右中切歯の遠心傾斜（遠心転位）は，側切歯を遠心転位する．遠心転位した側切歯の根尖部には，犬歯歯胚が存在する．犬歯歯胚は，側切歯の歯根吸収や形成障害を引き起こす（図4-20）．パノラマエックス線写真や断層エックス線写真を用いて，中切歯以外の前歯の位置と萌出方向，前歯の相互的位置関係を検査する．

D．側切歯の欠如や矮小化

上顎左右側切歯の欠如は片側性の欠如に比べて正中離開の程度が著しい（図4-9, 22, 23）．上顎側切歯の欠如は歯槽部の垂直的劣成長を起こし，上唇小帯の付着異常を合併することが多い（図4-9, 22, 23）．犬歯は中切歯の遠心位に近接あるいは離れて萌出する（図4-10, 22）．犬歯歯胚が著しく近心傾斜した場合には，中切歯歯根を吸収する危険がある（図4-23）．片側性の側切歯欠如では上下歯列の正中が一致していないし（図4-23），早期治療後も偏位する．この上下歯列正中の偏位は，マルチブラケット装置による永久歯列期の咬合再構築によって改善できる．

上顎側切歯の矮小化は，上下歯列正中の不一致，犬歯のⅡ級咬合のほかに，正中離開を引き起こす．側切歯の矮小化による正中離開の程度は，側切歯の欠如に比べて，軽度である．

口腔内の診察，口腔模型の検査，パノラマエックス線写真検査や断層エックス線写真検査により，上顎側切歯の有無とその形態，隣接永久前歯の萌出方向，前歯の相互的位置関係を診断する．

E．上唇小帯の肥厚や付着異常

上唇小帯の肥厚や歯槽頂部・切歯乳頭部までの延

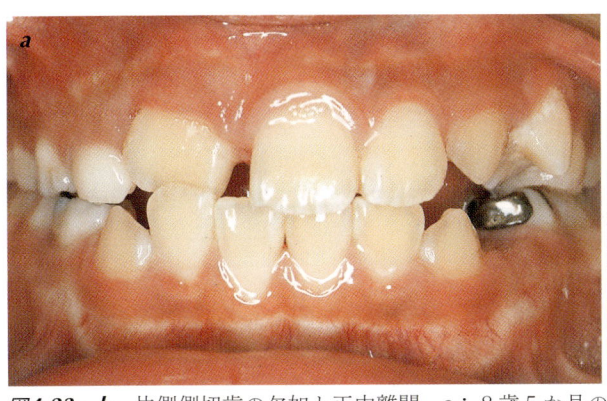

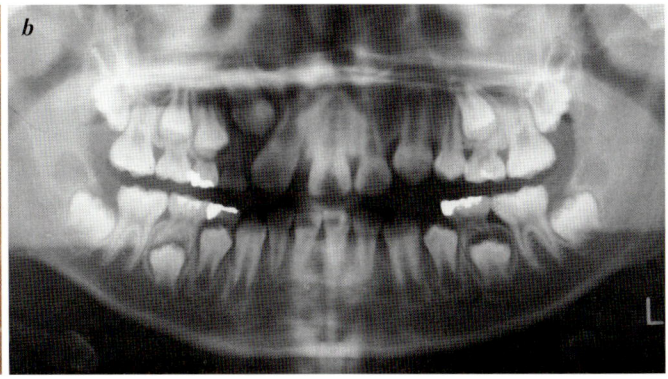

図4-23a, b 片側側切歯の欠如と正中離開．**a**：8歳5か月の女児．正中離開と上顎切歯部叢生を主訴に来院した．正中離開と上唇小帯の付着異常を認めた．上顎右側中切歯は遠心傾斜し，八の字タイプの正中離開であった．上下歯列の正中は不一致であった．**b**：同，パノラマエックス線写真．上顎右側切歯は先天欠如であった．上顎右側犬歯歯胚が著しく近心傾斜し，中切歯歯根を吸収する危険があった．

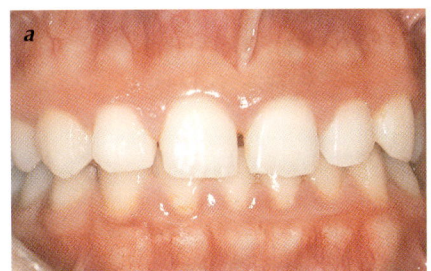

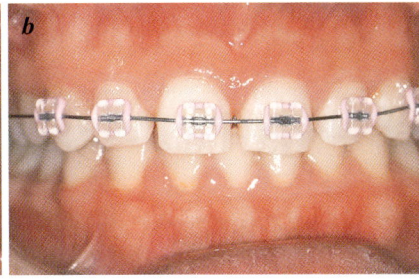

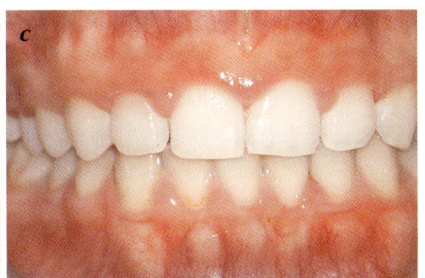

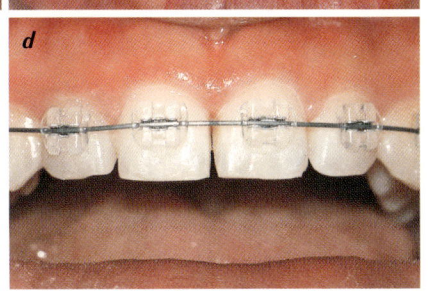

図4-24a～d 切歯部の早期接触と正中離開．**a**：13歳の女子．上顎切歯部の早期接触が正中離開を引き起こしている．切歯部に空隙を認める．**b, c**：セクショナルブラケット装置を用いて，正中離開を含め，上顎切歯部の空隙を閉鎖した．**d**：上顎切歯部の早期接触により，正中離開が再発し，再治療を行った．

長(付着異常)は，正中離開の原因であり，口腔内で直接診察する(図4-3, 9, 15, 21, 22)．上唇小帯の肥厚や付着異常は，正中離開の早期治療前あるいは治療中に外科的に処置する(図4-15)．上唇小帯の異常に起因した正中離開が犬歯交換までに閉鎖しない場合には，永久歯列咬合まで残存し，その後も自然治癒しない．

F．口腔習癖と中切歯の位置異常

正中離開やその原因である側切歯の欠如は，その空隙で舌を弄んだり，突出したりして，上顎切歯の唇側傾斜を引き起こす．上顎切歯の唇側傾斜は，オーバージェットを増加させ，咬唇癖，吸唇癖を合併し，その程度を助長する．これらの弄舌癖，舌突出癖，咬唇癖，吸唇癖などの口腔習癖は，正中離開の結果でもあり，原因でもある．正中離開と関連のある口腔習癖を直接口腔内で診察する．口腔習癖が正中離開に関与する場合には，上顎切歯の唇側傾斜を伴う．

G．切歯部の早期接触

切歯部の早期接触は，下顎の近遠心偏位や側方偏位，上顎切歯の歯根吸収，下顎切歯の歯肉退縮のほかに，上顎切歯を唇側傾斜し，正中離開を引き起こす(図4-24)．早期治療(本格的矯正治療)後における切歯部の早期接触は，正中離開を再発したり，新たに発現したりする(図4-24)．上顎と下顎の成長発育が不調和な場合には，前歯部の早期接触が発現し，正中離開を引き起こす可能性がある(図4-15)．切歯部の早期接触は，歯列・咬合を診察して診断する．

H．正中離開のタイプ

歯列・咬合の診察，口腔模型，パノラマエックス

4-3 診察・検査・診断のポイント

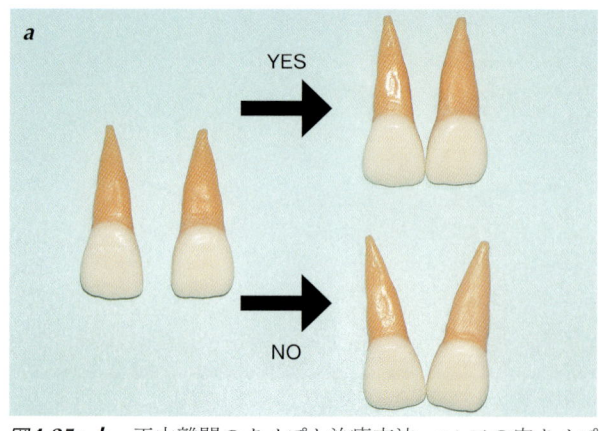

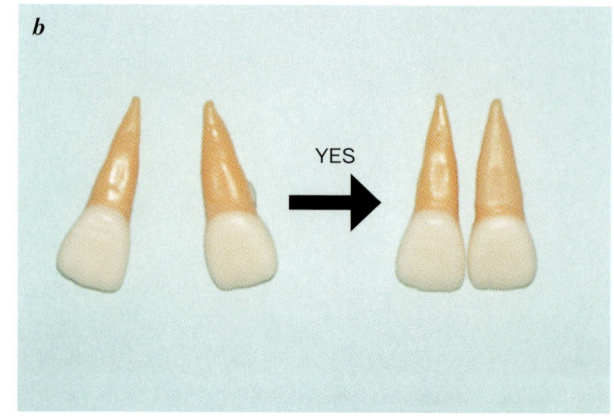

図4-25a, b 正中離開のタイプと治療方法．**a**：二の字タイプの正中離開は，左右中切歯を平行移動し，閉鎖する．**b**：八の字タイプの正中離開は，左右中切歯を整直した後に平行移動したり，傾斜移動したりして，閉鎖する．適切な傾斜移動が八の字タイプの正中離開を閉鎖する．

線写真，デンタルエックス線写真および正面セファロの検査により，正中離開のタイプ（二の字タイプ，八の字タイプ）を診断する（**図4-1**）．この2種類の正中離開は，治療方法が異なる．二の字タイプの正中離開は，左右中切歯を平行移動し，閉鎖する．八の字タイプの正中離開は，左右中切歯を整直した後に平行移動したり，傾斜移動したりして，閉鎖する．適切な傾斜移動が八の字タイプの正中離開を閉鎖する（**図4-25**）．

4-4 基本治療方針

A．乳歯列期の正中離開
1) 乳歯列期の正中離開は，矯正装置を用いて積極的に治療しないで，経過観察する．

B．混合歯列期の上顎正中離開
1) 上顎切歯交換期に認める一過性の生理的正中離開は治療が不要である．
2) 正中離開は，積極的に早期治療を行う．
3) 正中離開は，切歯を排列し，閉鎖する．
4) 正中離開の閉鎖（切歯の排列）は，原則として，セクショナルブラケット装置で行う．
5) 二の字タイプの正中離開は，左右中切歯を平行移動し，閉鎖する．
6) 八の字タイプの正中離開は，左右中切歯を整直した後に平行移動し，閉鎖する．
7) 八の字タイプの正中離開では，適度な傾斜移動が正中離開を閉鎖する．
8) 八の字タイプの正中離開は，床型咬合誘導装置，補助弾線付き舌側弧線装置などを用いることもある．
9) 正中離開と叢生が著しい場合には，早期治療開始時，左右乳犬歯の抜去や乳犬歯近心隣接面の削除を行う．
10) 正中過剰歯は早期治療前に抜去する．
　（1）中切歯歯根が未完成で，過剰歯と近接している場合には，過剰歯は直ちに抜去しない．
　（2）中切歯歯根が完成している場合，中切歯根尖と過剰歯が近接していない場合，過剰歯が中切歯歯根の形成を障害する場合には，過剰歯は直ちに抜去する．
　（3）順生埋伏過剰歯が早期治療開始前に萌出する場合，過剰歯は，萌出後に，抜去する．
11) 上唇小帯の肥厚や付着異常は，早期治療前あるいは治療中に外科的に処置する．
12) 側切歯の欠如や矮小化に起因した正中離開では，空隙を確保するか，閉鎖する．
　（1）空隙を確保する場合には，上下犬歯で側方ガイドを確立する．
　（2）側切歯欠如部の空隙を閉鎖する場合には，上顎第一小臼歯と下顎犬歯で側方ガイドを確立する（上顎犬歯と第一小臼歯の形態修正が必要である）．
13) セクショナルブラケット装置による正中離開の早期治療後の保定は，叢生のそれに準拠する．

CHAPTER 5

反対咬合

5-1 概要

　反対咬合は，咬頭嵌合位において，前歯を含む1歯から数歯にわたる逆被蓋を呈する咬合状態の総称である．反対咬合には，その部位により，前歯部反対咬合と臼歯部反対咬合(交叉咬合)がある．一般に，反対咬合といえば，前歯部反対咬合を示す．

　反対咬合は，乳歯列，混合歯列にかかわらず，歯槽性，機能性および骨格性に分類される．これら3タイプの反対咬合は，単独ではなく，合併していることが多い．成長発育や早期治療により，反対咬合はそのタイプが変わる．歯槽性(機能性)反対咬合は，放置すると，骨格性反対咬合に移行する可能性がある．骨格性反対咬合は，オトガイ帽装置治療により，歯槽性(機能性)反対咬合になることが多い．

1) 歯槽性反対咬合は，上下前歯歯軸傾斜の異常に起因する．
2) 機能性反対咬合は，安静位から閉口すると，早期接触が切歯にあり，その後，下顎が前方に誘導され，逆被蓋を呈する．歯槽性反対咬合と機能性反対咬合は，合併していることが多い．
3) 骨格性反対咬合は，上下顎の大きさあるいは近遠心的位置の不調和に起因し，その成因により次の3タイプがある(図5-1)．
　(1) 下顎の過成長・近心位によるもの(下顎突出型骨格性反対咬合)

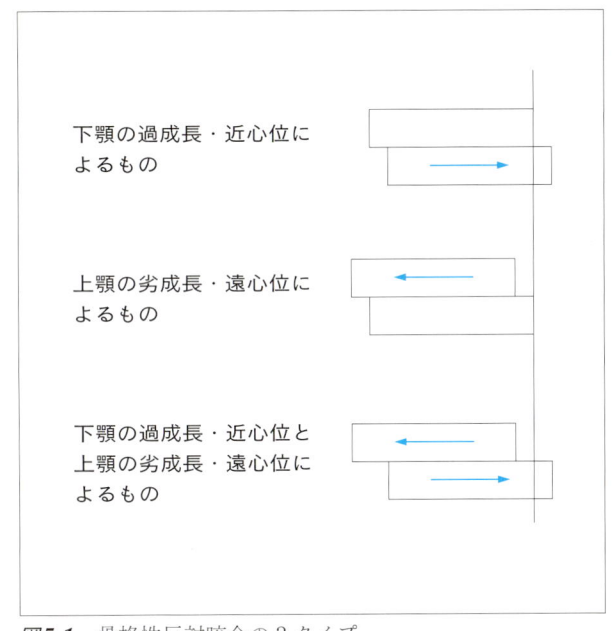

図5-1　骨格性反対咬合の3タイプ．

　(2) 上顎の劣成長・遠心位によるもの(上顎後退型骨格性反対咬合)
　(3) 下顎の過成長・近心位と上顎の劣成長・遠心位によるもの

　一般に，歯槽性，機能性，骨格性にかかわらず，乳歯列期・混合歯列期の反対咬合は直ちに治療を行う．逆被蓋が乳切歯部に限局し，ターミナルプレーンがバーティカルタイプの反対咬合は，永久切歯萌出期に自然治癒する可能性があるので，定期的に注意深く観察(watchful neglect)する．

5-2 症例

［症例1］混合歯列前期の歯槽性（機能性）反対咬合に対するアクチバトール治療（図5-2～5）

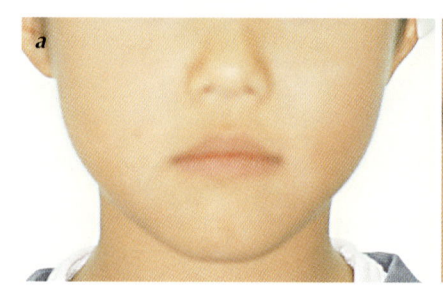

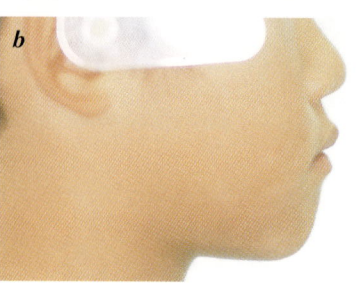

図5-2a, b 初診時（6歳8か月）の顔貌（症例1）．

5-2 症例

［症例1］

患　児：6歳8か月，男児

主　訴：反対咬合を主訴に来院した．

家族歴：父親は骨格性反対咬合であり，その顔面形態は長顔型，側貌はコンケイブタイプ（凹型）であり，三日月状を呈していた．

顔貌所見：顔面形態は短顔型，正貌はほぼ左右対称，側貌はストレートタイプ（直線型）であった．鼻唇角は小さかった（図5-2a, b）．

顎関節・筋の触診：左右顆頭の滑走運動は，調和していた．筋の触診では，左右顎二腹筋後腹に違和感を訴えた．

口腔内所見：歯列は第一大臼歯の萌出開始期，Hellmanの歯齢はⅡCであった．オーバージェットは－3mm，オーバーバイトは3mmであった．下顎左右乳犬歯間に反対咬合を認めた．ターミナルプレーンはメジアルステップタイプであった．上顎は，空隙が乳犬歯の近遠心にあり，乳切歯が舌側傾斜し，歯列弓が方形であった．下顎では，空隙が乳前歯部にあり，歯列弓が半楕円形であった．構成咬合の採得は可能であった（図5-3a～e）．

パノラマエックス線写真検査：歯数の異常を認めなかった．切歯萌出後の上下切歯部叢生を疑った（図5-4a）．

セファロ分析：骨格型では，FacialangleとSNAがいずれも＋1SDを越えて大きく，SNBが＋3SDを越えて大きく，ConvexityとGonialangleが－1SDを越えて小さく，下顎の前方位と下顎角の狭小を認めた．歯槽型では，Occlusal pl-FHが－2SDを越えて小さかった（図5-5）．

診　断：混合歯列前期の歯槽性（機能性）反対咬合

治療方針：

①弾性開放型アクチバトール（Elastische Offene Aktivator，EOA）を用いて，反対咬合を改善する．

②セクショナルブラケット装置を用いて，上顎切歯部叢生を改善する．

③成長発育のピークが終了するまで，保定あるいは経過観察を行う．

④成長発育のピーク終了後には，再診断を行う．

治療経過・治療結果：

診察・検査から2か月後（6歳10か月），弾性開放型アクチバトール（EOA）を装着し，反対咬合の改善を開始した（図5-3f～h）．EOAは，就寝時に装着し，帰宅時から可及的に長時間装着するように指示した．

EOA装着から7か月後（7歳5か月），乳前歯の被蓋が改善した．

乳前歯の被蓋改善から3か月後，すなわち，装着から10か月後（7歳8か月），オーバージェットは1.5mm，オーバーバイトは2mmになった．左右乳臼歯は緊密に咬合していなかった（図5-3i～k）．

EOA装着から1年8か月後（8歳6か月），すべての第一大臼歯と下顎左右中切歯は萌出した．左右第一大臼歯はⅠ級咬合であった．オーバージェットは3mm，オーバーバイトは3mm，左右乳臼歯部の咬合は緊密になった（図5-3l～p）．パノラマエックス線写真から，すべての上下切歯の萌出完了には1年程度を要すると診断した（図5-4b）．EOAを撤去した．上顎切歯萌出完了後には，セクショナルブラケット装置を用いて，上顎切歯部叢生の改善が必要である．

60

CHAPTER 5 反対咬合

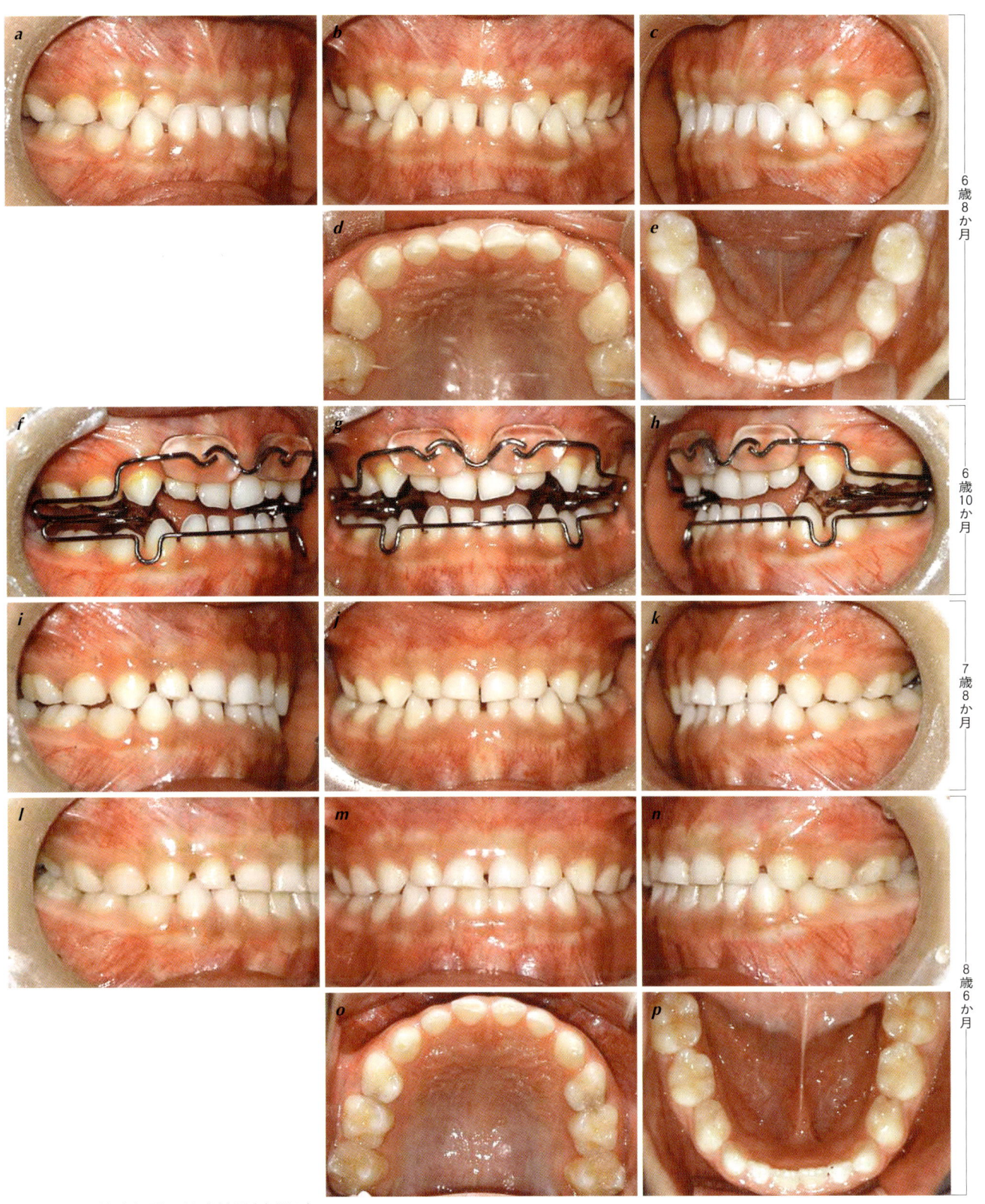

図5-3a〜p 治療経過・治療結果(症例1).

6歳8か月

6歳10か月

7歳8か月

8歳6か月

61

5-2 症例

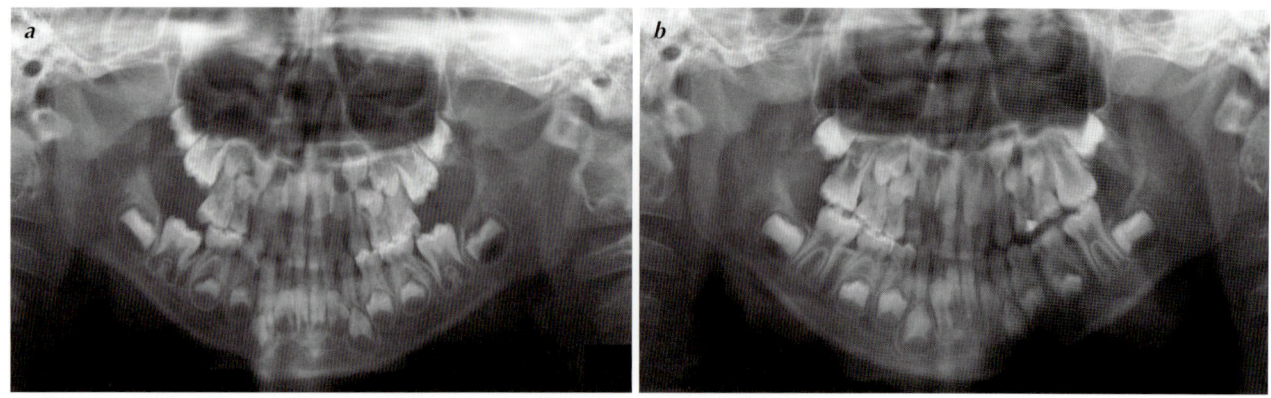

図5-4a, b パノラマエックス線写真（症例1）．**a**：6歳8か月．**b**：8歳6か月．

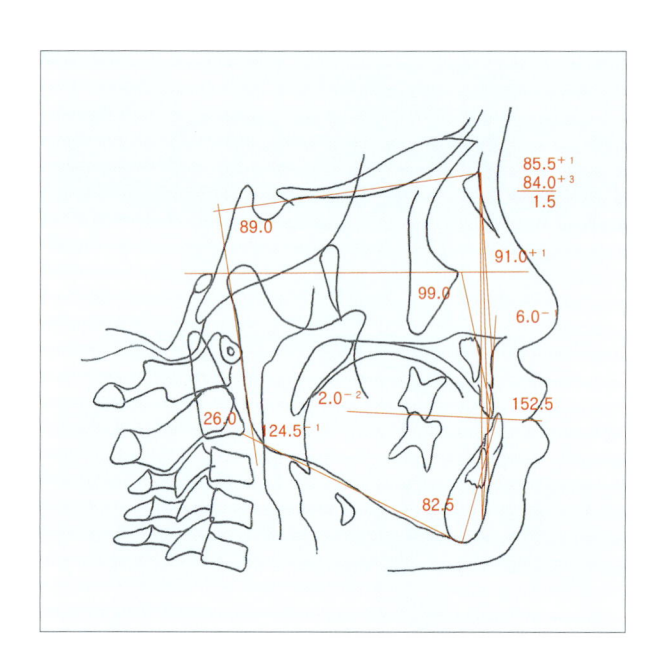

図5-5 初診時（6歳8か月）のセファロ分析（症例1）．

予後の推定と今後の治療方針：

　混合歯列前期は，下顎の成長が緩やかであり，反対咬合の改善は維持できると推測する．本症例は家族性の骨格性反対咬合であり，成長発育の旺盛な時期には下顎の突出と上顎の劣成長が推測される．

　今後は，経過観察を行い，顎関係の異常を認めた場合には，成長発育の旺盛な時期を過ぎるまで，顎整形力により顎関係の改善に専念する．顎関係の改善には，上顎前方牽引装置やオトガイ帽装置を用いる．成長発育の旺盛な時期を過ぎたら，外科矯正を含めて，マルチブラケット装置による咬合再構成を再診断する．

CHAPTER 5　反対咲合

［症例2］混合歯列前期の下顎突出型骨格性反対咬合に対するオトガイ帽装置治療（図5-6～11）

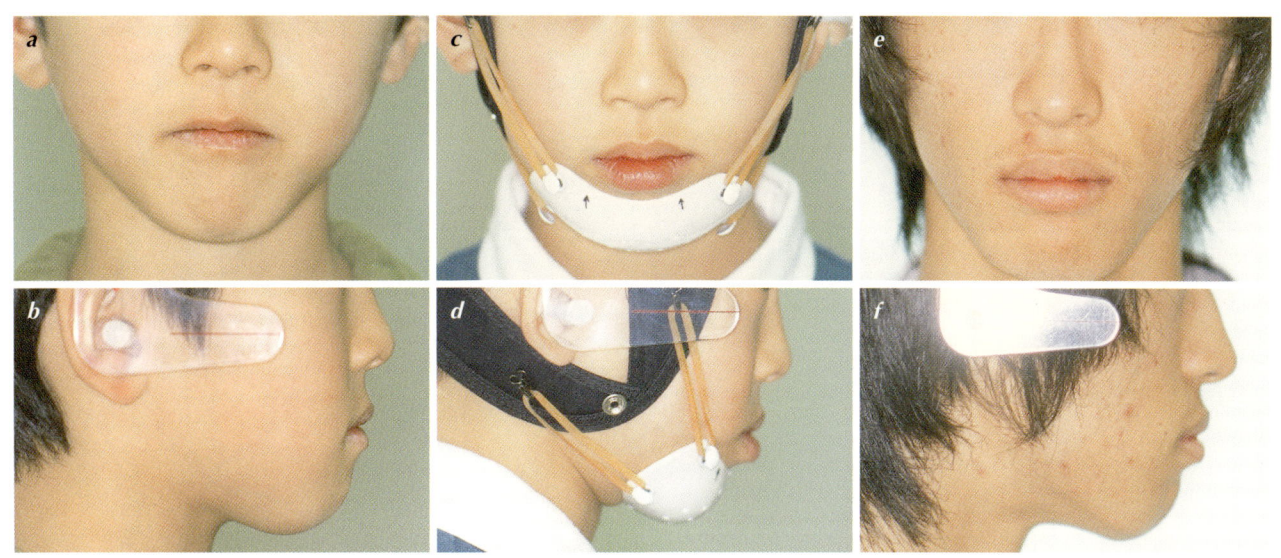

図5-6a～f　顔貌（症例2）．*a, b*：初診時（5歳7か月）．*c, d*：オトガイ帽装置装着時（5歳8か月）．*e, f*：オトガイ帽装置撤去から5年1か月後（14歳2か月）．

［症例2］

患　児：5歳7か月，男児
主　訴：反対咬合を主訴に来院した．
家族歴：父親が骨格性反対咬合である．
顔貌所見：顔面形態は中顔型，正貌はほぼ左右対称，側貌は上口唇が後退し，コンケイブタイプ（凹型）であった．前下顔面は長かった（図5-6a, b）．
顎関節・筋の触診：左右顆頭の滑走運動は，調和していた．筋の触診では，異常を認めなかった．
口腔内所見：歯列は第一大臼歯の萌出開始期，Hellmanの歯齢はⅡCであった．オーバージェットは－3mm，オーバーバイトは3mmであった．下顎左右乳犬歯間に反対咬合を認めた．ターミナルプレーンはメジアルステップタイプであった．上下歯列は，いずれも，有隙型であった．下顎は切端咬合位まで後退しなかった（図5-7a～e）．
パノラマエックス線写真検査：歯数の異常を認めず，切歯萌出後の上下切歯部叢生を疑った（図5-8a）．
セファロ分析：骨格型では，SNBが＋1SDを越えて大きく，ConvexityとRamus inclinationがいずれも－1SDを越えて小さく，下顎の前方位を確認した．歯槽型では，UA-FHとLA-Mpがいずれも－1SDを越えて小さく，UA-LA，Occlusal pl-FHがそれぞれ＋1SD，＋3SDを越えて大きく，上下乳切歯の舌側傾斜と咬合平面の急傾斜を確認した（図5-9）．

診　断：混合歯列前期の下顎突出型骨格性反対咬合
治療方針：
①オトガイ帽装置（チンキャップ，chin cap）を用いて，下顎の成長を抑制し，反対咬合の改善を図る．
②セクショナルブラケット装置を用いて，上顎切歯部叢生を改善する．
③成長発育のピークが終了するまで，保定あるいは経過観察を行う．
④成長発育のピーク終了後には，再診断を行う．

治療経過・治療結果：

診察・検査から1か月後（5歳8か月），オトガイ帽装置を装着し下顎の成長抑制を図った（図5-6c, d）．オトガイ帽装置は就寝時に装着するように指示した．

オトガイ帽装置装着から2年4か月後（8歳），乳犬歯の被蓋は改善したが，下顎左右中切歯が唇側位に萌出し，上顎左右中切歯が舌側傾斜して，歯槽性反対咬合になった．上顎左右中切歯は下顎中切歯と側切歯の間に咬合し，咬合がロックしていた．下顎中切歯の歯肉は退縮していた（図5-7f～j）．オトガイ帽装置を引き続き使用した．

オトガイ帽装置装着から2年8か月後（8歳4か月），下顎中切歯が舌側傾斜し，中切歯の被蓋が改善した．上顎側切歯は萌出中であった（図5-7k～o）．

中切歯の被蓋改善から9か月後（9歳1か月），上下切歯の正常被蓋が確立した．オトガイ帽装置を撤

63

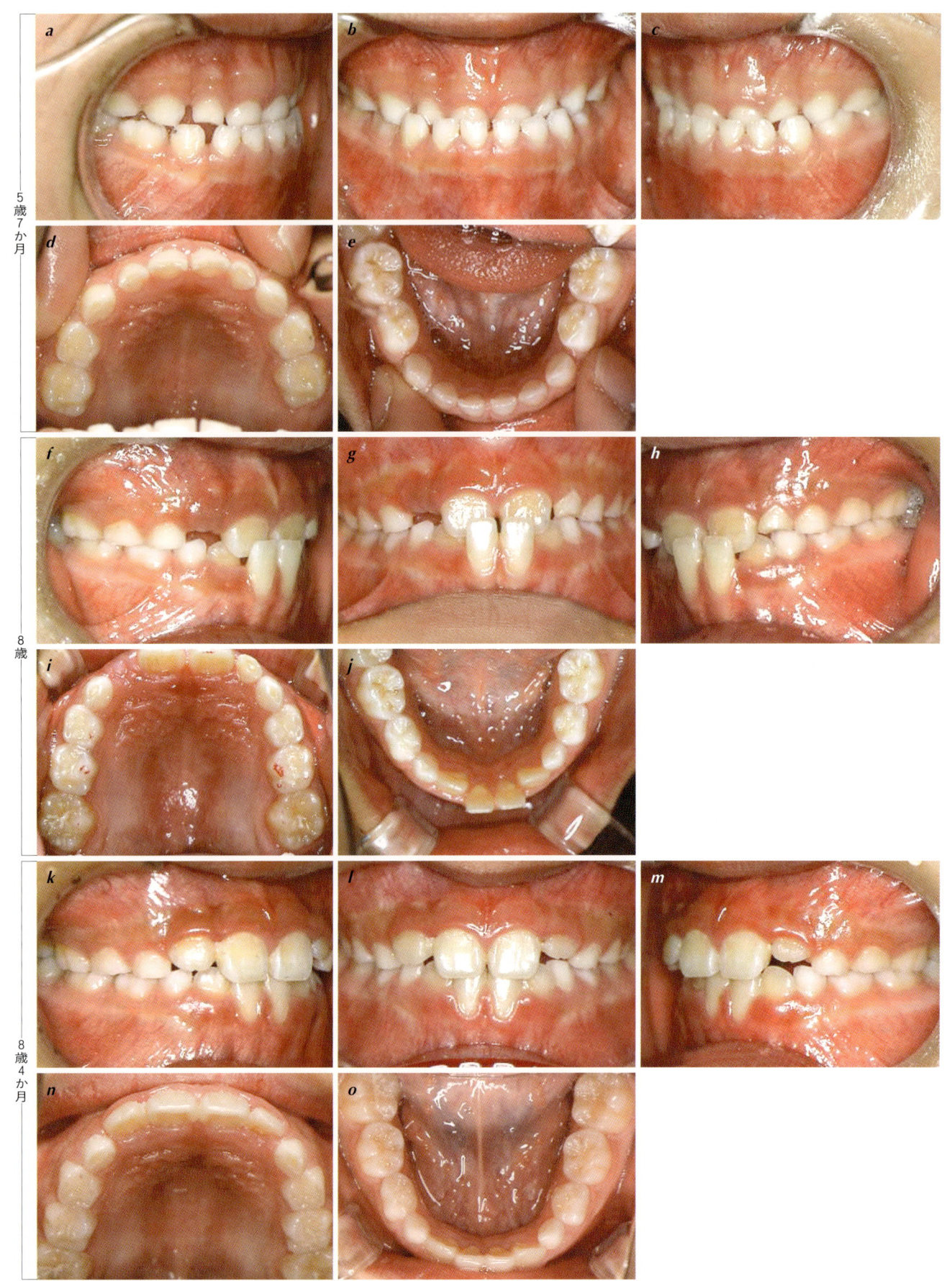

5-2 症 例

図5-7a〜u 治療経過・治療結果（症例2）．

CHAPTER 5 反対咬合

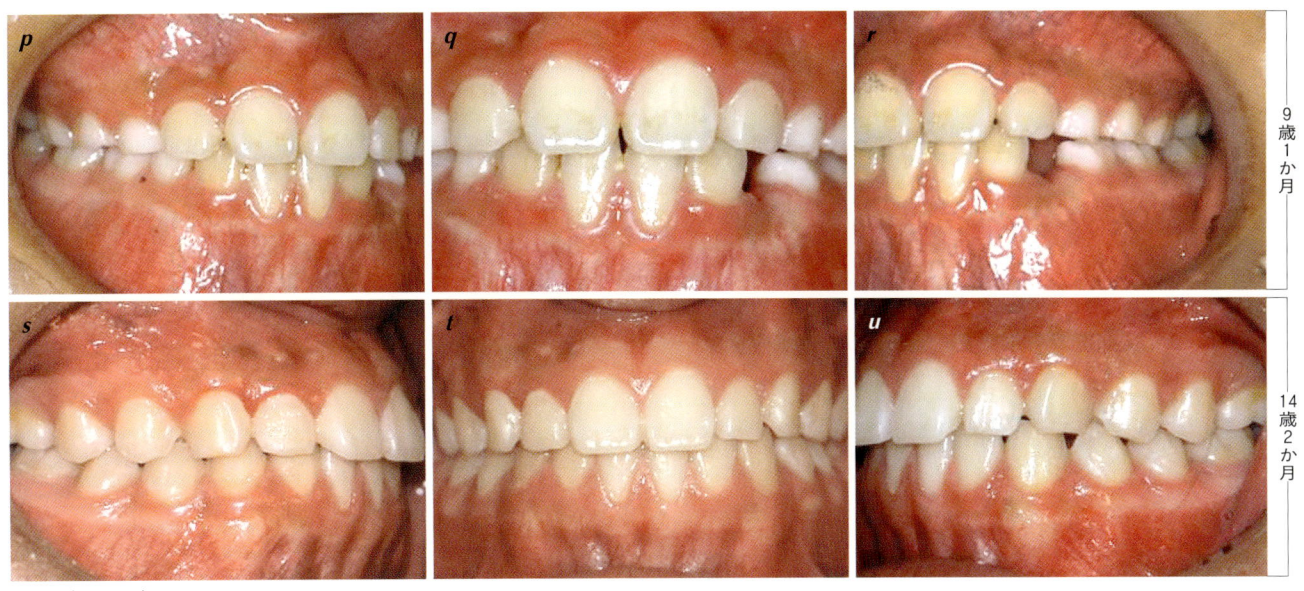

図5-7(つづき).

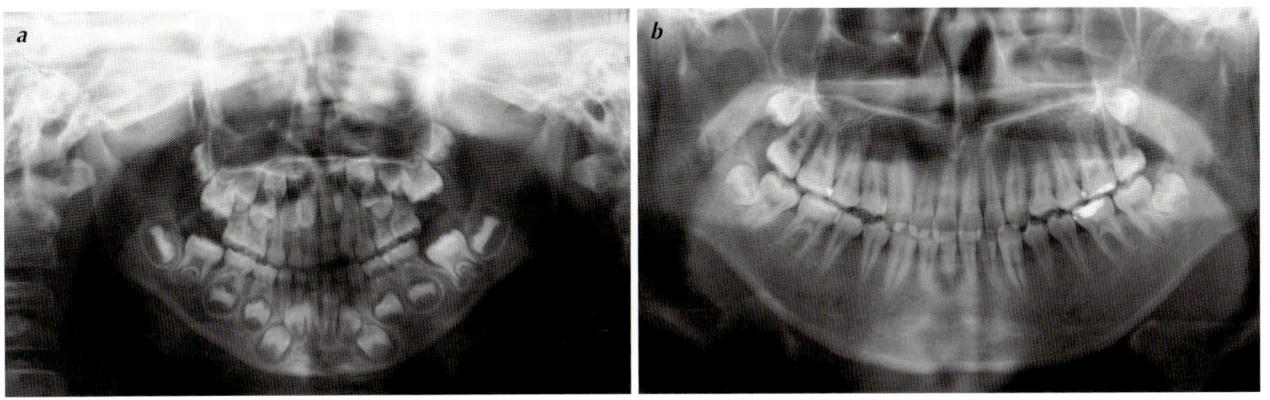

図5-8a, b パノラマエックス線写真(症例2). *a*：5歳7か月. *b*：14歳2か月.

去し，経過観察に移行した(*図5-7p～r*).

　経過観察開始(オトガイ帽装置撤去)から5年1か月後(14歳2か月)，成長発育の旺盛な時期が過ぎたので，再診断を行った．顔面形態は中顔型，正貌はほぼ左右対称，側貌はストレートタイプ(直線型)であった(*図5-6e, f*)．左右顆頭は，回転運動に対して，滑走運動の開始時期が遅れていた．筋の触診では，左右顎二腹筋後腹に圧痛(＋＋)を認めた．歯列はHellmanの歯齢ⅣAであった．オーバージェットオーバーバイトは，いずれも3mmであった．犬歯と第一大臼歯は，左右ともにⅠ級咬合であった．側方歯群の咬合は緊密であった(*図5-7s～u*)．パノラマエックス線写真では，すべての第三大臼歯歯胚を確認した(*図5-8b*)．初診時(5歳7か月)と経過観察開始(オトガイ帽装置撤去)から5年1か月後(14歳2か月)のセファロ分析の結果を比較した．骨格型はSNA，SNB，Facial angle，Ramus inclinationが増加し，ConvexityとGonial angleが減少した．歯槽型では，乳歯咬合と比較して，U1-FHとL1-Mpが増加し，U1-L1とOcclusal pl-FHが減少した．経過観察開始(オトガイ帽装置撤去)から5年1か月後(14歳2か月)の計測値と標準値を比較した．骨格型はSNA，SNBがそれぞれ＋1SD，＋2SDを越えて大きく，Gonial angleが－1SDを越えて小さかった．歯槽型では，L1-Mpが－1SDを越えて小さく，U1-L1が＋1SDを越えて大きかった(*図5-10*)．セファロの重ね合わせでは，上下顎の前下方成長を認めた(*図5-11*).

予後の推定と今後の治療方針：

　成長発育の旺盛な時期が過ぎ，形態的にも機能的にも良好な永久歯咬合が確立しているので，予後は良好であると推測する．第三大臼歯の萌出は切歯部叢生や下顎歯の近心傾斜を発現する可能性があるので，第三大臼歯を抜去する．

65

5-2 症例

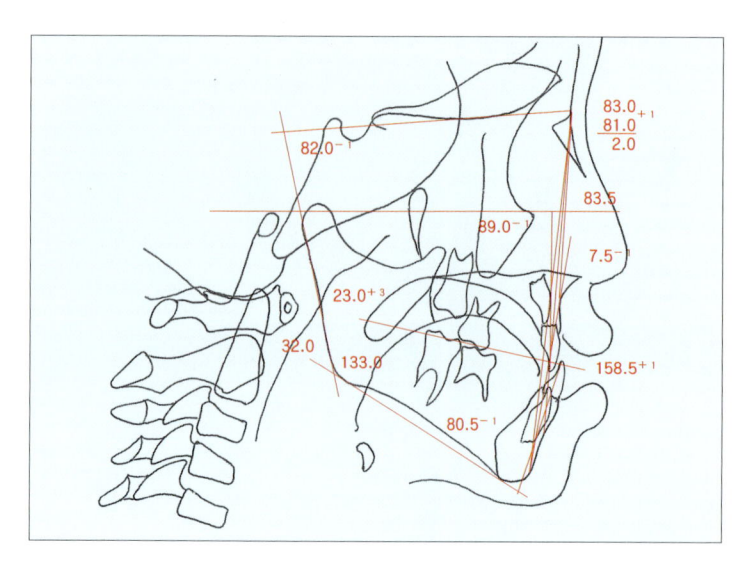

図5-9 初診時(5歳7か月)のセファロ分析(症例2).

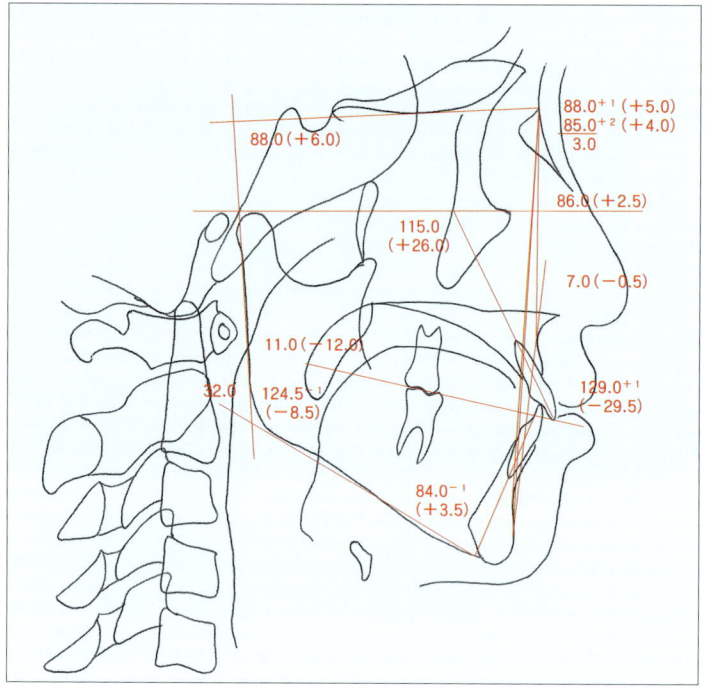

図5-10 初診時(5歳7か月)とオトガイ帽装置撤去から5年1か月後(14歳2か月)のセファロ分析の比較(症例2).

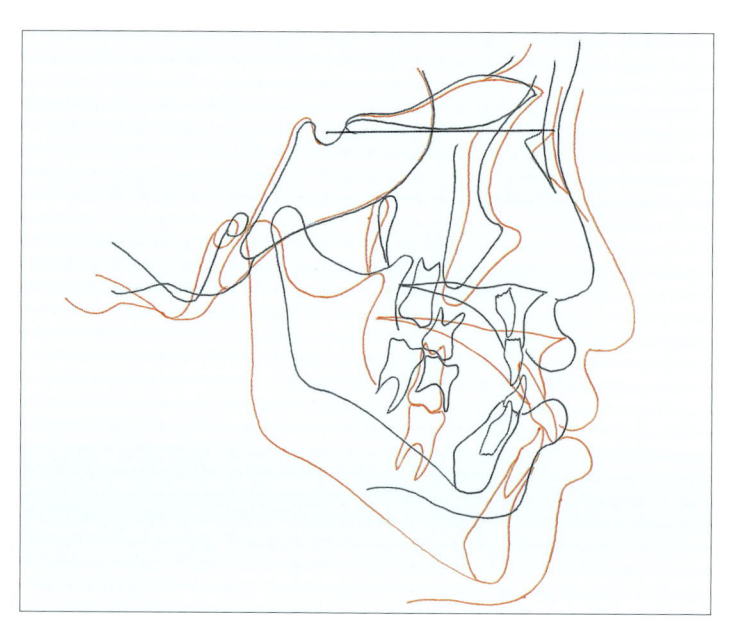

図5-11 初診時(5歳7か月)とオトガイ帽装置撤去から5年1か月後(14歳2か月)のセファロの重ね合わせ(症例2).

CHAPTER 5　反対咬合

［症例3］混合歯列前期の1歯逆被蓋（歯槽性反対咬合）に対する舌側弧線装置治療（図5-12〜17）

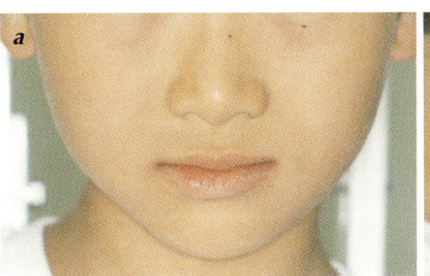

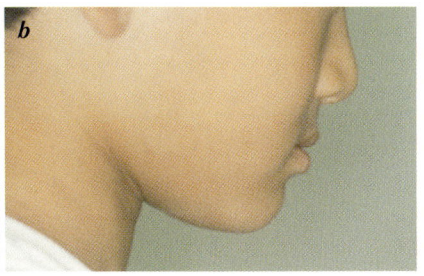

図5-12a, b　初診時（7歳5か月）の顔貌（症例3）.

［症例3］

患　児：7歳5か月，男児
主　訴：反対咬合を主訴に来院した.
家族歴：父親と姉が反対咬合である．姉は矯正治療中である．
顔貌所見：顔面形態は短顔型，正貌はほぼ左右対称，側貌は上口唇が後退し，コンケイブタイプ（凹型）であった．下口唇は翻転していた（図5-12a, b）.
顎関節・筋の触診：右側顆頭の滑走運動開始時期は，左側顆頭に比べて，遅れていた．筋の触診では，左右顎二腹筋後腹に圧痛（＋）を認めた．
口腔内所見：歯列は切歯交換期であった．上顎右側中切歯は逆被蓋（反対咬合）であった．左右乳犬歯はⅠ級咬合で，正常被蓋であった．左右第一大臼歯はⅠ級咬合であり，乳臼歯は緊密に咬合していた．下顎切歯は萌出が完了し，その排列は良好であった．下顎は，可動性であるが，上顎右側中切歯の切縁まで後退しなかった（図5-13a〜e）.
パノラマエックス線写真検査：歯数の異常を認めなかった（図5-14a）.
セファロ分析：骨格型では，Convexity，FMA，Gonial angleがそれぞれ－2SD，－1SD，－3SDを越えて小さく，Ramus inclinationが＋2SDを越えて大きかった．歯槽型では，L1-Mpが＋1SDを越えて大きかった（図5-15）.
診　断：混合歯列前期の1歯逆被蓋（歯槽性反対咬合）
治療方針：
①補助弾線付き舌側弧線装置を用いて，上顎右側中切歯の逆被蓋を改善する．
②成長発育のピークが終了する（永久歯咬合が完成する）まで，経過観察を行う．
③成長発育のピーク終了後（永久歯咬合完成後）には，再診断を行う．

治療経過・治療結果：

診察・検査から3か月後（7歳8か月），補助弾線付き舌側弧線装置を装着し，上顎右側中切歯逆被蓋の改善を図った（図5-13f, g）.

舌側弧線装置装着から2か月後（7歳10か月），上顎右側中切歯は唇側傾斜し，安静位から閉口すると，筋肉位では切端咬合になり，その後，下顎は前方に誘導され，咬頭嵌合位に偏位した．すなわち，機能性反対咬合になった．上顎右側側切歯は萌出中であった（図5-13h）.

舌側弧線装置装着から7か月後（8歳3か月），右側中切歯の逆被蓋は改善し，切歯は正常被蓋になった．オーバージェットとオーバーバイトは，いずれも，2.5mmであった．乳犬歯と第一大臼歯は，左右ともに，Ⅰ級咬合であった．上下歯列の正中は不一致であった．舌側弧線装置を撤去し，経過観察に移行した（図5-13i）．初診時（7歳5か月）と舌側弧線装置撤去時（8歳3か月）のセファロ分析の結果を比較した．骨格型では，著明な変化を認めなかった．歯槽型では，U1-FHが19.5°増加して，上顎切歯が唇側傾斜し，結果的にU1-L1が19°減少した（図3-16）．セファロの重ね合わせでは，上顎の下方成長，下顎の前下方成長を認めた（図3-17）.

経過観察開始（舌側弧線装置撤去）から1年後（9歳3か月），オーバーバイトが増加し，咬合が安定した（図5-13j, k）．パノラマエックス線写真から，側方歯群の交換は良好であった（図5-14b）.

67

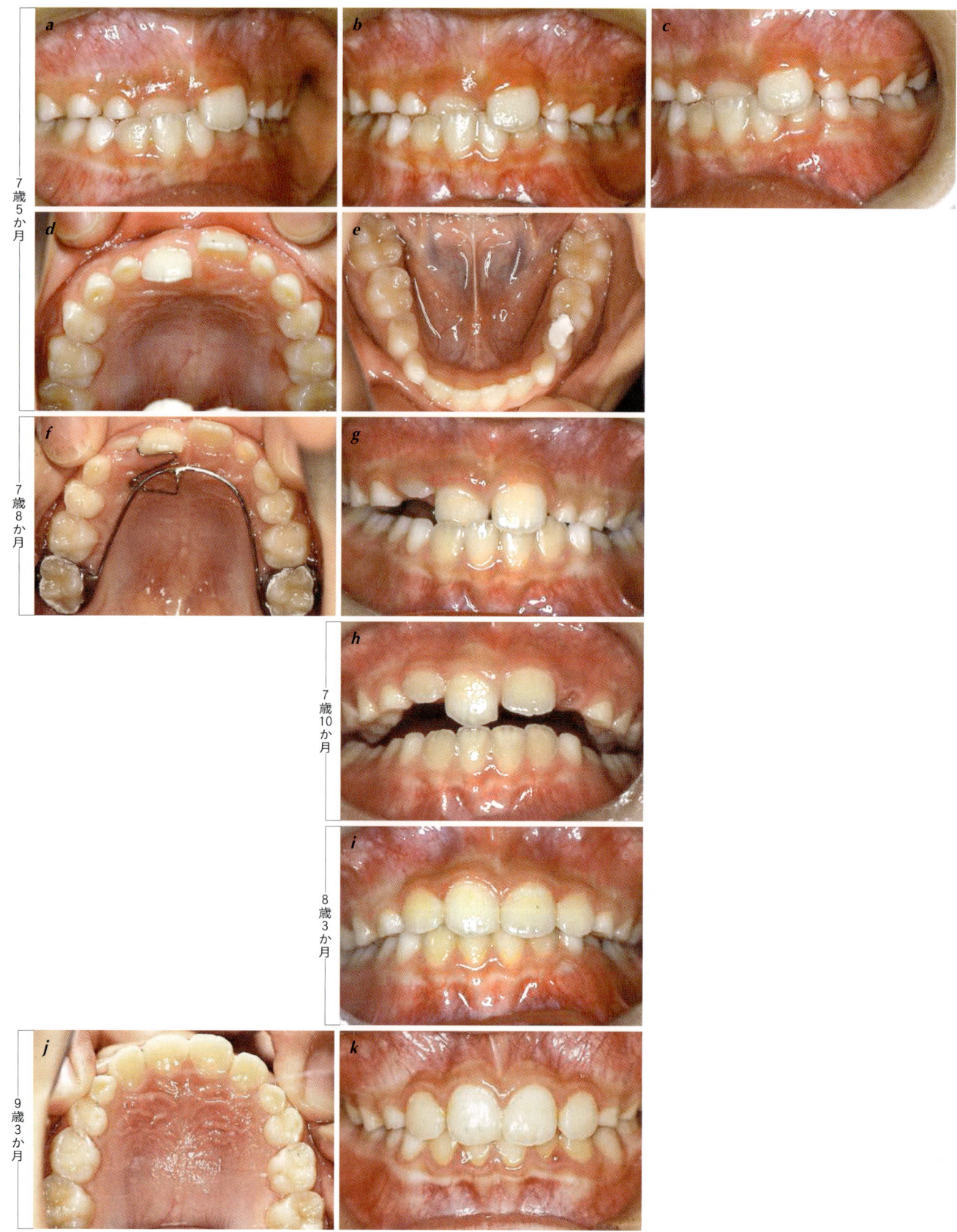

5-2 症例

図5-13a〜k　治療経過・治療結果（症例3）．

68

CHAPTER 5　反対咬合

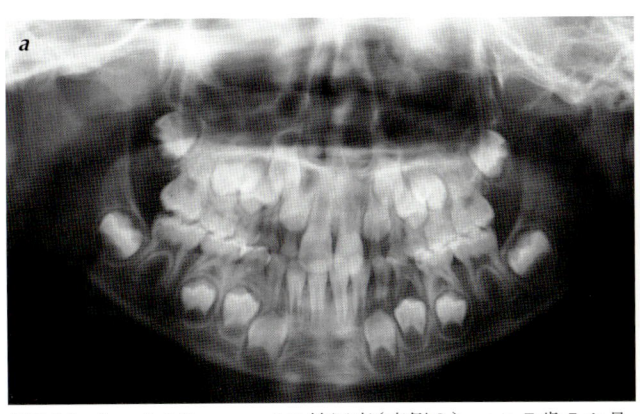

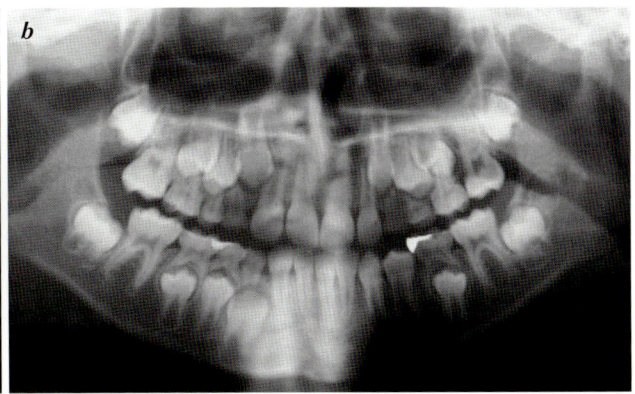

図5-14a, b　パノラマエックス線写真(症例3)．*a*：7歳5か月．*b*：9歳3か月．

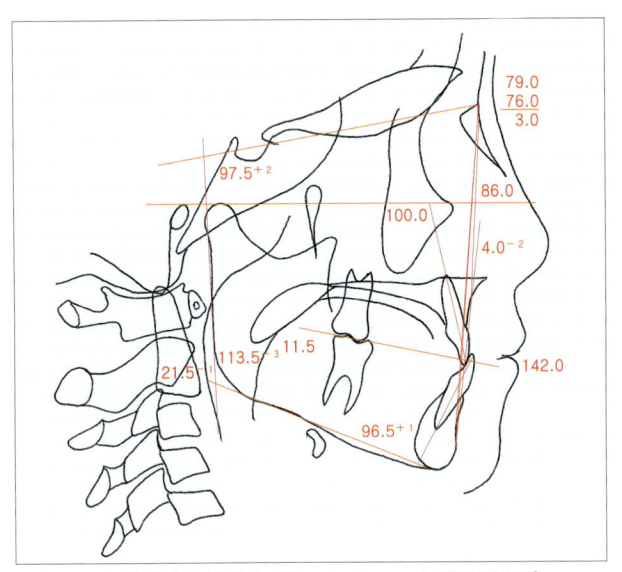

図5-15　初診時(7歳5か月)のセファロ分析(症例3)．

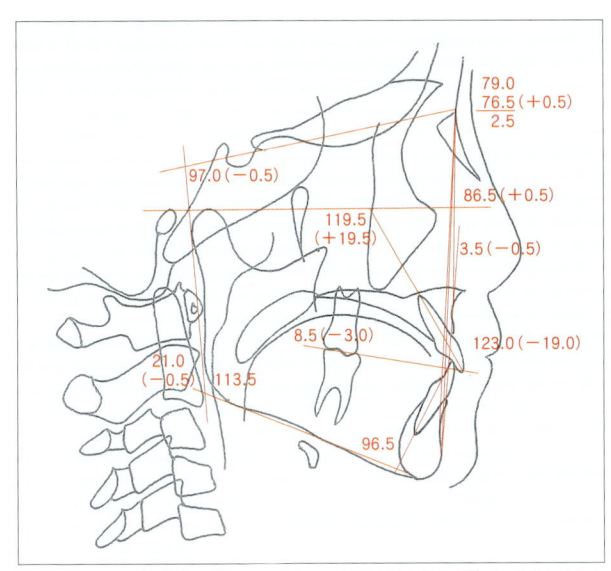

図5-16　初診時(7歳5か月)と舌側弧線装置撤去時(8歳3か月)のセファロ分析の比較(症例3)．

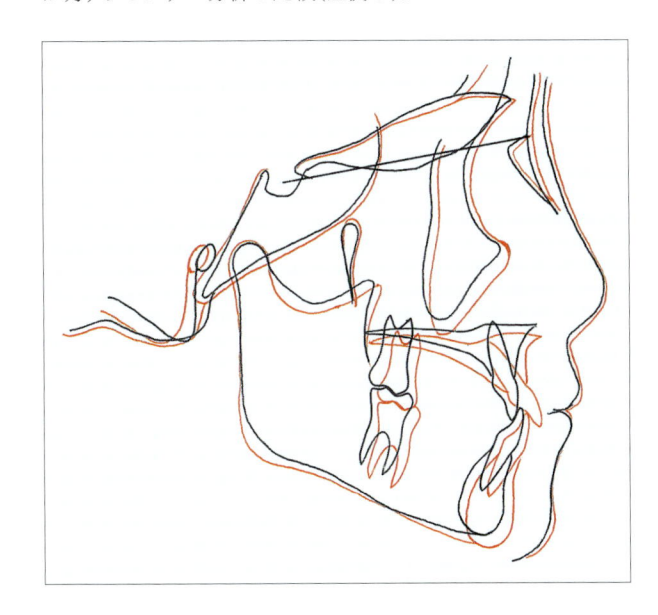

図5-17　初診時(7歳5か月)と舌側弧線装置撤去時(8歳3か月)のセファロの重ね合わせ(症例3)．

予後の推定と今後の治療方針：

　顔面形態が短顔型であり，オーバーバイトが増加し，咬合が安定し，側方歯群の交換が良好であることから良好な永久歯咬合が確立できると推測する．

　今後の治療方針は，経過観察を継続することである．

5-2 症例

［症例4］骨格性反対咬合の要因を伴う混合歯列期の歯槽性（機能性）反対咬合に対するオトガイ帽装置治療とセクショナルブラケット装置治療（図5-18～23）

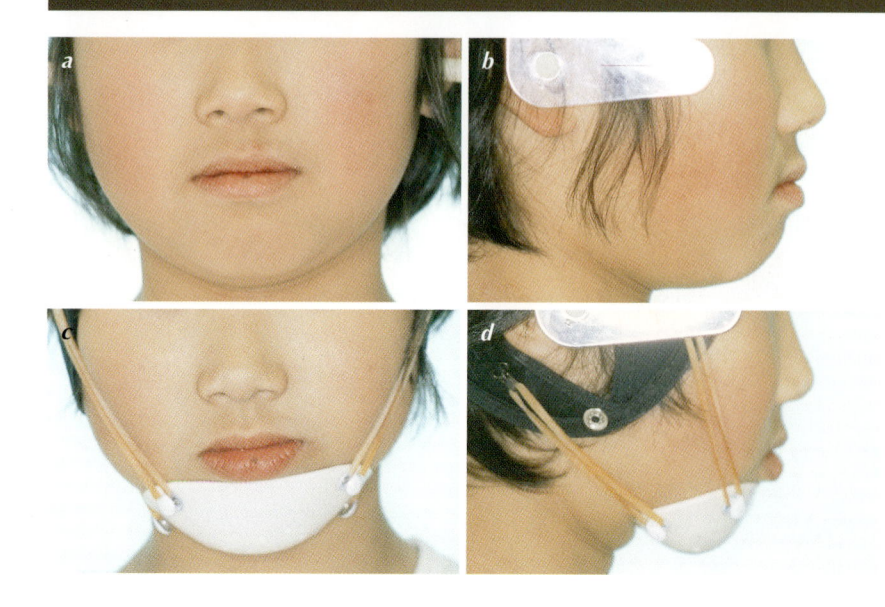

図5-18a～d　顔貌（症例4）．**a, b**：初診時（7歳10か月）．**c, d**：オトガイ帽装置装着時（7歳11か月）．

［症例4］

患　児：7歳10か月，女児
主　訴：反対咬合を主訴に来院した．
家族歴：姉が反対咬合である．
顔貌所見：顔面形態は中顔型，正貌はほぼ左右対称，側貌はコンケイブタイプ（凹型）であった．鼻唇角が小さく，下口唇が翻転していた（図5-18a, b）．
顎関節・筋の触診：左右顆頭の滑走運動は調和していた．筋の触診では，左右咬筋浅層停止部後縁に圧痛（＋），左右顎二腹筋後腹に圧痛（＋＋）を認めた．
口腔内所見：歯列は混合歯列，Hellmanの歯齢はⅢAであった．オーバージェットは－2mm，オーバーバイトは2mmであった．上顎中切歯は翼状捻転し，上顎切歯部に中程度の叢生を認めた．上唇小帯の肥厚と付着異常，八の字タイプの正中離開を認めた．下顎切歯部に軽度な叢生を認めた．乳犬歯と第一大臼歯は，左右ともに，軽度なⅢ級咬合であった．安静位から閉口すると，下顎切歯は捻転した中切歯の切縁中央と接触し，その後，下顎は近心に偏位し，咬頭嵌合位に誘導された（図5-19a～e）．
パノラマエックス線写真検査：歯数の異常を認めなかった（図5-20a）．
セファロ分析：骨格型では，Facial angleとSNBがいずれも＋1SDを越えて大きく，Convexityが－2SDを越えて小さく，下顎が前方位にあった．歯槽型では，すべての計測項目が標準偏差内にあった（図5-21）．
診　断：骨格性反対咬合の要因を有する歯槽性（機能性）反対咬合，上唇小帯の付着異常による正中離開，上顎切歯部叢生
治療方針：

①セクショナルブラケット装置を用いて，上顎切歯部叢生を改善すると同時に，切歯の唇側傾斜により，歯槽性（機能性）反対咬合を改善する．
②上顎切歯の唇側傾斜に伴う下顎切歯の唇側傾斜を予防し，さらに下顎切歯の舌側傾斜を期待して，オトガイ帽装置を併用する．
③オトガイ帽装置は，下顎の成長抑制にも使用する．
④セクショナルブラケット装置治療中に，上唇小帯を切除する．
⑤成長発育の旺盛な時期を過ぎるまでは，保定，経過観察，あるいはオトガイ帽装置治療，上顎前方牽引装置治療を行う．
⑥成長発育の旺盛な時期が過ぎてから，再診断し，マルチブラケット装置による咬合再構成を行う．

治療経過・治療結果：

　診察・検査から1か月後（7歳11か月），オトガイ帽装置を装着した（図5-18c, d）．オトガイ帽装置は

CHAPTER 5 反対咬合

図5-19a〜v 治療経過・治療結果（症例4）.

7歳10か月
8歳
8歳3か月
8歳5か月
11歳7か月
12歳3か月

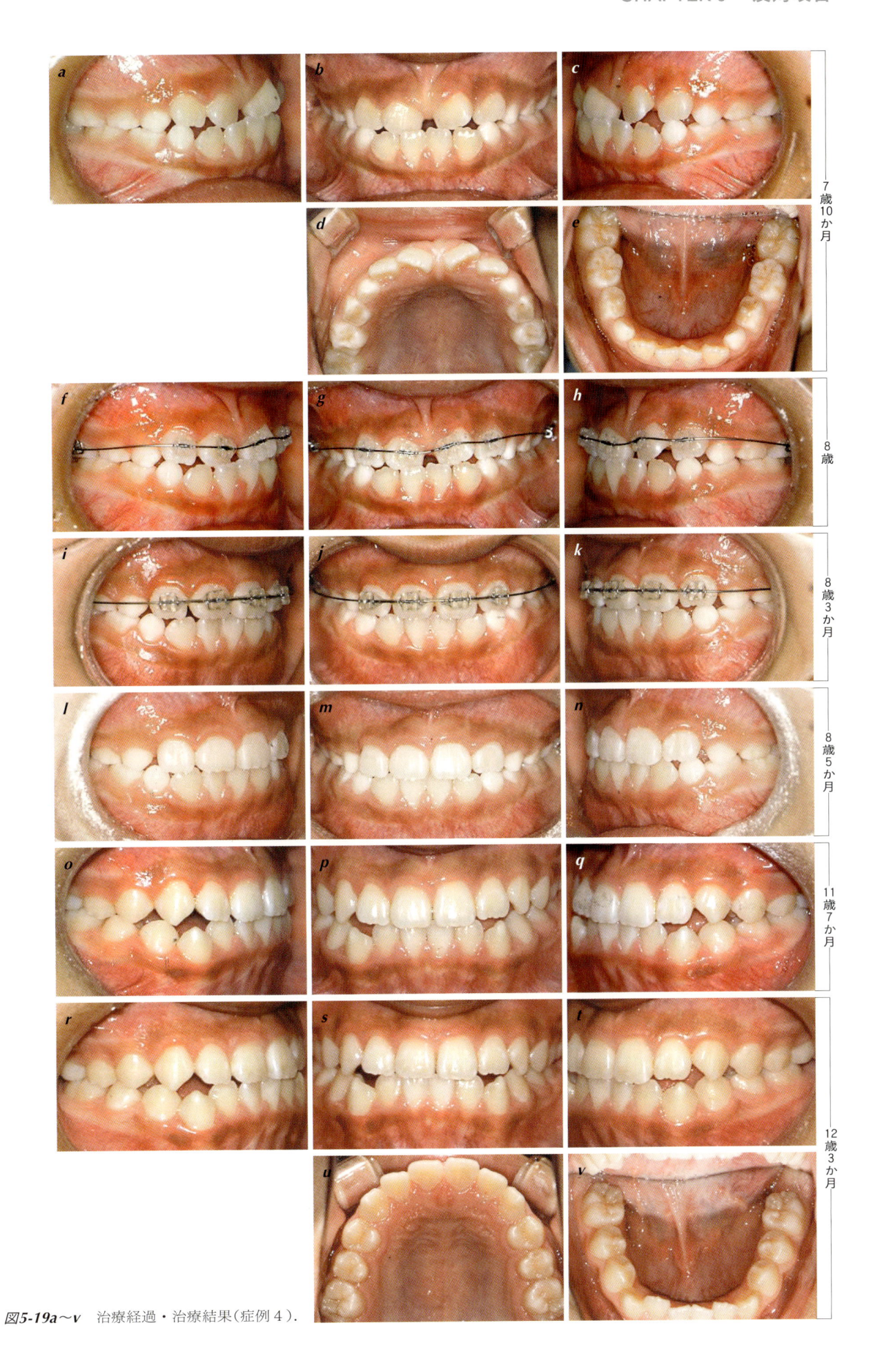

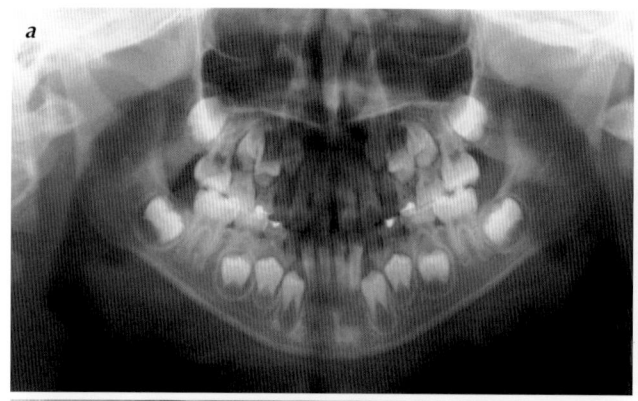

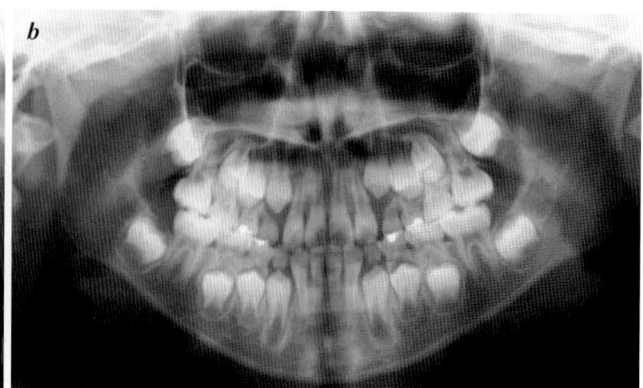

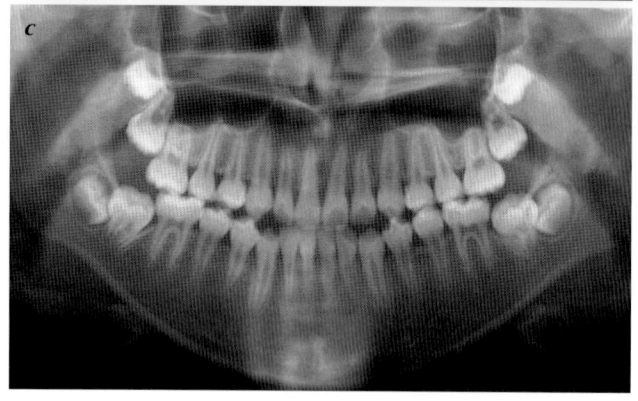

図5-20a〜c　パノラマエックス線写真(症例4). a：7歳10か月. b：8歳5か月. c：12歳3か月.

就寝時に装着するように指示した.

オトガイ帽装置装着から1か月後(8歳),切歯と第二乳臼歯にセクショナルブラケット装置(2×4装置)を装着し,上顎切歯部叢生と反対咬合の治療を開始した. 018″スタンダードエッジワイズ装置を用いた. レベリングには016″と016″×016″ニッケルチタニウムワイヤーを用いた. 上唇小帯の切除はレベリング中に行った(図5-19f〜h).

セクショナルブラケット装置装着から3か月後(8歳3か月),切歯の被蓋はレベリングで改善した. 切歯部に早期接触を認めたので,016″ステンレススチールオメガループアーチワイヤーを装着し,上顎切歯の唇側傾斜を図った(図5-19i〜k).

セクショナルブラケット装置装着から5か月後(8歳5か月),上顎切歯部叢生,反対咬合が改善した. セクショナルブラケット装置を撤去し,保定に移行した. 保定にはホーレー型保定床装置を用いた. オーバージェットとオーバーバイトは,いずれも,2mmであった. 下顎歯列の正中が,上顎歯列のそれに対して,右側へ1.5mm偏位していた. 右側第一大臼歯はⅠ級咬合,左右乳犬歯と左側第一大臼歯はⅢ級咬合であった. 下顎側方乳歯群の咬合平面は,前下方に急傾斜であり,側方乳歯群の咬合は緊密でなかった(図5-19l〜n). これらの所見は,下顎が前下方へ成長し,骨格性反対咬合や開咬に移行する可能性を示唆する. オトガイ帽装置を継続して使用した. セクショナルブラケット装置撤去時のパノラマエックス線写真から,上顎切歯の歯根は平行で,側方歯群の交換は良好であった(図5-20b). 初診時(7歳10か月)とセクショナルブラケット装置撤去時(8歳5か月)のセファロ分析の結果を比較した. 骨格型は,Facial angle と SNB が減少し,Convexity と Ramus inclination が増加した. 歯槽型では,U1-FH が8°増加し,L1-Mp が12°減少して,上顎切歯が唇側傾斜し,下顎切歯が舌側傾斜した. 結果的に,U1-L1は3°増加した. Occlusal pl-FH が4°減少し,咬合平面が反時計回りに回転した(図5-22). セファロの重ね合わせでは,上顎の下方成長と下顎の後下方回転を認めた(図5-23).

保定開始(セクショナルブラケット装置撤去)から3年2か月後(11歳7か月),永久歯咬合になった. 保定装置を撤去したが,オトガイ帽装置の使用は継続した(図5-19o〜q).

保定開始(セクショナルブラケット装置撤去)から3

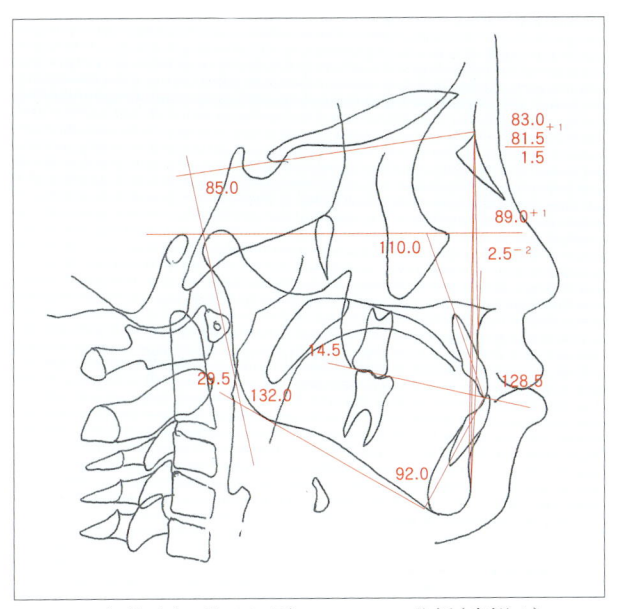

図5-21　初診時（7歳10か月）のセファロ分析（症例4）．

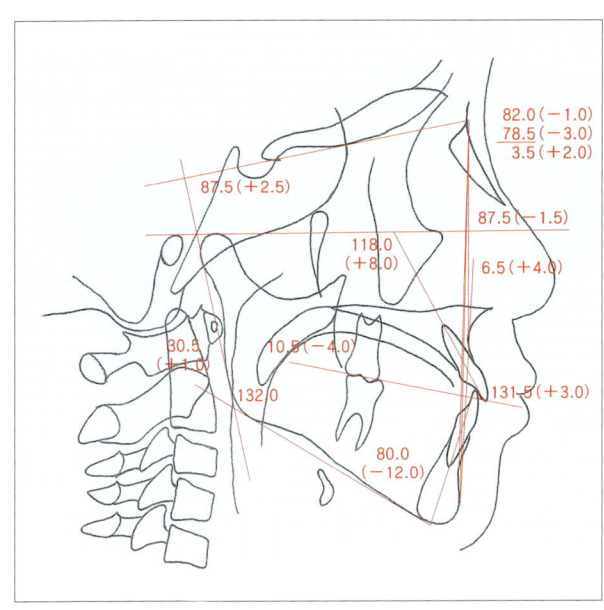

図5-22　初診時（7歳10か月）とセクショナルブラケット装置撤去時（8歳5か月）のセファロ分析の比較（症例4）．

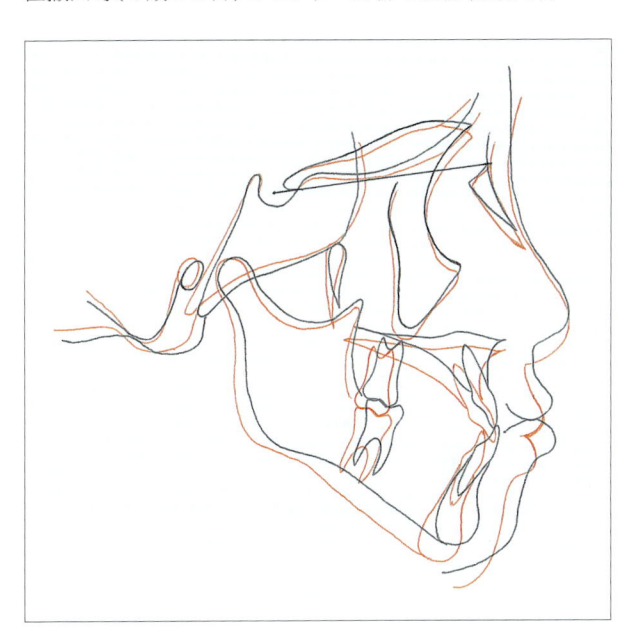

図5-23　初診時（7歳10か月）とセクショナルブラケット装置撤去時（8歳5か月）のセファロの重ね合わせ（症例4）．

年10か月後（12歳3か月），オーバージェットとオーバーバイトは，いずれも，2mmであった．下顎歯列の正中は，上顎歯列のそれに対して，右方に2mm偏位していた．右側犬歯はⅠ級咬合，左側犬歯と左右第一大臼歯はⅢ級咬合であった．下顎は左右犬歯が低位で，側方歯群の咬合平面が前下方に急傾斜であり，側方歯群は緊密に咬合していなかった．反対咬合・開咬傾向の叢生と診断した（図5-19r～v）．パノラマエックス線写真から，下顎左右第二大臼歯は，下顎枝前縁に近接し，萌出空隙が不足していた．左右上顎洞底は大臼歯部で下降していた．この下降は，第一・第二大臼歯の歯根形成を障害し，第二小臼歯と第一大臼歯の歯根を離開した．すべての第三大臼歯歯胚を確認した（図5-20c）．

予後の推定と今後の治療方針：

　下顎の成長が旺盛な場合には，骨格性反対咬合または開咬になると推測する．

　成長発育の旺盛な時期が過ぎるまで，オトガイ帽装置による顎関係の改善に専念し，成長発育のピーク終了後，マルチブラケット装置による咬合再構成を行う．

5-2 症 例

［症例5］下顎突出型骨格性反対咬合の要因を伴う混合歯列期の機能性反対咬合に対する下顎バイトプレート併用のオトガイ帽装置治療とマルチブラケット装置治療（図5-24～29）

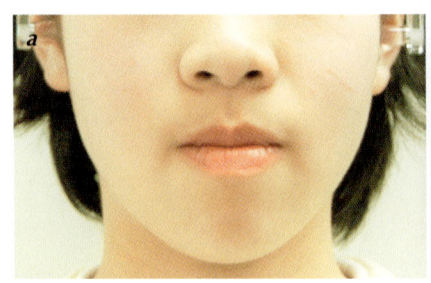

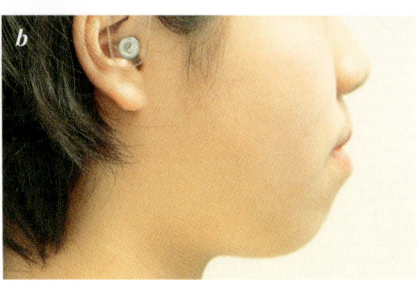

図5-24a, b 初診時（10歳8か月）の顔貌（症例5）．

［症例5］

患　児：10歳8か月，女児

主　訴：反対咬合を主訴に来院した．

顔貌所見：顔面形態は短顔型傾向中顔型，正貌はほぼ左右対称，側貌はコンケイブタイプ（凹型）であった．鼻唇角は小さく，下口唇は翻転していた（**図5-24a, b**）．

顎関節・筋の触診：左右顆頭の滑走運動は調和していた．筋の触診では，左右咬筋浅層停止部前後縁に圧痛（＋＋），左右顎二腹筋後腹に圧痛（＋＋＋）を認めた．

口腔内所見：歯列はHellmanの歯齢ⅢBであった．オーバージェットは－7mm，オーバーバイトは6mmであり，下顎切歯が挺出し，過蓋咬合（overclosure）であった．上顎切歯部には，軽度な叢生を認めた．上唇小帯の肥厚と付着異常を認めた．下顎切歯部には叢生をほとんど認めなかった．左右第一大臼歯は軽度なⅢ級咬合であった（**図5-25a～d, f**）．安静位から閉口すると，筋肉位では早期接触が中切歯にあり，その後，下顎は近心に偏位し，咬頭嵌合位に誘導された（**図5-25e**）．

パノラマエックス線写真検査：歯数の異常を認めなかった．側方歯群の交換は良好であったが，上顎左側第二大臼歯の歯胚は低位で，水平位にあり，その萌出方向は異常であった（**図5-26a**）．

セファロ分析：骨格型では，Facial angleが＋1SDを越えて大きく，ConvexityとANBがそれぞれ－2SD，－1SDを越えて小さく，下顎の前方位を確認した．Ramus inclinationが＋1SDを越えて大きく，FMAとGonial angleがいずれも－1SDを越えて小さかった．歯槽型では，U1-L1が－1SDを越えて小さかった（**図5-27**）．

診　断：下顎突出型骨格性反対咬合の要因を有する混合歯列期の機能性反対咬合

治療方針：

①成長発育のピークが終了するまでは，顎関係の改善に専念する．

②オトガイ帽装置と下顎バイトプレートを用いて，下顎の成長抑制と後下方回転を図り，顎関係を改善すると同時に，上顎切歯の唇側傾斜を図る．

③成長発育のピーク終了後には，マルチブラケット装置による咬合再構成を行う．

治療経過・治療結果：

診察・検査から1か月後（10歳9か月），オトガイ帽装置を装着した（**図5-25g**）．オトガイ帽装置は就寝時に装着するように指示した．

オトガイ帽装置装着から1か月後（10歳10か月），下顎にバイトプレートを装着した（**図5-25h, i**）．バイトプレートは，オトガイ帽装置と同時に，使用するように指示した．

バイトプレート装着から1年後（11歳10か月），上顎に018″スタンダードエッジワイズ装置を装着した．オトガイ帽装置とバイトプレートでは被蓋を改善できなかった．バイトプレートを撤去した．上顎のレベリングには016″×016″ニッケルチタニウムワイヤーを用いた．レベリング後，アドバンシングユーティリティーアーチを用いて，上顎切歯の唇側傾斜を図った（**図5-25j～l**）．

上顎の装置装着から9か月後（12歳7か月），下顎にエッジワイズ装置を装着した（**図5-25m～o**）．下顎

74

CHAPTER 5 反対咬合

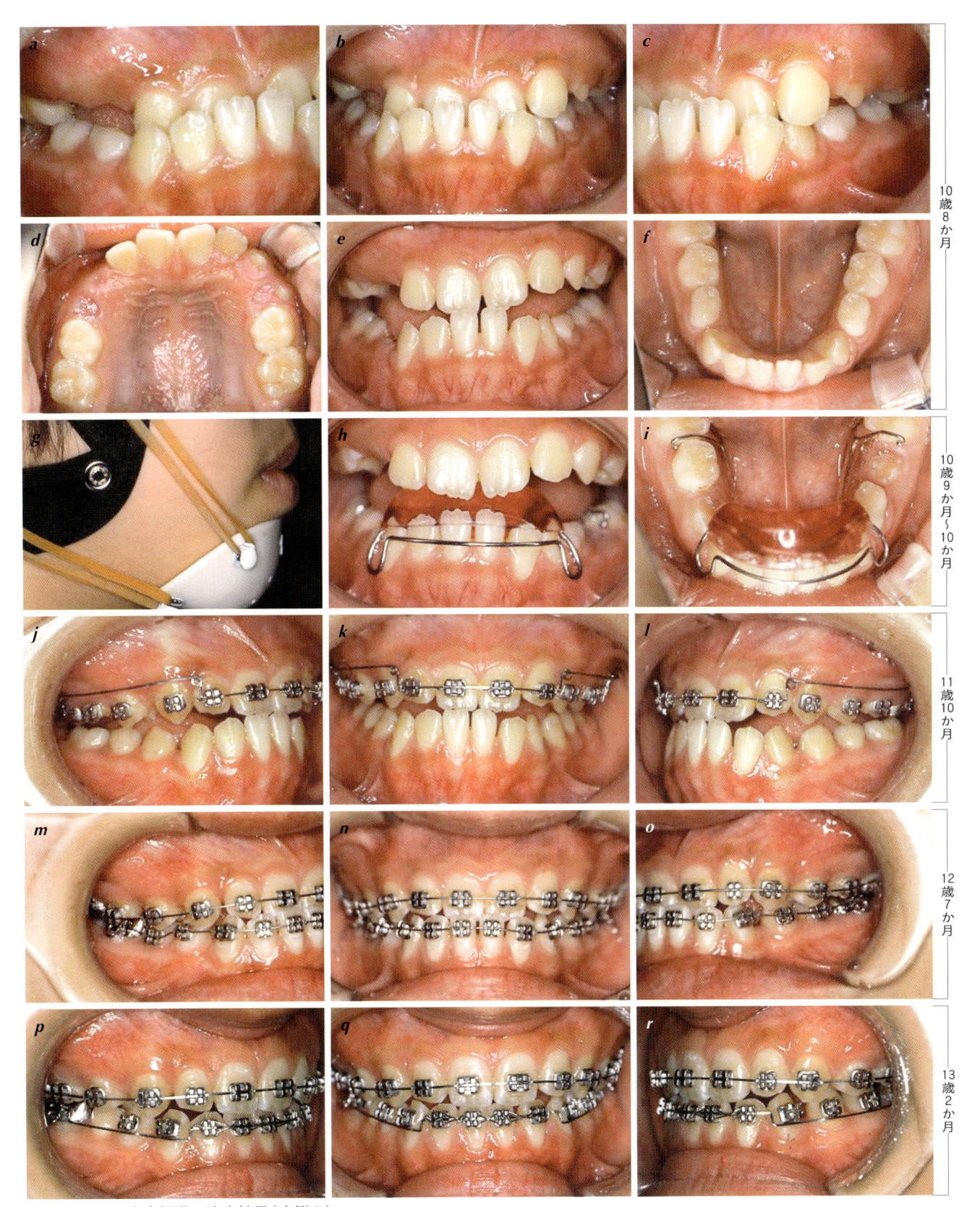

図5-25a〜w 治療経過・治療結果（症例5）.

10歳8か月
10歳9か月〜10か月
11歳10か月
12歳7か月
13歳2か月

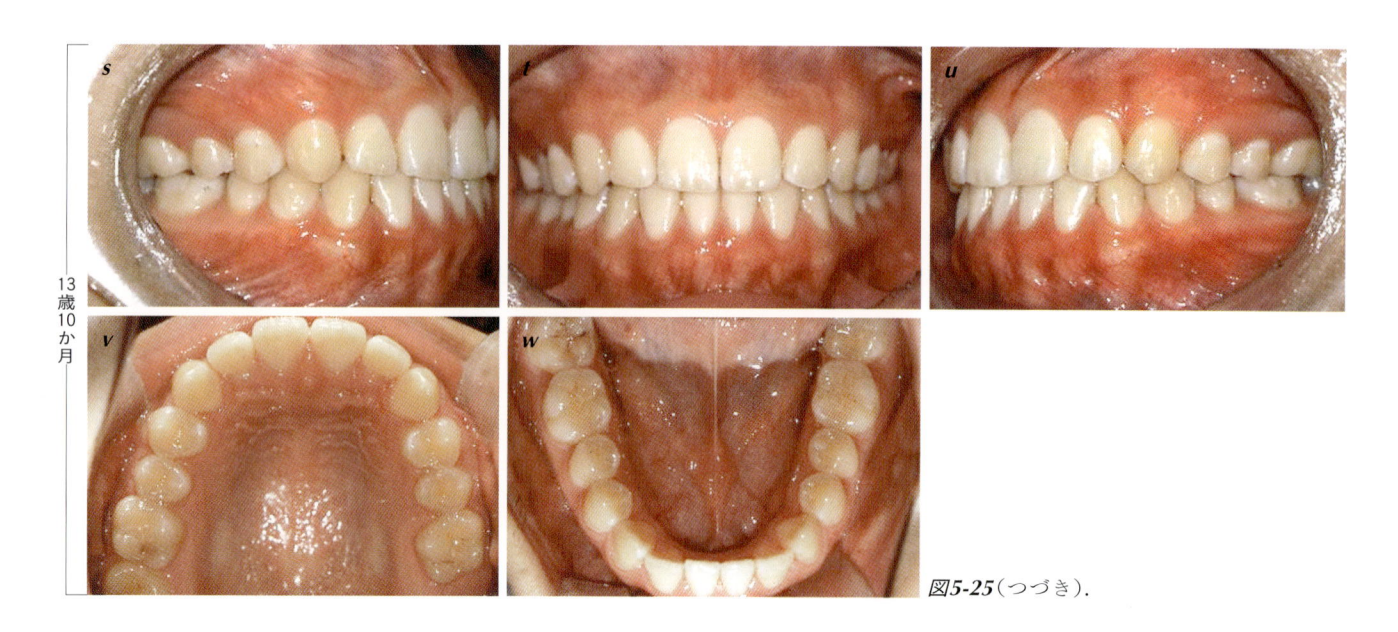

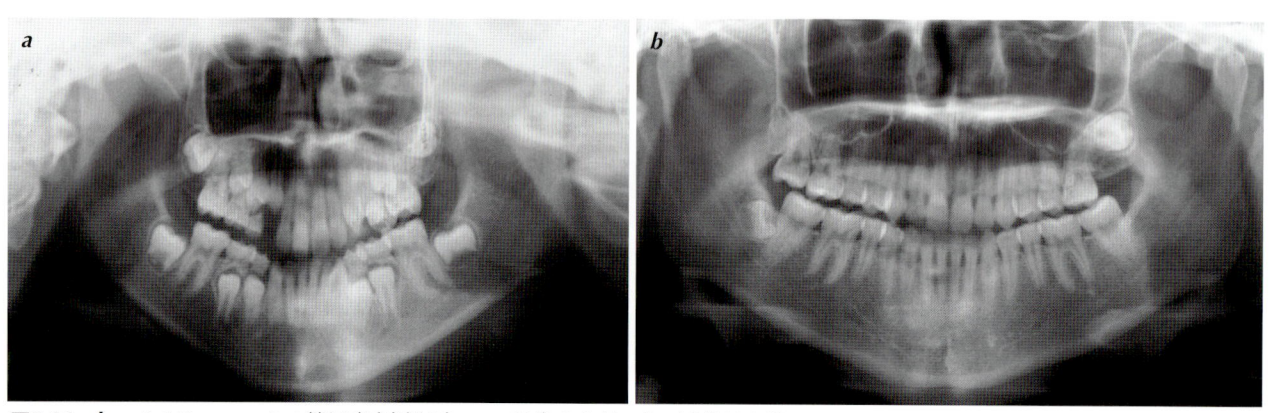

図5-26a, b　パノラマエックス線写真（症例5）．a：10歳8か月．b：16歳11か月．

切歯の舌側傾斜はベーシックユーティリティーアーチで行った（図5-25p～r）．切歯の被蓋改善後に，オトガイ帽装置を撤去した．

　下顎のエッジワイズ装置装着から1年3か月後（13歳10か月），仕上げ咬合が確立した．マルチブラケット装置を撤去し，保定に移行した．保定にはホーレー型保定床装置を用いた．オーバージェット3mm，オーバーバイト3mmであり，上下歯列の正中は一致していた．犬歯と第一大臼歯は，左右ともに，Ⅰ級咬合であった．側方歯群の咬合は緊密であった（図5-25s～w）．初診時（10歳8か月）とマルチブラケット装置撤去時（13歳10か月）のセファロ分析の結果を比較した．骨格型は，Facial angle と SNB が減少し，Convexity, Ramus inclination, FMA が増加して，下顎が後下方に回転し，近遠心的な顎関係が改善した．歯槽型では，U1‐FH が8.5°増加

し，L1‐Mp が7°減少して，上顎切歯が唇側傾斜し，下顎切歯が舌側傾斜した．結果的に，U1‐L1 は4.5°減少した．Occlusal plane‐FH が1.5°減少し，咬合平面が反時計回りに回転した（図5-28）．セファロの重ね合わせでは，上顎の前方成長と下顎の後下方回転を認めた（図5-29）．保定開始（マルチブラケット装置撤去）から3年1か月後（16歳11か月）のパノラマエックス線写真では，上顎左側第二大臼歯の埋伏と下顎右側第三大臼歯の歯胚を確認した（図5-26b）．下顎右側第三大臼歯は抜去した．

予後の推定と今後の治療方針：

　下顎の成長発育が旺盛な時期は終了し，形態的・機能的な正常咬合が確立されているので，予後は良好であると推測する．

　上顎左側第二大臼歯の埋伏に対する対応は，患児，保護者と相談の結果，経過観察することになった．

CHAPTER 5 反対咬合

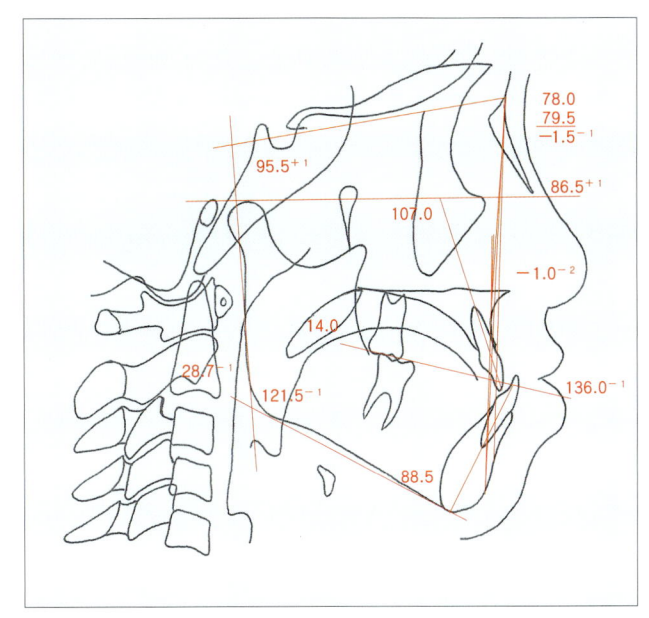

図5-27 初診時(10歳8か月)のセファロ分析(症例5).

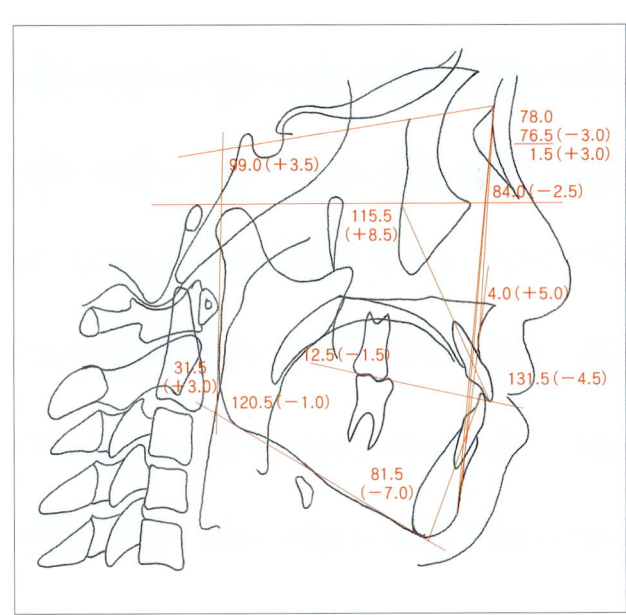

図5-28 初診時(10歳8か月)とマルチブラケット装置撤去時(13歳10か月)のセファロ分析の比較(症例5).

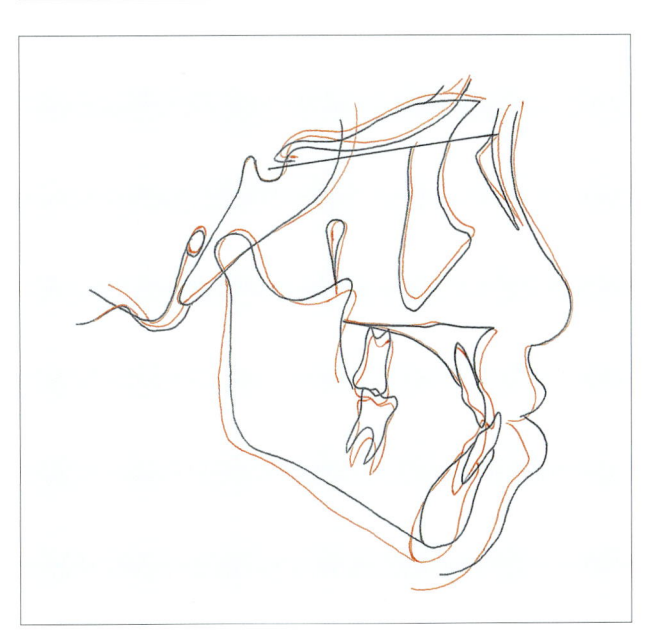

図5-29 初診時(10歳8か月)とマルチブラケット装置撤去時(13歳10か月)のセファロの重ね合わせ(症例5).

5-2 症例

［症例6］上下切歯の唇側傾斜を伴う歯槽性反対咬合と開咬，両側性臼歯部交叉咬合に対するオトガイ帽装置治療（図5-30～35）

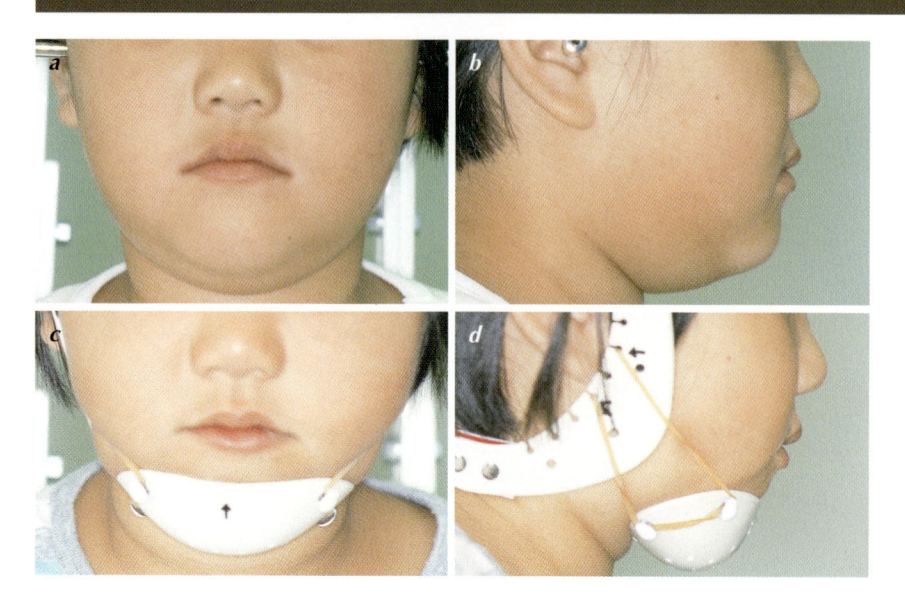

図5-30a～d 顔貌（症例6）．a, b：初診時（5歳11か月）．c, d：オトガイ帽装置装着時（6歳1か月）．

［症例6］

患　児：5歳11か月，女児
主　訴：反対咬合と前歯部開咬を主訴に来院した．
顔貌所見：顔面形態は中顔型，正貌はほぼ左右対称，側貌はコンケイブタイプ（凹型）であり，鼻唇角は小さかった（図5-30a, b）．
顎関節・筋の触診：左右顆頭の滑走運動は調和していた．筋の触診では，圧痛を認めなかった．
口腔内所見：歯列は切歯交換期であり，すべての第一大臼歯と中切歯は萌出していた．オーバージェットは－2mm，オーバーバイトは－1mmであった．下顎中切歯，乳側切歯，乳犬歯は逆被蓋であり，上顎（乳）臼歯は狭窄していた．乳犬歯と第一大臼歯は，左右ともに，I級咬合であった．口唇閉鎖不全，口呼吸，上唇小帯の肥厚，低位舌，舌突出癖を認めた（図5-31a～e）．
パノラマエックス線写真検査：歯数の異常を認めなかった．上顎左右犬歯の歯胚は近心傾斜していた（図5-32a）．
セファロ分析：骨格型では，Convexityが－1SDを越えて小さく，FMAが＋1SDを越えて大きかった．歯槽型では，U1-FHとL1-Mpがいずれも＋2SDを越えて大きく，上下切歯が唇側傾斜し，結果的にU1-L1が－3SDを越えて小さかった．Occlusal plane-FHは＋1SDを越えて大きく，咬合平面が時計回りに回転していた（図5-33）．
診　断：口唇閉鎖不全，口呼吸，低位舌，舌突出癖に起因した上下切歯の唇側傾斜を伴う歯槽性反対咬合と開咬，両側性臼歯部交叉咬合

治療方針：
①口輪筋の強化と舌挙上を主体とした筋機能療法．
②オトガイ帽装置を用いて，下顎切歯の舌側傾斜を図り，反対咬合を改善する．
③オトガイ帽装置は，下顎の成長抑制と交叉咬合の改善にも使用する．
④交叉咬合の改善が不十分な場合には，クワドヘリックスを使用する．
⑤上顎犬歯による中・側切歯の歯根吸収の危険性を注意深く経過観察する．必要に応じて，計画的・連続的な歯の抜去を行う．
⑥成長発育のピーク終了後には，再診断とマルチブラケット装置による咬合再構成を行う．

治療経過・治療結果：
　診察・検査から2か月後（6歳1か月），オトガイ帽装置を装着した（図5-30c, d）．オトガイ帽装置は就寝時に装着するように指示した．口輪筋強化と舌挙上の筋機能療法を開始した．
　オトガイ帽装置装着から4か月後（6歳5か月），

CHAPTER 5 　反対咬合

5歳11か月

6歳5か月

7歳7か月

8歳4か月

10歳4か月

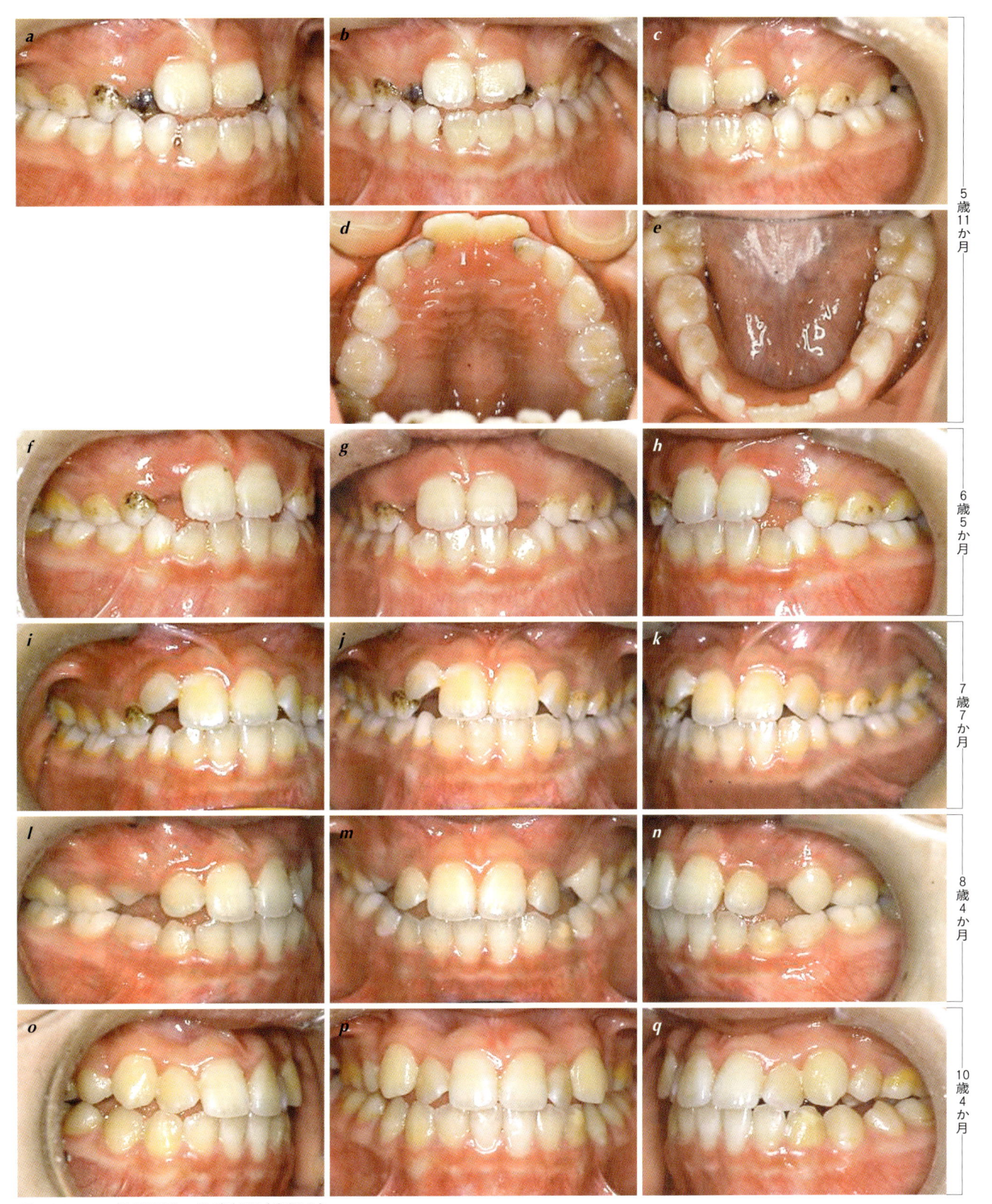

図5-31a〜y　治療経過・治療結果（症例6）．

79

5-2 症例

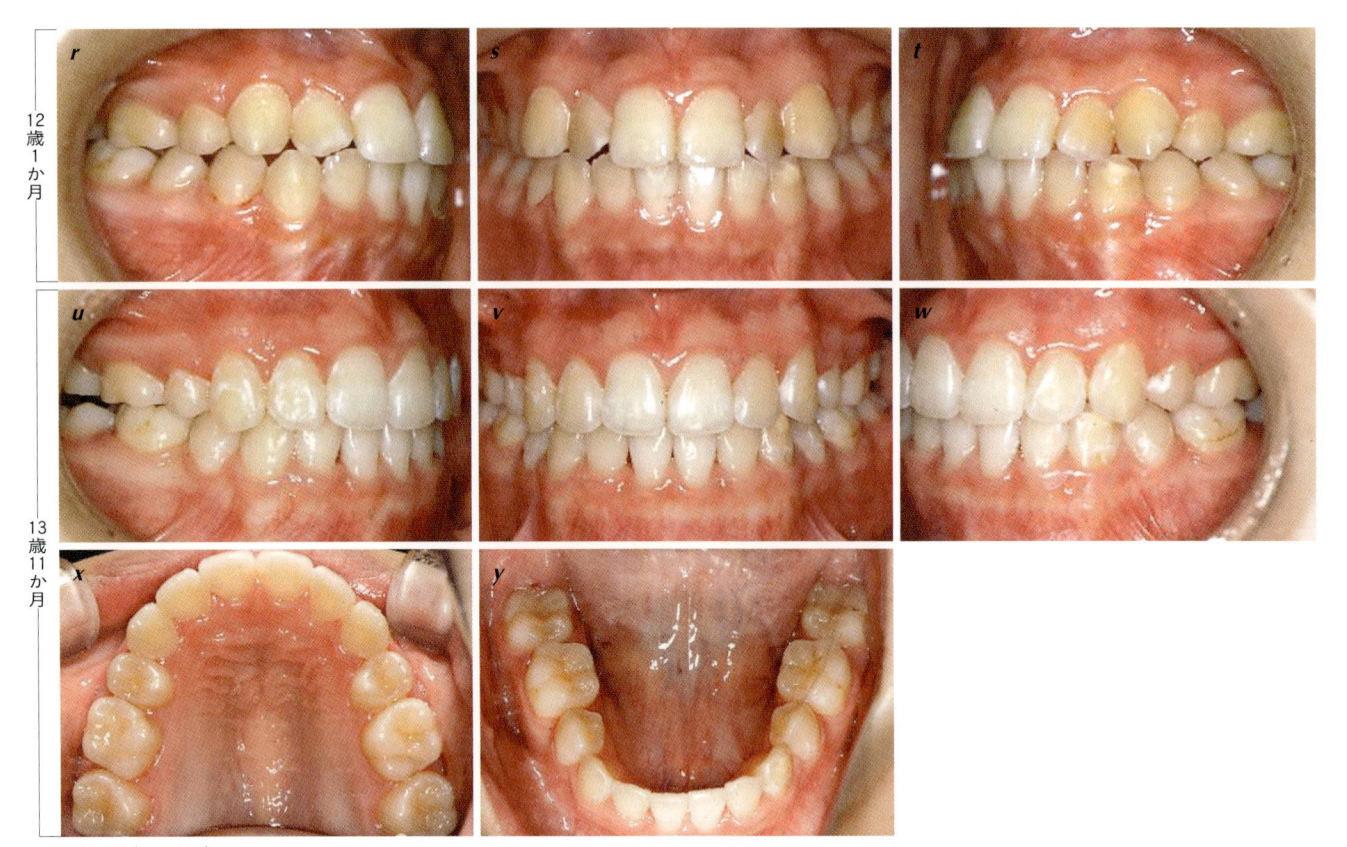

図5-31（つづき）．

　オーバージェットとオーバーバイトは，いずれも，1mmになり，反対咬合は改善した．上顎左右乳側切歯は脱落し，下顎左右側切歯は萌出した．臼歯部交叉咬合は改善傾向にあった（**図5-31f～h**）．

　オトガイ帽装置装着から1年6か月後（7歳7か月），上顎左右側切歯は唇側傾斜して萌出し，上顎切歯部は叢生になった．臼歯部交叉咬合は改善した（**図5-31i～k**）．パノラマエックス線写真から，上顎左右犬歯歯胚は，近心位にあり，側切歯歯根の上方に位置し，側切歯を唇側傾斜し，側切歯歯根を吸収する可能性があった（**図5-32b**）．上顎に計画的・連続的な歯の抜去法を適用した．上顎乳犬歯と第一乳臼歯を抜去した．

　上顎乳犬歯と第一乳臼歯の抜去から9か月後（8歳4か月），上顎第一小臼歯が萌出し，叢生が軽減した（**図5-31l～n**）．パノラマエックス線写真から，上顎左右犬歯歯胚は，近心傾斜が軽減し，遠心に移動した（**図5-32c**）．

　上顎乳犬歯と第一乳臼歯の抜去から1年後（8歳7か月），上顎左右第一小臼歯を抜去した．

　上顎左右第一小臼歯抜去から1年9か月後（10歳4か月），上顎左右犬歯と第二小臼歯が萌出した．反対咬合の改善は維持されていたが，上顎前歯部に叢生を認めた．全歯列は緊密に咬合していなかった（**図5-31o～q**）．パノラマエックス線写真から，上顎側切歯の歯根吸収を認めず，すべての第三大臼歯歯胚を確認した（**図5-32d**）．

　上顎左右第一小臼歯抜去から3年6か月後（12歳1か月），マルチブラケット装置による咬合再構成のため，再診断を行った．左右顆頭の滑走運動開始時期は，回転運動に対して，遅れ，左右顎関節にコンプレッションを触知した．筋の触診では，左右咬筋浅層停止部前後縁と左右顎二腹筋後腹に圧痛（＋）を認めた．暦年齢は12歳1か月，身長の伸びはピークが過ぎ，すべての第二大臼歯の萌出は完了していた．オーバージェットは2mm，オーバーバイトは2mmであり，上顎前歯部に軽度な叢生を認めた．左右犬歯がⅠ級咬合，左右第一大臼歯がⅡ級咬合であった（**図5-31r～t**）．初診時（5歳11か月）とマルチブラケット装置装着前（12歳1か月）のセファロ分析の結果を比較した．骨格型は，Facial angleが4°増加し，ConvexityとFMAがそれぞれ3°，4°減

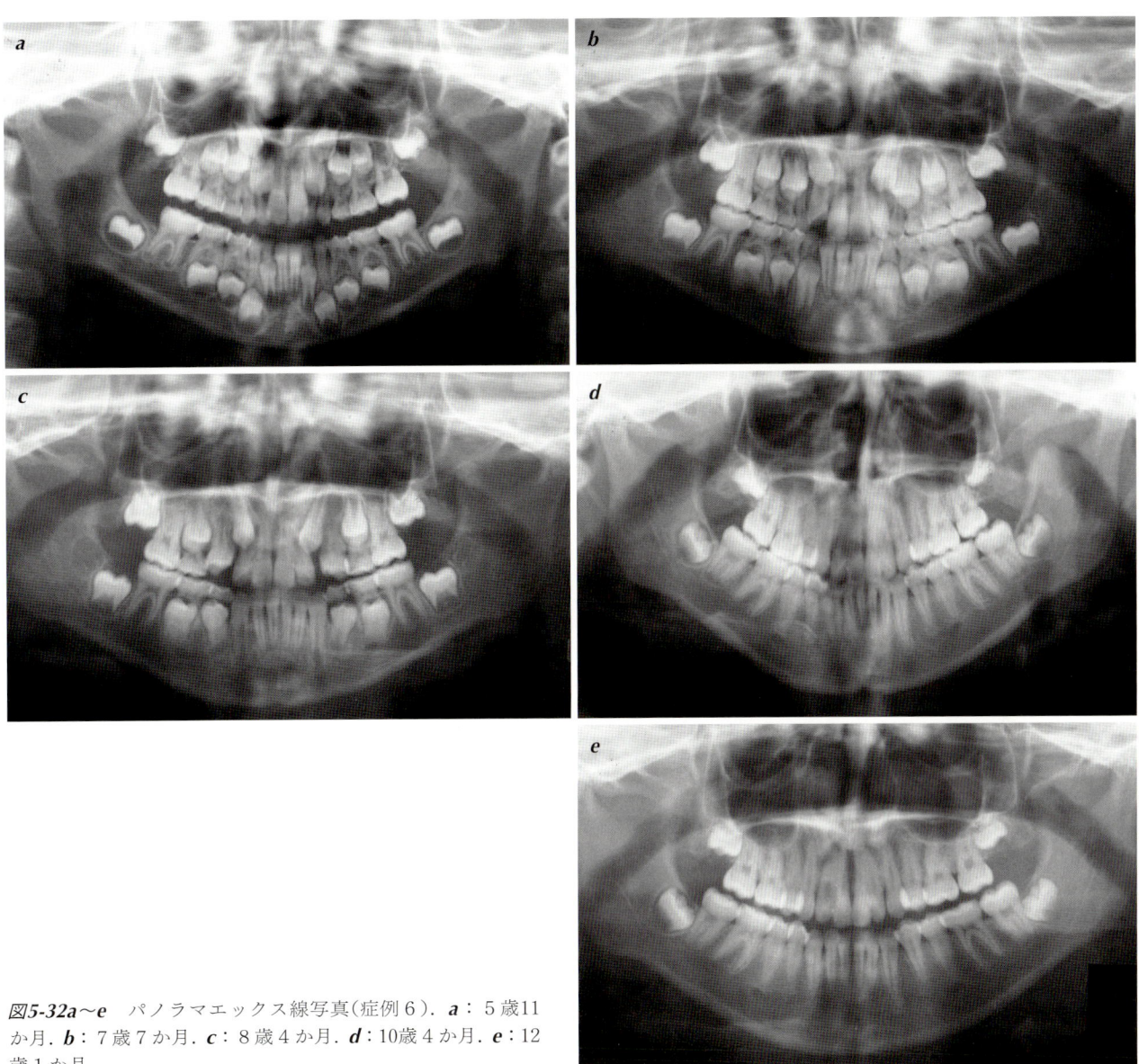

図5-32a～e　パノラマエックス線写真（症例6）．a：5歳11か月．b：7歳7か月．c：8歳4か月．d：10歳4か月．e：12歳1か月．

少した．歯槽型では，U1‐FH が4.5°増加し，L1‐Mp が1.5°減少して，上顎切歯の唇側傾斜と下顎切歯の舌側傾斜を確認した．Occlusal plane‐FH が6.5°減少し，咬合平面が反時計回りに回転した（図3-34）．マルチブラケット装置装着前（12歳1か月）のセファロ分析の結果と標準値を比較した．骨格型では，Convexity と FMA が－1SD を越えて小さかった．歯槽型では，U1‐FH が＋1SD を越えて大きかった（図3-34）．セファロの重ね合わせでは，上顎と下顎の前下方成長を認めた（図3-35）．パノラマエックス線写真から，すべての第三大臼歯歯胚の発育を確認した（図5-32e）．下顎第二小臼歯を抜去し，咬合再構成を行うことにした．

再診断から6か月間，患者と保護者は咬合再構成を希望しなかったが，7か月後（12歳8か月）に希望した．再診断から8か月後（12歳9か月）マルチブラケット装置による咬合再構成を開始した．動的矯正治療は1年2か月を要した．オーバージェットとオーバーバイトは，いずれも，3mm になった．犬歯と第一大臼歯は，左右ともに，Ⅰ級咬合になった．前方および後方へのブレーシングイコライザーを付与した側方ガイドを確立した（図5-31u～y）．保定は2年10か月間行った．すべての第三大臼歯は保定期間中に抜去した．咬合異常の治療は16歳9か月で終了し，初診から10年10か月を要した．

予後の推定と今後の治療方針：

下顎の成長発育が旺盛な時期は終了し，機能咬合を確立したので，予後は良好であると推測する．

5-2 症 例

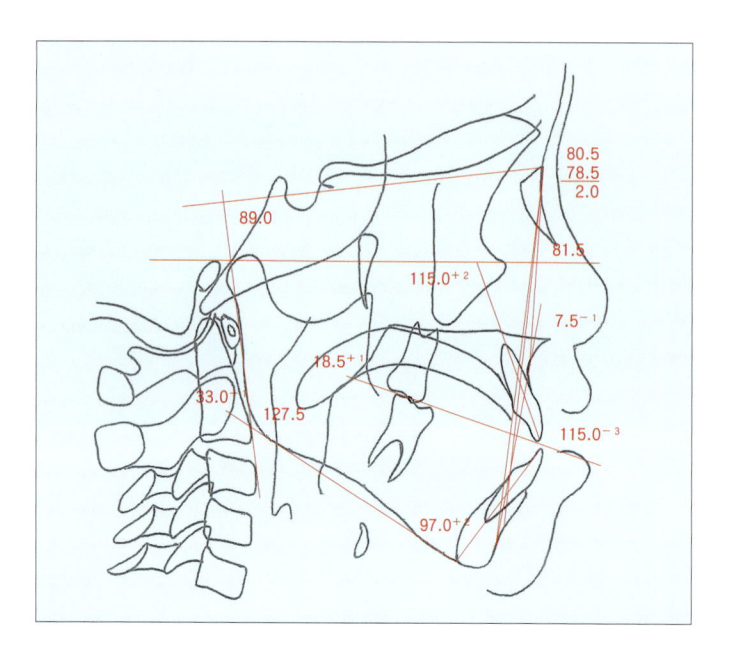

図5-33 初診時（5歳11か月）のセファロ分析（症例6）.

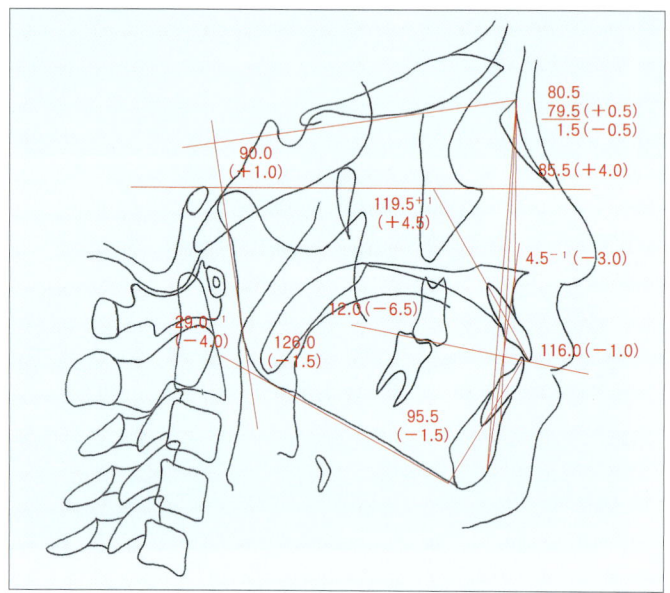

図5-34 初診時（5歳11か月）とマルチブラケット装置装着前（12歳1か月）のセファロ分析の比較（症例6）.

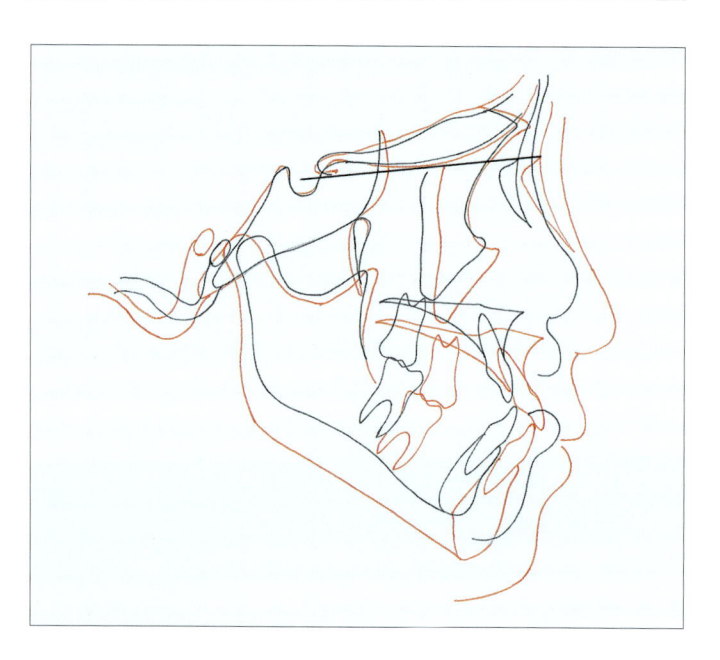

図5-35 初診時（5歳11か月）とマルチブラケット装置装着前（12歳1か月）のセファロの重ね合わせ（症例6）.

CHAPTER 5　反対咬合

[症例7] 機能性反対咬合の要因を伴う混合歯列期の下顎突出型骨格性反対咬合に対するオトガイ帽装置治療（図5-36〜41）

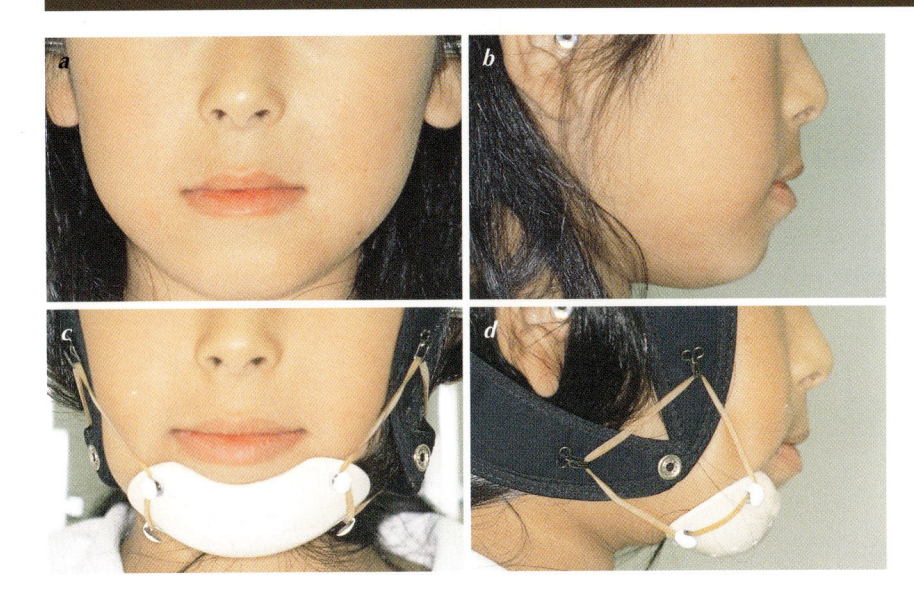

図5-36a〜d　顔貌（症例7）．a, b：初診時（6歳9か月）．c, d：オトガイ帽装置装着時（6歳10か月）．

[症例7]

患　児：6歳9か月，女児

主　訴：反対咬合を主訴に来院した．

顔貌所見：顔面形態は短顔型，正貌はほぼ左右対称，側貌はコンケイブタイプ（凹型）であり，オトガイ筋の緊張を認めた（図5-36a, b）．

顎関節・筋の触診：右側顆頭の滑走運動開始時期は，左側顆頭に比べて，遅れていた．筋の触診では，右側咬筋浅層停止部後縁に圧痛（＋），右側顎二腹筋後腹に圧痛（＋＋）を認めた．

口腔内所見：歯列は，HellmanのII歯齢ＩＩＣであった．上顎は，左右中切歯が萌出を完了し，左右第一大臼歯が萌出中であり，左右乳側切歯が脱落していた．下顎は，すべての切歯と第一大臼歯が萌出を完了し，切歯部に叢生を認めた．下顎左側側切歯を除いた切歯と左右乳犬歯が反対咬合であった．左右乳犬歯は，III級咬合であった．右側乳臼歯部は交叉咬合であった．下顎安静位では，下顎歯列の正中が，上顎歯列のそれに対して，左側に偏位していた．安静位から閉口すると，早期接触が切歯にあり，下顎が上顎切歯に誘導され右側に偏位し，その後，右側臼歯の咬合接触を得るため，さらに，右側に偏位した．咬頭嵌合位では上下歯列正中が一致した．構成咬合の採得は不可能であった．低位舌を認め，頬杖をついているという（図5-37a〜e）．

パノラマエックス線写真検査：歯数の異常を認めなかった（図5-38a）．

セファロ分析：骨格型では，Facial angleとSNBがそれぞれ＋1SD，＋2SDを越えて大きく，Convexity，ANB，Ramus inclinationがそれぞれ－6SD，－1SD，－2SDを越えて小さく，下顎が突出していた．FMAは，－1SDを越えて小さかった．歯槽型では，U1-FHとL1-Mpがそれぞれ＋3SD，＋1SDを越えて大きく，上下切歯が唇側傾斜し，結果的にU1-L1が－2SDを越えて小さかった（図5-39）．

診　断：機能性反対咬合の要因を有する混合歯列期の下顎突出型骨格性反対咬合，上下切歯の唇側傾斜，機能性乳臼歯部交叉咬合

治療方針：

①頬杖の指導と舌挙上を主体とした筋機能療法．

②オトガイ帽装置を用いて，下顎の成長を抑制し，近遠心的な顎関係の改善を図る．

③反対咬合が改善した場合には，成長発育の緩やかな時期（平坦期）に，オトガイ帽装置を撤去する．

④必要に応じて，クワドヘリックスを用いて，機能的交叉咬合を改善する．

⑤成長発育のピーク終了後には，再診断とマルチブラケット装置による咬合再構成を行う．

5-2 症例

6歳9か月

7歳8か月

11歳5か月

15歳8か月

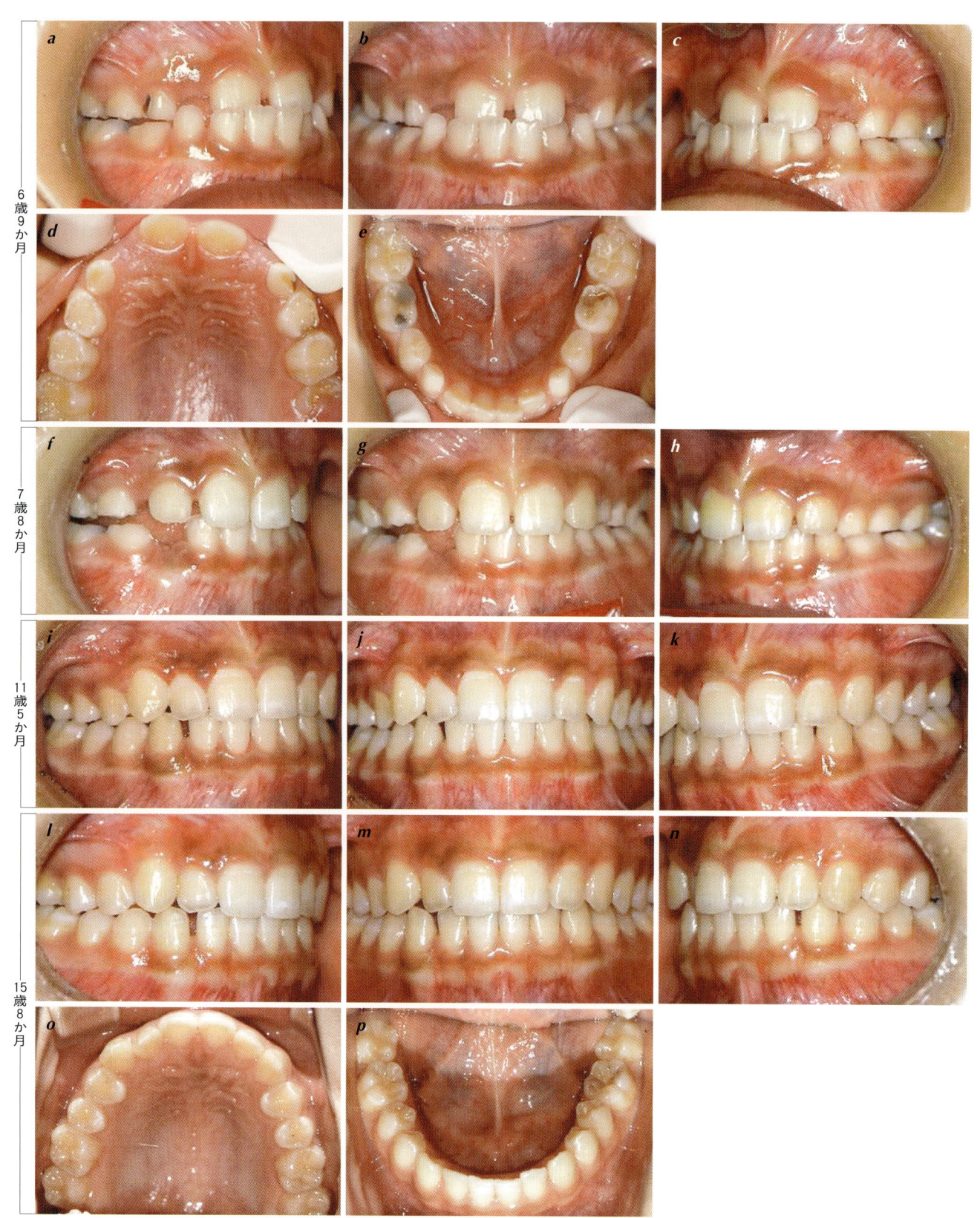

図5-37a〜p 治療経過・治療結果（症例7）.

84

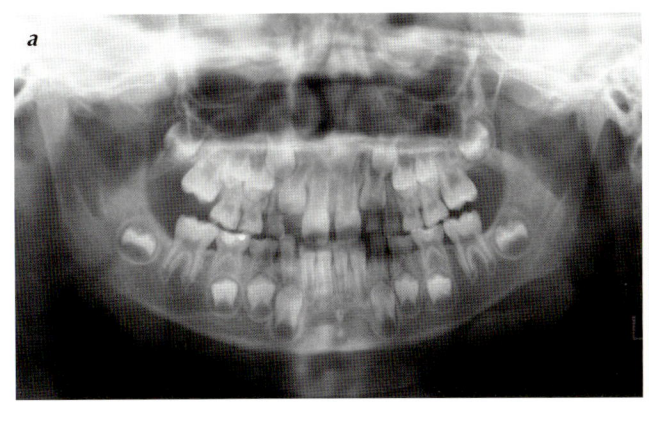

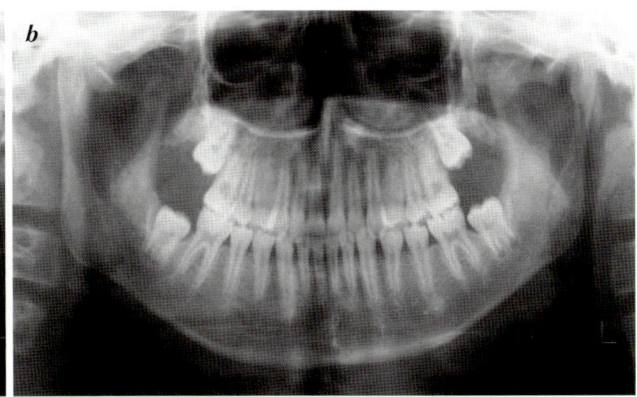

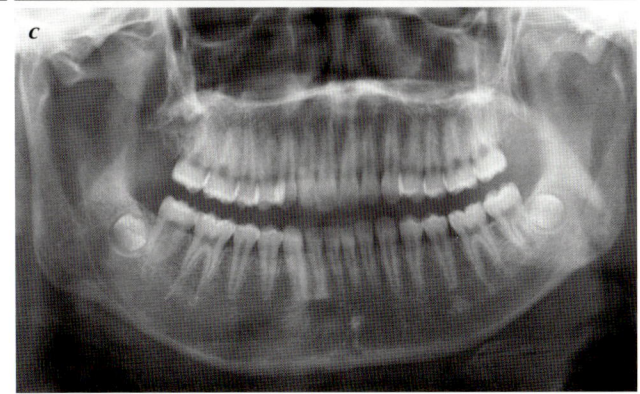

図5-38a〜c　パノラマエックス線写真（症例7）．**a**：6歳9か月．**b**：11歳5か月．**c**：15歳8か月．

治療経過・治療結果：

　診察・検査から1か月後（6歳10か月），オトガイ帽装置を装着した（図5-36c, d）．オトガイ帽装置は就寝時に装着するように指示した．低位舌と頬杖，これらの原因，歯列や顎顔面形態，軟組織，機能への影響について説明し，患児自身に低位舌と頬杖を意識させた．舌尖を切歯乳頭部に接触させた状態で，口を開閉させる舌尖の強化法（筋機能療法）を指導した．

　オトガイ帽装置装着から4か月後（7歳2か月），オーバージェットは1.5mm，オーバーバイトは1.5mmになり，反対咬合が改善した．

　反対咬合改善から6か月後，すなわち，オトガイ帽装置装着から10か月後（7歳8か月），上下切歯の萌出は完了した．オーバージェットとオーバーバイトは，いずれも，2.5mmになった．交叉咬合は改善した．下顎歯列の正中は，上顎歯列のそれに対して，左側へ1mm偏位していた．萌出した上顎右側第一大臼歯は咬合し，右側乳臼歯部は離開していた．歯列は側方歯群の交換期であり，成長発育の緩やかな時期になったので，オトガイ帽装置を撤去した（図5-37f〜h）．

　オトガイ帽装置撤去から3年9か月後（11歳5か月），永久歯列になった．オーバージェットとオーバーバイトはいずれも3.0mmになった．上下歯列の正中は一致し，左右側方歯群は緊密に咬合した．上顎前歯部に軽度な叢生，下顎前歯部に空隙を認めた．左右犬歯はⅠ級咬合であった．下顎左右第一大臼歯は近心傾斜し，第一大臼歯は軽度なⅢ級咬合であった（図5-37i〜k）．パノラマエックス線写真検査から，すべての第二大臼歯歯胚の発育を確認した（図5-38b）．

　オトガイ帽装置撤去から8年後（15歳8か月），すべての第二大臼歯の萌出は完了した．口腔内所見は，オトガイ帽装置撤去から3年9か月後（11歳5か月）のそれとほとんど変化がなかった（図5-37l〜p）．咬合が安定し，成長発育のピークが終了したので，マルチブラケット装置による咬合再構成を行うことにした．パノラマエックス線写真検査から，下顎左右第三大臼歯の歯胚を確認した（図5-38c）．初診時（6歳9か月）とオトガイ帽装置撤去から8年後（15歳8か月）のセファロ分析の結果を比較した．骨格型は，SNAの増加とSNBの減少がANBを3°増加し，Convexityも増加した．これは顎関係の改善を示唆

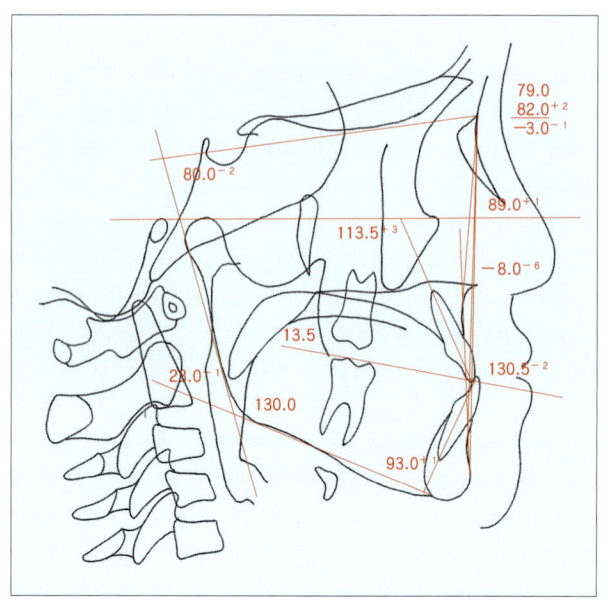

5-2 症例

図5-39 初診時(6歳9か月)のセファロ分析(症例7).

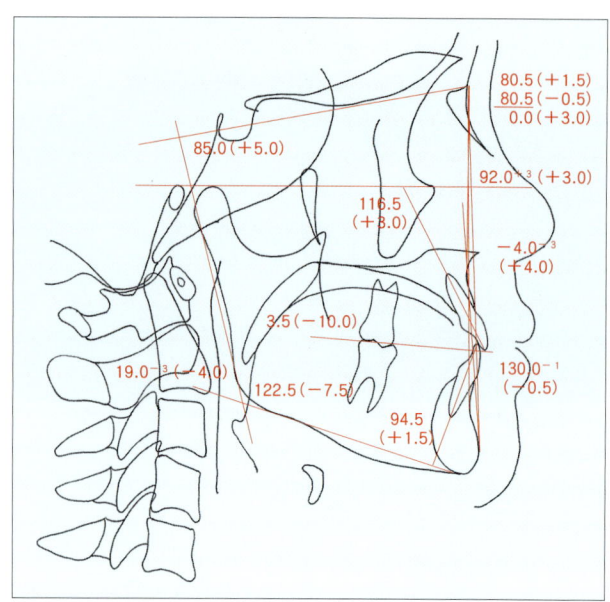

図5-40 初診時(6歳9か月)とオトガイ帽装置撤去から8年後(15歳8か月)のセファロ分析の比較(症例7).

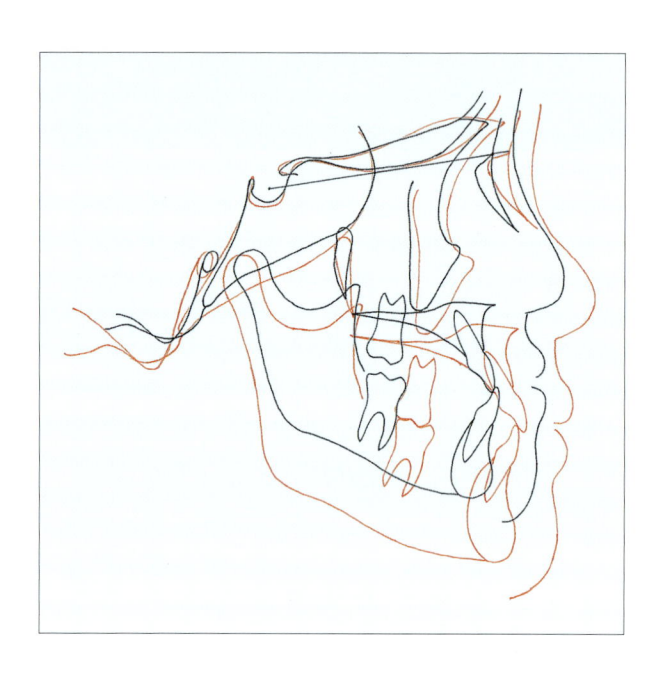

図5-41 初診時(6歳9か月)とオトガイ帽装置撤去から8年後(15歳8か月)のセファロの重ね合わせ(症例7).

する．Facial angle の増加は良好なオトガイ形成(突出)の結果である．FMA と Gonial angle の減少および Ramus inclination の増加は下顎角の狭小化を示唆した．歯槽型では，U1-FH が3°，L1-Mp が1.5°増加した(**図5-40**)．セファロの重ね合わせでは，上顎と下顎の前下方成長，下顎角の狭小化を確認した(**図5-41**)．矯正治療終了時(15歳8か月)のセファロ分析の結果と標準値を比較した．骨格型では，SNA，SNB，ANB が標準偏差内にあったが，Facial angle が+3SD を越えて大きく，Convexity が-3SD を越えて小さかった．これはオトガイの突出型形成に起因する．FMA は，-3SD を越えて小さかった．歯槽型では，U1-L1が-1SD を越えて小さかった(**図5-40**)．

予後の推定と今後の治療方針：

下顎の成長発育が旺盛な時期は過ぎ，咬合は長期間安定しているので，反対咬合の予後は良好であると推測する．

今後は，マルチブラケット装置を用いて，歯槽性の咬合異常を改善する．下顎左右第三大臼歯は抜去する．

CHAPTER 5　反対咬合

[症例8] 上顎の後退と下顎の突出を伴う混合歯列期の骨格性反対咬合に対する上顎前方牽引装置治療（図5-42〜49）

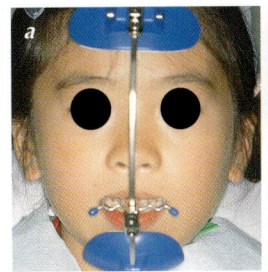

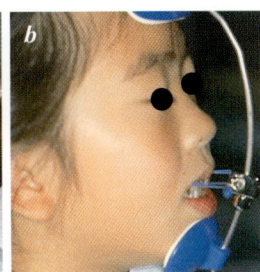

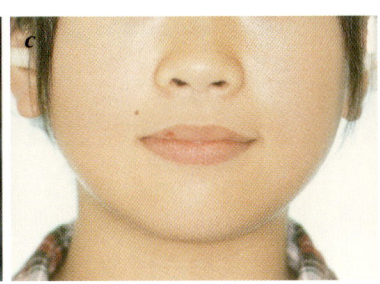

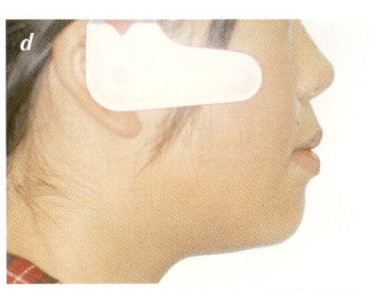

図5-42a〜d　顔貌（症例8）．a, b：上顎前方牽引装置装着時（8歳5か月）．c, d：上顎前方牽引装置撤去から3年6か月後（12歳6か月）．

[症例8]

患　児：8歳3か月，女児
主　訴：切歯部の反対咬合を主訴に来院した．
家族歴：特記すべき事項はなかった．
顔貌所見：顔面形態は長顔型傾向中顔型，正貌はほぼ左右対称であり，側貌は上唇部が後退し，鼻唇角は小さかった．
顎関節・筋の触診：左右顆頭は，回転運動に対して，滑走運動開始時期が遅れた．筋の触診では，左右咬筋浅層停止部前後縁に圧痛（＋），顎二腹筋後腹に圧痛（＋＋）を認めた．
口腔内所見：歯列はHellmanの歯齢ⅢAであった．オーバージェットは−1mm，オーバーバイトは0.5mmであったが，上下側切歯間には垂直的空隙を認めた．下顎切歯部に軽度な叢生を認めた．乳犬歯と第一大臼歯は，左右側ともに，Ⅲ級咬合であった．下顎咬合平面は，上顎咬合平面に対して，前下方へ急傾斜し，上下咬合平面は放射状に離開していた．上顎臼歯部は狭窄していた．下顎は，筋肉位で切端咬合にならなかった（図5-43a〜e）．
エックス線写真検査：逆生埋伏過剰歯2本を上顎正中部に認めた（図5-44a, b）．
セファロ分析：骨格型では，SNAとSNBが標準偏差内にあったが，上顎が後退し，下顎が突出していた．ANBとConvexityは，それぞれ，−1SD，−2SDを越えて小さかった．Gonial angleは，−4SDを越えて小さかった．歯槽型では，すべての計測項目が標準偏差内にあった（図5-45）．
診　断：上顎の後退と下顎の突出を伴う混合歯列の骨格性反対咬合，上顎歯列の狭窄

治療方針：
①上顎逆生埋伏過剰歯を抜去する．
②上顎前方牽引装置を用いて，上顎の成長促進と下顎の成長抑制を図り，顎関係を改善する．
③反対咬合が改善した場合には，成長発育が緩やかな時期（平坦期）に，上顎前方牽引装置を撤去し，経過観察に移行する．
④成長発育のピーク終了後には，再診断とマルチブラケット装置による咬合再構成を行う．

治療経過・治療結果：
　診察・検査から1か月後（8歳4か月），上顎逆生埋伏過剰歯2本を抜去した．
　過剰歯抜去から1か月後（8歳5か月），上顎前方牽引装置を装着した（図5-42a, b）．口腔内装置にはクワドヘリックスを用いた．牽引は犬歯部から行った（図5-43f〜i）．
　上顎前方牽引装置装着から2か月後（8歳7か月），切歯被蓋が改善した．
　上顎前方牽引装置装着から7か月後（9歳），切歯の被蓋改善は維持され，臼歯部の狭窄も改善した．上顎前方牽引装置を撤去し，経過観察に移行した．反対咬合や臼歯部の狭窄が経過観察中に再発する場合には，上顎前方牽引を直ちに再開するために，クワドヘリックスの装着は継続した．歯列はHellmanの歯齢ⅢBであり，下顎乳犬歯は脱落していた．オーバージェットとオーバーバイトは，いずれも，2.5mmであった．上下切歯部に軽度な叢生を認めた．左右第一大臼歯は軽度なⅢ級咬合であった（図5-43j〜l）．パノラマエックス線写真から，側方歯群の良好な交換を確認した（図5-44c）．

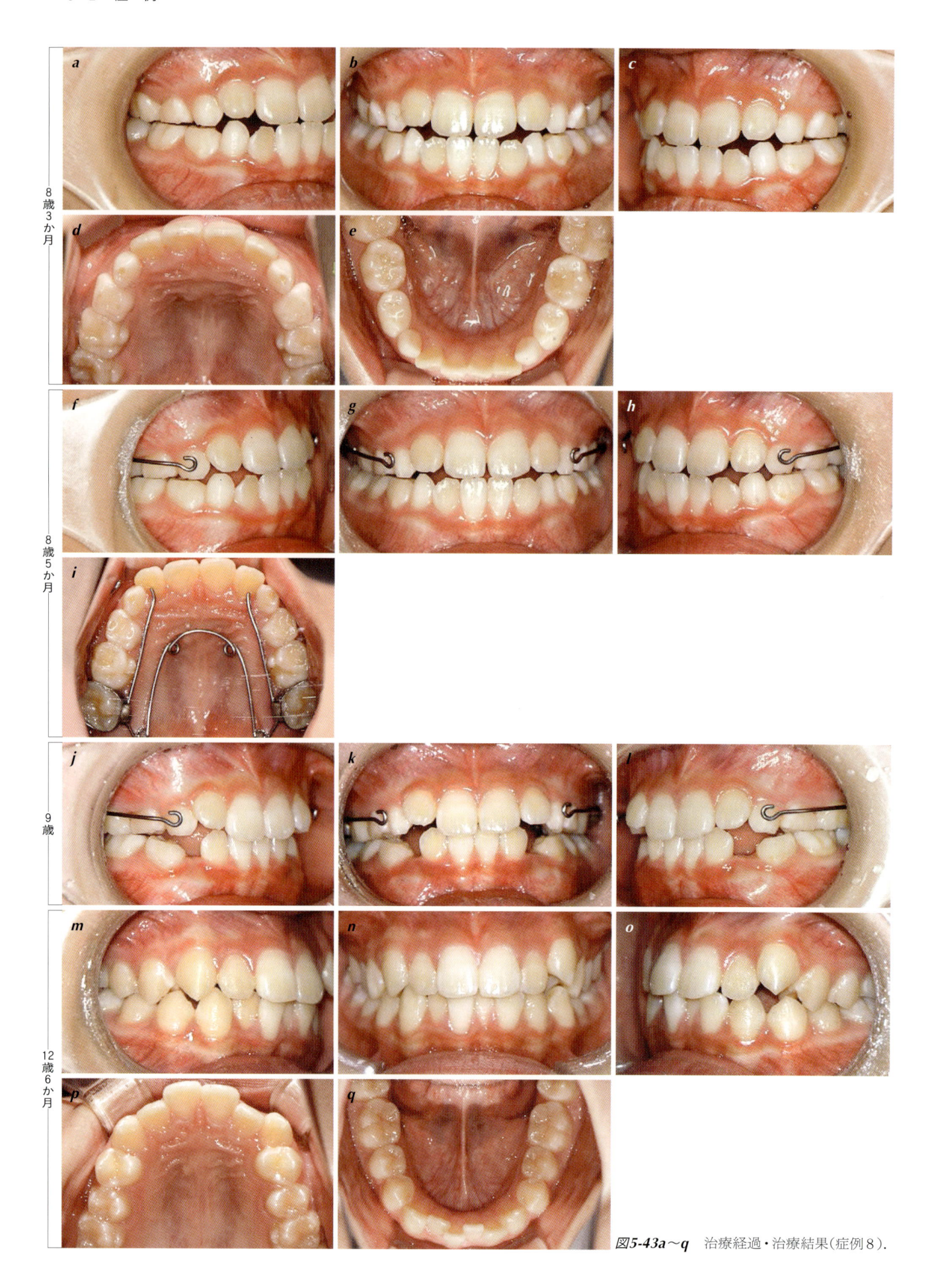

5-2 症 例

8歳3か月

8歳5か月

9歳

12歳6か月

図5-43a〜q　治療経過・治療結果（症例8）．

88

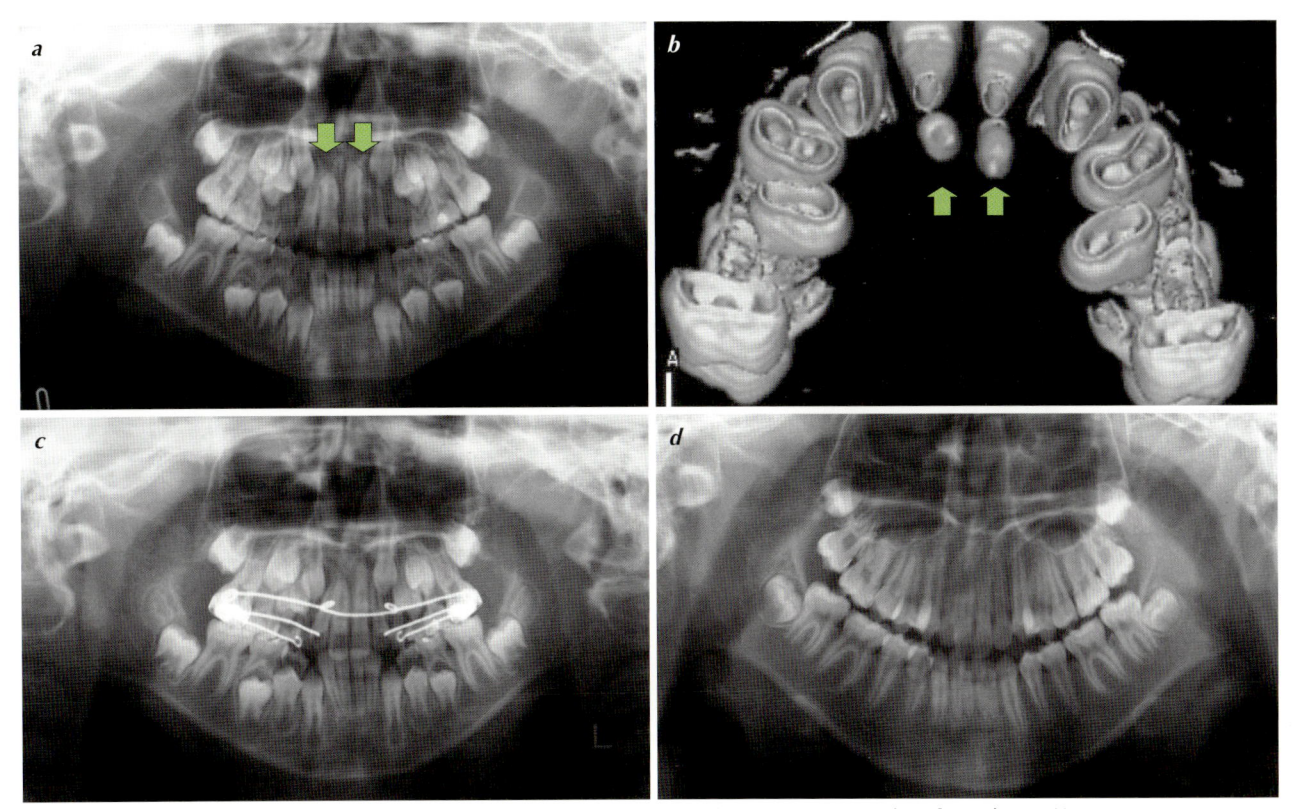

図5-44a～d エックス線写真(症例8). **a, b**：8歳3か月. 矢印は過剰歯を示す. **c**：9歳. **d**：12歳6か月.

　経過観察開始(上顎前方牽引装置撤去)から2か月後(9歳2か月), クワドヘリックスを撤去した. 初診時(8歳3か月)と経過観察開始(上顎前方牽引装置撤去)から2か月後(9歳2か月)のセファロ分析の結果を比較した. 骨格型では, SNAとConvexityが著明に増加し, ANBも2.5°増加した. これは顎関係の改善を示唆する. 歯槽型では, U1-FHが5.5°増加し, L1-Mpが3.0°減少した(図5-46). セファロの重ね合わせでは, 上顎の下方成長, 上顎切歯の唇側傾斜, 下顎切歯の舌側傾斜と挺出, 上顎第一大臼歯の近心移動を認めた(図5-47, 48).

　経過観察開始(上顎前方牽引装置撤去)から3年6か月後(12歳6か月), 下顎第二大臼歯が萌出を完了し, 上顎第二大臼歯が萌出中であった. オーバージェットとオーバーバイトは, いずれも, 3.5mmであった. 上下切歯部に軽度な叢生を認めた. 犬歯と第一大臼歯は, 左右ともに, Ⅰ級咬合, 小臼歯部の咬合は緊密であった. 交叉咬合は改善していた(図5-43m～q). 顔面形態は中顔型, 正貌はほぼ左右対称, 側貌はストレートタイプ(直線型)であった. 上唇の後退感は軽減した(図5-42c, d). パノラマエックス線写真から, すべての第三大臼歯歯胚を確認した(図5-44d). 経過観察開始(上顎前方牽引装置撤去)から3年6か月後(12歳6か月)のセファロ分析の結果と標準値を比較した. 骨格型では, SNAとSNBがそれぞれ+1SD, +2SDを越えて大きく, ANBが標準偏差内にあった. Gonial angleは, -2SDを越えて小さかった. 歯槽型では, すべての計測項目が標準偏差内にあった(図5-49). 本症例をAngle Ⅰ級咬合の叢生と再診断した. 経過観察開始(上顎前方牽引装置撤去)から2か月後(9歳2か月)と3年6か月後(12歳6か月)のセファロの重ね合わせでは, 上顎と下顎の前下方成長, 上顎切歯の舌側傾斜, 下顎切歯の唇側傾斜と挺出, 上顎第一大臼歯の挺出, 下顎第一大臼歯の近心移動と挺出を認めた(図5-47, 48).

予後の推定と今後の治療方針：

　成長発育が旺盛な時期は過ぎ, 長期間の経過観察中に咬合が安定したので, 反対咬合の予後は良好であると推測する.

　今後は, マルチブラケット装置による咬合再構成が必要である. すべての第三大臼歯は抜去する.

5-2 症例

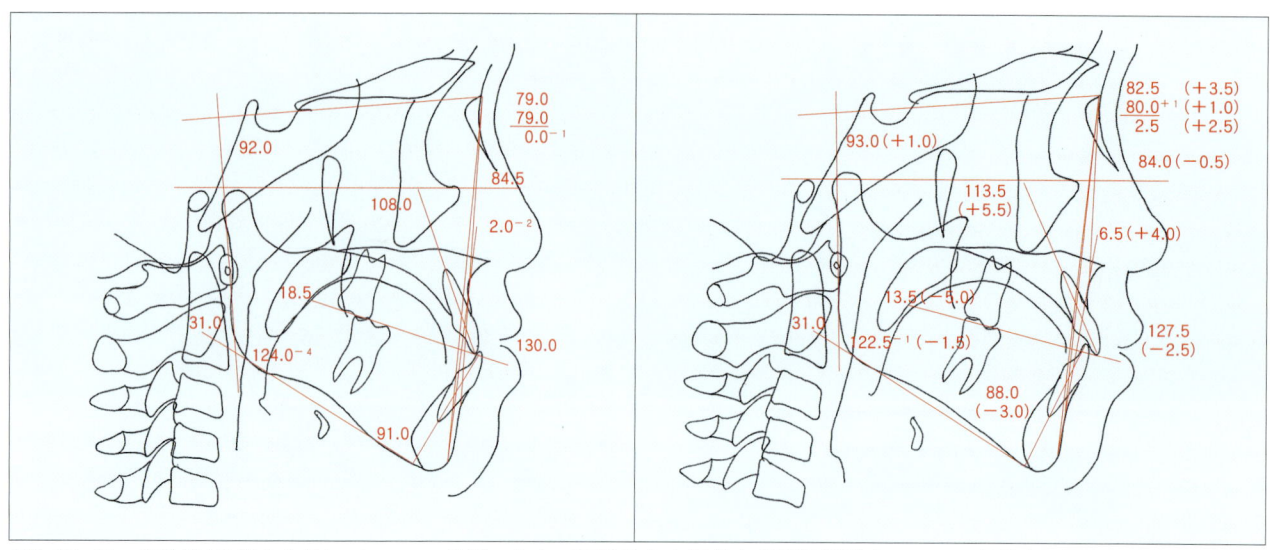

図5-45, 46 初診時（8歳3か月）のセファロ分析，および初診時と上顎前方牽引装置撤去から2か月後（9歳2か月）のセファロ分析の比較（症例8）．

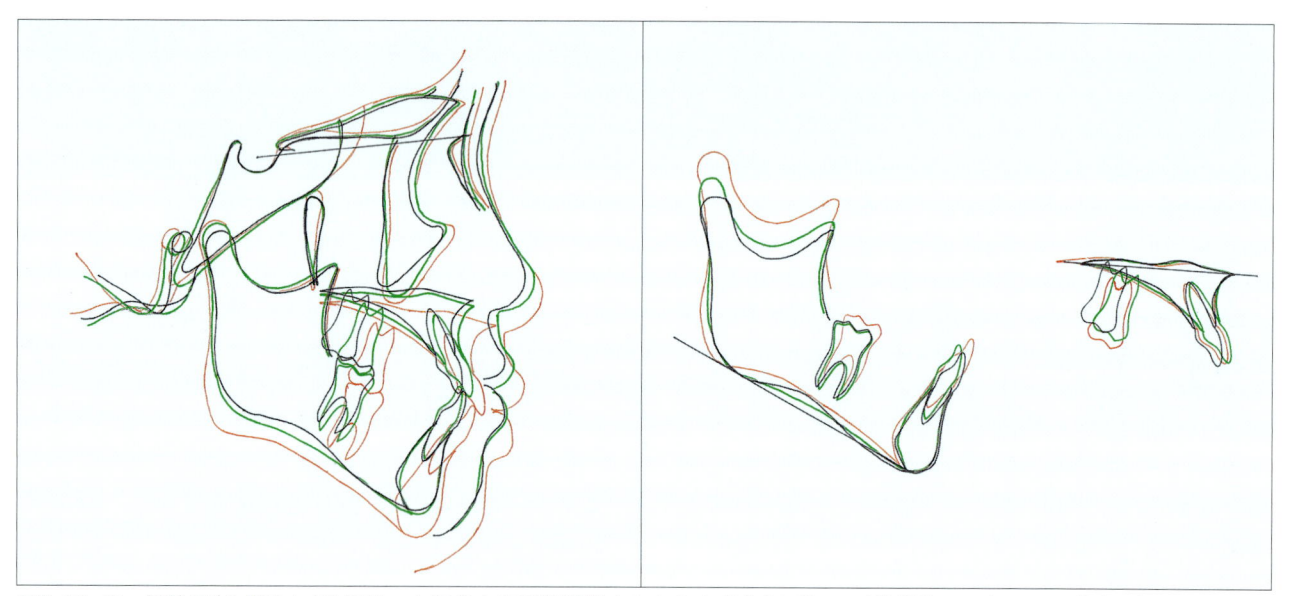

図5-47, 48 初診時（8歳3か月）（黒），上顎前方牽引装置撤去から2か月後（9歳2か月）（緑）と3年6か月後（12歳6か月）（赤）のセファロおよび上顎と下顎の重ね合わせ（症例8）．

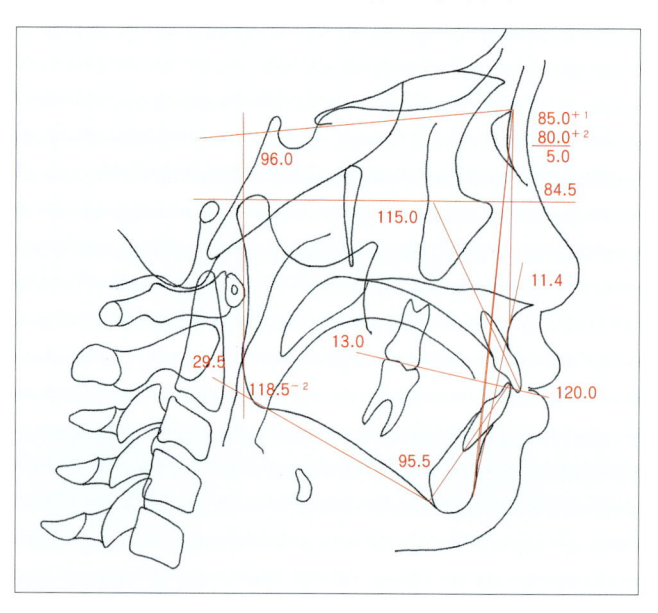

図5-49 上顎前方牽引装置撤去から3年6か月後（12歳6か月）のセファロ分析（症例8）．

CHAPTER 5　反対咬合

［症例9］混合歯列前期の下顎突出型骨格性反対咬合に対する上顎前方牽引装置治療（図5-50〜55）

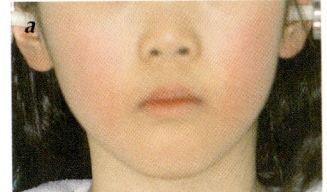

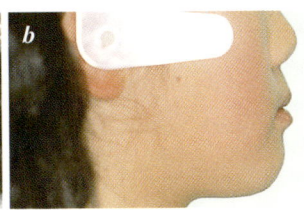

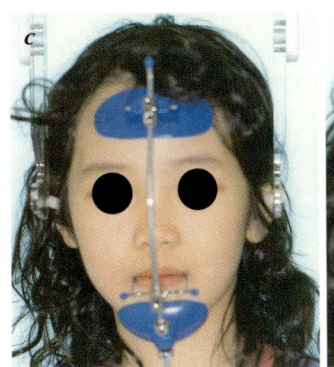

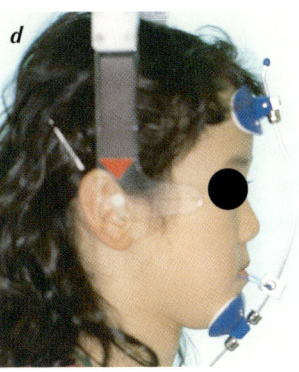

図5-50a〜d　顔貌（症例9）．a, b：初診時（5歳10か月）．c, d：上顎前方牽引装置装着時（7歳6か月）．

［症例9］

患　児：5歳10か月，女児

主　訴：乳前歯の歯列不正を主訴に来院した．

家族歴：父親が反対咬合で，矯正治療の既往があった．

顔貌所見：顔面形態は長顔型，正貌はほぼ左右対称，側貌はコンケイブタイプ（凹型）であった．上口唇は後退し，鼻唇角は小さかった（図5-50a, b）．

顎関節・筋の触診：左右顆頭の滑走運動は，調和していた．筋の触診では，左右咬筋浅層停止部前後縁と左右顎二腹筋後腹に圧痛（＋＋）を認めた．

口腔内所見：歯列はHellmanの歯齢ⅡCであった．下顎左右第一大臼歯は萌出中であり，すべての乳歯は存在していた．乳切歯は切端咬合，乳犬歯は反対咬合であった．左右乳犬歯はⅢ級咬合であった．ターミナルプレーンはメジアルステップタイプであった．上唇小帯の肥厚と低位舌を認めた（図5-51a〜e）．

パノラマエックス線写真検査：歯数の異常を認めなかった．切歯萌出後の上下切歯部叢生を疑った（図5-52a）．

セファロ分析：骨格型はHellmanの歯齢ⅡC，歯槽型はⅡAの標準値と比較した．骨格型では，SNBとGonial angleがそれぞれ＋2SD，＋1SDを越えて大きく，Convexityが－3SDを越えて小さく，ANBとRamus inclinationがいずれも－1SDを越えて小さく，下顎が突出していた．歯槽型では，UA-FHが＋1SDを越えて大きく，LA-Mpが－1SDを越えて小さく，上顎乳切歯の唇側傾斜と下顎乳切歯の舌側傾斜を認めた．Occlusal plane-FHは＋1SDを越えて大きく，咬合平面は時計回りに回転していた（図5-53）．

診　断：上顎乳切歯の唇側傾斜と下顎乳切歯の舌側傾斜を伴う混合歯列前期の下顎突出型骨格性反対咬合

治療方針：

①上下切歯交換まで，経過観察および舌挙上を主体とした筋機能療法を行う．

②上下切歯交換期から，顎関係の改善を図り，被蓋を改善する．

③下顎突出型骨格性反対咬合であるが，下顎乳切歯が舌側傾斜していたので，顎関係の改善には上顎前方牽引装置を用いる．

④セクショナルブラケット装置を用いて，上顎切歯部叢生を改善する．

⑤成長発育のピーク終了まで，保定あるいは経過観察を行う．

⑥必要に応じて，上顎前方牽引装置治療あるいはオトガイ帽装置治療を行う．

⑦成長発育のピーク終了後には，再診断とマルチブラケット装置による咬合再構成を行う．

治療経過・治療結果：

診察・検査から1か月後（5歳11か月），経過観察を開始した．舌挙上を主体とした筋機能療法を行った．

経過観察開始から11か月後（6歳10か月），すべての第一大臼歯と下顎左右中切歯が萌出した．上顎乳切歯と下顎中切歯は切端咬合であった．左右乳犬歯はⅠ級咬合になった（図5-51f〜h）．

経過観察開始から1年5か月後（7歳4か月），下顎左右側切歯と上顎左右中切歯は萌出中であった．

5-2 症例

5歳10か月

6歳10か月

7歳4か月

7歳6か月

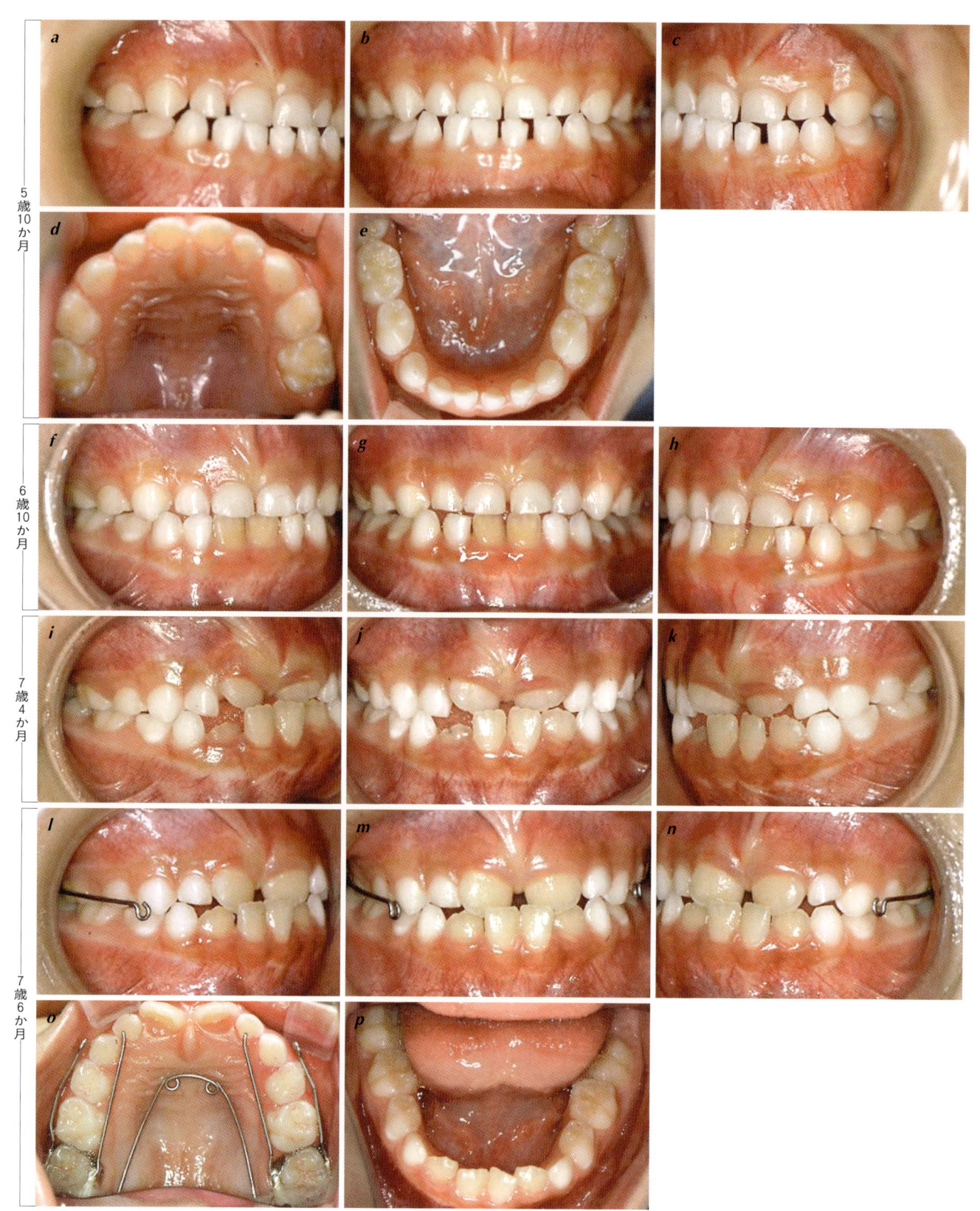

図5-51a〜F 治療経過・治療結果（症例9）．

CHAPTER 5　反対咬合

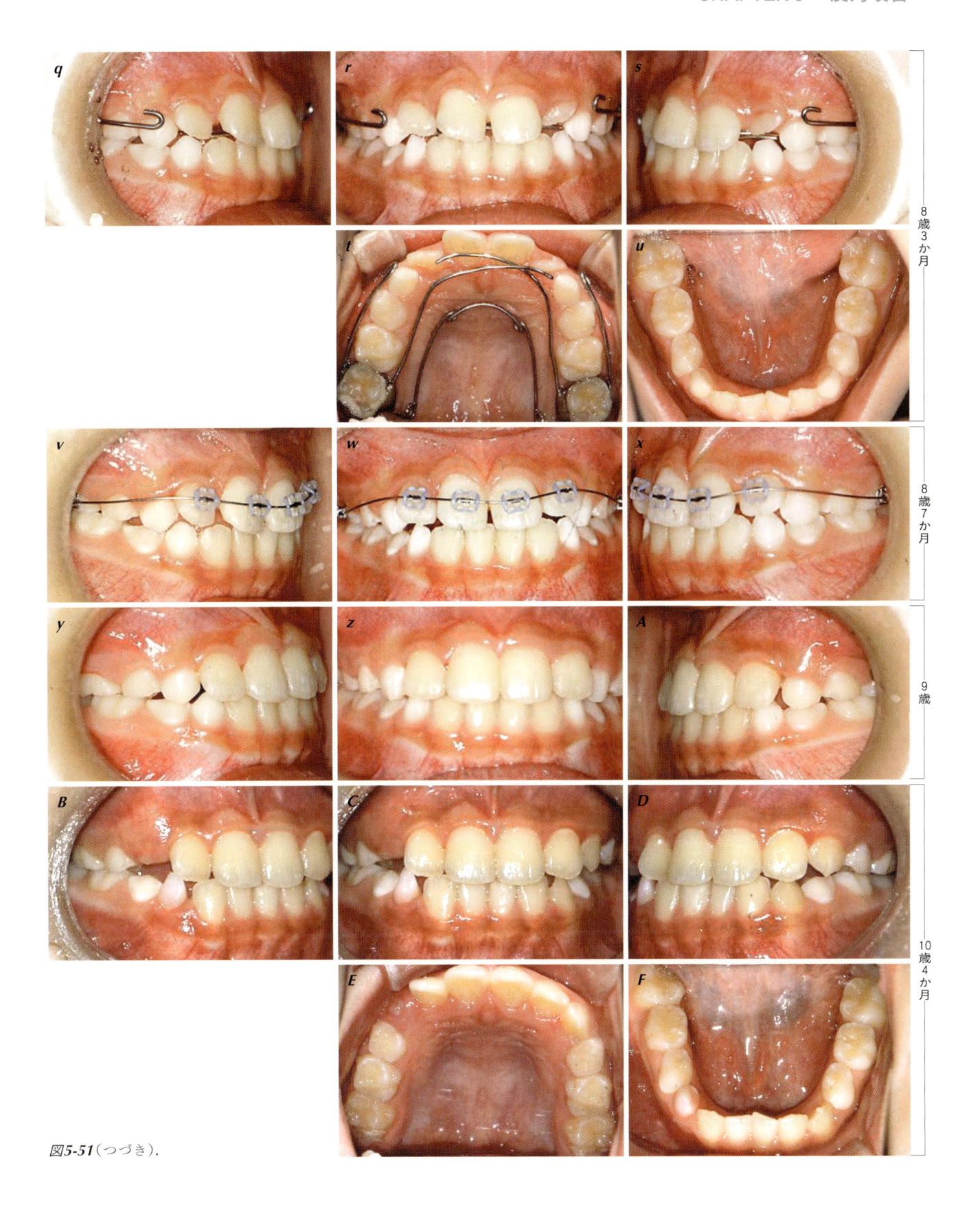

8歳3か月

8歳7か月

9歳

10歳4か月

図5-51（つづき）.

93

5-2 症例

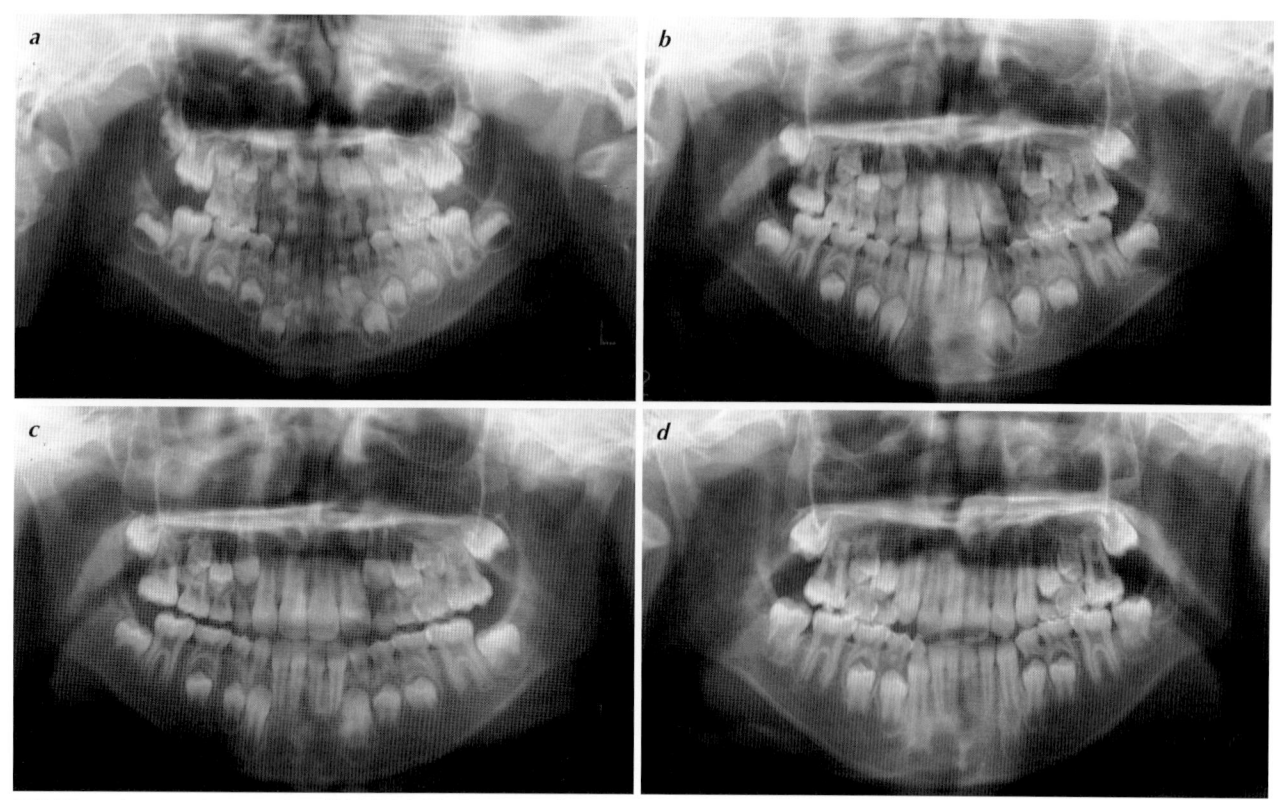

図5-52a〜d パノラマエックス線写真（症例9）． *a*：5歳10か月． *b*：8歳7か月． *c*：9歳． *d*：10歳4か月．

（乳）切歯は反対咬合であった．上顎中切歯は翼状捻転し，八の字タイプの正中離開であった．下顎切歯部に軽度な叢生を認めた．下顎は切端咬合位まで後退しなかった（*図5-51i〜k*）．

経過観察開始から1年7か月後（7歳6か月），上顎前方牽引装置を装着した（*図5-50c, d*）．口腔内装置にはクワドヘリックスを用いた（*図5-51l〜p*）．

上顎前方牽引装置装着から9か月後（8歳3か月），中切歯の被蓋は改善した．クワドヘリックスは，上顎側切歯の萌出時に，前方拡大の機能を有するタイプに変更した．上下切歯部に軽度な叢生を認めた（*図5-51q〜u*）．

上顎前方牽引装置装着から1年1か月後（8歳7か月），上顎前方牽引装置とクワドヘリックスを撤去した．上顎切歯と第二乳臼歯にセクショナルブラケット装置（2×4装置）を装着し，上顎切歯部叢生の改善を開始した．018″スタンダードエッジワイズ装置を用いた．レベリングと排列には，016″と016″×016″ニッケルチタニウムワイヤー，ついで016″×022″ステンレススチールワイヤーを用いた（*図5-51v〜x*）．パノラマエックス線写真から，側方歯群の交換は良好であった（*図5-52b*）．

セクショナルブラケット装置装着から5か月後（9歳），上顎切歯部叢生と反対咬合が改善したので，保定に移行した．保定にはホーレー型保定床装置を用いた．乳犬歯と第一大臼歯は，左右ともに軽度なIII級咬合であった（*図5-51y〜A*）．初診時（5歳10か月）とセクショナルブラケット装置撤去時（9歳）の骨格型セファロ分析の結果を比較した．Facial angleとSNBは増加し，Convexityは減少した．すなわち，下顎は上顎（前頭蓋底）に対して，前方成長が著しかった（*図5-54*）．セファロの重ね合わせから，上顎の下方成長と下顎の前下方成長を確認した（*図5-55*）．FMAとGonial angleの減少とRamus inclinationの増加は，著しい下顎骨後方部の垂直的成長に起因した（*図5-54, 55*）．セクショナルブラケット装置撤去時（9歳）のセファロ分析の結果と標準値を比較した（*図5-54*）．骨格型では，Facial angleとSNBがそれぞれ＋1SD，＋2SDを越えて大きく，ConvexityとANBがそれぞれ－3SD，－1SDを越えて小さく，下顎の近心位を確認した．歯槽型では，U1-FHが＋1SDを越えて大きく，L1-Mpが－2SDを越えて

CHAPTER 5　反対咬合

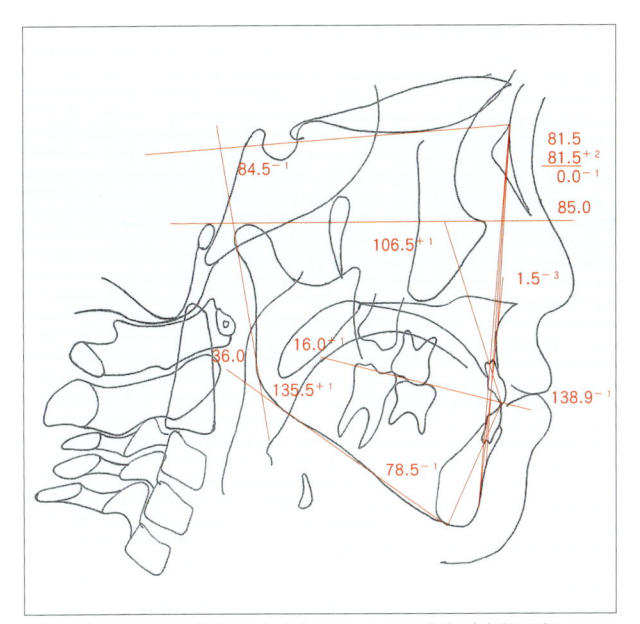

図5-53　初診時(5歳10か月)のセファロ分析(症例9).

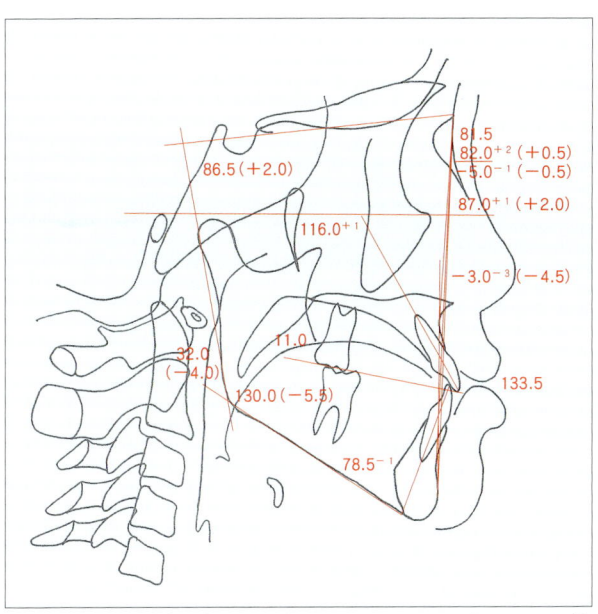

図5-54　初診時(5歳10か月)とセクショナルブラケット装置撤去時(9歳)のセファロ分析の比較(症例9).

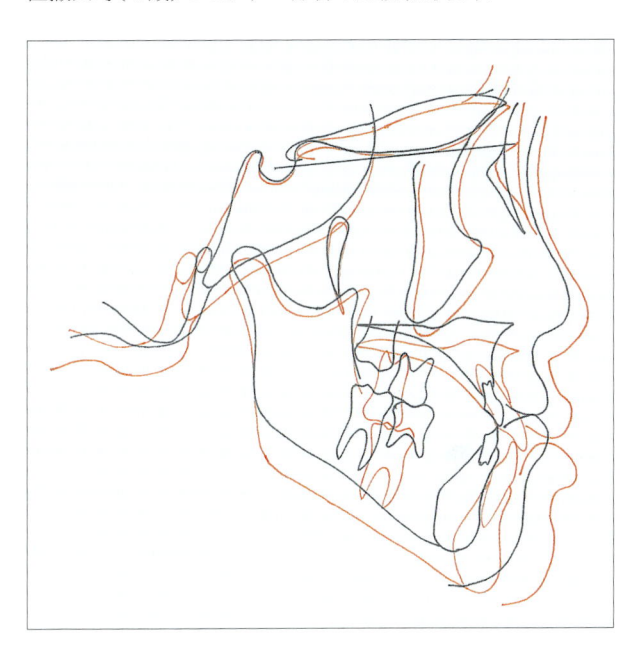

図5-55　初診時(5歳10か月)とセクショナルブラケット装置撤去時(9歳)のセファロの重ね合わせ(症例9).

小さく，上顎切歯の唇側傾斜と下顎切歯の舌側傾斜を確認した．パノラマエックス線写真から，側方歯群の交換は良好で，上顎犬歯の萌出路は側切歯歯根の遠心に沿っていた(図5-52c).

保定開始から1年4か月後(10歳4か月)，上顎左右犬歯の萌出が開始した．保定装置を撤去し，経過観察に移行した．保定中に，上唇小帯を切除した(図5-51B〜F, 52d).

予後の推定と今後の治療方針：

本症例は骨格性反対咬合であり，切歯の正常被蓋は得られているが，下顎の近心位，上顎切歯の唇側傾斜，下顎切歯の舌側傾斜があり，成長発育の旺盛な時期が過ぎていない．したがって，予後は不良であると推測する．上顎と下顎の成長のコントロール，すなわち顎関係のコントロールが必要になると推測する．

顎関係のコントロールには，オトガイ帽装置治療あるいは上顎前方牽引装置治療を行う．成長発育の旺盛な時期が過ぎてから，マルチブラケット装置による本格的矯正治療を行う．

骨格性反対咬合による顎変形症には，外科矯正の適応を考慮する．

5-3 診察・検査・診断のポイント

A. 反対咬合の鑑別

　反対咬合には歯槽性，機能性，骨格性の3タイプがあり，鑑別診断が必要である．歯槽性，機能性および骨格性反対咬合は，単独ではなく合併していることが多い．成長発育や早期治療によって反対咬合はそのタイプを変える．歯槽性(機能性)反対咬合は，放置すると骨格性反対咬合に移行する可能性がある．骨格性反対咬合はオトガイ帽装置治療により，機能性(歯槽性)反対咬合になることがある(図5-7)．これら3タイプの簡便な鑑別には，構成咬合位の採得可否や下顎の後方への可動性を診察する．

B. 咬合閉鎖路と構成咬合位の採得

　咬合閉鎖路と構成咬合位採得の可否は，口腔内で直接診察する．咬合閉鎖路は，安静位から咬頭嵌合位に至る下顎の運動経路である．機能性反対咬合では，下顎を安静位から咬合させると，早期接触が筋肉位で切歯部にあり，下顎が切端咬合位(構成咬合位)になり，その後，前方に誘導され，咬頭嵌合位に至る(図5-3, 25, 37)．すなわち，機能的下顎近心咬合を呈する．混合歯列期の機能性反対咬合と骨格性反対咬合では，第一大臼歯が咬頭嵌合位でⅢ級咬合である(図5-25)．歯槽性反対咬合は，早期接触位が切端咬合位やそれより前方にあり，機能性反対咬合の要因を伴うこともある(図5-13, 19)．骨格性反対咬合では，構成咬合位に下顎を誘導することができない(図5-43, 51)．構成咬合位の採得が可能な場合は機能性反対咬合であり，不可能な場合には骨格性反対咬合である．

　骨格性反対咬合では，オトガイ帽装置や上顎前方牽引装置を用いて，顎関係の改善を図る．顎関係の改善に伴い，混合歯列期の骨格性反対咬合は機能性(歯槽性)反対咬合になることが多い．骨格性反対咬合は，機能性(歯槽性)に移行してから，セクショナルブラケット装置治療を行う．

C. 下顎の後方への可動性

　下顎の後方への可動性は，構成咬合位採得の可否とともに，口腔内で直接診察する．機能性反対咬合や歯槽性反対咬合では，下顎の後方への可動性が構成咬合位(切端咬合位)の採得に寄与する．歯槽性(機能性)反対咬合の中には，下顎が切端咬合位まで後退しないこともある(図5-13, 19)．骨格性反対咬合では，下顎が後方へ可動しない．

D. 顔面形態と下顎の成長方向・下顎下縁平面・下顎角・下顎結合部

　顔面形態は，顔貌の診察や検査，セファロの検査・分析で診断する．顔面形態は，下顎の成長方向や顎顔面骨格型と密接な関係がある．下顎の成長方向が著しく(前)下方であり，オーバーバイトが小さい開咬型の骨格性反対咬合は，長顔型や長顔型傾向中顔型である(図5-42, 50)．長顔型の骨格性反対咬合では，下顎下縁平面が急傾斜であり，口蓋平面，咬合平面，下顎下縁平面が互いに放射状に広がり，下顎角が開大し，下顎結合部が細長く，狭い．

　下顎の成長方向が緩やかな前下方であり，オーバーバイトが大きい過蓋咬合型の骨格性(機能性)反対咬合は，短顔型や中顔型である(図5-2, 6, 24)．短顔型や中顔型の骨格性(機能性)反対咬合は下顎下縁平面が緩やかに傾斜し，口蓋平面，咬合平面，下顎下縁平面が互いに平行で，下顎角が狭く，下顎結合部が短く厚い．早期治療は中顔型や短顔型の反対咬合が容易で，長顔型の反対咬合が困難である．

　顔面形態の垂直的成長は，下顎の成長方向と関連する．下顎頭の垂直的成長量が上顎の縫合部と上下顎の歯槽部のそれより多い場合には，下顎が前方に成長し，反対咬合になる．

E. 上顎の後退・下顎の突出，上下顎の大きさ

　上顎の後退・下顎の突出は，セファロ分析や歯列・咬合の診察で診断する．上下顎の近遠心的位置の評価には，Facial angle, Convexity, SNA, SNB, ANB を計測する．上下顎の大きさは，セファロ分析で評価する．上顎の大きさは ANS‐PNS，下顎の大きさは Cd‐Gn, Gn‐Me, Me‐Cd を距離計測する．

　歯槽性反対咬合は，上顎と下顎の近遠心的位置が正常である．機能性反対咬合では，筋肉位で上顎と下顎の近遠心的位置が正常であるが，咬頭嵌合位で

下顎が近心位になる．機能性反対咬合と骨格性反対咬合は，いずれも，下顎が咬頭嵌合位で突出し，第一大臼歯がⅢ級咬合であるが，それぞれ作用機序と本態が異なる．

骨格性反対咬合では上顎が遠心位にあったり，下顎が近心位にあったりする．骨格性反対咬合には3タイプある．3タイプとは下顎が近心位にあり上顎が正常位にあるタイプ，下顎が正常位にあり上顎が遠心位にあるタイプ，下顎が近心位にあり上顎が遠心位にあるタイプである．乳歯列期や混合歯列期の骨格性反対咬合では，上顎前方牽引装置やオトガイ帽装置を用いて，上顎または下顎の近遠心的な顎関係の偏位を改善する．下顎が近心位・過成長であり，上顎が正常な位置や大きさであるタイプではオトガイ帽装置を用いる．下顎が正常な位置や大きさであり，上顎が遠心位・劣成長であるタイプまたは下顎が近心位・過成長であり，上顎が遠心位・劣成長であるタイプでは上顎前方牽引装置を用いる．

F．成長発育（咬合発育）の段階

他の咬合異常でも同様であるが，とくに骨格性反対咬合では，常に顎顔面口腔の成長発育を診察，検査する必要がある．

上顎は，その位置と構造上，頭蓋底の成長発育の影響を強く受ける．上顎の成長様式は，一般型であるが，神経型に近い．成長の割合が大きい時期をスパート(spurt)というのに対して，少ない時期を平坦期(plateau phase)という．上顎の成長発育のスパートを示す時期は，下顎ほど著明でない．骨格性反対咬合では，低年齢から，上顎が劣成長の傾向にあり，その後，前頭蓋底に対して，下方へ成長することが多い．つまり，成長に伴う上顎の近心移動は期待できない．

下顎は，身長の伸びと同じく，一般型の成長様式を示す．下顎の成長には2つのスパートと2つの平坦期がある．第一のスパートは5, 6歳の第一大臼歯の萌出期である．第二のスパートは，思春期を挟んで思春期前期と思春期期間中であり，第二大臼歯の萌出期である（思春期性の成長スパート）．平坦期は一番目と二番目のスパートの間，二番目のスパート後にある．骨格性反対咬合では，思春期性の成長スパート前から，下顎が大きく，近心位にあり，成長のスパート期に，急激な成長発育によって，下顎前突の様相が顕著化する．すなわち，乳歯列期と混合歯列期の骨格性反対咬合では，下顎の過成長や上顎の劣成長が関与し，常に成長のスパートを考慮する．歯槽性反対咬合や機能性反対咬合は治療を行わずに放置すると，骨格性反対咬合の要因を随伴したり，骨格性反対咬合になったりする．したがって，乳歯列期や混合歯列期の反対咬合では，常に成長発育（咬合発育）の段階を考慮する．

思春期性の成長スパートが過ぎるまでの骨格性反対咬合の治療は，顎関係の改善に専念すべきであり，積極的な歯の移動によって，被蓋を改善すべきではない．下顎の成長抑制や上顎の成長促進によって，骨格性反対咬合が機能性反対咬合になった場合には，セクショナルブラケット装置や舌側弧線装置などの比較的簡単な装置を用いて，舌側傾斜した上顎切歯を唇側傾斜させ，被蓋を改善する．マルチブラケット装置による咬合再構成は，思春期性の成長スパートが過ぎてから行う．すなわち，思春期性の成長スパート時期の診断は，治療計画を立案する上でも重要である．思春期性成長スパート時期の判定には，初潮年齢，身長の思春期スパート時期，第二大臼歯の萌出時期などを診察・検査したり，手根骨や頚椎の形態をエックス線写真で検査したりする．

G．顎関節と筋の触診

反対咬合では，回転運動に対する顆頭の滑走運動開始時期の遅れや顎関節へのコンプレッションが触知され，咬筋浅部停止部前後縁・中央や顎二腹筋後腹に圧痛を認める．これらの所見は，骨格性反対咬合，開咬を伴う骨格性反対咬合，側方歯群の交換期で著明になる．骨格性反対咬合の治療に用いられるオトガイ帽装置や上顎前方牽引装置は，程度の差こそあれ，顆頭を後退させ，顎関節にメカニカルストレスを加える．骨格性反対咬合では，下顎頭が小さく，顎関節隙が広いので，これらの装置によって，顆頭が容易に後退し，関節円板が前方転位しやすい（図5-56）．他の咬合異常と同様であるが，とくに骨格性反対咬合の治療においてオトガイ帽装置や上顎前方牽引装置を用いる場合には，顎関節と筋の触診

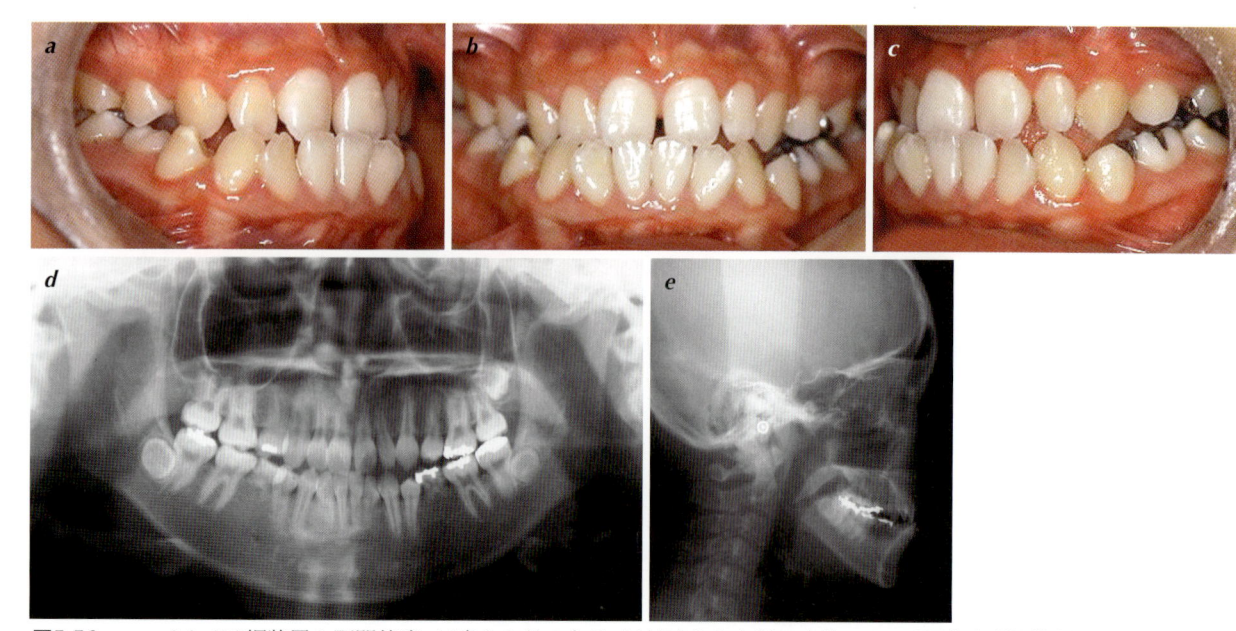

図5-56a〜e オトガイ帽装置と顎関節症．14歳2か月の女子．反対咬合を主訴に来院した．下顎突出型骨格性反対咬合と診断した．左右関節円板は正常であった．すべての第二小臼歯は先天的に欠如していた．下顎左右第二乳臼歯は残存していた．下顎左右第二乳臼歯を抜去した後，オトガイ帽装置を用いて，切歯の被蓋を改善すると同時に，下顎抜歯空隙を縮小する．切歯の被蓋改善と抜歯空隙の縮小後，マルチブラケット装置を用いて，咬合再構成を行うことにした．

は必要不可欠である．

H．オーバージェットとオーバーバイト

オーバージェットとオーバーバイトは，歯列・咬合の診察，口腔模型やセファロの検査で診断する．反対咬合では，マイナス（−）のオーバージェットが著しいほど，骨格性反対咬合の傾向が強く，矯正治療が困難になる．著しい骨格性反対咬合では，上下犬歯と第一大臼歯が著しいⅢ級咬合を呈しているが，上顎切歯の唇側傾斜や下顎切歯の舌側傾斜によって，オーバージェット（−）が，見かけ上，軽度な場合があるので，診察・検査では注意を要する．

オーバーバイトがプラス（＋）の場合には，その程度が著しいほど，被蓋の改善が困難である（*図5-25*）．しかし，一端，被蓋が改善すると，改善した被蓋は下顎の成長により後戻りし難く，咬合は安定する．したがって，オーバーバイトが大きい反対咬合は，矯正治療が容易である（*図5-3, 7, 13, 25, 37*）．オーバーバイトがマイナス（−）あるいは0mmの場合には，オーバージェットの改善が容易である．しかし，改善した被蓋は下顎の成長により後戻りし易く，咬合は安定しない．したがって，マイナス（−）のオーバーバイトが著しい反対咬合は，矯正治療が困難である（*図5-19, 31, 43, 51*）．機能性反対咬合では，下顎が近心に偏位しオーバークロージャー（overclosure）を呈し，オーバーバイトが大きく，安静空隙も大きい（*図5-25*）．

I．反対咬合を呈する範囲

逆被蓋の範囲は，歯列・咬合の診察や口腔模型の検査で診断する．逆被蓋の範囲が乳切歯に限局している乳歯列期の反対咬合は，経過観察をする．逆被蓋の範囲が（乳）切歯から（乳）犬歯，さらに臼歯部に及ぶ反対咬合は，混合歯列に限らず，乳歯列でも早期治療を行う．逆被蓋の範囲が乳切歯に限局しているか，乳犬歯まで及んでいるかが，乳歯列期の反対咬合を経過観察するか，早期治療するかの一つの診断基準である．

J．上顎・下顎（乳）中切歯歯軸傾斜，歯列弓の形態

上顎・下顎（乳）中切歯の唇・舌側傾斜の程度は，歯列・咬合の診察やセファロ分析で診断する．

歯槽性反対咬合や機能性反対咬合では，上顎切歯が舌側傾斜することが多い．舌癖（低位舌，舌突出癖）を伴う歯槽性反対咬合では，下顎切歯が唇側傾斜する（*図5-31*）．骨格性反対咬合では，歯・歯槽性の補償機構（dentoalveolar compensation）によって，上顎切歯が唇側傾斜し，下顎切歯が舌側傾斜する．舌癖（低

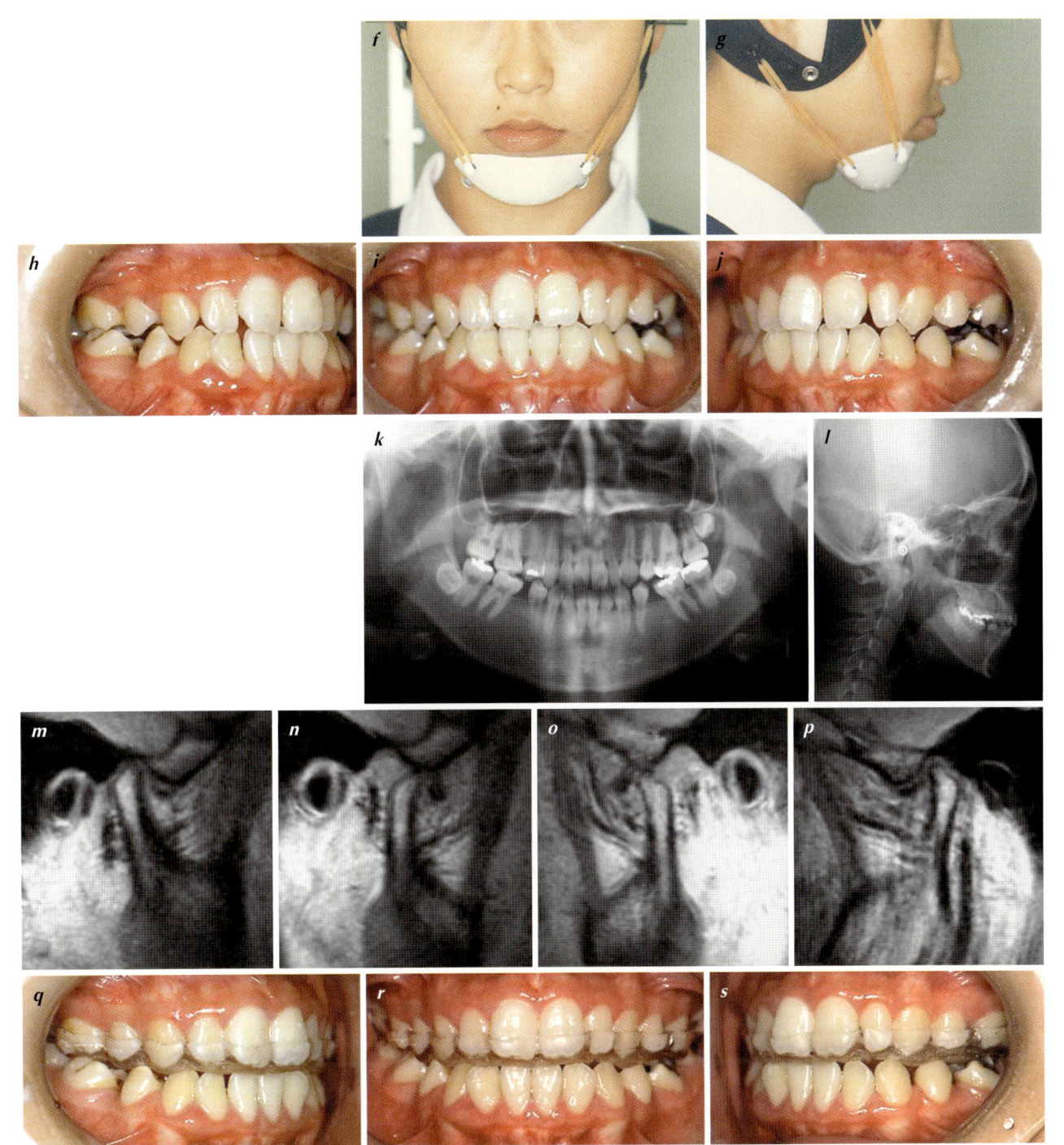

図5-56f〜s　f, g：14歳4か月．オトガイ帽装置を装着した．h〜j：15歳10か月．オトガイ帽装置装着から1年6か月後，被蓋は改善し，下顎抜歯空隙は縮小した．顎関節に自発痛，運動痛，開口障害を認めた．k：同，パノラマエックス線写真．l：同，側面セファロ．m〜p：MRI（m, 右側閉口時；n, 右側開口時；o, 左側開口時；p, 左側閉口時）検査を行った．左右関節円板非復位性前方転位であった．q〜s：直ちに，スプリント治療を行った．

位舌，舌突出癖）を伴う骨格性反対咬合では，上下切歯が唇側傾斜することもある．

混合歯列期の骨格性反対咬合では，早期治療によって改善した被蓋が維持されても，その後の下顎の成長が上顎切歯の唇側傾斜や下顎切歯の舌側傾斜を引き起こすことがある（*図5-19, 51*）．

歯列弓の形態は口腔内の直接診察や口腔模型の検査で診断する．上顎・下顎（乳）中切歯歯軸傾斜が歯列弓形態に影響する．上顎切歯の唇側傾斜は，歯列弓を放物線状にし，被蓋改善を困難にする．上顎切歯の舌側傾斜は歯列弓を方形にし，被蓋改善を容易にする．下顎切歯の唇側傾斜は歯列弓を放物線状にし，被蓋改善を容易にする．下顎切歯の舌側傾斜は歯列弓を方形にし，被蓋改善を困難にする．

K．ターミナルプレーン，（乳）犬歯と第一大臼歯の咬合

ターミナルプレーン，（乳）犬歯と第一大臼歯の咬合は，歯列・咬合の診察や口腔模型の検査で診断する．機能性反対咬合では，咬頭嵌合位だけでなく，筋肉位におけるターミナルプレーンと（乳）犬歯・第一大臼歯の咬合，ならびに咬合閉鎖路での動的な咬合変化を診察する．

歯槽性反対咬合は，ターミナルプレーンがバーティカルタイプ，（乳）犬歯と第一大臼歯がⅠ級咬合である（*図5-13, 31*）．機能性反対咬合や骨格性反対咬合は，咬頭嵌合位において，ターミナルプレーンがメジアルステップタイプ，（乳）犬歯と第一大臼歯がⅢ級咬合である（*図5-3, 7, 19, 25, 37, 43, 51*）．機能性反対咬合では，筋肉位で，ターミナルプレーンがバーティカルタイプ，（乳）犬歯と第一大臼歯がⅠ級咬合である．

L．下顎咬合平面の傾斜

下顎咬合平面の傾斜は，歯列・咬合の診察，口腔模型やセファロの検査・分析で診断する．下顎咬合平面の傾斜は，下顎の成長方向を反映する．

歯槽性反対咬合や機能性反対咬合では，下顎咬合平面が平坦であり，上顎咬合平面と調和し，前下方へ傾斜する．長顔型の骨格性反対咬合では，下顎咬合平面が上顎咬合平面に対して著しく前下方へ急傾斜であり，上下咬合平面が互いに放射状に広がり，その程度は下顎の成長に伴い顕著になる（*図5-19, 51, 57*）．短顔型の骨格性反対咬合では，下顎切歯が過剰挺出し，オーバークロージャー（overclosure）になり，下顎咬合平面傾斜角が小さくなる（*図5-25*）．

M．舌の大きさと位置

舌の大きさと位置は，口腔内で直接診察したり，セファロで検査したりする．巨大舌や低位舌は，下顎を前下方へ過成長させ，骨格性反対咬合や反対咬合型開咬を引き起こす（*図5-57*）．巨大舌や低位舌では，下顎歯列弓幅径・長径の増大，下顎切歯の唇側傾斜，下顎切歯部歯槽骨舌側面の平坦化を引き起こす．低位舌の原因には，鼻咽腔疾患（鼻中隔湾曲，鼻閉塞，アデノイド，口蓋扁桃の肥大）に起因した口呼吸，舌小帯の付着異常が多い．

N．臼歯部交叉咬合

反対咬合では，臼歯部交叉咬合を伴うことが多い．臼歯部交叉咬合とその原因を歯列・咬合の診察や口腔模型・正面セファロの検査で診断する．

臼歯部交叉咬合を伴う反対咬合では，口腔習癖（指しゃぶり・舌突出癖・異常嚥下癖）や鼻咽腔疾患に起因した低位舌による頰筋機能機構の乱れが上顎歯列弓の狭窄を引き起こすことが多い（*図5-31, 43*）．片側性骨格性臼歯部交叉咬合や下顎側方偏位を伴う骨格性反対咬合では，睡眠態癖や頰杖などの口腔習癖が原因であることが多い．

O．乳歯と永久歯の交換状態

乳犬歯と永久犬歯の交換状態は，オトガイ帽装置や上顎牽引装置による切歯の被蓋改善に影響する．

混合歯列期の骨格性反対咬合では，上顎前方牽引装置やオトガイ帽装置を用いて，顎関係の改善を図り，可能であれば切歯の被蓋を改善する．下顎乳犬歯脱落前や下顎永久犬歯萌出後には，下顎切歯の舌側傾斜による被蓋改善が比較的困難である．下顎乳犬歯脱落後から下顎永久犬歯萌出前までの時期は，空隙が犬歯部に存在する．この時期は成長発育が緩慢であり，下顎切歯が舌側傾斜し，被蓋改善が容易である．過度な下顎切歯の舌側傾斜は，永久歯列期の咬合再構成に悪影響を及ぼす．

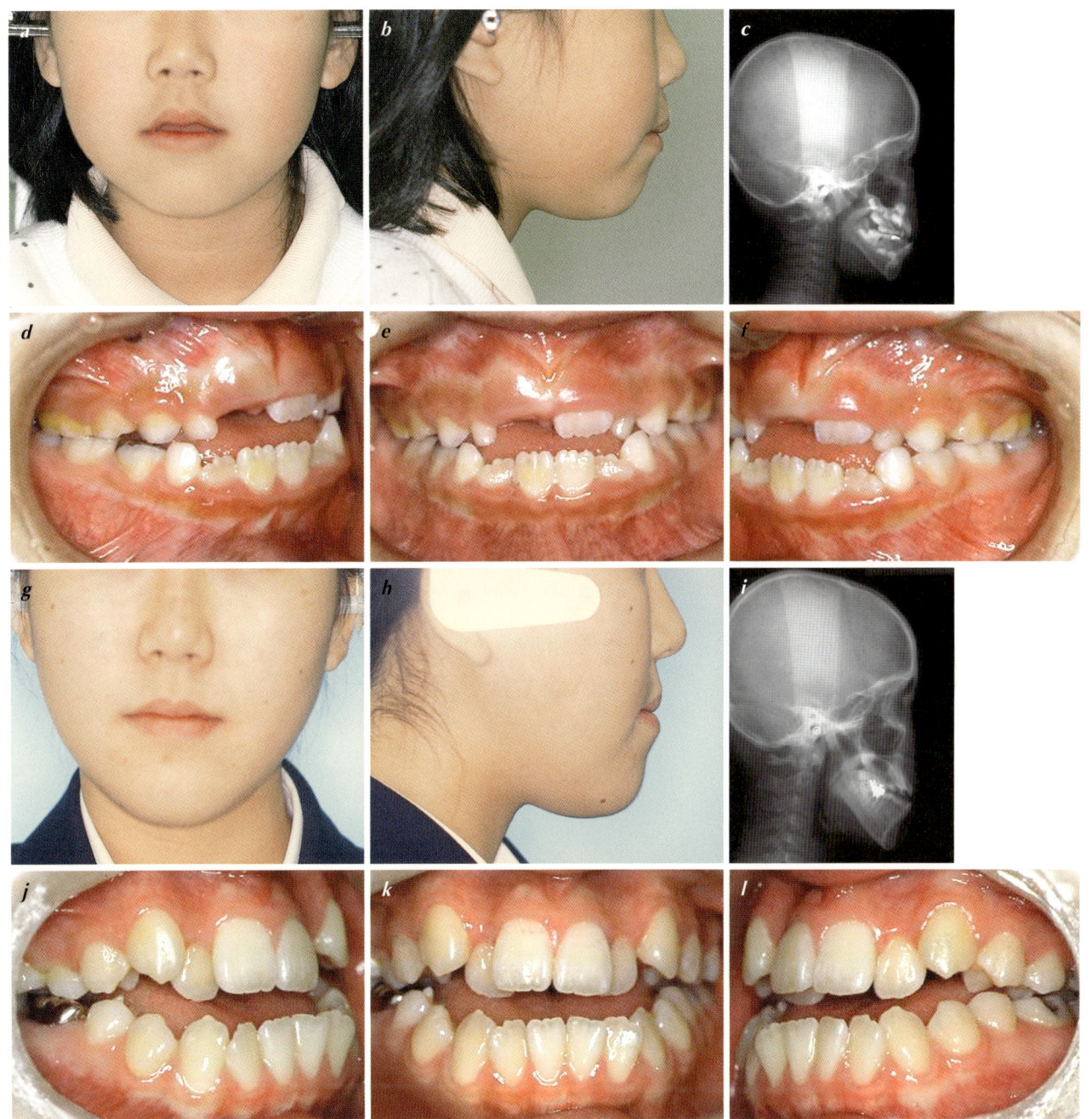

図5-57a〜l 長顔型の骨格性反対咬合と低位舌，舌突出癖．**a〜f**：6歳6か月の女児．反対咬合を主訴に来院した．顔面形態は長顔型，前下顔面が長かった．口唇閉鎖不全と口呼吸を認めた(**a, b**)．セファロでは，上顎の後退(劣成長)，下顎の突出(過成長)，下顎下縁平面の急傾斜，下顎角の開大，下顎枝後縁平面の急傾斜を認めた(**c**)．混合歯列期の開咬型骨格性反対咬合であった．下顎咬合平面は，上顎咬合平面に対して，前下方へ急傾斜であり，上下咬合平面が互いに放射状に離開していた．低位舌と舌突出癖を認めた(**d〜f**)．**g〜l**：16歳4か月．長顔型な顔面形態，前下顔面の過大は著しくなった(**g, h**)．セファロで認められた形態的特徴は，成長に伴い，顕著になった(**i**)．永久歯列期の開咬型骨格性反対咬合になった．下顎咬合平面の急傾斜や上下咬合平面の放射状離開は，成長に伴い，顕著になった．依然として，低位舌と舌突出癖を認めた(**j〜l**)．

5-4 基本治療方針

A．乳歯列期の反対咬合

1) ターミナルプレーンがバーティカルタイプであり，乳切歯に限局した反対咬合は原則として経過観察する．
2) 乳犬歯に及ぶ反対咬合は，比較的簡単な装置により早期治療を行う．
3) 歯槽性反対咬合では上下乳前歯歯軸の改善により切歯の被蓋を改善し，緊密な咬頭嵌合を確立する．
4) この際，機能的矯正装置（アクチバトール，弾性開放型アクチバトール）が有用である．
5) 骨格性反対咬合では，顎関係の改善を図り，切歯被蓋を改善する．
6) この際，上顎前方牽引装置やオトガイ帽装置が有用である．
7) 早期接触部位になっている乳犬歯尖頭の削整を併用する．

B．混合歯列期の反対咬合

1) 混合歯列期の反対咬合は早期治療の対象である．
2) 治療方針は歯槽性，機能性，骨格性で異なる．

a．歯槽性（機能性）反対咬合

1) 上顎切歯の唇側移動あるいは下顎切歯の舌側移動により，切歯の被蓋を改善し，緊密な咬頭嵌合を確立する．
2) 治療には，舌側弧線装置，セクショナルブラケット装置，オトガイ帽装置を用いる．
3) 上顎切歯の舌側傾斜が関与する反対咬合の治療には，セクショナルブラケット装置（オメガループアーチワイヤー，アドバンシングユーティリティアーチ）が有用であり，上顎切歯を唇側移動し，被蓋を改善する．
4) 1歯逆被蓋の治療では，セクショナルブラケット装置のほかに，舌側弧線装置も有用である．
5) 上顎切歯の唇側移動に伴い，下顎切歯も唇側に傾斜して，被蓋改善が難しくなる．
6) 下顎切歯の唇側傾斜を抑制するために，下顎にセクショナルブラケット装置を装着したり，オトガイ帽装置を併用したりする．
7) 下顎切歯部の唇側傾斜が関与した反対咬合では，オトガイ帽装置やセクショナルブラケット装置（ベーシックユーティリティアーチ，コントラクションユーティリティアーチ）が有用であり，下顎切歯を舌側移動し，被蓋を改善する．

b．骨格性反対咬合

1) 顎整形力を用いて，上顎の成長促進や下顎の成長抑制（近遠心的な顎関係の改善）を図り，切歯の被蓋を可及的に改善する．
2) 顎関係の改善には，上顎前方牽引装置，オトガイ帽装置が有用である．
3) 上顎の前方への劣成長（後退）を伴う骨格性反対咬合では，上顎の前方成長促進が治療目標になり，上顎前方牽引装置が第一選択装置である．
4) 上顎前方牽引装置は下顎の前方成長も抑制する．
5) 上顎の前方への劣成長を伴わない骨格性反対咬合では，下顎の前方成長抑制および後退が治療目標になり，オトガイ帽装置が第一選択装置である．
6) 顎関節症には，オトガイ帽装置を使用しない．
7) オトガイ帽装置や上顎前方牽引装置は，顎関節にメカニカルストレスを与え，顎関節症を発現することがある．
8) 顎関節症の予防や早期発見・早期治療のため，オトガイ帽装置治療や上顎前方牽引装置治療では顎関節と筋の診察を常に行う．
9) 上顎の側方への劣成長を伴う骨格性反対咬合では，クワドヘリックスや床型拡大装置を併用し，上顎の側方拡大を行う．
10) 骨格性反対咬合では，被蓋が早期に改善されても，成長発育の旺盛な時期に，ふたたび反対咬合を呈する可能性がある．
11) したがって，骨格性反対咬合では，成長発育の旺盛な時期を過ぎるまで，経過観察あるいは顎関係の改善を行う．
12) 上顎切歯の叢生や舌側傾斜を伴う場合には，顎関係の改善傾向を認め，機能性反対咬合へ移行した後に，セクショナルブラケット装置を用いる．
13) マルチブラケット装置による咬合再構成は，成長発育のピークが過ぎるまで行わない．

CHAPTER 6

上顎前突・過蓋咬合

6-1 概　要

　上顎前突は，上顎歯列が下顎歯列に対して，近心に位置する咬合状態の総称である．一般に，上顎前突は下顎の後退を伴う．

　上顎前突は，乳歯列，混合歯列にかかわらず，歯槽性，機能性および骨格性に分類される．これら3タイプの上顎前突は，単独ではなく，合併していることが多い．

1）歯槽性上顎前突は，近遠心的な顎関係の異常がなく，上顎前歯が唇側傾斜している．
2）機能性上顎前突は，安静位から閉口すると，早期接触が切歯にあり，その後，下顎が後上方に誘導され，咬頭嵌合位に至る．
3）骨格性上顎前突は，上顎が下顎に対して相対的に近心位にあり，その成因によりつぎの3タイプがある（図6-1）．
　　（1）上顎の過成長・近心位によるもの（上顎突出型骨格性上顎前突）
　　（2）下顎の劣成長・遠心位によるもの（下顎後退型骨格性上顎前突）
　　（3）上顎の過成長・近心位と下顎の劣成長・遠心位によるもの

　一般に，乳歯列期や混合歯列期の上顎前突は，歯槽性，機能性，骨格性にかかわらず，直ちに，治療（早期治療）を行う．歯槽性上顎前突は，放置すると，

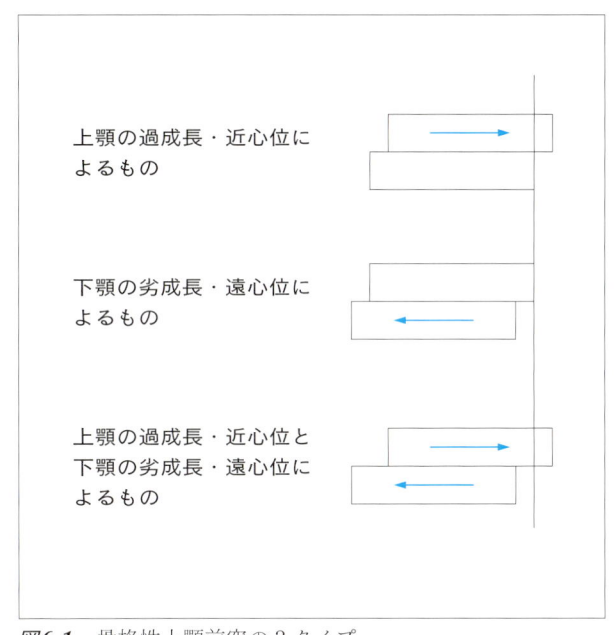

図6-1　骨格性上顎前突の3タイプ．

成長発育に伴って，骨格性上顎前突に移行する．上顎前突の治療目標は，①ANBの改善，②第一大臼歯I級咬合の確立，③適正なオーバージェットとオーバーバイトの獲得である．

　過蓋咬合は，オーバーバイトが大きく，上顎切歯が下顎切歯の歯冠を2/3以上被蓋している状態の総称である．オーバージェットが大きい過蓋咬合と小さい過蓋咬合がある．一般的に，過蓋咬合はオーバージェットの小さい上顎前突をいう．過蓋咬合では，臼歯の低位と切歯の高位，下顎の後退が特徴的

6-2 症例

[症例1] 乳歯列期の過蓋咬合に対するバイオネーター治療（図6-2～5）

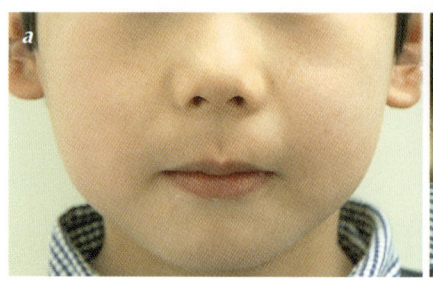

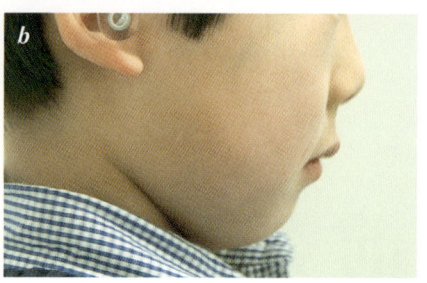

図6-2a, b 初診時（7歳5か月）の顔貌（症例1）．

である．上顎切歯が唇側傾斜し，オーバージェットが大きい過蓋咬合は上顎前突に分類する．乳歯列期や混合歯列期の過蓋咬合では，下顎の前方・側方への成長抑制や顎運動の制限が起こる．成長発育に伴い下顎はさらに後退し，過蓋咬合は増悪し，顎関節症を発症する．

乳歯列期や混合歯列期の過蓋咬合は，直ちに，治療（早期治療）を行う．過蓋咬合の治療目標は，咬合挙上，適正なオーバージェットとオーバーバイトの獲得，ANBの改善，第一大臼歯Ⅰ級咬合の確立である．

6-2 症例

[症例1]

患　児：7歳5か月，男児
主　訴：永久歯の萌出遅延を主訴に来院した．
顔貌所見：顔面形態は中顔型，正貌はほぼ左右対称，側貌は，ストレートタイプ（直線型）であった（*図6-2a, b*）．
顎関節・筋の触診：左右顆頭は，回転運動に対して，滑走開始時期が遅れていた．筋の触診では，左右咬筋浅部停止部前縁と顎二腹筋後腹に圧痛（＋）を認めた．
口腔内所見：歯列は乳歯列，Hellmanの歯齢はⅡAであった．下顎左右第一大臼歯部の歯肉は肥厚し，その萌出を障害していた．上下乳切歯は舌側傾斜し，上顎乳臼歯は口蓋側に傾斜し，咬合はロック状態であった．オーバージェットとオーバーバイトは，いずれも，2.5mmであった．ターミナルプレーンはバーティカルタイプ，乳犬歯はⅠ級咬合であった．上顎臼歯部唇側歯槽部骨面は豊隆していた（*図6-3a～c*）．
パノラマエックス線写真所見：歯数の異常を認めなかった（*図6-4*）．
セファロ分析：骨格型では，Convexityが＋1SDを越えて大きく，SNBが－1SDを越えて小さく，下顎の後退を確認した．歯槽型では，UA-FH，LA-Mpがそれぞれ－2SD，－1SDを越えて小さく，結果的にUA-LAが＋2SDを越えて大きかった（*図6-5*）．
診　断：乳歯列期の過蓋咬合
治療方針：
①バイオネーターを用いて，過蓋咬合を改善する．
②永久歯列完成まで，バイオネーターによる保定あるいは経過観察を行う．
③永久歯列完成後，再診断を行う．
治療経過・治療結果：

診察・検査から2か月後（7歳7か月），バイオネーターを装着し，過蓋咬合の治療を開始した（*図6-3d, e*，本症例に使用したバイオネーターと同型のものを示す）．

バイオネーター装着から1年後（8歳7か月），過蓋咬合は改善し，上顎乳中切歯と下顎中切歯は切端咬合になった（*図6-3f～h*）．バイオネーター治療を継続した．

予後の推定と今後の治療方針：

バイオネーター装着1年6か月後（9歳1か月）から，患児は未来院になった．これは過蓋咬合の早期治療に対する同意が患児あるいは保護者から確実に得られなかったことによると推測する．

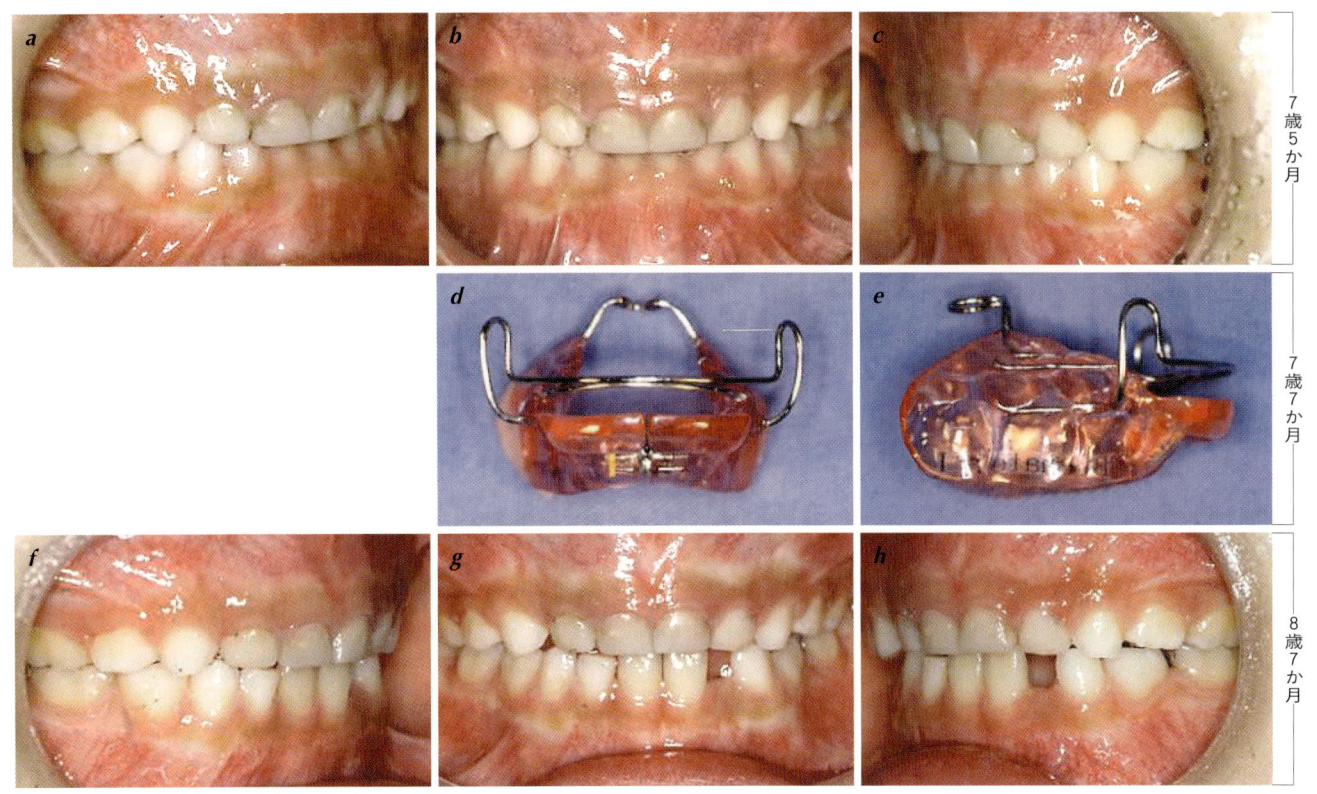

CHAPTER 6　上顎前突・過蓋咬合

図6-3a～h　治療経過・治療結果（症例1）.

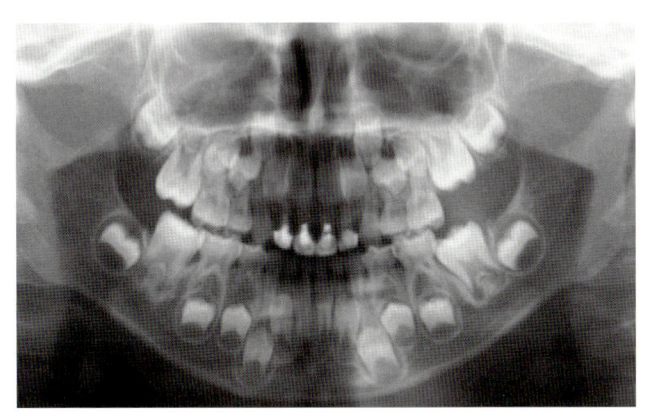

図6-4　初診時（7歳5か月）のパノラマエックス線写真（症例1）.

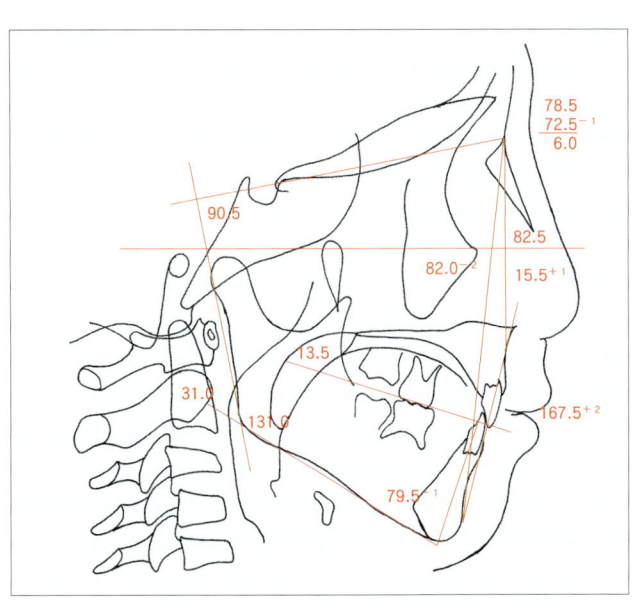

図6-5　初診時（7歳5か月）のセファロ分析（症例1）.

105

6-2 症例

[症例2] 混合歯列期の歯槽性上顎前突に対するセクショナルブラケット装置治療(図6-6〜12)

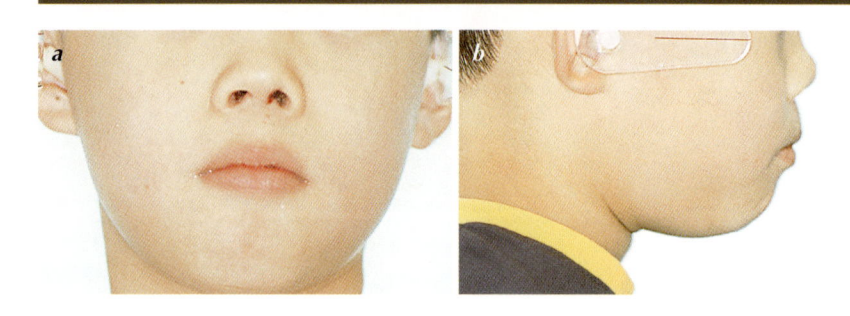

図6-6a, b　初診時(7歳6か月)の顔貌(症例2).

[症例2]

患　児：7歳6か月，男児
主　訴：某歯科医院で上顎右側中切歯の萌出遅延を指摘され，紹介来院した．
顔貌所見：顔面形態は中顔型，正貌はほぼ左右対称，側貌はコンベックスタイプ(凸型)であった(図6-6a, b).
顎関節・筋の触診：左右顎頭の滑走開始時期は，回転運動に対して，遅れていた．筋の触診では，左右咬筋浅部停止部前後縁に圧痛(+)，顎二腹筋後腹に圧痛(+++)を認めた．
口腔内所見：歯列は切歯交換期であり，すべての第一大臼歯は萌出していた．上顎は，左側中切歯が萌出し，右側乳中切歯と乳側切歯との癒合歯が残存していた．乳犬歯と第一大臼歯は，左右ともに，II級咬合であった．オーバージェットは左側中切歯で7 mm，オーバーバイトは0 mmであった．上下乳臼歯は口蓋(舌)側に傾斜し，上顎臼歯部唇側歯槽部骨面は豊隆していた．口唇閉鎖不全と口呼吸を認めた(図6-7a〜c).
模型分析：萌出している永久歯の歯冠幅径は，左側中切歯が+1SDを越えて大きかった．
エックス線写真検査：パノラマエックス線写真とCTエックス線写真から，上顎右側中切歯の切縁部，癒合歯の根尖部に過剰歯を認めた．上顎右側側切歯は先天的に欠如していた(図6-8a〜d).
セファロ分析：骨格型では，Convexity, SNA, FMAがいずれも−1SDを越えて小さく，Gonial angleが−6SDを越えて小さかった．歯槽型では，U1-FHとL1-Mpがいずれも+2SDを越えて大きく，上下切歯が唇側傾斜し，U1-L1とOcclusal pl-FHがそれぞれ−2SD，−1SDを越えて小さかった(図6-9).
診　断：乳切歯の癒合と埋伏過剰歯に起因した上顎右側中切歯の萌出遅延，混合歯列期の歯槽性上顎前突，第一大臼歯のII級咬合，上顎右側側切歯の先天欠如

治療方針：
①癒合歯と埋伏過剰歯を抜去し，上顎右側中切歯の自然萌出を期待する．
②自然萌出しない場合には，セクショナルブラケット装置を用いて，上顎右側中切歯を牽引誘導する．
③口輪筋を強化する筋機能療法を行う．
④セクショナルブラケット装置を用いて，歯槽性上顎前突を改善する．
⑤永久歯列完成まで，保定あるいは経過観察を行う．
⑥永久歯列完成後には，再診断とマルチブラケット装置による咬合再構成を行う．

治療経過・治療結果：

診察・検査から2か月後(7歳8か月)，癒合歯と埋伏過剰歯を抜去した．

抜歯から3か月後(7歳11か月)，口輪筋を強化する筋機能療法を開始した．上顎右側中切歯は未萌出であり，上顎左側中切歯近心面と下顎歯列正中が一致していた(図6-7d, e).

抜歯から1年9か月後(9歳5か月)，上顎右側中切歯と左側側切歯が萌出した．オーバージェットは6 mm，オーバーバイトは2.5 mmであった．二の字タイプの正中離開を認めた．上顎歯列の正中は，下顎歯列のそれに対して，右側に偏位していた(図6-7f, g).

CHAPTER 6　上顎前突・過蓋咬合

7歳6か月

7歳11か月

9歳5か月

9歳10か月

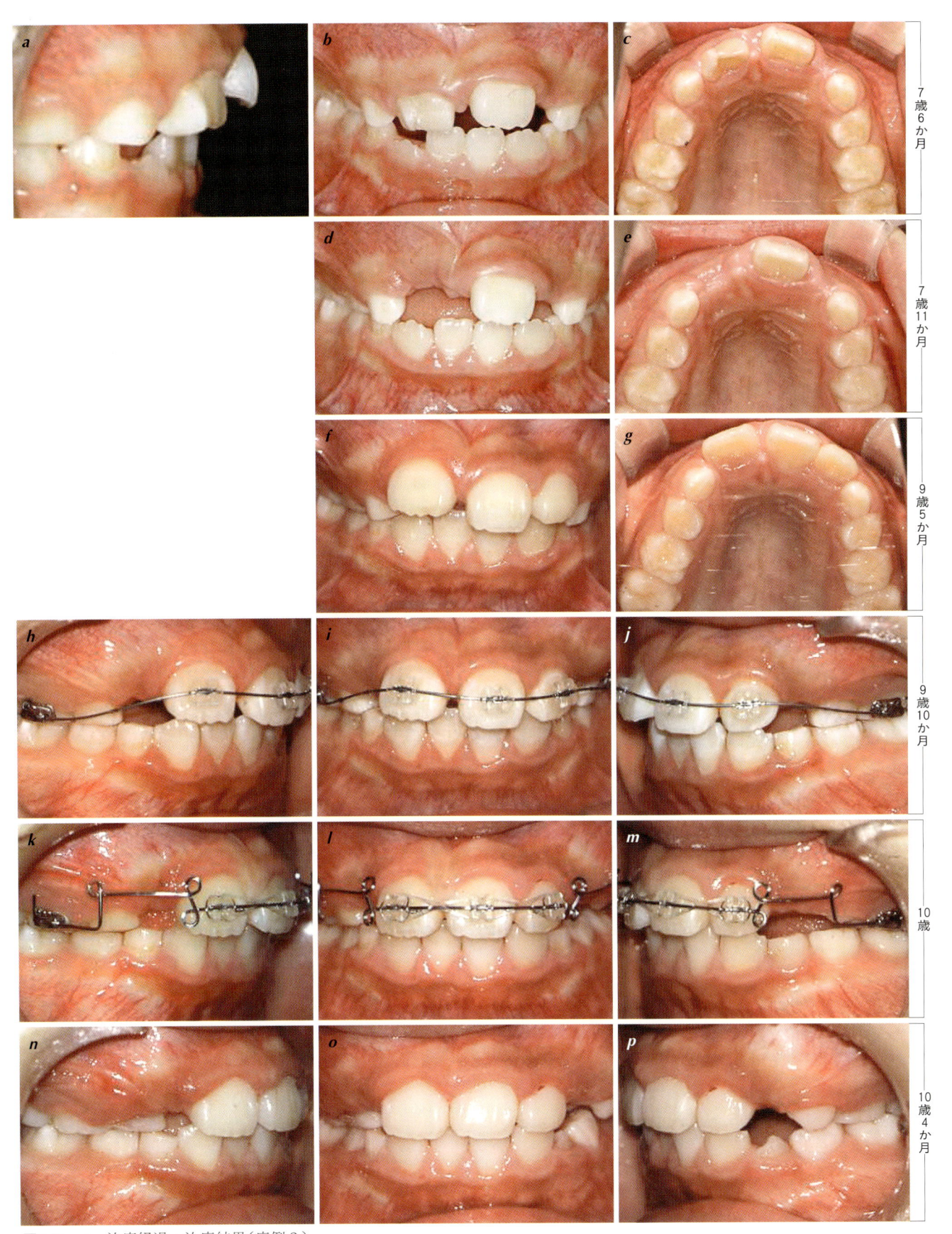

10歳

10歳4か月

図6-7a〜p　治療経過・治療結果（症例2）．

107

6-2 症例

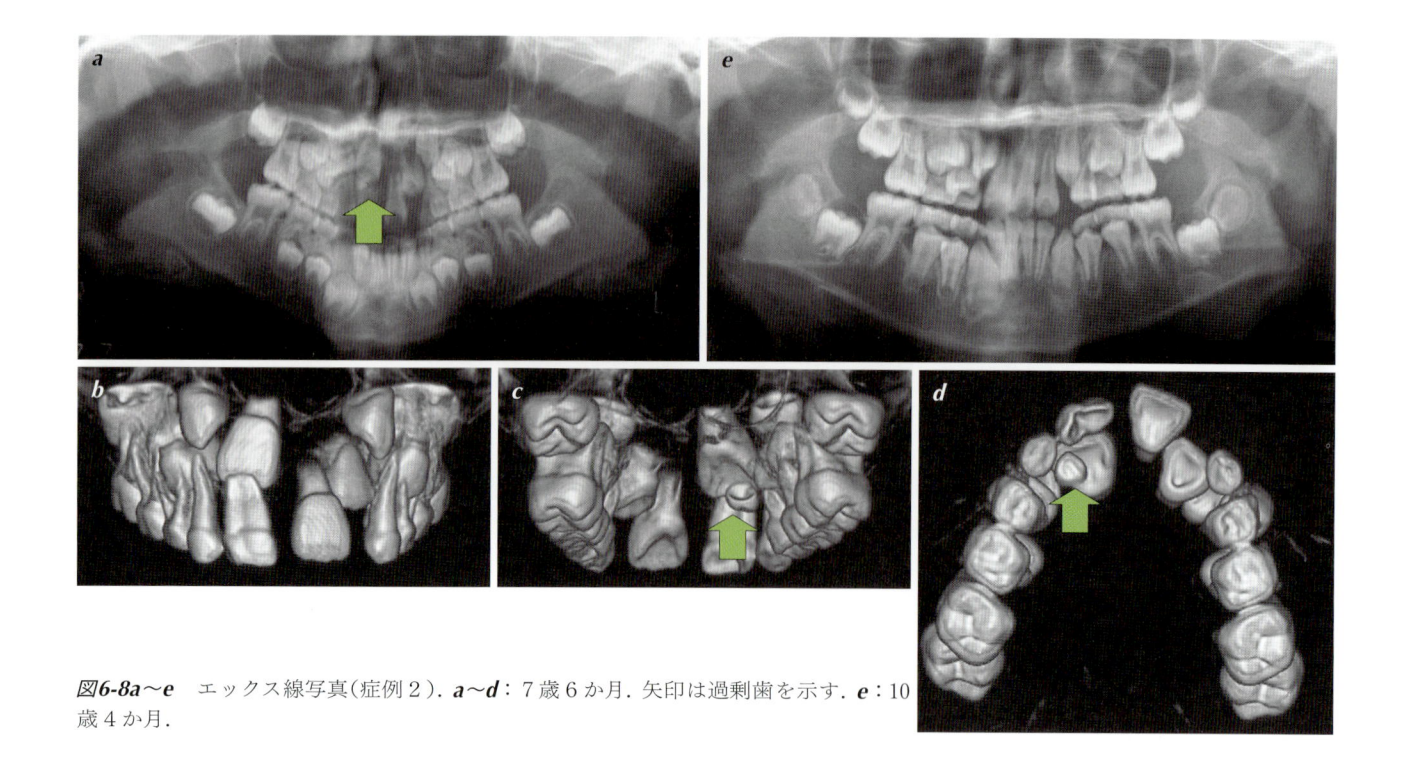

図6-8a〜e　エックス線写真(症例2). **a〜d**：7歳6か月. 矢印は過剰歯を示す. **e**：10歳4か月.

　抜歯から2年2か月後(9歳10か月)，セクショナルブラケット装置を用いて，歯槽性上顎前突の改善を開始した．上顎切歯と第二乳臼歯に018″スタンダードエッジワイズ装置を装着した．レベリングは，016″と016″×016″ニッケルチタニウムワイヤーで行った(図6-7h〜j).

　レベリング開始から2か月後(10歳)，016″×016″コントラクションユーティリティーアーチを用いて，切歯の舌側移動を開始した(図6-7k〜m).

　切歯舌側移動開始から4か月後(10歳4か月)，歯槽性上顎前突が改善した．セクショナルブラケット装置を撤去し，保定に移行した．保定にはベッグ型保定床装置を用いた．歯列は側方歯群の交換期であった．オーバージェットとオーバーバイトは，いずれも，2.5mmであった．左右第一大臼歯はⅡ級咬合であった．上顎歯列の正中は，下顎歯列のそれに対して，右側に3mm偏位していた．パノラマエックス線写真から，上顎犬歯は切歯歯根遠心面に沿って下降していたので(図6-8e)，上顎切歯を左側に移動し，上下歯列正中を一致することができなかった(図6-7n〜p)．初診時(7歳6か月)とセクショナルブラケット装置撤去時(10歳4か月)のセファロ分析の結果を比較した．骨格型では，著明な変化を認めなかった．歯槽型では，U1-FHとL1-Mpがそれぞれ12°，5°減少し，結果的にU1-L1が17°増加した(図6-10)．セファロの重ね合わせでは，上顎の下方成長，下顎の前下方成長，上下中切歯の舌側傾斜と挺出，下顎第一大臼歯の挺出，上顎第一大臼歯の近心移動と挺出を認めた(図6-11, 12)．パノラマエックス線写真から，永久歯萌出後の上顎歯列叢生を疑った(図6-8e).

予後の推定と今後の治療方針：

　歯槽性上顎前突の予後は良好であると推測する．側方歯群萌出中あるいは永久歯咬合完成後に，上下歯列の正中が一致することはないと推測する．側方歯群の萌出は叢生を再発すると推測する．

　永久歯列完成後には，マルチブラケット装置による咬合再構成が必要である．上下歯列正中の偏位や叢生の改善には，上顎左側第一小臼歯と下顎左右第一小臼歯の抜去，上顎右側犬歯と第一小臼歯の形態修正(それぞれ側切歯化，犬歯化)を行い，左側が上下犬歯，右側が上顎第一小臼歯と下顎犬歯で側方ガイドを確立する治療計画も今後の治療方針の一案である．

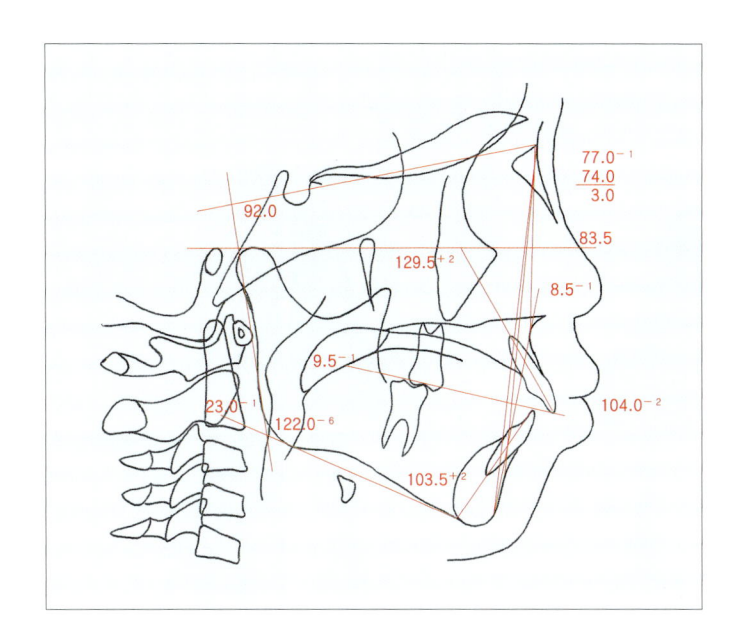

CHAPTER 6 上顎前突・過蓋咬合

図6-9 初診時(7歳6か月)のセファロ分析(症例2).

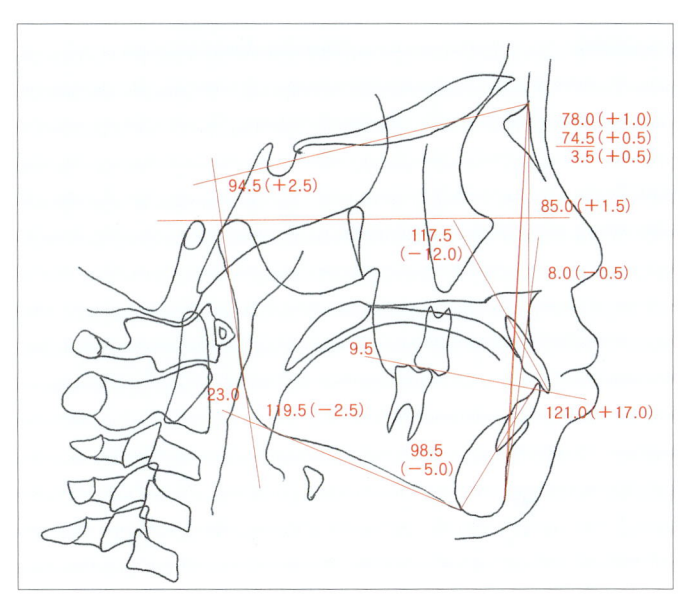

図6-10 初診時(7歳6か月)とセクショナルブラケット装置撤去時(10歳4か月)のセファロ分析の比較(症例2).

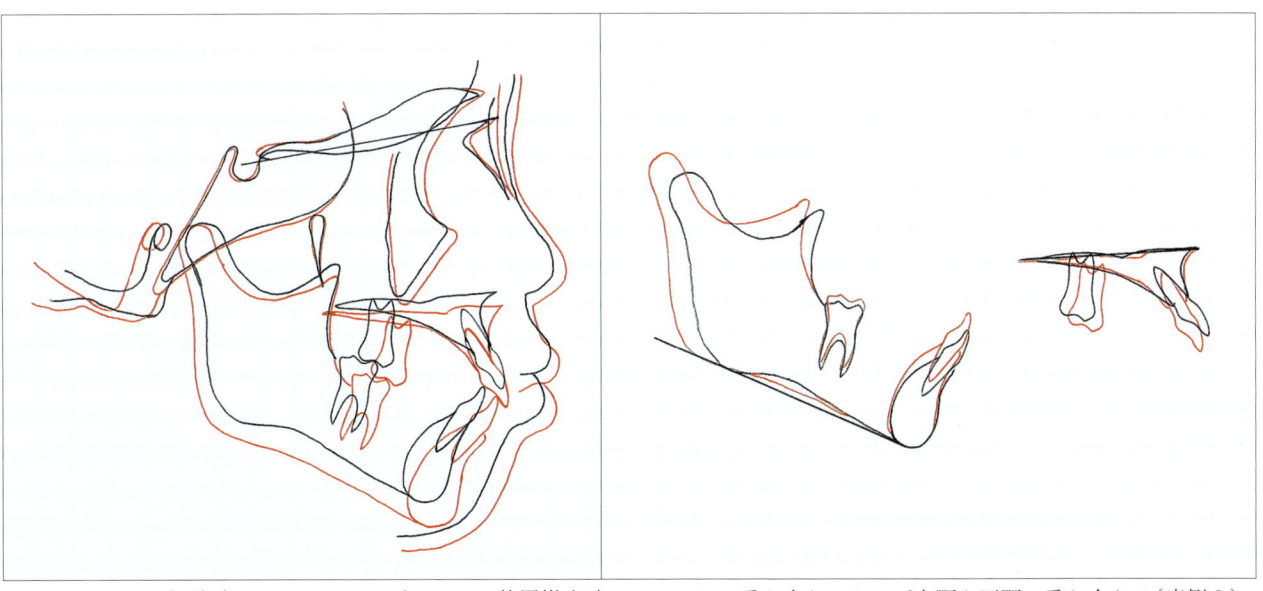

図6-11, 12 同, 初診時とセクショナルブラケット装置撤去時のセファロの重ね合わせおよび上顎と下顎の重ね合わせ(症例2).

109

6-2 症例

[症例3] 機能性上顎前突の要因を有する混合歯列期の歯槽性上顎前突，下顎後退型骨格性上顎前突に対するバイオネーター治療（図6-13〜19）

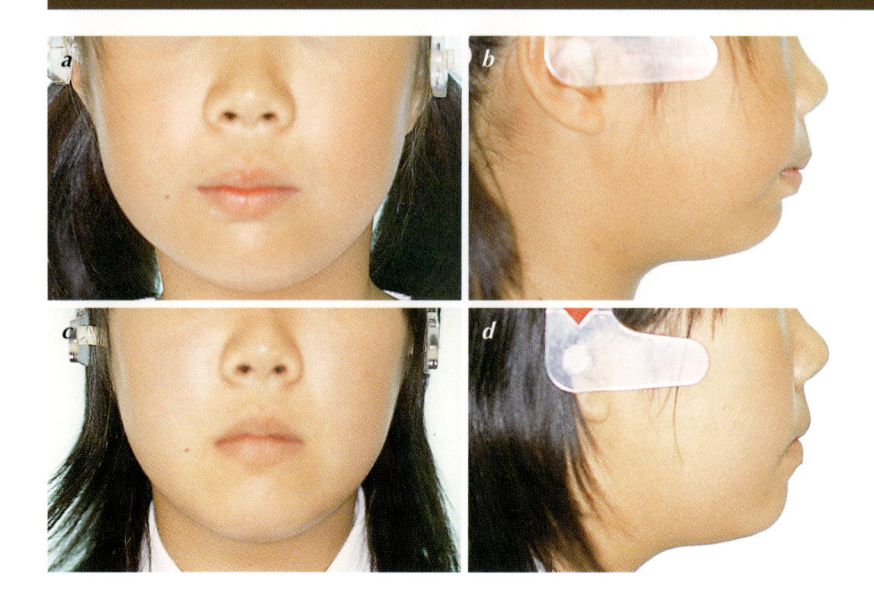

図6-13a〜d 顔貌（症例3）．a, b：初診時（9歳9か月）．c, d：バイオネーター治療終了時（12歳9か月）．

[症例3]

患　児：9歳9か月，女児
主　訴：上顎前突を主訴に来院した．
顔貌所見：顔面形態は中顔型，正貌はほぼ左右対称，側貌はコンベックスタイプ（凸型）であり，オトガイ唇溝は深かった（図6-13a, b）．
顎関節・筋の触診：左右顆頭の滑走開始時期は，回転運動に対して，遅れていた．筋の触診では，左右咬筋浅部停止部前後縁に圧痛（＋＋），顎二腹筋後腹に圧痛（＋＋＋）を認めた．これらの機能的診察は下顎の後退を示す．
口腔内所見：歯列はHellmanの歯齢ⅢB，下顎左右犬歯は萌出中であった．上下切（前）歯部に軽度な叢生を認めた．オーバージェットは8mm，オーバーバイトは4mmであった．第一大臼歯はⅠ級咬合であった．上下歯列の正中は一致していた．上顎乳臼歯は口蓋側に傾斜し，上顎臼歯部唇側歯槽部骨面は豊隆していた．安静位から閉口すると，早期接触が側切歯にあり，その後，下顎が後上方に偏位した（図6-14a〜e）．
模型分析：萌出している永久歯の歯冠幅径は，上顎左右側切歯が＋1SDを越えて大きかった．
パノラマエックス線写真検査：歯数の異常を認めなかった（図6-15a）．

セファロ分析：骨格型では，すべての計測項目が標準偏差内にあった．歯槽型では，U1-FHとOcclusal planeが＋1SDを越えて大きく，上顎切歯が唇側傾斜し，咬合平面が時計回りに回転していた（図6-16）．
診　断：機能性上顎前突の要因を有する混合歯列期の歯槽性上顎前突，下顎後退型骨格性上顎前突（顎関節・筋の触診から）
治療方針：
①セクショナルブラケット装置（2×6装置）を用いて，上顎切歯部叢生を改善する．
②バイオネーターを用いて，下顎の前方成長誘導と上顎切歯の舌側傾斜を図る．
③永久歯列完成後には，再診断とマルチブラケット装置による咬合再構成を行う．
治療経過・治療結果：
　診察・検査から2か月後（9歳11か月），上顎切歯，乳犬歯，第一大臼歯にセクショナルブラケット装置（2×6装置）を装着し，上顎切歯部叢生の治療を開始した．018″スタンダードエッジワイズ装置を用いた．レベリングと排列には，016″と016″×016″ニッケルチタニウムワイヤーと018″ステンレススチールワイヤーを用いた（図6-14f〜h）．
　セクショナルブラケット装置装着から3か月後

CHAPTER 6　上顎前突・過蓋咬合

9歳9か月

9歳11か月

10歳2か月

10歳2か月

図6-14a〜B　治療経過・治療結果（症例3）．

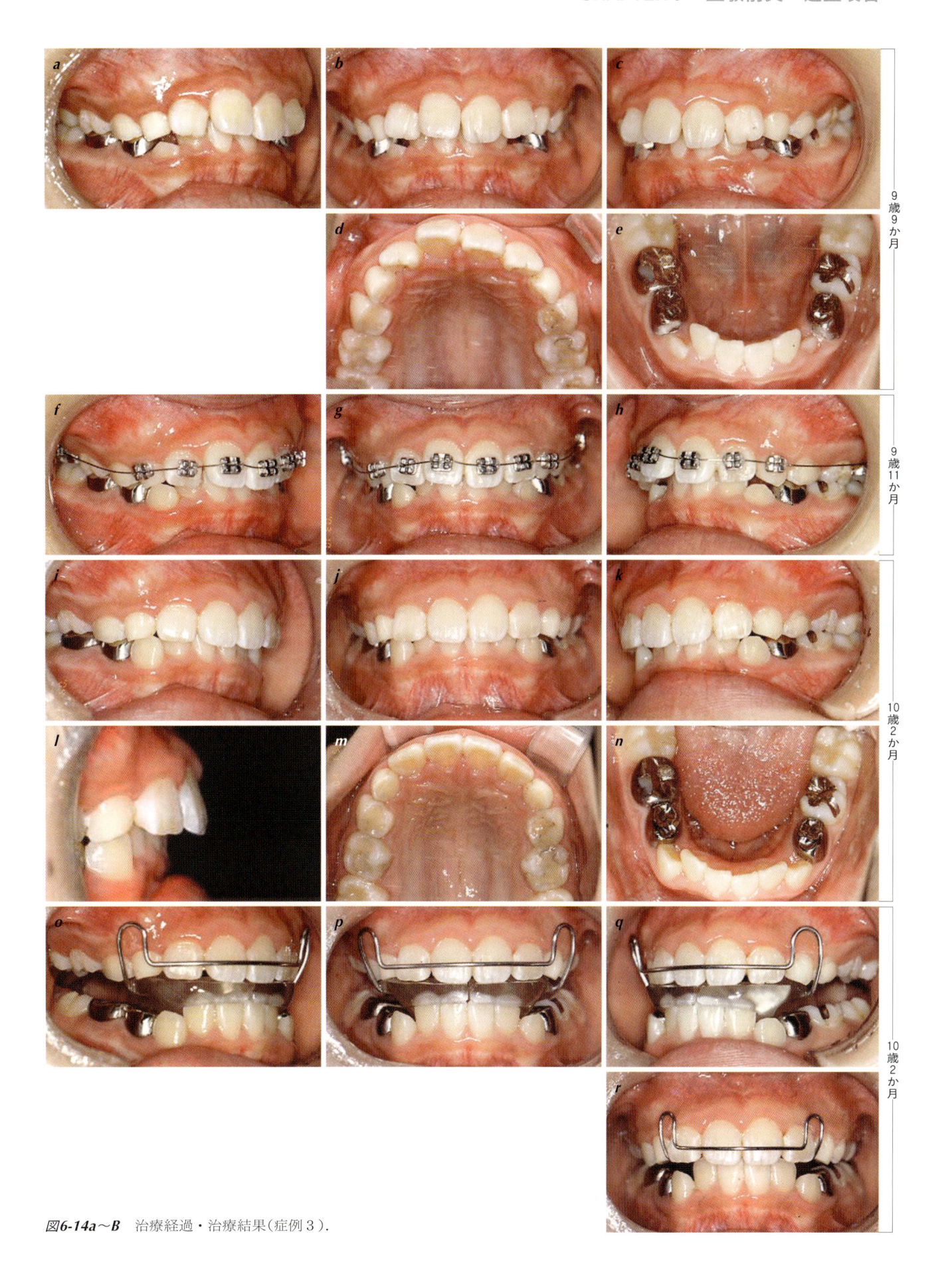

111

6-2 概要

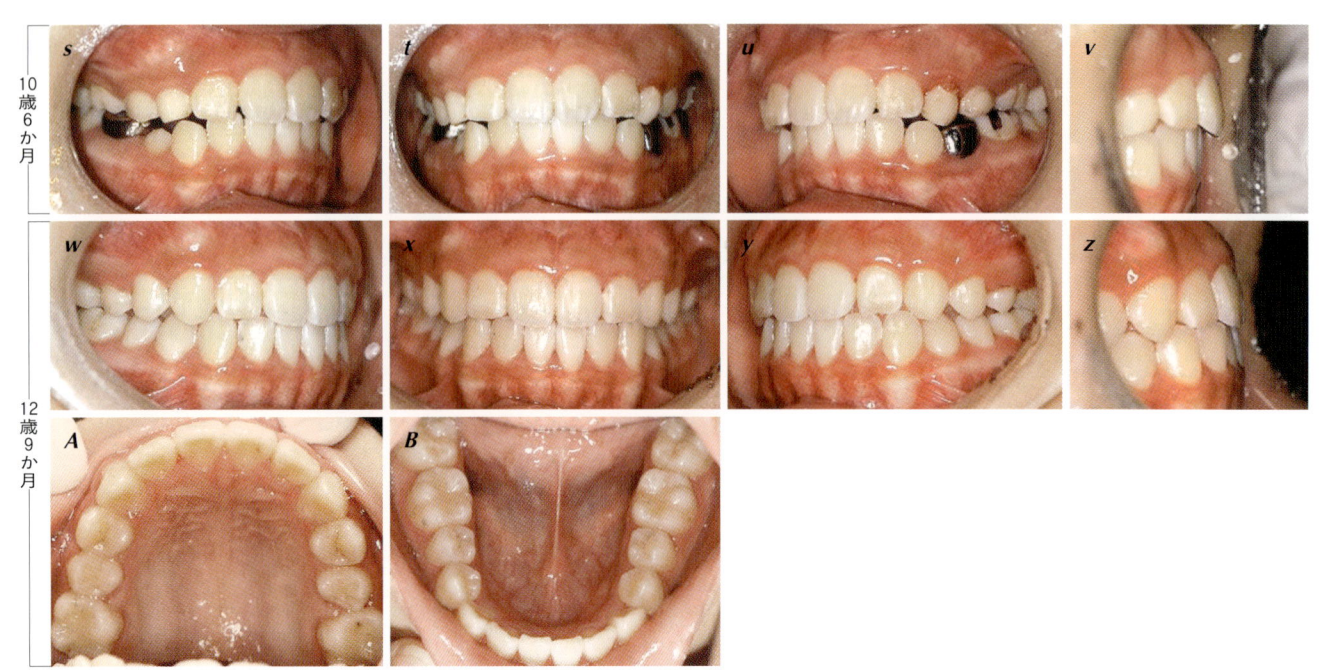

図6-14（つづき）．

(10歳2か月), 上顎切歯部叢生が改善した(**図6-14i~n**). セクショナルブラケット装置を撤去し, バイオネーター治療に移行した. 就寝中はバイオネーター(**図6-14o~q**)を使用し, それ以外はホーレー型保定床装置で保定した(**図6-14r**).

バイオネーター治療開始から4か月後(10歳6か月), 見かけ上の下顎前方誘導により, オーバージェットとオーバーバイトが減少した(**図6-14s~v**).

バイオネーター治療開始から2年7か月後(12歳9か月), 下顎が前方成長し, 上顎切歯が舌側傾斜して, 歯槽性および下顎後退型骨格性上顎前突が改善した. バイオネーター治療を終了した. すべての第二大臼歯は萌出が完了した. 下顎切歯部に軽度な叢生を認めた. オーバージェットとオーバーバイトは, いずれも, 2.5mmであった. 上下歯列の正中は一致した. 下顎左右第一大臼歯は近心傾斜し, 左右第一大臼歯は軽度のIII級咬合であった. 側方歯群は緊密に咬合していなかった(**図6-14w~B**). 正貌はほぼ左右対称, 側貌はストレートタイプ(直線型)になり, 口元の突出感が消失した(**図6-13c, d**). 初診時(9歳9か月)とバイオネーター治療終了時(12歳9か月)のセファロ分析の結果を比較した. 骨格型では, Facial angle, SNA, SNB, FMA, Gonial angleが増加し, ANBとRamus inclinationが減少した. 歯槽型では, U1-FHとL1-Mpがいずれも6°減少し, 結果的にU1-L1が9.5°増加した(**図6-17**). セファロの重ね合わせでは, 上顎と下顎の前下方成長, 根尖を中心とした上顎中切歯の舌側傾斜, 下顎中切歯の舌側移動と挺出, 上顎第一大臼歯の近心移動と挺出, 下顎第一大臼歯の整直と挺出を認めた(**図6-18, 19**). パノラマエックス線写真では, すべての第三大臼歯歯胚を確認した(**図6-15b**).

予後の推定と今後の治療方針：

十分な期間バイオネーター治療を行ったので, 上顎切歯の舌側傾斜と下顎の前方誘導は維持が可能であり, 予後は良好であると推測する.

永久歯列完成後には, マルチブラケット装置による咬合再構成が必要である. 審美的な側貌, 良好な近遠心的顎関係と上下中切歯歯軸傾斜, 軽度な下顎切歯部叢生は, 小臼歯非抜歯で, マルチブラケット装置による咬合再構成を可能にする. 第一大臼歯の軽度なIII級咬合や側方歯群の咬合異常は, 臼歯を整直させることにより, 改善が可能である. すべての第三大臼歯は抜去する.

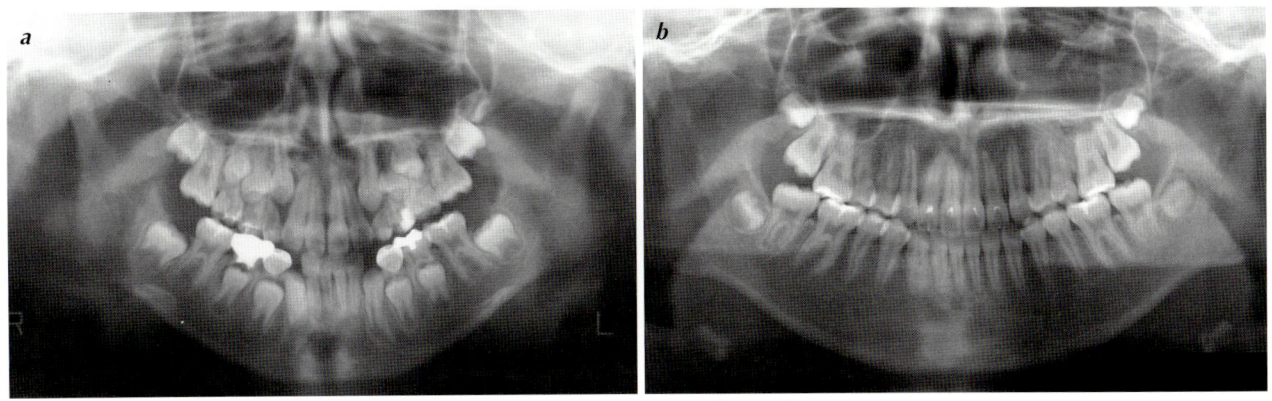

CHAPTER 6　上顎前突・過蓋咬合

図6-15a, b　パノラマエックス線写真(症例3)．a：9歳9か月．b：12歳9か月．

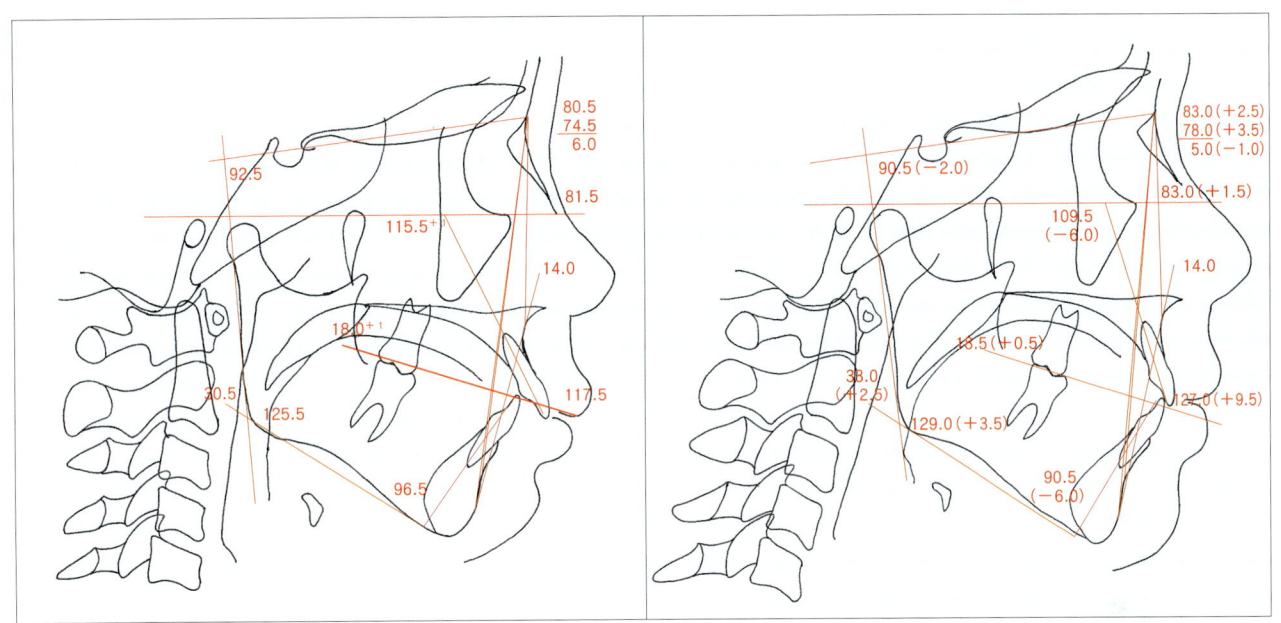

図6-16　初診時(9歳9か月)のセファロ分析(症例3)．

図6-17　初診時(9歳9か月)とバイオネーター治療終了時(12歳9か月)のセファロ分析の比較(症例3)．

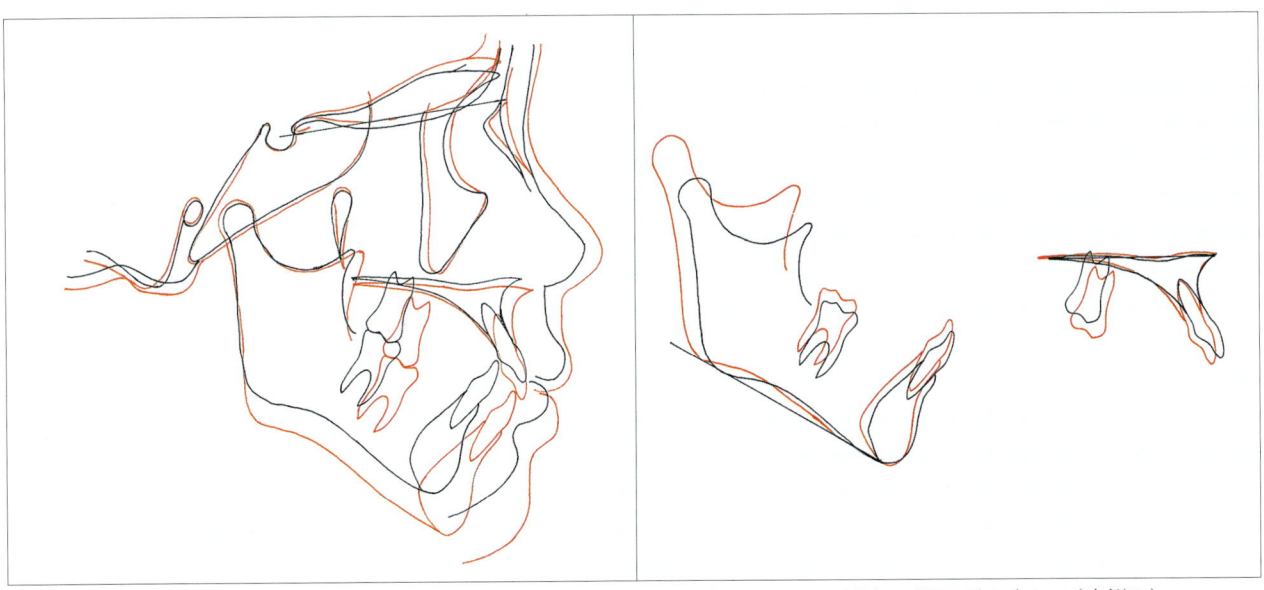

図6-18, 19　同，初診時とバイオネーター治療終了時のセファロの重ね合わせおよび上顎と下顎の重ね合わせ(症例3)．

113

6-2 症例

［症例4］上顎切歯の唇側傾斜を伴う混合歯列後期の下顎後退型骨格性上顎前突に対するバイオネーター治療（図6-20〜26）

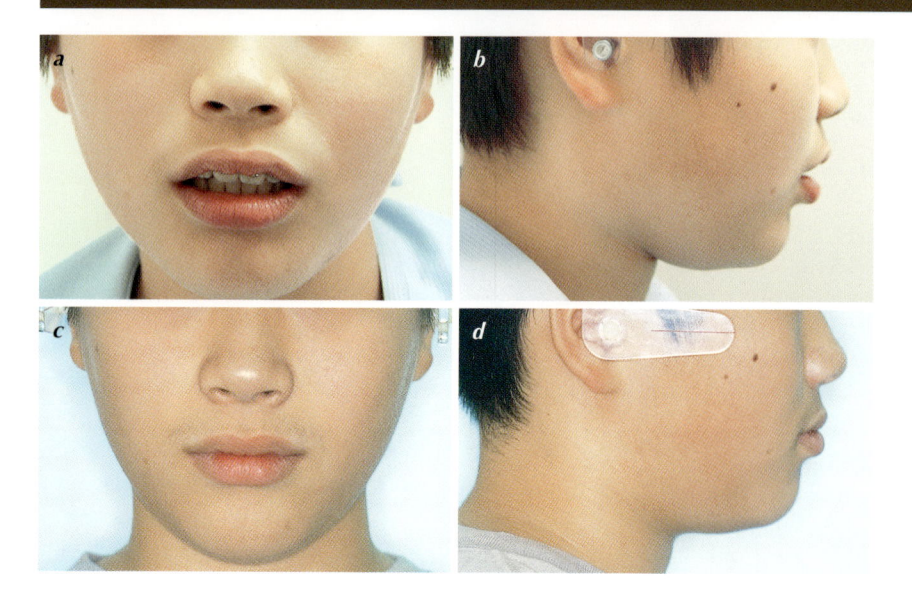

図6-20a〜d 顔貌（症例4）．*a, b*：初診時（10歳7か月）．*c, d*：バイオネーター治療終了時（11歳11か月）．

［症例4］

患　児：10歳7か月，男児

主　訴：受傷した上顎切歯の咬合再構成のために紹介された．

既往歴：6か月前（10歳1か月），転倒し，上顎左右中切歯を強打した．左側中切歯の亜脱臼と動揺，右側中切歯の嵌入とその歯肉溝からの出血を認めた．左右中切歯は，歯髄電気診で生活反応を示した．デンタルエックス線写真では，歯槽骨の骨折を認めなかった．受傷後直ちに，ワイヤーで上顎切歯を固定した．受傷7週間後，上顎切歯の病的動揺や打診痛は消失した．セクショナルブラケット装置を用いて，上顎切歯を排列した（図6-21a）．受傷12週間後，右側中切歯に歯根吸収（デンタルエックス線写真上で）と冷水痛・自発痛を認めたため，麻酔抜髄を行った．受傷14週間後，右側中切歯に根管充填とレジン修復を行った．

顔貌所見：顔面形態は短顔型傾向中顔型，正貌はほぼ左右対称，側貌はオトガイが後退したコンベックスタイプ（凸型）であった．口唇閉鎖不全を認めた．口唇を無理に閉鎖すると，オトガイ筋が緊張した（図6-20a, b）．

顎関節・筋の触診：顎関節には，疼痛（自発痛，運動痛，圧痛）と雑音を認めなかった．左右顆頭は，回転運動に対して，滑走開始時期が遅れていた．顎関節へのコンプレッションを触知した．筋の触診では，左右咬筋浅部停止部前後縁と中央，左右顎二腹筋後腹に圧痛（＋＋＋）を認めた．これらの機能的診察は下顎の後退を示す．

口腔内所見：歯列は，混合歯列後期であり，上顎右側第二乳臼歯だけが残存し，上顎左側・下顎左右第二大臼歯が萌出を開始していた．オーバージェットは12mm，オーバーバイトは7mmであった．下顎切歯が口蓋粘膜と咬合し，同部は腫脹していた．犬歯と第一大臼歯は，左右ともに，Ⅱ級咬合であった．上顎右側第二乳臼歯を抜去した（図6-21b〜f）．

模型分析：萌出している永久歯の歯冠幅径は，下顎小臼歯を除いて，すべての歯が＋1SDを越えて大きかった．

パノラマエックス線写真検査：上顎右側中切歯の歯根吸収とすべての第三大臼歯歯胚を認めた（図6-22a）．

セファロ分析：骨格型では，FMAが－2SDを越えて小さかった．歯槽型では，U1 - FHが＋2SDを越えて大きく，上顎切歯が唇側傾斜し，U1 - L1とOcclusal pl - FHがいずれも－1SDを越えて小さかった（図6-23）．

診　断：上顎切歯の唇側傾斜を伴う混合歯列後期の下顎後退型骨格性上顎前突

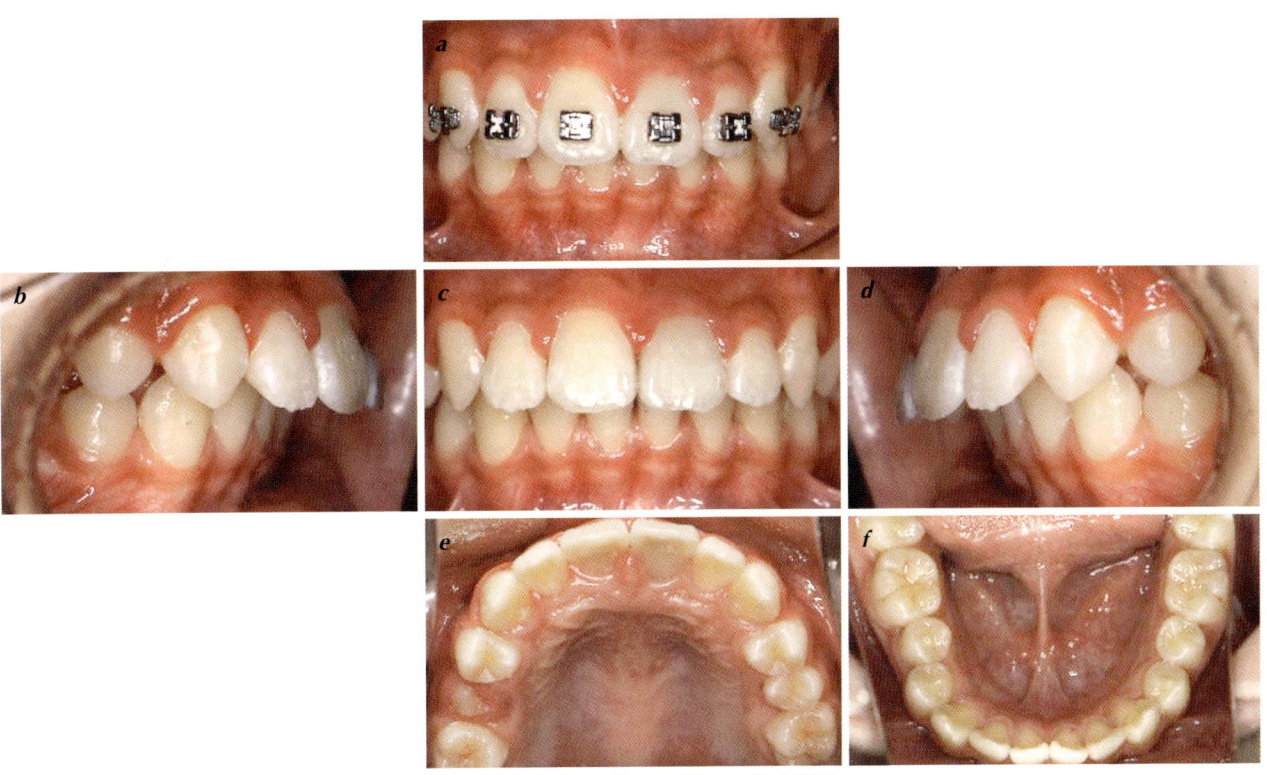

CHAPTER 6 　上顎前突・過蓋咬合

図6-21a〜x　治療経過・治療結果（症例4）．**a〜f**：初診時（10歳7か月）の口腔内所見．

治療方針：
①バイオネーターを用いて，下顎の前方成長誘導と上顎切歯の舌側傾斜を図る．
②永久歯列完成後には，再診断とマルチブラケット装置による咬合再構成を行う．

治療経過・治療結果：
診察・検査から1か月後（10歳8か月），バイオネーターを用いて，上顎切歯の唇側傾斜と下顎後退型上顎前突の早期治療を開始した（図6-21g）．バイオネーターは就寝中に装着し，下顎臼歯が近心に挺出するように下顎の誘導面を調整した．

バイオネーター治療開始から1年1か月後（11歳9か月），下顎が前方誘導された．左右犬歯は軽度なⅡ級咬合，左右第一大臼歯はほぼⅠ級咬合，オーバージェットは2.5mm，オーバーバイトは0.5mmになった（図6-21h〜j）．バイオネーターにオクルーザルテーブルを付与した（図6-21k〜m）．

バイオネーター治療開始から1年3か月後（11歳11か月），下顎の前方位は維持され，上顎切歯は舌側傾斜して，下顎後退型上顎前突は改善した．バイオネーター治療を終了した．顔貌は，下顎の後退感が消失し，口唇を無理なく閉鎖することが可能になったが，軽度なコンベックスタイプ（凸型）であった（図6-20c, d）．機能的診察では，顎関節へのコンプレッションと左右顎二腹筋後腹の圧痛が軽減した．第二大臼歯の萌出は完了し，歯列はHellmanの歯齢ⅣAになった．下顎切歯部に軽度な叢生を認めた．オーバージェットは2.5mm，オーバーバイトは0.5mmであった．上下歯列の正中は一致していた．左右犬歯は軽度なⅡ級咬合，左右第一大臼歯はⅠ級咬合であった．側方歯群の咬合は緊密でなかった（図6-21n〜p）．初診時（10歳7か月）とバイオネーター治療終了時（11歳11か月）のセファロ分析の結果を比較した．骨格型では，Facial angleとSNBが増加し，ConvexityとRamus inclinationが減少して，下顎が前方に誘導され，ANBが改善した．歯槽型では，U1-FHとL1-Mpがそれぞれ8.5°，2.5°減少して，上下中切歯が舌側傾斜し，結果的にU1-L1が9.0°増加した（図6-24）．セファロの重ね合わせでは，上顎の下方成長と下顎の前下方成長，上顎中切歯歯根

115

6-2 症例

10歳8か月

11歳9か月

11歳11か月

13歳

14歳9か月

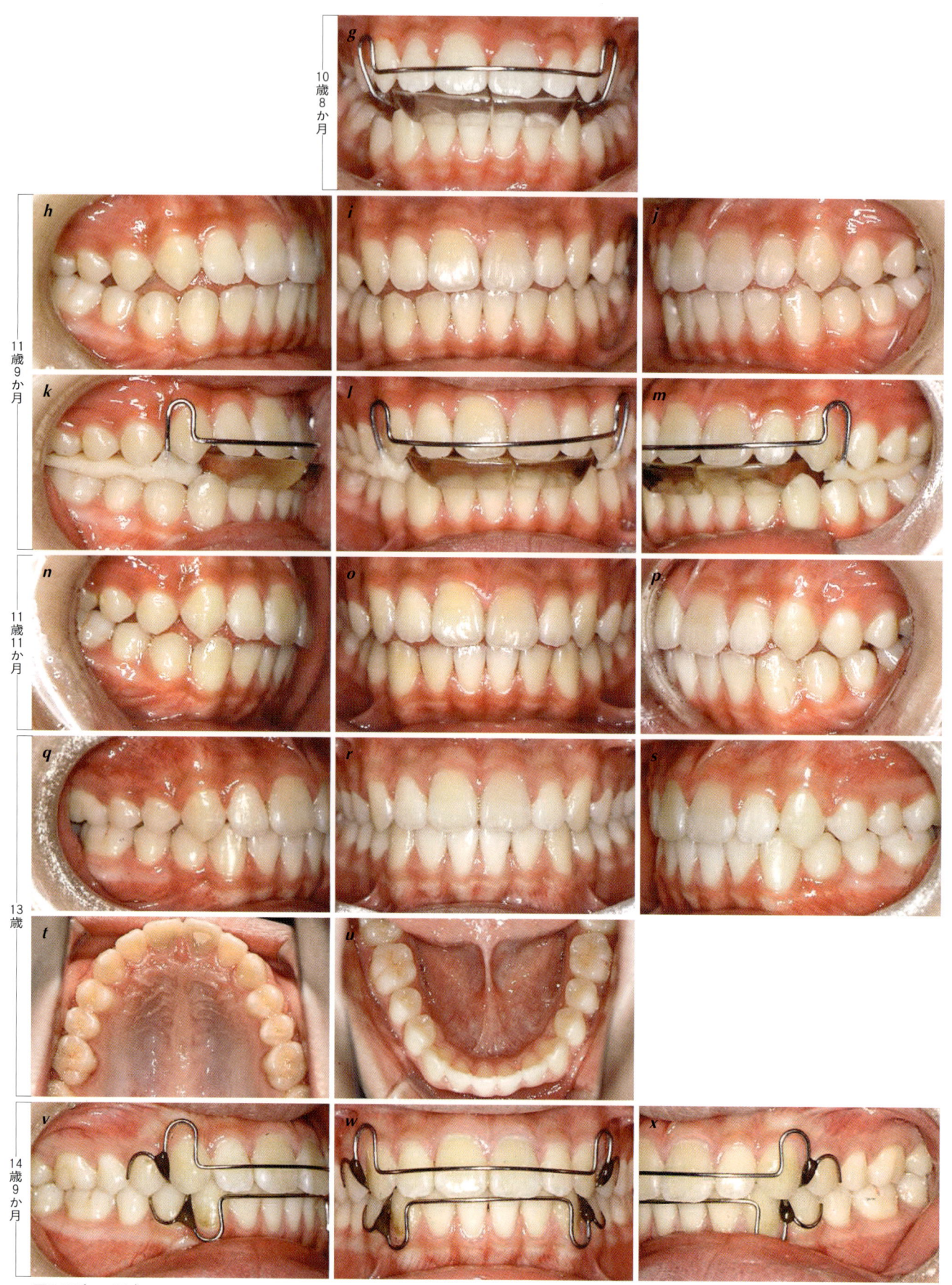

図6-21（つづき）.

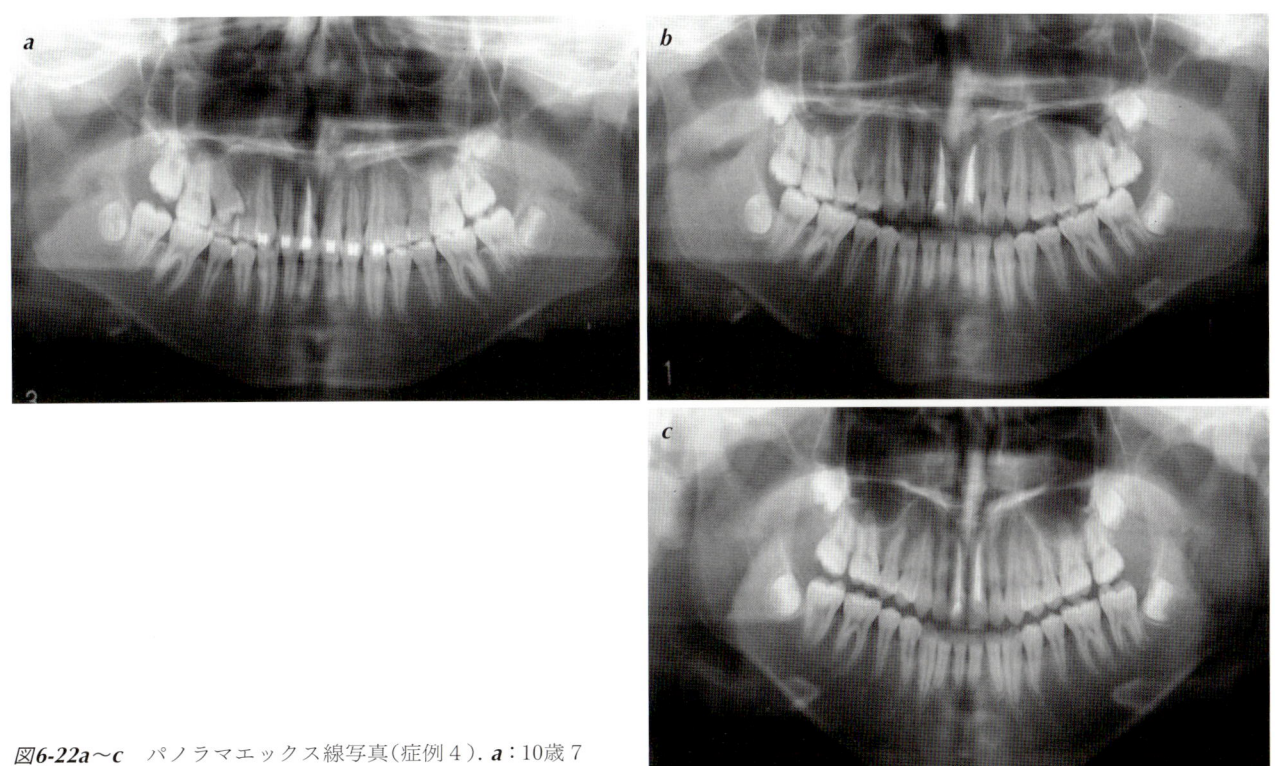

図6-22a〜c　パノラマエックス線写真（症例4）．*a*：10歳7か月．*b*：11歳11か月．*c*：14歳9か月．

の唇側移動，上顎第一大臼歯の近心移動，下顎中切歯の舌側移動と挺出，下顎第一大臼歯の整直と挺出を認めた（*図6-25, 26*）．パノラマエックス線写真では，すべての第三大臼歯歯胚の発育を確認した（*図6-22b*）．

バイオネーター治療終了時には，本症例を永久歯列期のⅠ級咬合・叢生と再診断した．上顎右側中切歯の歯根吸収があり，患児と保護者は小臼歯4本の抜去を希望しなかった．再診断から1か月後（12歳），小臼歯非抜去で，マルチブラケット装置による咬合再構成を開始した．咬合再構成は，レベリング，筋肉位と咬頭嵌合位の一致，早期接触の除去，犬歯誘導咬合さらに可能であれば前方・後方へのブレーシングイコライザーを付与した側方ガイド，アンテリアガイダンスの確立を治療目標にして行った．咬合再構成から1年後（13歳），マルチブラケット装置治療を終了し，保定に移行した（*図6-21q〜u*）．保定装置はホーレー型保定床装置を用いた．保定は1年9か月間行ったが，その後，患児は患児自身の都合により未来院になった．保定開始から1年9か月後（14歳9か月），側方歯群の咬合は緊密になった（*図6-21v〜x*）．保定終了時の診察・検査は行えなかった．すべての第三大臼歯は保定期間中に抜去する予定であった（*図6-22c*）．

予後の推定と今後の治療方針：

バイオネーター治療と咬合再構成がそれぞれの治療目標を達成し，機能と形態の調和した個性正常咬合を確立したので，予後は良好であると推測する．ただし，小臼歯非抜去でマルチブラケット装置治療を行ったので，第三大臼歯の萌出に伴い，上下切歯部が軽度な叢生になると推測する．

早期治療後に本格的矯正治療を行う場合には，治療が長期化する．保定は2年間行う予定であった．今後は，すべての第三大臼歯の抜去が必要である．

6-2 症例

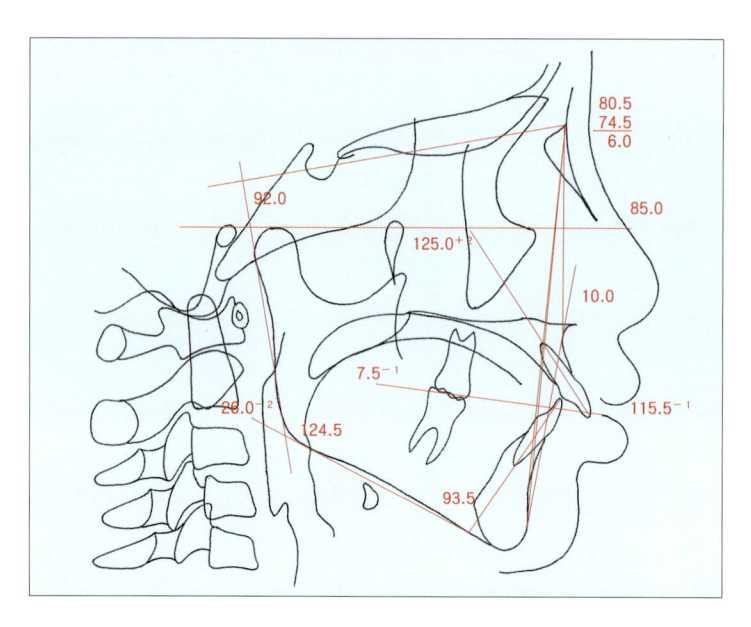

図6-23 初診時（10歳7か月）のセファロ分析（症例4）．

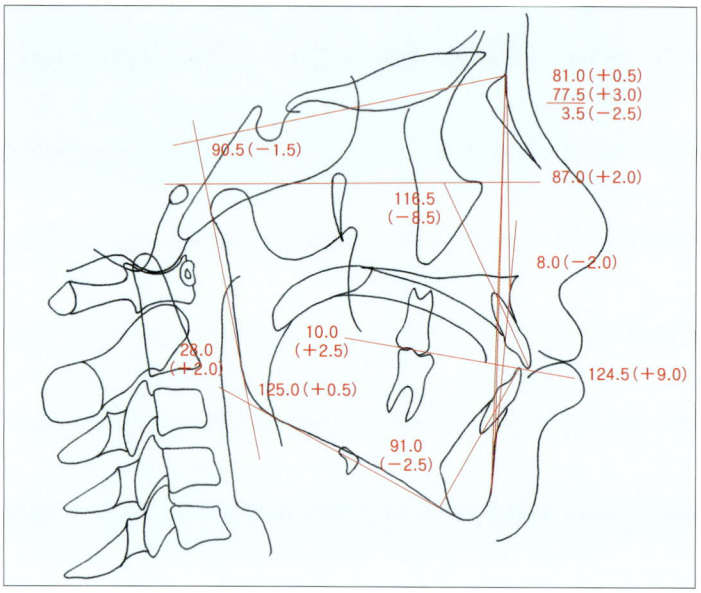

図6-24 初診時（10歳7か月）とバイオネーター治療終了時（11歳11か月）のセファロ分析の比較（症例4）．

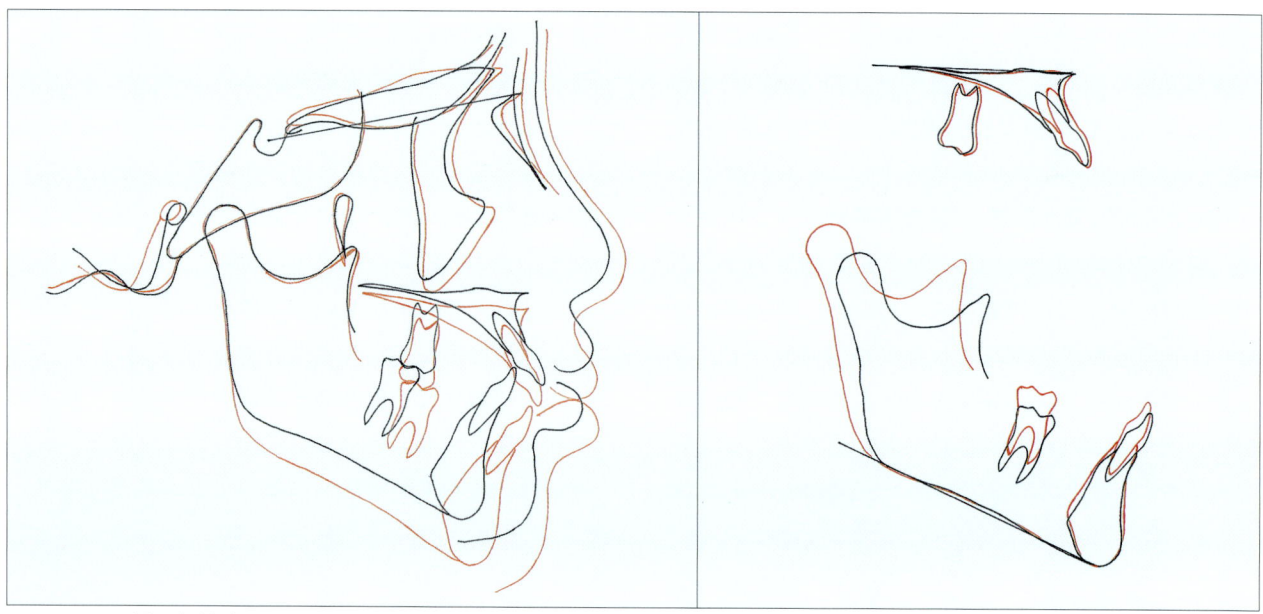

図6-25, 26 同，初診時とバイオネーター治療終了時のセファロの重ね合わせおよび上顎と下顎の重ね合わせ（症例4）．

CHAPTER 6　上顎前突・過蓋咬合

[症例5] 混合歯列期の下顎後退を伴う過蓋咬合に対するバイオネーター治療（図6-27～33）

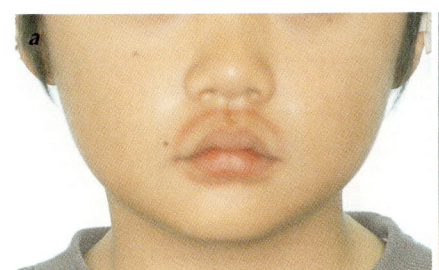

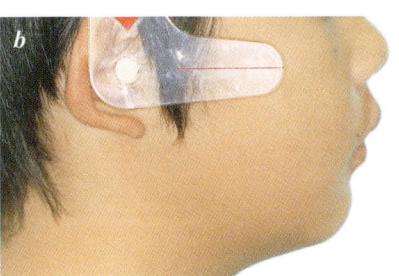

図6-27a, b　初診時（10歳6か月）の顔貌（症例5）．

[症例5]

患　児：10歳6か月，男児
主　訴：学校健診で不正咬合（過蓋咬合）を指摘され，来院した．
顔貌所見：顔面形態は短顔型，正貌はほぼ左右対称，側貌はオトガイが後退したコンベックスタイプ（凸型）であり，オトガイ唇溝が深かった．上口唇の長さは不十分であった．上白唇部には吸唇による発赤を認めた（*図6-27a, b*）．
顎関節・筋の触診：左右顆頭は，回転運動に対して，滑走開始時期が遅れていた．顎関節へのコンプレッションを触知した．筋の触診では，左右咬筋浅部停止部前後縁に圧痛（＋＋），顎二腹筋後腹に圧痛（＋＋＋）を認めた．これらの機能的診察は，下顎の後退を示す．
口腔内所見：歯列は側方歯群の交換期，Hellmanの歯齢はⅢBであった．上下切歯部には叢生をほとんど認めなかった．オーバージェットは7mm，オーバーバイトは6.5mmであった．上下歯列の正中は一致していなかった．左右第一大臼歯はⅡ級咬合であった．上下白歯は口蓋（舌）側に傾斜し，上下臼歯部唇側歯槽部骨面は豊隆していた．安静位から閉口すると，早期接触が切歯あり，その後，下顎が後上方に偏位した（*図6-28a～e*）．
模型分析：萌出している永久歯の歯冠幅径は，標準偏差内にあった．
パノラマエックス線写真検査：歯数の異常を認めなかった（*図6-29a*）．
セファロ分析：骨格型では，Ramus inclinationが＋1SDを越えて大きく，FMAとGonial angleがいずれも－2SDを越えて小さかった．歯槽型では，すべての計測項目が標準偏差内にあった（*図6-30*）．
診　断：混合歯列期の下顎後退を伴う過蓋咬合（顎関節と筋の触診から）

治療方針：
①バイオネーターを用いて，下顎白歯の挺出と下顎の前方成長誘導を図り，過蓋咬合を改善する．
②永久歯列完成後には，再診断とマルチブラケット装置による咬合再構成を行う．

治療経過・治療結果：
診察・検査から2か月後（10歳8か月），バイオネーターを装着し，過蓋咬合の治療を開始した（*図6-28f～h*）．構成咬合位では上下歯列の正中を一致させた．バイオネーターは就寝中に使用させた．バイオネーターの調整は，主に，下顎白歯の誘導面を形成して行った．

バイオネーター装着から2年10か月後（13歳6か月），オーバージェットとオーバーバイトは，いずれも，2mmに減少した．上下歯列の正中は一致した．犬歯と第一大臼歯は，左右ともに，Ⅰ級咬合であった．側方歯群は緊密に咬合していなかった．上顎第二大臼歯は萌出中であった（*図6-28i～m*）．顎関節へのコンプレッションと左右顎二腹筋後腹の圧痛が軽減した．バイオネーター治療を終了した．パノラマエックス線写真では，下顎左右第三大臼歯歯胚を確認した（*図6-29b*）．初診時（10歳6か月）とバイオネーター治療終了時（13歳6か月）のセファロ分析の結果を比較した．骨格型では，著明な変化を認めなかった．歯槽型では，U1-FHとL1-Mpがそれぞれ3°，2°減少した（*図6-31*）．セファロの重ね合わ

6-2 症 例

10歳6か月

10歳8か月

13歳6か月

13歳8か月

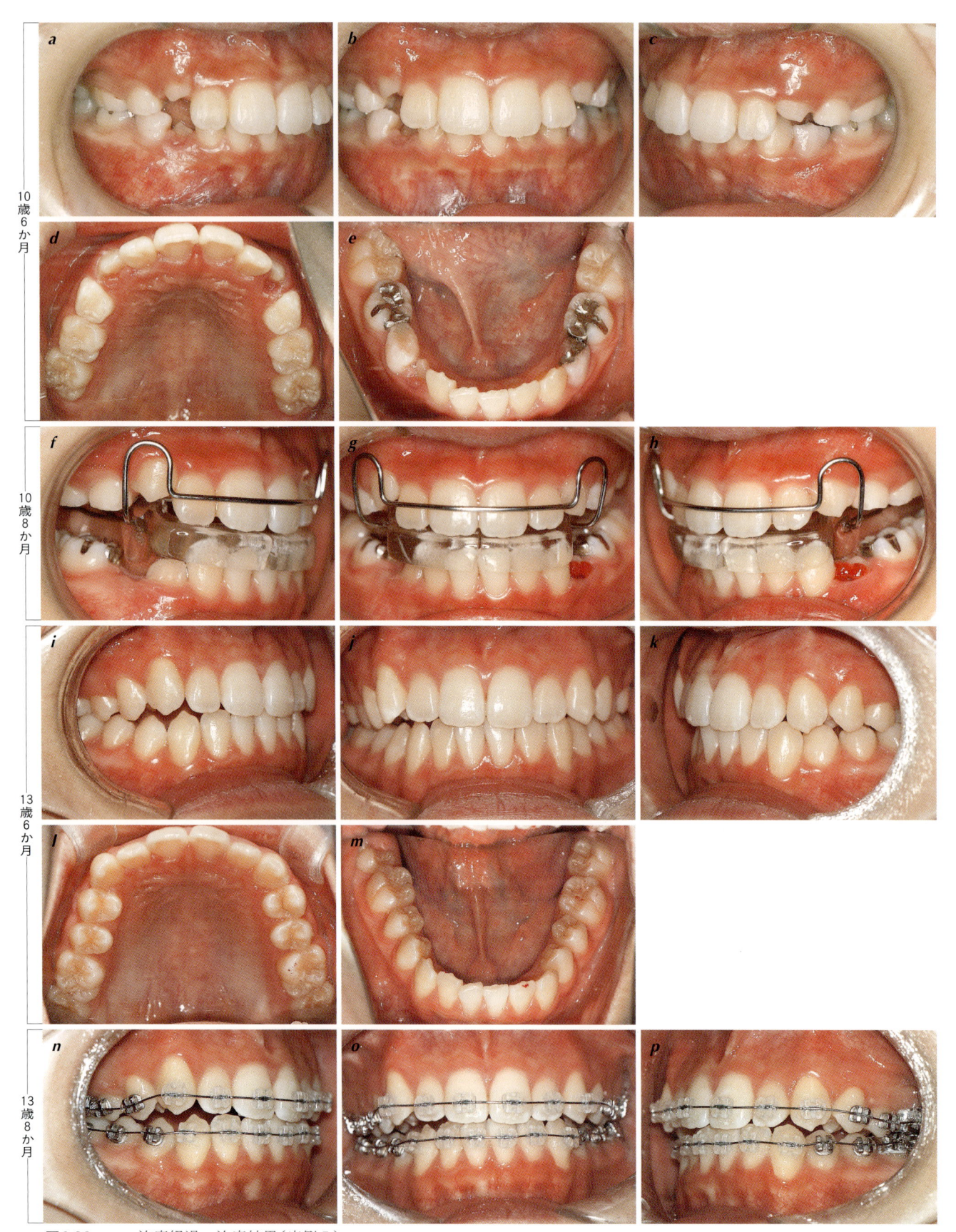

図6-28a〜u　治療経過・治療結果（症例5）.

120

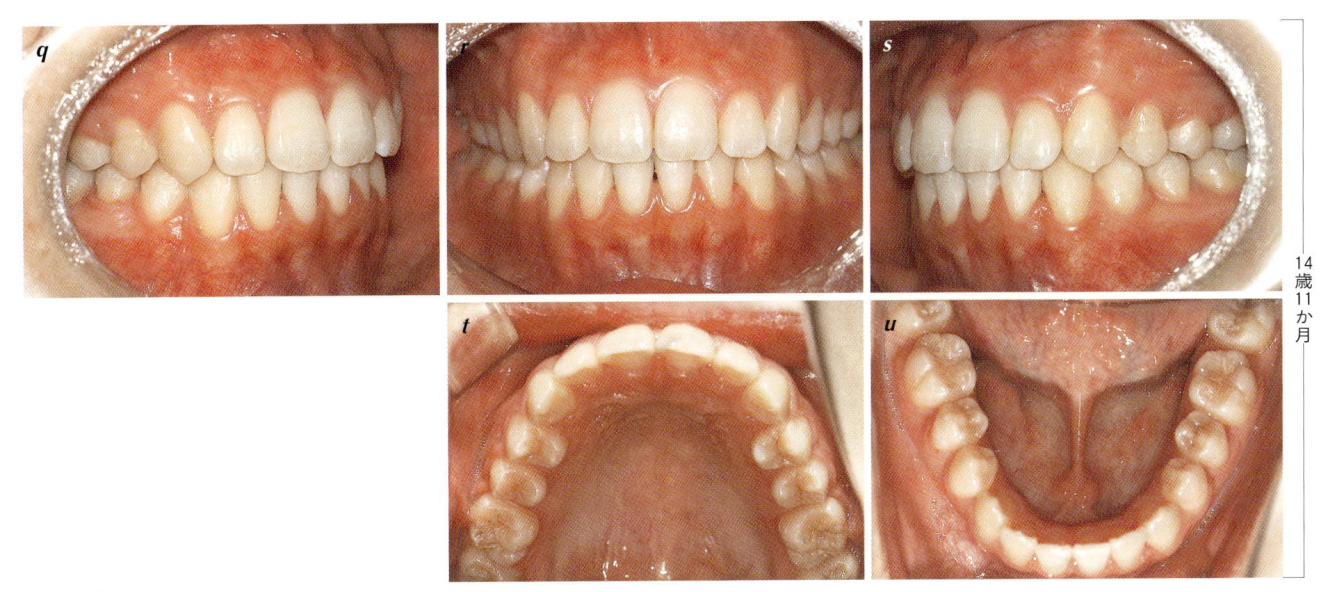

図6-28(つづき).

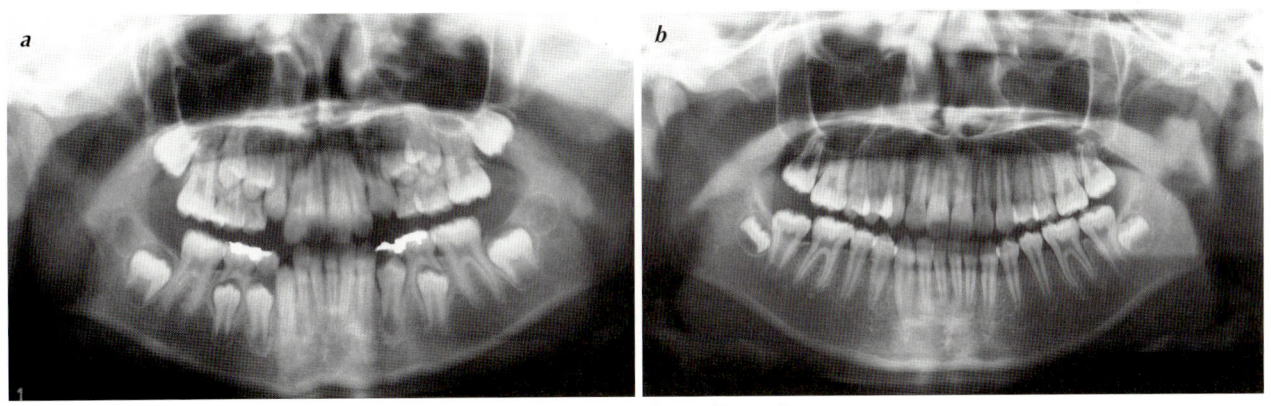

図6-29a, b　パノラマエックス線写真(症例5). a：10歳6か月. b：13歳6か月.

せでは，上顎の下方成長，下顎の前下方成長，上顎中切歯の舌側傾斜とわずかな挺出，下顎中切歯のわずかな舌側傾斜と挺出，上下第一大臼歯の近心移動と挺出を認めた(図6-32, 33). バイオネーター治療終了時には，本症例を永久歯列期のAngle I級咬合・叢生と再診断した．

バイオネーター治療終了から2か月後(13歳8か月)，小臼歯非抜歯で，マルチブラケット装置による咬合再構成を開始した(図6-28n～p).

咬合再構成から1年3か月後(14歳11か月)，筋肉位と咬頭嵌合位が一致し，早期接触が除去され，アンテリアガイダンス，とくに前方・後方へのブレーシングイコライザーを付与した側方ガイドを確立した．マルチブラケット装置を撤去し，保定に移行した．保定装置はベッグ型保定床装置を用いた(図6-28q～u). 下顎左右第三大臼歯は保定期間中に抜去する予定であった．

予後の推定と今後の治療方針：

バイオネーター治療とマルチブラケット装置による咬合再構成がそれぞれの治療目標を達成し，機能と形態の調和した個性正常咬合を確立したので，予後は良好であると推測する．

今後は，下顎左右第三大臼歯を抜去する．

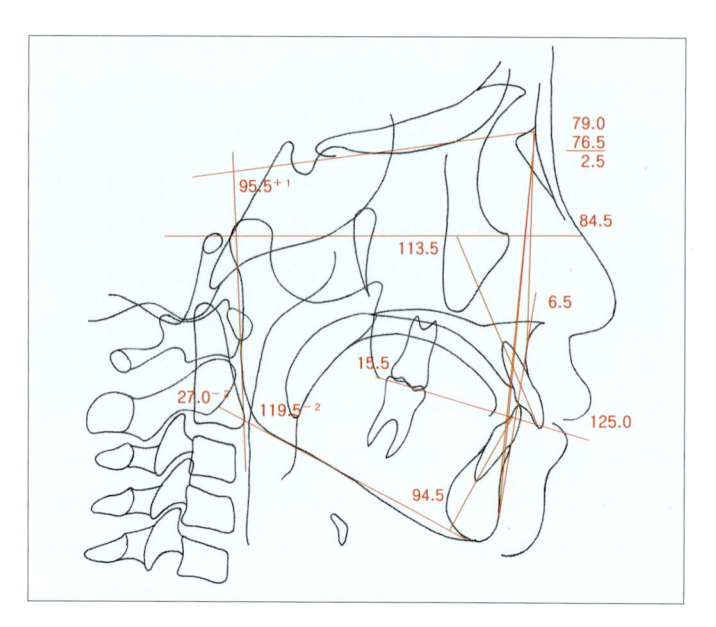

6-2 症例

図6-30 初診時(10歳6か月)のセファロ分析(症例5).

図6-31 初診時(10歳6か月)とバイオネーター治療終了時(13歳6か月)のセファロ分析の比較(症例5).

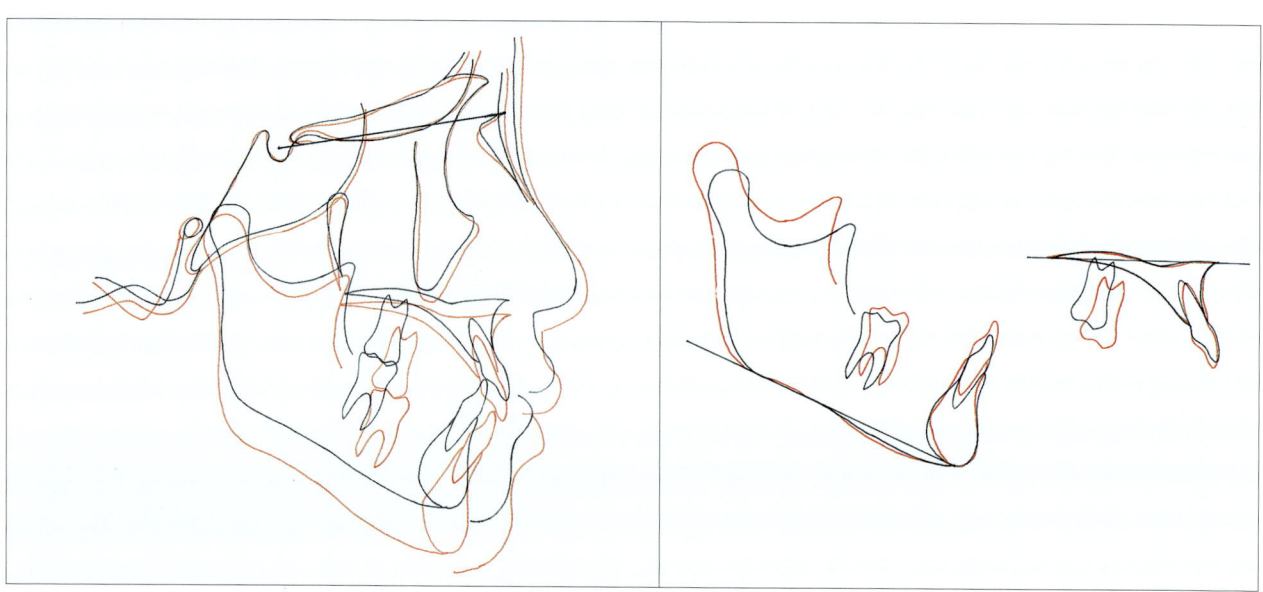

図6-32, 33 同, 初診時とバイオネーター治療終了時のセファロの重ね合わせおよび上顎と下顎の重ね合わせ(症例5).

122

CHAPTER 6　上顎前突・過蓋咬合

[症例6] 混合歯列期の下顎後退を伴う過蓋咬合に対するバイオネーター治療(図6-34〜40)

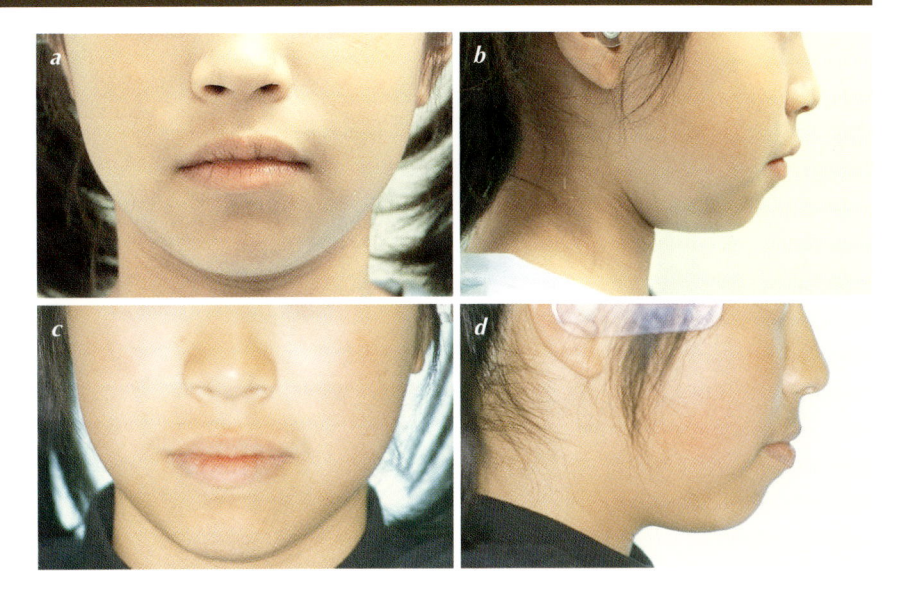

図6-34a〜d　顔貌(症例6). a, b：初診時(10歳). c, d：バイオネーター治療終了から2年8か月後(14歳).

[症例6]

患　児：10歳，女児
主　訴：小児歯科の定期健診で咬合異常(過蓋咬合)を指摘された．
顔貌所見：顔面形態は中顔型，正貌はほぼ左右対称，側貌はコンベックスタイプ(凸型)であり，オトガイは後退していた．口唇閉鎖時にはオトガイ筋の緊張を認めた(図6-34a, b)．
顎関節・筋の触診：左右顆頭の滑走開始時期は，回転運動に対して，遅れていた．顎関節にコンプレッションを触知した．筋の触診では，左右咬筋浅部停止部前後縁に圧痛(++)，顎二腹筋後腹に圧痛(++)を認めた．これらの機能的診察は下顎の後退を示す．
口腔内所見：歯列はHellmanの歯齢ⅢAであった．上下切歯部には叢生をほとんど認めなかった．オーバージェットは8mm，オーバーバイトは6mmであった．左右第一大臼歯はⅡ級咬合であった．上下歯列の正中は一致していた．上下臼歯は口蓋(舌)側に傾斜し，上下臼歯部唇側歯槽部骨面は豊隆していた．安静位から閉口すると，筋肉位で早期接触が切歯にあり，その後，下顎が後上方に偏位し，咬頭嵌合位になった(図6-35a〜c)．
模型分析：萌出している永久歯の歯冠幅径は，上顎左右中切歯が+1SDを越えて大きかった．

パノラマエックス線写真検査：歯数の異常を認めなかった(図6-36a)．
セファロ分析：骨格型では，Gonial angle が−2SDを越えて小さかった．歯槽型では，U1-FH が+1SDを越えて大きかった(図6-37)．
診　断：混合歯列期の下顎後退を伴う過蓋咬合(顎関節と筋の触診から)，第一大臼歯のⅡ級咬合，上顎切歯の唇側傾斜
治療方針：
①バイオネーターを用いて，下顎臼歯の挺出と下顎の前方成長誘導を図り，過蓋咬合とⅡ級咬合を改善する．
②永久歯列完成後には，再診断とマルチブラケット装置による咬合再構成を行う．
治療経過・治療結果：
　診察・検査から1か月後(10歳1か月)，バイオネーターを装着し，過蓋咬合と第一大臼歯Ⅱ級咬合の治療を開始した(図6-35d)．バイオネーターは就寝中に使用した．バイオネーターの調整は，主に，下顎臼歯の誘導面を形成して行った．
　バイオネーター装着から7か月後(10歳8か月)，オーバージェットとオーバーバイトが減少し，切端咬合になった．左右第一大臼歯は，Ⅰ級咬合になった．上下乳側方歯間には垂直的空隙を認めた(図6-35e〜g)．

123

6-2 症例

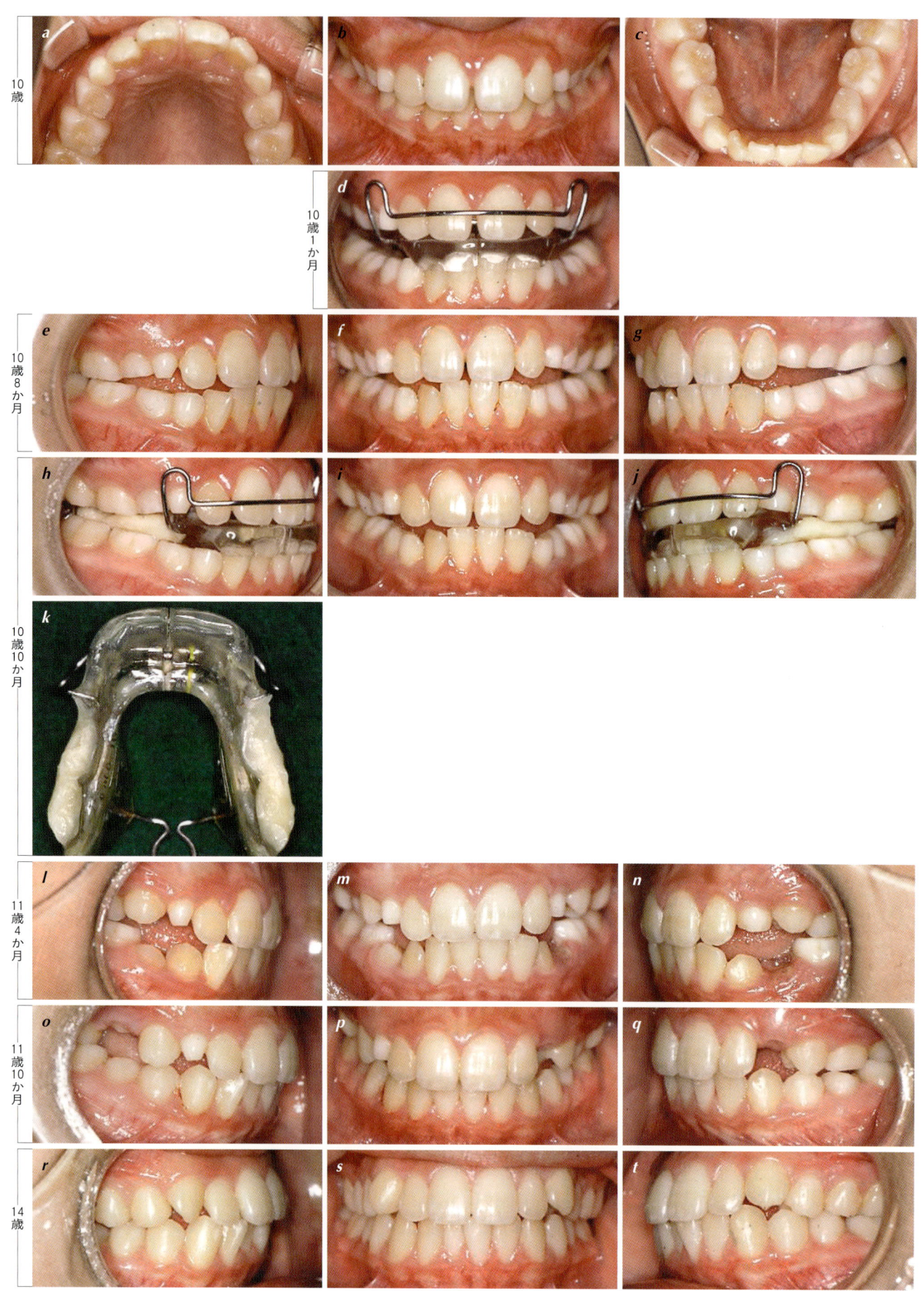

図6-35a〜t 治療経過・治療結果(症例6).

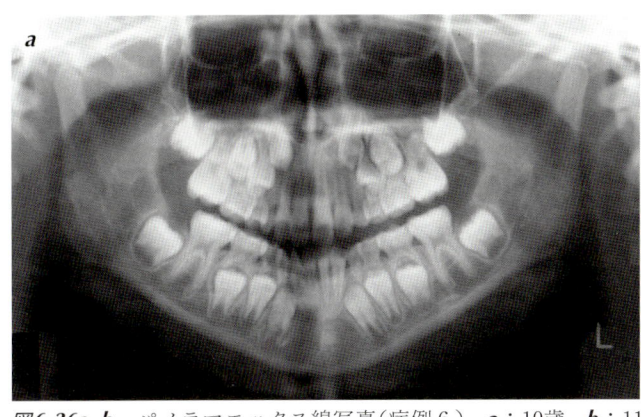

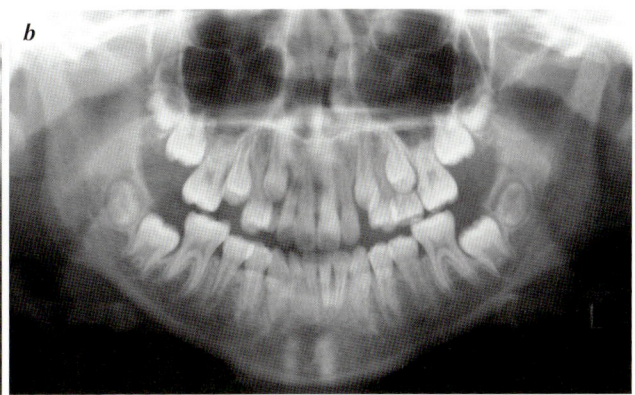

CHAPTER 6　上顎前突・過蓋咬合

図6-36a, b　パノラマエックス線写真（症例6）．**a**：10歳．**b**：11歳10か月．

　バイオネーター装着から9か月後(10歳10か月)，見かけ上，過蓋咬合と第一大臼歯のII級咬合は改善した．下顎臼歯がさらに挺出し，開咬になるのを防止すると同時に，顆頭の成長を期待して，バイオネーターにオクルーザルテーブルを付与した．バイオネーター治療を継続した(**図6-35h～k**)．

　バイオネーター装着から1年3か月後(11歳4か月)，側方歯群は交換期であり，緊密に咬合していなかった．オーバージェットとオーバーバイトは，いずれも，1mmになった．過蓋咬合と第一大臼歯II級咬合の改善が維持されていたので，バイオネーターを撤去した(**図6-35l～n**)．

　バイオネーター治療終了から6か月後(11歳10か月)，側方歯群の交換期であり，オーバージェットとオーバーバイトは，いずれも，2mmに増加した(**図6-35o～q**)．パノラマエックス線写真から，すべての第三大臼歯歯胚を確認した(**図6-36b**)．

　バイオネーター治療終了から2年8か月後(14歳)，すべての第二大臼歯は萌出を完了し，永久歯列になった．顔面形態は中顔型，側貌はコンベックスタイプ(凸型)であり，オトガイの後退は軽減したが，下口唇は翻転していた(**図6-34c, d**)．顎関節へのコンプレッション，左右咬筋浅部停止部前後縁と顎二腹筋後腹の圧痛が軽減した．上下切(前)歯部に

は軽度な叢生を認め，上顎右側犬歯は捻転していた．オーバージェットとオーバーバイトは，いずれも，2mmであった．上下切歯は唇側傾斜していた．犬歯と第一大臼歯は，左右ともに，I級咬合であった(**図6-35r～t**)．初診時(10歳)とバイオネーター治療終了から2年8か月後(14歳)のセファロ分析の結果を比較した．骨格型では，SNA，SNBがそれぞれ3°，3.5°増加し，上下歯槽基底の前方成長を確認した．歯槽型では，L1-Mpが5.5°増加し，U1-L1が8.5°減少し，下顎切歯の唇側傾斜を確認した(**図6-38**)．バイオネーター撤去から2年8か月後(14歳)のセファロ分析の結果を標準値と比較した．骨格型では，Convexityが＋1SDを越えて大きかった．歯槽型では，すべての計測項目が標準偏差内にあった(**図6-38**)．セファロの重ね合わせでは，上顎と下顎の前下方成長，上顎中切歯の挺出，下顎中切歯の挺出と唇側傾斜，上下第一大臼歯の挺出と近心移動を確認した(**図6-39, 40**)．

予後の推定と今後の治療方針：

　過蓋咬合とII級咬合は改善し，その予後は良好であると推測する．

　永久歯列期の上下顎前突と再診断し，上下第一小臼歯を抜去し，マルチブラケット装置による咬合再構成を行う．すべての第三大臼歯は抜去する．

125

6-2 症例

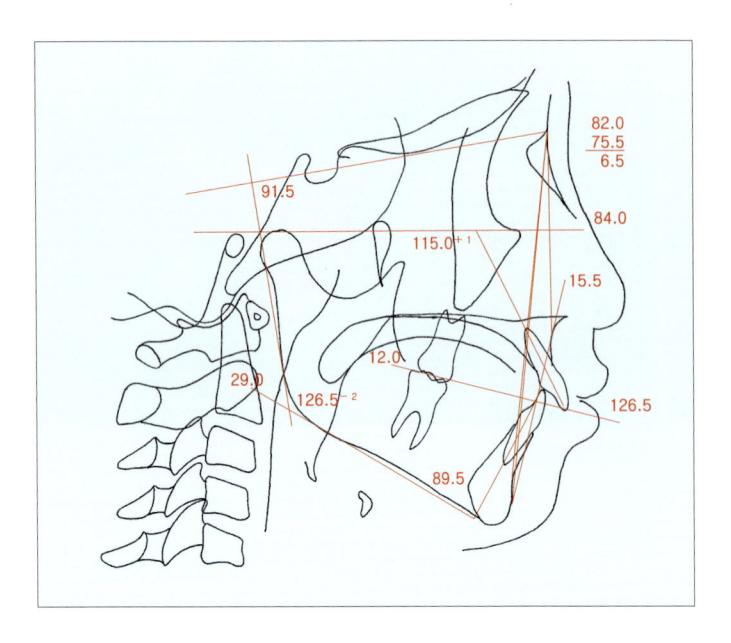

図6-37 初診時（10歳）のセファロ分析（症例6）.

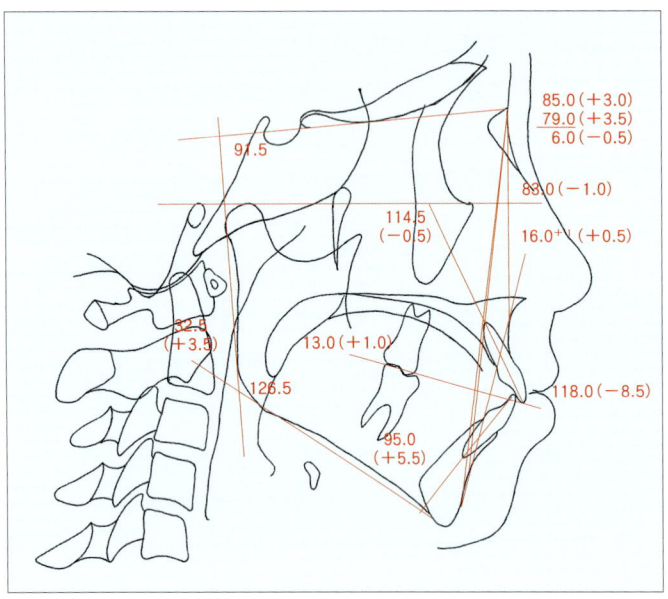

図6-38 初診時（10歳）とバイオネーター治療終了から2年8か月後（14歳）のセファロ分析の比較（症例6）.

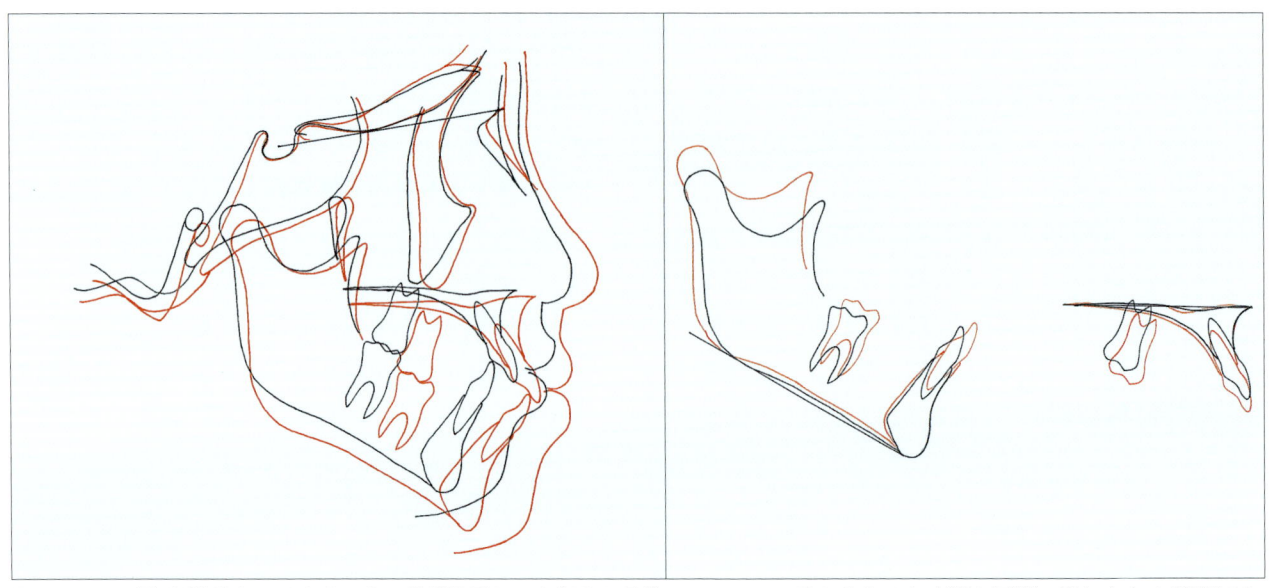

図6-39, 40 同, 初診時とバイオネーター治療終了から2年8か月後のセファロの重ね合わせと上顎と下顎の重ね合わせ（症例6）.

126

6-3 診察・検査・診断のポイント

A．上顎前突の鑑別

上顎前突には，歯槽性，機能性，骨格性があり，鑑別診断が必要である．歯槽性，機能性および骨格性上顎前突は，単独ではなく，合併していることが多い．機能性上顎前突と骨格性上顎前突の鑑別には，咬合閉鎖路の診察が有用である．機能性上顎前突と骨格性上顎前突は，いずれも，第一大臼歯が咬頭嵌合位でⅡ級咬合であり，下顎が後退している．機能性（骨格性）上顎前突と歯槽性上顎前突は，顔貌の診察やセファロの検査・分析のほかに，顎関節と筋の触診で鑑別可能である．

B．咬合閉鎖路，早期接触および下顎の偏位

咬合閉鎖路，早期接触とその後の下顎偏位は口腔内で直接診察する．咬合閉鎖路は，安静位から咬頭嵌合位に至る下顎の運動経路である．機能性上顎前突では，安静位から閉口すると，早期接触が筋肉位で切歯部にあり，その後，下顎が後上方に誘導され，咬頭嵌合位に至る．すなわち，機能的下顎遠心咬合を呈する．機能性上顎前突と骨格性上顎前突は，第一大臼歯が咬頭嵌合位でⅡ級咬合であるが，それぞれ作用機序と本態が異なる．上顎側切歯の舌側転位を伴った上顎前突では，早期接触が側切歯にあり，その後，下顎が後上方に偏位する機能性要因を有する（図6-14）．舌側転位した上顎側切歯は，バイオネーター治療による下顎の前方成長誘導を抑制する．上顎側切歯の舌側転位を伴った下顎後退型骨格性上顎前突では，セクショナルブラケット装置を用いて，上顎切歯部叢生を改善した後に，バイオネーター治療を行う（図6-14）．

過蓋咬合では，安静位から閉口すると，早期接触が切歯にあり，その後，後上方に偏位し，機能性上顎前突の要因を有することが多い（図6-28, 35）．

咬合閉鎖路の診察は，機能性上顎前突と歯槽性・骨格性上顎前突の鑑別診断や筋肉位と咬頭嵌合位の一致・不一致の診断に用いる．

C．顔面形態と下顎の成長方向・下顎下縁平面・下顎角・下顎結合部

顔面形態は，顔貌の診察や検査，セファロの検査・分析で評価する．顔面形態は，上顎前突が中顔型あるいは長顔型（図6-6, 13, 21），過蓋咬合が短顔型（図6-27）であることが多い．下顎が後方に偏位している上顎前突では中顔型，下顎が後下方に偏位（回転）している上顎前突では長顔型を呈する．

顔面形態は，下顎の成長方向や顎顔面骨格型と密接な関係がある．長顔型の上顎前突では，下顎の後下方成長（時計回りの成長），下顎下縁平面の急傾斜，下顎角の開大を認め，下顎結合部が細長く，狭い．短顔型の上顎前突や過蓋咬合では，下顎の反時計回りの成長，下顎下縁平面の平坦化，下顎角の狭小を認め，下顎結合部が短く，厚い．

顔面形態の垂直的成長は，下顎の成長方向と関連する．下顎頭の垂直的成長量が上顎の縫合部と上下歯槽部のそれより少ない場合には，下顎は後下方に成長（回転）し，下顎が後退する．

D．上顎の突出と下顎の後退

上顎の突出と下顎の後退は，側面セファロを検査・分析し，形態的に評価する．上顎自体の著しい突出による骨格性上顎前突や過蓋咬合は稀であり，下顎の後退による相対的な骨格性上顎前突や過蓋咬合が多い．下顎の後退は，顎関節や筋を触診し，機能的にも評価する．下顎の後退では，顆頭の回転運動に対する滑走開始時期の遅れや顎関節へのコンプレッションを触知し，圧痛が顎二腹筋後腹や咬筋浅部停止部前後縁・中央に発現する．とくに，顎二腹筋後腹の触診は，下顎の後退を機能的に臨床診断するのに有用である．下顎の後退は，まず，機能的診察で認められ，ついで，後退の程度が著しくなると，形態的にも確認される．すなわち，下顎の後退は，まず，機能異常として現れ，ついで，形態異常として確認される．したがって，下顎の後退の診断には，顎関節や筋の触診が有用である．機能性上顎前突では，筋肉位（早期接触位）で下顎の近遠心的偏位を認めないが，その後，下顎は後退し，咬頭嵌合位に至る．

乳歯列期や混合歯列期における下顎後退の原因には，習癖（うつ伏せ寝，頬杖，吸唇癖，咬唇癖，指しゃ

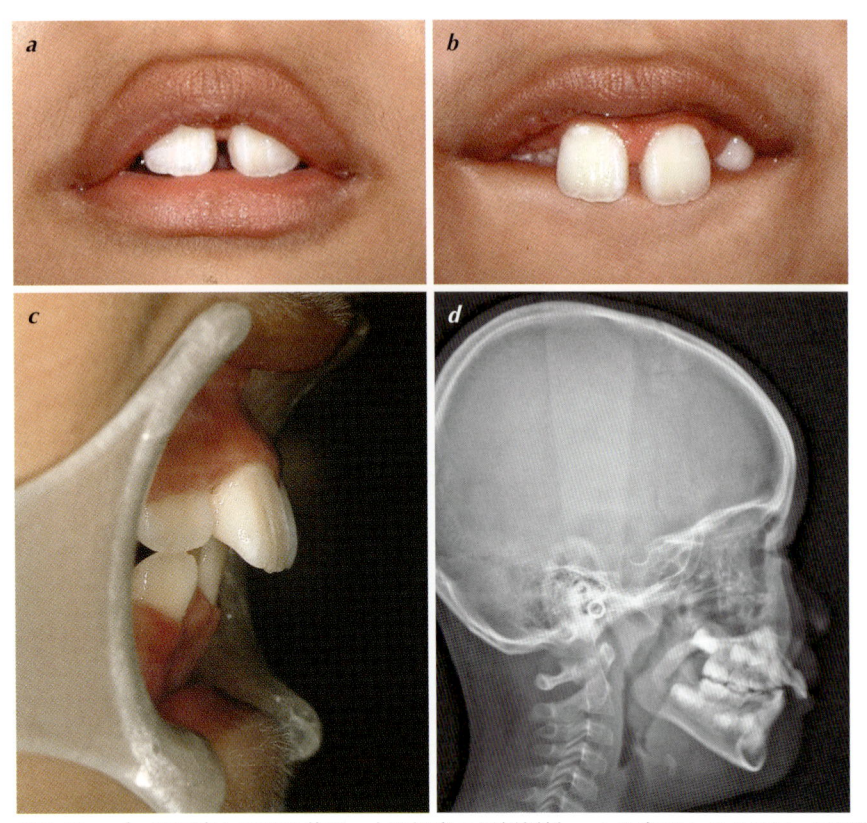

図6-41a〜d 吸唇癖と下顎の後退，上顎切歯の唇側傾斜．*a*：7歳10か月の男児．口唇閉鎖不全と口呼吸を認め，上下口唇は乾燥していた．下口唇は上下切歯の間に介在していた．上口唇の長さは不十分であった．*b*：吸唇癖（下口唇），上顎切歯の唇側傾斜，正中離開を認めた．*c, d*：上顎切歯の唇側傾斜，下顎の後退を確認した．

ぶり），強い咬合力の短顔型顔面形態，咀嚼筋の走行・過緊張，口腔周囲筋（とくに口輪筋）の過緊張，上顎側切歯の舌側転位，切歯の高位と臼歯の低位，咬合のlock状態が多い．弄唇癖や弄指癖による下顎の後退では上顎切歯の唇側傾斜と下顎切歯の舌側傾斜を認める（*図6-41, 42*）．

E．成長発育（咬合発育）の段階

乳歯列や混合歯列の骨格性上顎前突，機能性上顎前突，過蓋咬合では，下顎の後退を伴う．早期治療の第一目標は，下顎の前方成長誘導による顎関係の改善である．下顎の成長には2つのスパートがあり，第一のスパートは5〜6歳の第一大臼歯萌出期，第二のスパートは思春期前期と思春期期間中の第二大臼歯萌出期（思春期性の成長スパート）である．混合歯列期における下顎の前方成長誘導には，顆頭の成長促進と臼歯（とくに下顎臼歯）の萌出誘導が必要であり，思春期性の成長スパートと側方歯群の萌出を利用する．下顎の前方成長誘導には，2年程度の治療期間を要する．バイオネーター治療では，2〜3か月で，下顎が前方に誘導され，見かけ上，下顎後退や過蓋咬合が改善する．見かけ上の改善後，直ちに，マルチブラケット装置による咬合再構成を行うと，下顎が元の位置に戻る．したがって，バイオネーター治療は，混合歯列中期，Hellmanの歯齢ⅢAあるいはⅢBから開始する（*図6-14, 28, 35*）．混合歯列後期からバイオネーター治療を開始する場合には，オーバージェット0mm程度まで下顎を前方に誘導して，構成咬合を採得する（*図6-20*）．混合歯列期のバイオネーター治療は，下顎の前方成長を促進するほかに，咬頭嵌合位で固定した顆頭偏位を改善するにも有効である．下顎後退を伴う上顎前突や過蓋咬合の改善は，下顎の前方成長を促進させるため，成長発育（咬合発育）の段階を常に考慮する．

F．顎関節と筋の触診

上顎前突や過蓋咬合では，顆頭の回転運動に対する滑走運動開始時期の遅れや顎関節へのコンプレッ

CHAPTER 6　上顎前突・過蓋咬合

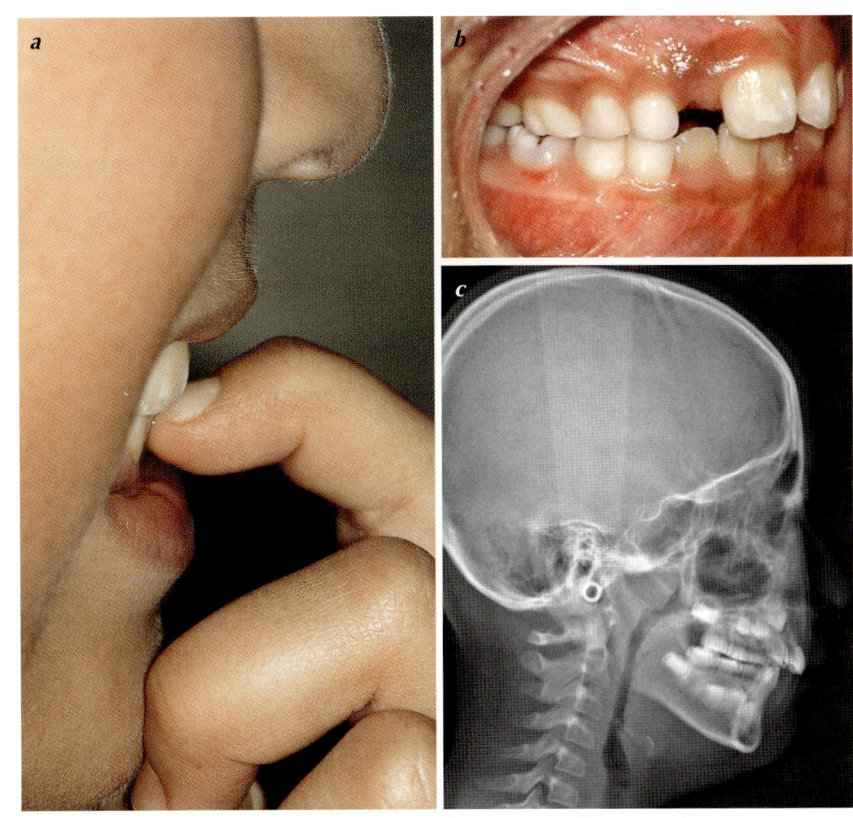

図6-42a〜c　弄指癖と下顎の後退，上顎切歯の唇側傾斜．*a*：7歳9か月の女児．左手第二指の咬爪癖があり，指しゃぶりをしている．*b, c*：上顎切歯の唇側傾斜，下顎の後退を認めた．

ションが触知され，咬筋浅部停止部前後縁・中央や顎二腹筋後腹に圧痛を認める．下顎後退型骨格性上顎前突，機能性上顎前突および過蓋咬合では，下顎が後退しているため，顎二腹筋後腹に著明な圧痛を認める．これらの上顎前突や過蓋咬合の治療では，下顎を前方成長誘導する装置を用いて，顆頭の成長を促進する．上顎前突や過蓋咬合では，診断上かつ治療上，顎関節や筋の触診が必要不可欠である．

G．上顎・下顎(乳)中切歯歯軸傾斜，オーバージェットとオーバーバイト，歯列弓形態

　上顎・下顎(乳)中切歯歯軸傾斜やオーバージェット・オーバーバイトは，歯列・咬合の診察，口腔模型やセファロの検査・分析で診断する．

　上顎前突は，上顎切歯が唇側傾斜し，オーバージェットが大きい．吸唇癖，咬唇癖，指しゃぶりなどの口腔習癖は，上顎切歯の著しい唇側傾斜のほかに，下顎切歯の舌側傾斜や下顎の後退を引き起こし，オーバージェットを著しく大きくする．混合歯列期における上顎切歯の唇側傾斜は，叢生やスピー湾曲の程度とともに，マルチブラケット装置治療での小臼歯抜歯・非抜歯の判定に関与する．したがって，上顎切歯の唇側傾斜は，その早期治療中に計画的・連続的な歯の抜去の適用を考慮する一因子である(*図7-12*)．口腔習癖を認めない場合，下顎切歯は唇側傾斜する．歯槽性上顎前突では上顎切歯の唇側傾斜が著しいほど，下顎切歯は唇側傾斜する．下顎後退型骨格性上顎前突や機能性上顎前突では，上下顎の近遠心的偏位が著しいほど，歯・歯槽性の補償機構(dentoalveolar compensation)によって，下顎切歯の唇側傾斜が著しくなる．これらの上顎前突では，下顎が後退し，上下切歯が唇側傾斜し，その早期治療は困難になる．上顎前突では，上顎切歯や下顎切歯の唇側傾斜が著しいほど，早期治療が困難になる．バイオネーター治療では，上顎切歯が舌側傾斜する．下顎の前方成長誘導に伴って，下顎切歯は舌側傾斜することがある．

　上顎前突では，下顎の後退と下顎切歯の舌側傾斜

に対応して，オーバーバイトが大きくなる．上顎前突では，オーバーバイトが大きいほど，早期治療が困難になる．

　過蓋咬合では，上顎切歯が舌側傾斜し，オーバージェットが小さく，オーバーバイトが大きい．過蓋咬合の成因には，臼歯の低位のほかに，切歯の高位が関係する．過蓋咬合では，顔面形態が短顔型であり，口輪筋や咬筋の機能力が強い．その結果，上顎切歯は舌側傾斜する．上顎切歯の舌側傾斜は，下顎の前下方成長を阻害したり，下顎切歯を舌側傾斜したりする．下顎切歯の舌側傾斜には，下顎の前下方成長に対する歯・歯槽性の補償機構（dentoalveolar compensation）が関与する．過蓋咬合では，オーバーバイトが大きいほど，早期治療が困難になる．

　歯列弓の形態は，口腔内の診察や口腔模型の検査で診断する．歯列弓形態と上下（乳）中切歯歯軸傾斜は関係がある．上顎第一大臼歯が遠心頰側に回転（disto-buccal rotation）し，上顎側方歯群が狭窄し，上顎切歯が唇側傾斜している場合，上顎歯列はV字型を呈する．上顎前突では，臼歯部交叉咬合を伴うこともある．上顎切歯の舌側傾斜は，上顎歯列弓を方形にする．下顎切歯の唇側傾斜は，下顎歯列弓を放物線状にする．下顎切歯の舌側傾斜は，下顎歯列を方形にする．

H．ターミナルプレーン，（乳）犬歯と第一大臼歯の咬合

　ターミナルプレーン，（乳）犬歯と第一大臼歯の咬合は，歯列・咬合の診察や口腔模型の検査で診断する．機能性上顎前突では，咬頭嵌合位におけるターミナルプレーン，（乳）犬歯と第一大臼歯の咬合関係を診察するだけでなく，早期接触位やその後の咬合閉鎖路上でのこれらの変化も診察する．

　骨格性上顎前突や過蓋咬合では，咬頭嵌合位において，ターミナルプレーンがディスタルステップタイプ，（乳）犬歯と第一大臼歯がII級咬合である．機能性上顎前突では，下顎安静位や筋肉位において，ターミナルプレーンがバーティカルタイプ，（乳）犬歯と第一大臼歯がI級咬合であることが多く，咬頭嵌合位において，ターミナルプレーンがディスタルステップタイプ，（乳）犬歯と第一大臼歯がII級咬合になる．

I．切歯部叢生の程度

　上顎前突では上下切歯部に叢生を伴うことが多い．過蓋咬合では叢生を認めないことが多く，認めても軽度である．切歯部叢生の程度を歯列・咬合の診察や口腔模型の検査で診断する．混合歯列期の叢生は，永久歯列期における叢生の程度を反映し，マルチブラケット装置治療における小臼歯の抜歯・非抜歯の判定に影響する．

　下顎後退型骨格性上顎前突や機能性上顎前突では，バイオネーターを用いて，下顎の前方成長誘導と臼歯の挺出を図る．上顎切歯部の叢生では，側切歯が舌側転位し，下顎の前方成長誘導を妨げることがある．バイオネーターを用いて下顎の前方成長を誘導する前処置として，上顎切歯部叢生を改善する．上顎切歯部叢生が下顎の前方成長誘導を抑制するか否かを口腔内で診察する．

J．スピー湾曲の程度

　スピー湾曲の程度は，歯列・咬合の診察や口腔模型の検査で診断する．オーバーバイトの大きい上顎前突では，スピー湾曲が強くなる．スピーの湾曲が強い下顎後退型骨格性上顎前突では，バイオネーター治療で，下顎臼歯の挺出量が大きくなる（図6-14, 20, 28），スピーの湾曲が平坦な下顎後退型骨格性上顎前突では，バイオネーター治療で，上下咬合平面が放射状に離開し，上下臼歯部が離開する（図6-35）．

K．咬合のロック（lock）状態

　咬合のロック（lock）状態は，歯列・咬合の診察で診断する．上顎前突では，上顎側切歯の舌側転位が下顎運動を障害し，咬合をロック（lock）する．過蓋咬合では，切歯の舌側傾斜や高位，臼歯の口蓋側転位や低位が咬合をロック（lock）する．この咬合ロック（lock）は，下顎の前方・側方成長を抑制し，下顎を後退する．下顎を前方に成長誘導するほかに，歯列弓を側方・前方拡大し，ロック（lock）状態を解除（unlock）する．

L．歯の咬耗や唇側歯槽部骨表面の豊隆

下顎後退型骨格性上顎前突や過蓋咬合では，歯の咬耗や白歯部唇側歯槽部骨表面の豊隆を認める．歯の咬耗や唇側歯槽部骨表面の豊隆を口腔内の直接診察や口腔模型の検査で診断する．咬耗や骨豊隆は，咀嚼筋の過緊張，過大な咬合力，パラファンクション（ブラキシズム）を反映し，歯の移動が困難であること示す．これらの所見は，マルチブラケット装置による咬合再構成で，小臼歯非抜去治療の可能性を考慮させる．

M．口腔習癖

診察や医療面接により，口腔習癖の有無とその種類を特定する．上顎前突と関連する口腔習癖は，指しゃぶり，咬爪癖，吸（咬）唇癖（下唇），うつ伏せ寝，頬杖が代表的である．これらの口腔習癖では，下顎の後退，上顎前歯の唇側傾斜，下顎前歯の舌側傾斜，上顎の突出を引き起こす（図6-41, 42）．習癖が除去されても，下顎の後退，上顎前歯の唇側傾斜，上顎の突出は改善しないが，下顎前歯は唇側傾斜する．

下顎後退型骨格性上顎前突では，バイオネーター治療を行っても，下顎を後退させる口腔習癖が除去されない場合，二態咬合を引き起こす．逆に，バイオネーター治療を行っても，二態咬合を呈する場合には，口腔習癖の残留を確認する必要がある．

6-4 基本治療方針

A．乳歯列期の上顎前突

1) 乳歯列期の上顎前突は，歯槽性，機能性，骨格性にかかわらず，直ちに，早期治療する．
2) 乳歯列期の骨格性上顎前突は，下顎後退型が多い．
3) 下顎後退は，指しゃぶり，咬爪癖，咬唇癖，吸唇癖，うつ伏せ寝，頬杖などの口腔習癖が原因であることが多い．
4) 早期治療の主体は，口腔習癖の除去と顎関係の改善（下顎の前方成長促進）である．
5) 口腔習癖の除去には，筋機能療法を行う．
6) 顎関係の改善（下顎の前方成長促進）には，バイオネーターが有用である．
7) 上顎歯列の狭窄には，クワドヘリックスや床型拡大装置を用いて，上顎歯列を側方拡大する．

B．乳歯列期の過蓋咬合

1) 乳歯列期の過蓋咬合は，直ちに，早期治療する．
2) 乳歯列期における過蓋咬合の治療は，乳臼歯の挺出による咬合挙上と下顎の前方成長促進が主体である．
3) 治療には，バイオネーターが有用である．

C．混合歯列期の上顎前突

1) 混合歯列期の上顎前突は，歯槽性，機能性，骨格性にかかわらず，直ちに，早期治療する．
2) 治療目標は，①ANBの改善，②Angle I級咬合の確立，③適正なオーバージェットとオーバーバイトの獲得である．
3) 上顎前突の原因である口腔習癖（指しゃぶり，咬爪癖，咬唇癖，吸唇癖，うつ伏せ寝，頬杖）の除去には，筋機能療法を行う．
4) 上顎歯列の狭窄や上顎第一大臼歯の遠心頬側回転の改善には，クワドヘリックスを用いる．

a．歯槽性上顎前突

1) 早期治療の目標は，上顎切歯の舌側移動によるオーバージェットの減少である．
2) 上顎切歯の舌側移動には，セクショナルブラケット装置を用いて，コントラクションユーティリティーアーチが有用である．

b．骨格性上顎前突

1) 上顎自体の著しい突出による骨格性上顎前突は稀であり，下顎後退型の相対的な骨格性上顎前突が多い．
2) 骨格性上顎前突では，顎整形力を用いて，上顎あるいは下顎の成長を誘導する．

（1）上顎突出型骨格性上顎前突

①上顎顎外固定装置（ヘッドギア）を用いて，上顎の前方成長を抑制する．

（2）下顎後退型骨格性上顎前突

①バイオネーターを用いて，下顎の前方成長を誘導し，下顎臼歯を挺出する．
②バイオネーター治療は，2年間程度行う．
③バイオネーター治療では，2～3か月で，下顎

が前方に誘導され，見かけ上，下顎後退や過蓋咬合が改善する．
④バイオネーター治療は，Hellman の歯齢ⅢA あるいはⅢB から開始する．
⑤混合歯列後期からバイオネーター治療を開始する場合には，オーバージェット 0 mm 程度まで下顎を誘導して，構成咬合を採得する
⑥バイオネーター治療は，咬頭嵌合位で固定された顆頭偏位の改善にも有効である．
⑦バイオネーター治療では，上顎切歯が舌側傾斜する．
⑧上顎側切歯の舌側転位は，下顎の前方成長誘導を障害する．
⑨バイオネーター治療前に，セクショナルブラケット装置を用いて，上顎切歯部叢生を改善する．
⑩上顎切歯部叢生改善後のバイオネーター治療では，就寝時にバイオネーター，就寝時以外に保定床装置を用いる．
⑪バイオネーター治療前に，下顎切歯部の著しい叢生は，乳犬歯の抜去や削整により改善する．
3）側方歯群の交換期には，連続抜去法を考慮する．
4）顎関係の改善後には，マルチブラケット装置を用いて，歯槽性の異常を改善する．

c．機能性上顎前突
1）早期治療の目標は，下顎の前方成長誘導と下顎臼歯の挺出による顎関係の改善である．
2）早期治療では，バイオネーターが有用である．
3）バイオネーター治療は，骨格性上顎前突のそれに準拠する．

D．混合歯列期の過蓋咬合
1）混合歯列期の過蓋咬合は，直ちに，早期治療する．
2）過蓋咬合は，臼歯の低位と前歯の高位（挺出）が原因であり，下顎の後退を伴う．
3）早期治療の目標は，咬合挙上，適正なオーバージェットとオーバーバイトの獲得，ANB の改善，Angle Ⅰ級咬合の確立である．
4）早期治療は，臼歯の挺出による咬合挙上と下顎の前方成長促進・近心移動が主体になる．
5）早期治療には，バイオネーターが有用である．
6）前歯の圧下には，セクショナルブラケット装置を用いて，ベーシックユーティリティーアーチが有用である．
7）咬合のロック解除（unlock）には，クワドヘリックスを用いて，上顎歯列を拡大する．

CHAPTER 7

前歯部開咬

7-1 概要

　開咬は，数歯にわたって低位歯があり，上下歯の間に垂直的な空隙がある咬合状態である．開咬は，歯槽性と骨格性に分類される．乳歯列期や混合歯列期における開咬の多くは，吸指癖（拇指吸引癖）や舌突出癖などの口腔習癖に起因した歯槽性開咬である．歯槽性開咬を放置すると，骨格性開咬に移行する．乳歯列期や混合歯列期の開咬は，早期治療の対象である．

　乳歯列期や混合歯列期における開咬治療の主体は，口腔習癖の除去である．まず，患児自身が口腔習癖を好ましくない行動であると意識し，自発的にやめるように指導する（意識化による除去法，筋機能療法，MFT；Myofunctional therapy）．ついで，舌の強化，口輪筋や咬筋の強化，成熟型嚥下の修得などの筋機能療法を行う．乳歯列期や混合歯列期の歯槽性開咬では，口腔習癖を止めると，上下切歯が萌出し，自然治癒する．口腔習癖が筋機能療法で改善しない場合には，口腔習癖除去装置を用いる．混合歯列期における開咬では，筋機能療法に併用して，口腔習癖除去装置による口腔習癖の除去，セクショナルブラケット装置による切歯の排列，機能的矯正装置による下顎後退の改善，ハイプルヘッドギアによる上顎第一大臼歯の圧下，ハイプルチンキャップによる下顎オトガイ部の上方牽引を行う．

7-2 症例

[症例1]

患　児：9歳9か月，女児

主　訴：空隙が上下切歯間にあることを主訴に来院した．

顔貌所見：顔面形態は長顔型，正貌はほぼ左右対称，側貌はコンベックスタイプ（凸型）であった．オトガイは後退し，オトガイ筋は緊張していた．前下顔面は長かった（図7-1a, b）．

顎関節・筋の触診：左右顆頭の滑走開始時期は，回転運動に対して，遅れていた．筋の触診では，顎二腹筋後腹に圧痛（＋）を認めた．

口腔内所見：歯列は，Hellmanの歯齢ⅢB，側方歯群の交換期であった．前歯部と小臼歯部に垂直的空隙を認めた．上顎は，左右中切歯が唇側傾斜，左右側切歯が舌側転位し，切歯部に軽度な叢生を認めた．下顎切歯部には叢生をほとんど認めなかった．左右第一大臼歯はⅠ級咬合であった．オーバージェットは5mm，オーバーバイトは－3mm，切歯部は開咬であった．口唇閉鎖不全を認めた．上下口唇は乾燥していた．舌は，安静時に，低位にあり，機能時に，上下切歯間や側方歯群・側方歯槽部間に突出した．患児と保護者は舌突出癖を自覚していた（図7-2a～c）．

模型分析：萌出している永久歯の歯冠幅径は標準偏差内にあった．

7-2 症 例

[症例1] 舌突出癖に起因した混合歯列期の歯槽性開咬と歯槽性上顎前突に対する筋機能療法
（図7-1〜4）

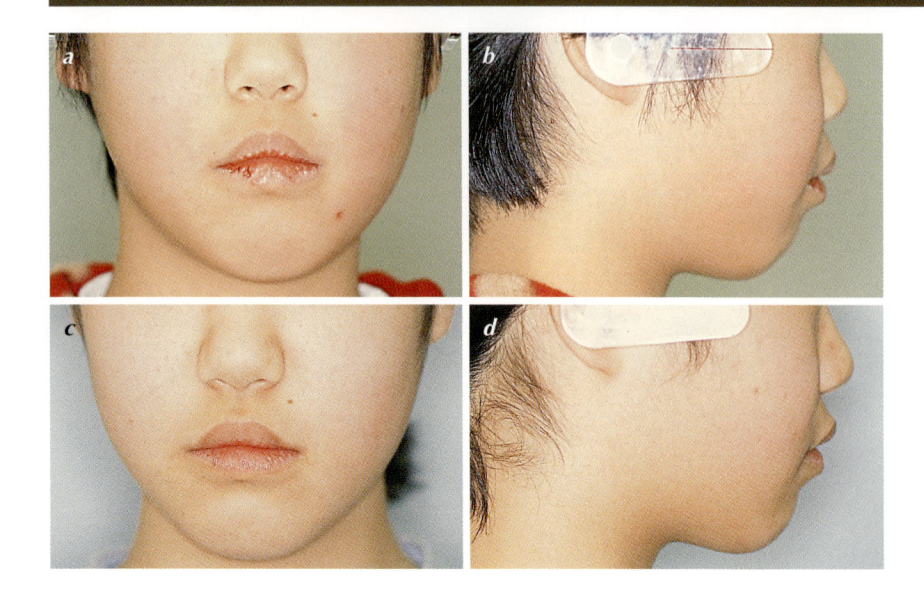

図7-1a〜d　顔貌（症例1）．*a, b*：初診時（9歳9か月）．*c, d*：筋機能療法開始から2年5か月後（マルチブラケット装置治療開始前；12歳3か月）．

パノラマエックス線写真検査：歯数の異常を認めなかった．すべての第二大臼歯歯胚を確認した（図7-3）．
セファロ分析：骨格型では，Ramus inclination が＋2SD を越えて大きかった．歯槽型では，U1-FH が＋2SD を越えて大きく，上顎中切歯が唇側傾斜していた（図7-4）．
診　断：舌突出癖に起因した混合歯列期の歯槽性開咬と歯槽性上顎前突
治療方針：
①舌突出癖の意識化，舌と口唇の筋機能療法により，歯槽性開咬と歯槽性上顎前突の改善を図る．
②開咬が筋機能療法により改善しない場合には，口腔習癖除去装置またはセクショナルブラケット装置を用いる．
③永久歯列完成まで，経過観察（保定）を行う．
④永久歯列完成後には，再診断とマルチブラケット装置による咬合再構成を行う．
治療経過・治療結果：
　診察・検査から1か月後（9歳10か月），舌突出癖とその原因，歯列や顎顔面形態，軟組織，機能への影響について説明し，患児自身に舌突出癖が好ましくない行動であることを意識させた．舌尖を切歯乳頭部に接触させた状態で，口を開閉させる舌尖の強化法（筋機能療法）を指導した．
　筋機能療法（意識化と舌尖強化）開始から6か月後（10歳4か月），開咬は改善傾向にあり，左側中切歯のオーバーバイトは＋0.5mm になった．上下側方歯群は萌出中であった（図7-2d〜f）．舌尖の強化法に続き，舌中央部や舌後方部の強化法，口輪筋の強化法（筋機能療法）を指導した．
　筋機能療法開始から9か月後（10歳7か月），オーバージェットは4mm，オーバーバイトは1.5mm になり，開咬は改善した．上下側方歯群間の空隙は減少したが，側方歯群の咬合は緊密でなかった（図7-2g〜i）．筋機能療法を継続した．
　筋機能療法開始から2年5か月後（12歳3か月），すべての第二大臼歯は萌出が完了し，永久歯列は完成した．オーバージェットは4mm，オーバーバイトは2.5mm であり，開咬の改善は維持された．上下切歯部に叢生を認めた．上下歯列の正中はほとんど一致した．犬歯と第一大臼歯は，左右ともに，Ⅰ級咬合であった．側方歯群の咬合は緊密であった（図7-2j〜n）．顔面形態は長顔型，正貌はほぼ左右対称，側貌はコンベックスタイプ（凸型）であり，口元の突出を認めた（図7-1c, d）．永久歯列期の叢生と再診断した．上顎左右第二大臼歯と下顎左右第三大臼歯を抜去した後，マルチブラケット装置を用いて，咬合再構成を開始した（12歳4か月）．マルチブラケット装置治療には10か月を要した（図7-2o〜s）．

CHAPTER 7　前歯部開咬

9歳9か月

10歳4か月

10歳7か月

12歳3か月

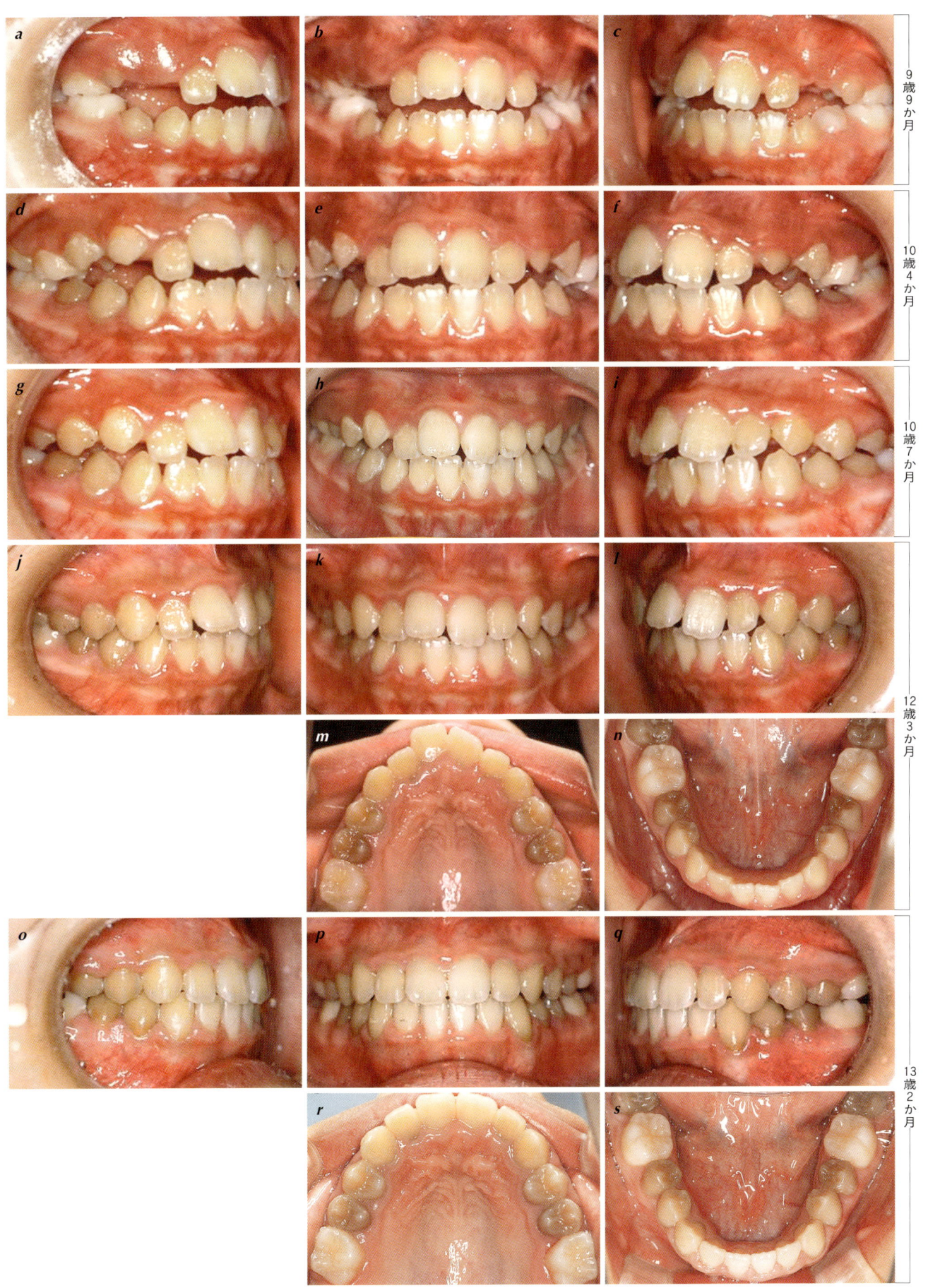

13歳2か月

図7-2a〜s　治療経過・治療結果（症例1）.

135

7-2 症 例

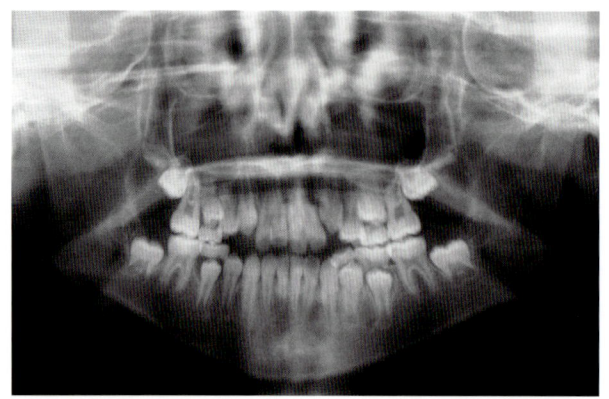

図7-3 初診時(9歳9か月)のパノラマエックス線写真(症例1).

図7-4 初診時(9歳9か月)のセファロ分析(症例1).

予後の推定と今後の治療方針：
　マルチブラケット装置治療後，保定とその後の経過観察を3年3か月行い矯正治療を終了．上顎左右第三大臼歯は第一大臼歯遠心隣接面に接触して萌出し，下顎左右第二大臼歯と緊密に咬合した．前歯部開咬と咬合再構成の予後は良好であると推測する．

[症例2]

患　者：9歳2か月，女児
主　訴：上顎中切歯の萌出遅延と開咬を主訴に来院した．
顔貌所見：顔面形態は長顔型，正貌はほぼ左右対称，側貌はコンベックスタイプ(凸型)であった．前下顔面は長かった．口唇閉鎖時には，オトガイ筋が緊張した(図7-5a, b)．
顎関節・筋の触診：左右顆頭の滑走開始時期は，回転運動に対して，遅れていた．筋の触診では，咬筋浅部停止部後縁に圧痛(＋)，顎二腹筋後腹に圧痛(＋＋)を認めた．
口腔内所見：歯列は，Hellmanの歯齢ⅢB，側方歯群の交換期であった．右側中切歯は，オーバージェットが2 mm，オーバーバイトが－1 mm，切歯部は開咬であった．上顎左側中切歯は萌出が遅延し，その歯冠を唇側歯槽部骨面の豊隆として認めた．上顎切歯部に軽度な叢生を認めた．上顎右側第二乳臼歯は早期に脱落していた．下顎歯列は前下方に急傾斜で，左側上下歯列は放射状に離開していた．左右第一大臼歯はⅠ級咬合であった．舌は，安静時，機能時ともに，低位にあり，上下切歯間に突出していた．口唇閉鎖不全を認めた．患児と保護者は舌突出癖を自覚していた(図7-6a～c)．
模型分析：萌出している永久歯の歯冠幅径は，標準偏差内にあった．
パノラマエックス線写真検査：上顎左側中切歯は，捻転し，順生埋伏であった．歯数の異常を認めなかった(図7-7a)．
セファロ分析：骨格型では，Ramus inclination が＋1SDを越えて大きかった．歯槽型では，U1－FH が＋1SDを越えて大きく，U1－L1が－1SDを越えて小さく，上顎切歯の唇側傾斜を確認した(図7-8)．
診　断：舌突出癖に起因した骨格性開咬の要因を有する混合歯列期の歯槽性開咬，歯槽性上顎前突，上顎左側中切歯の埋伏(萌出遅延)
治療方針：
①舌突出癖の意識化，舌と口唇の筋機能療法により，歯槽性開咬と歯槽性上顎前突の改善を図る．
②口腔習癖除去装置とセクショナルブラケット装置を用いて，歯槽性開咬と上顎左側中切歯の萌出遅延(埋伏)を改善する．
③永久歯列完成まで，保定あるいは経過観察を行う．
④永久歯列完成後には，再診断とマルチブラケット装置による咬合再構成を行う．

CHAPTER 7　前歯部開咬

[症例2] 骨格性開咬の要因を有する混合歯列期の歯槽性開咬，歯槽性上顎前突，上顎左側中切歯の埋伏（萌出遅延）に対する口腔習癖除去装置とセクショナルブラケット装置の併用治療
（図7-5〜10）

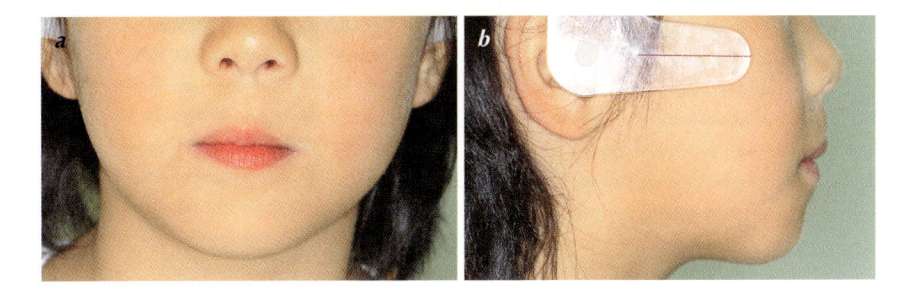

図7-5a, b　初診時（9歳2か月）の顔貌（症例2）．

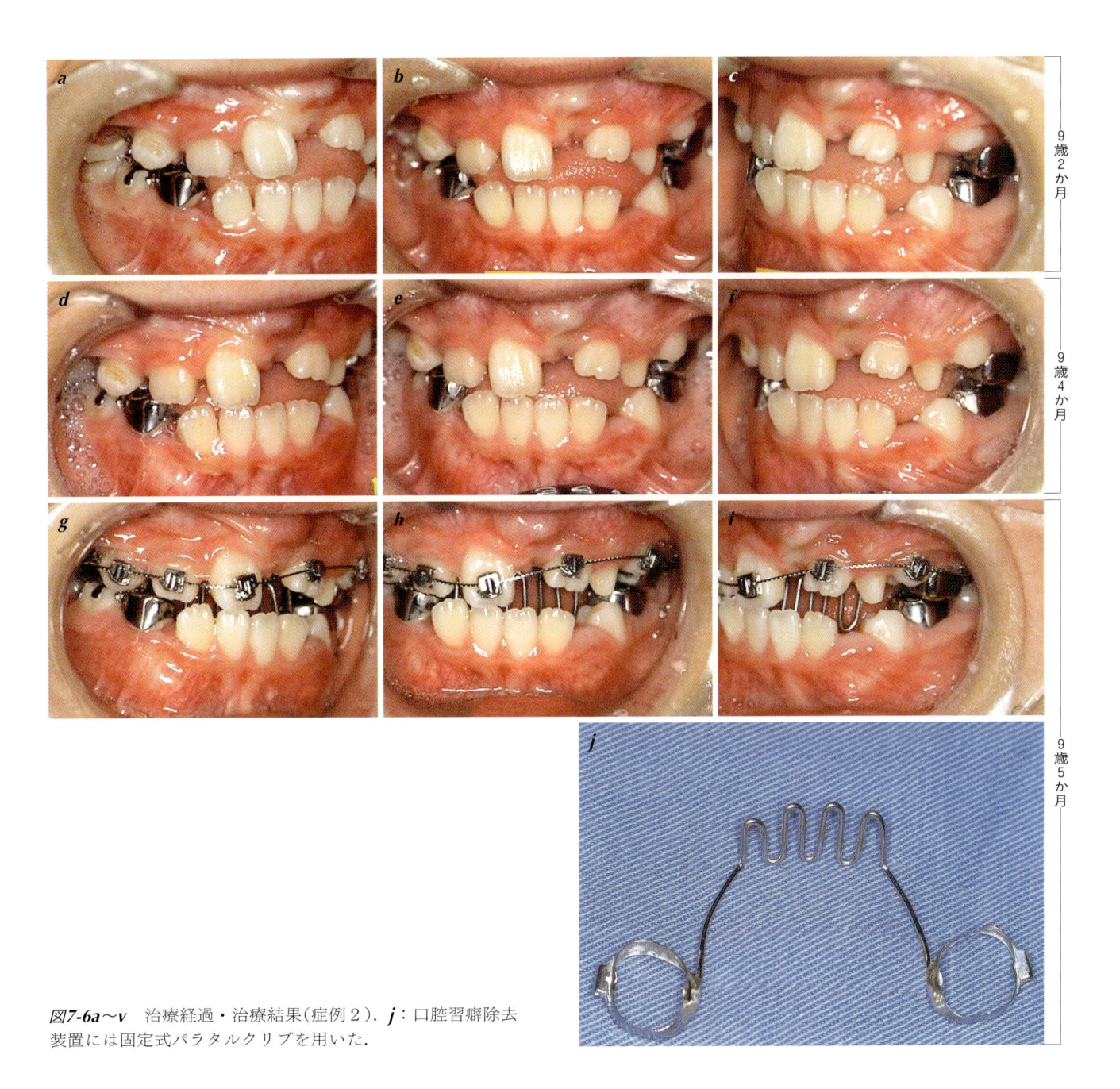

図7-6a〜v　治療経過・治療結果（症例2）．*j*：口腔習癖除去装置には固定式パラタルクリブを用いた．

137

7-2 症例

	k	l	m
9歳7か月			

	n	o	p
9歳8か月			

	q	r	s
10歳2か月			

	t	u	v
12歳11か月			

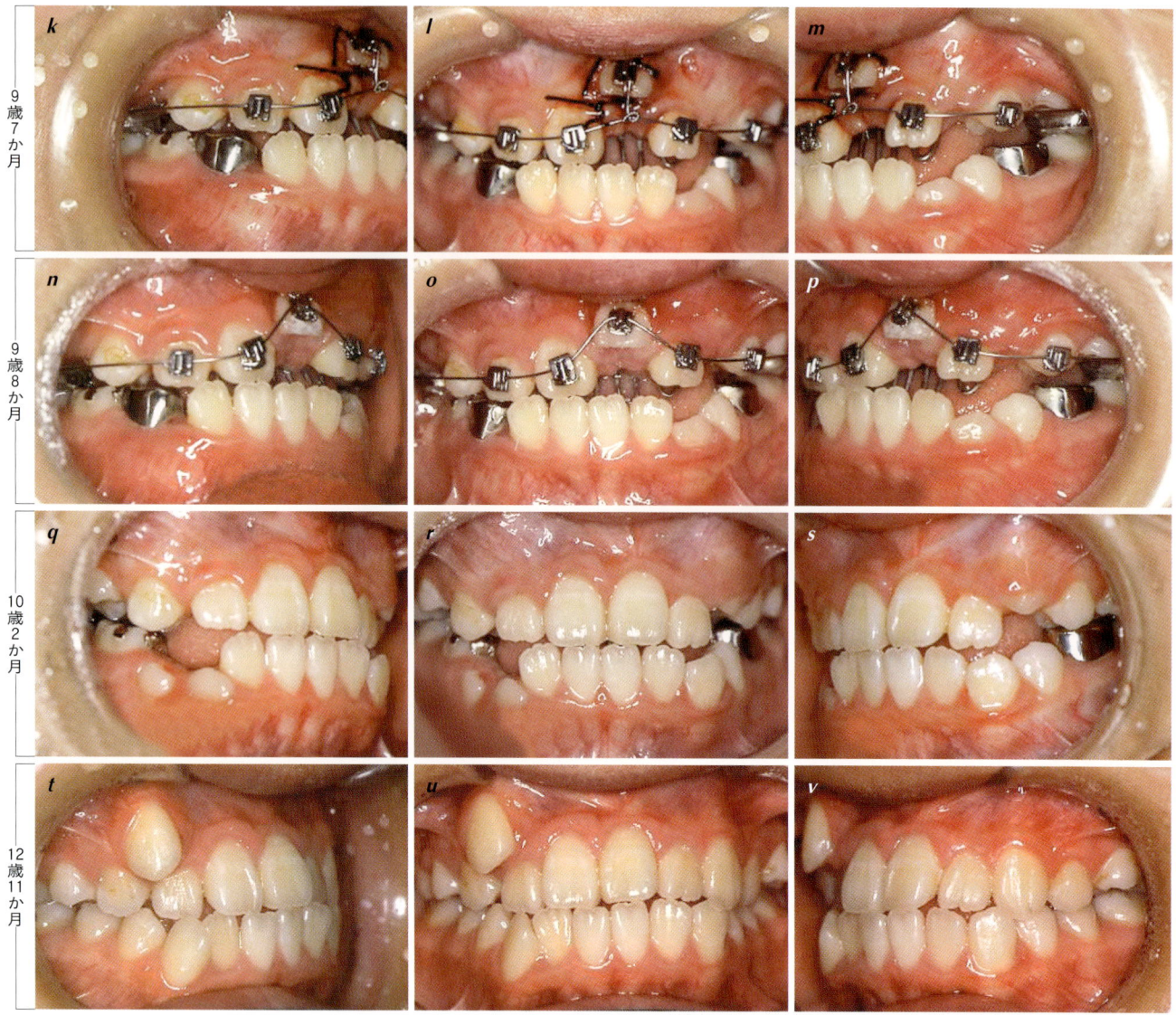

図7-6（つづき）．

治療経過・治療結果：

診察・検査時（9歳2か月）から，舌突出癖とその原因，歯列や顎顔面形態，軟組織，機能への影響について説明し，患児自身に舌突出癖が好ましくない行動であることを意識させた．舌尖を切歯乳頭部に接触させた状態で，口を開閉させる舌尖の強化法（筋機能療法）を指導した．

筋機能療法（意識化と舌尖強化）開始から2か月後（9歳4か月），右側中切歯間のオーバーバイトは＋0.5mmに増加した（図7-6d〜f）．

筋機能療法開始から3か月後（9歳5か月），開咬の改善，上顎左側中切歯の牽引誘導とそれに伴う開咬状態の悪化防止のために，セクショナルブラケット装置と口腔習癖除去装置を装着した．セクショナルブラケット装置にはベッグ装置を用いた．レベリングには016″×016″と022″×016″ツイステッドアーチワイヤー（twisted archwire）を用いた（図7-6g〜i）．口腔習癖除去装置には固定式パラタルクリブを用いた（図7-6j）．

セクショナルブラケット装置装着から2か月後（9歳7か月），上顎左側中切歯の牽引誘導を開始した．上顎左側中切歯を開窓し，それにブラケットを接着した．牽引はブラケットとニッケルチタニウムアーチワイヤーをリガチャーワイヤーで結紮して行った（図7-6k〜m）．

牽引誘導開始から1か月後（9歳8か月），開窓歯

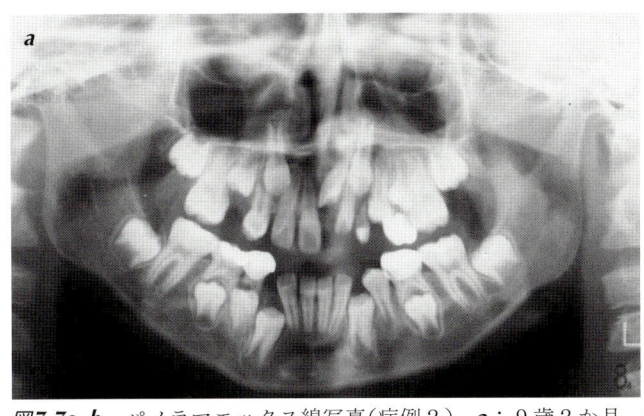

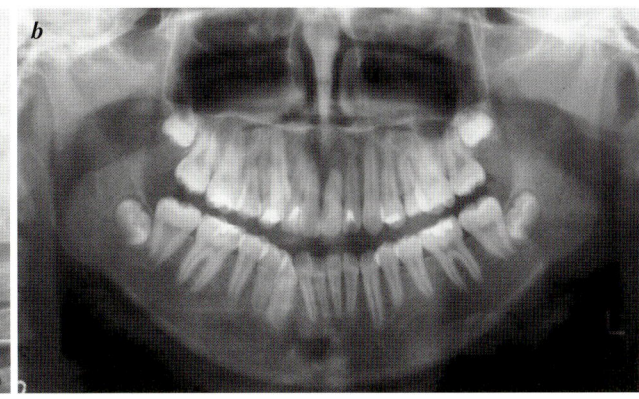

図7-7a, b　パノラマエックス線写真（症例2）．a：9歳2か月．b：12歳11か月．

のブラケットに直接ニッケルチタニウムアーチワイヤーを結紮（ロック）した．口腔習癖除去装置は，舌の突出を防止し，右側中切歯間の開咬の改善を維持した（図7-6n〜p）．

　牽引誘導開始から7か月後（10歳2か月），歯列内に上顎左側中切歯を排列誘導した．開咬の改善は維持されていた．セクショナルブラケット装置と口腔習癖除去装置を撤去し，保定に移行した．保定にはベッグ型保定床装置を用いた．歯列は側方歯群の交換期であった．オーバージェットとオーバーバイトは，いずれも，1mmであった．切歯の被蓋は教科書的正常咬合（textbook normal occlusion）ではなかった．左右第一大臼歯はⅠ級咬合であった．下顎歯列の正中は，上顎歯列のそれに対して，右側に1mm偏位していた．上顎左右中切歯の歯頸線は，高さが一致していた．骨格性反対咬合型の開咬になる可能性があり，注意深く保定を行った（図7-6q〜s）．

　保定開始から2年9か月後（12歳11か月），すべての第二大臼歯は萌出が完了し，成長発育の旺盛な時期は過ぎたと臨床診断した．保定床装置を撤去し，マルチブラケット装置による咬合再構成のための再診断を行った．オーバージェットは0.5mm，オーバーバイトは0.5mmであり，開咬の改善は維持されていたが，教科書的な正常被蓋ではなかった．上顎には軽度な切歯部叢生と右側犬歯の低位唇側転位を認めた．下顎には軽度な切歯部叢生と切歯の舌側傾斜，側方歯群の近心傾斜を認めた．上顎歯列の正中は，下顎歯列のそれに対して，右側に1mm偏位していた．第一大臼歯は右側がⅠ級咬合，左側がⅢ級咬合であった（図7-6t〜v）．パノラマエックス線写真から，上顎左側中切歯歯根は，右側のそれに比べて，短かった．すべての第三大臼歯歯胚を確認した（図7-7b）．初診時（9歳2か月）と保定開始から2年9か月後（12歳11か月）のセファロ分析の結果を比較した．骨格型は，Facial angleとSNBが著しく増加し，Convexity，ANB，Ramus inclinationが著しく減少した．これは，下顎の著しい前方成長を示唆した．FMAは，4.5°減少した．歯槽型では，U1-FHが増加し，L1-Mpが減少した．この上顎切歯の唇側傾斜と下顎切歯の舌側傾斜は，下顎の前方成長に対する補償の結果である（図7-9）．セファロの重ね合わせでは，上顎の下方成長と下顎の前下方成長を確認した（図7-10）．患児からマルチブラケット装置による咬合再構成の同意が得られなかった．

予後の推定と今後の治療方針：

　成長発育の旺盛な時期は過ぎ，口腔習癖は改善しているので，上下顎の成長に起因した咬合の変化は少ないと推測する．ただし，第三大臼歯の萌出は，下顎切歯の唇側傾斜による反対咬合，上下切歯部叢生，上顎第二大臼歯の挺出による前歯部開咬を引き起こす可能性があると推測する．

　今後，マルチブラケット装置による咬合再構成が必要である．

7-2 症例

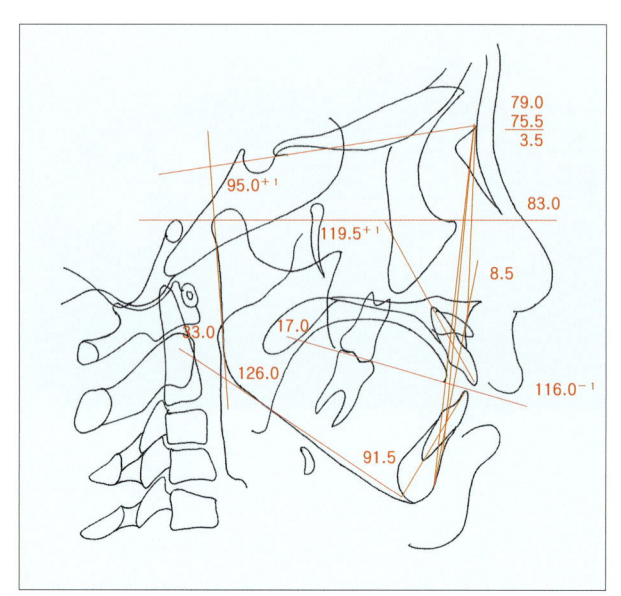

図7-8 初診時（9歳2か月）のセファロ分析（症例2）．

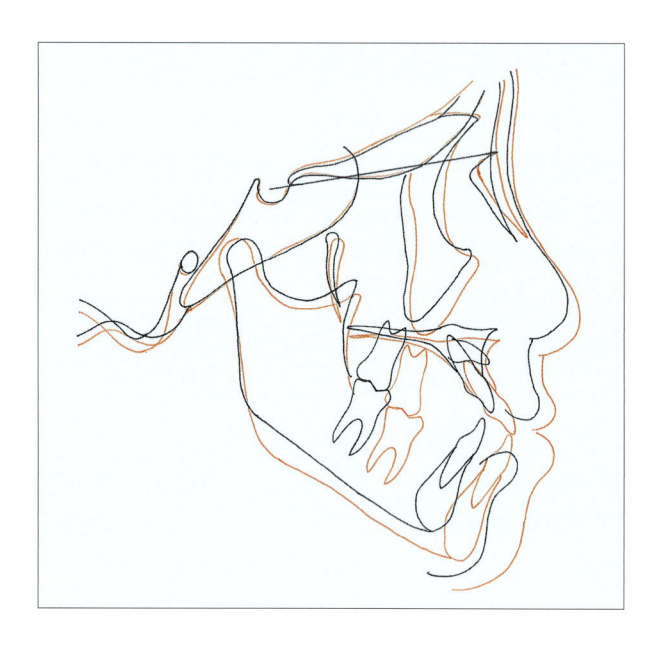

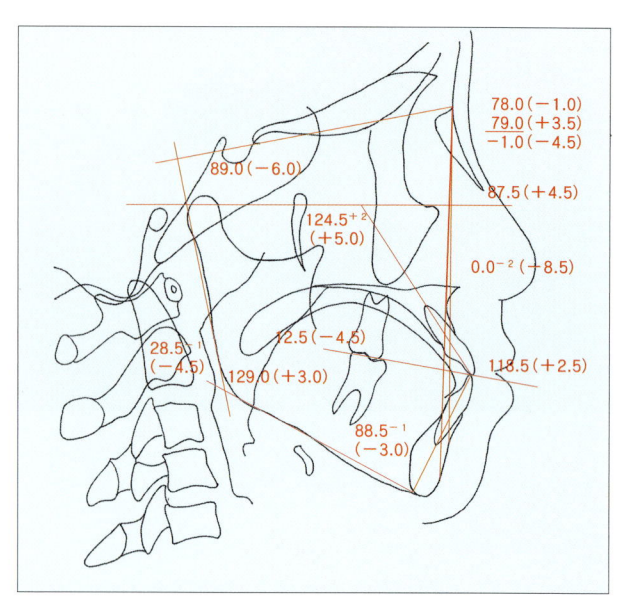

図7-9 初診時（9歳2か月）とセクショナルブラケット装置撤去から2年9か月後（12歳11か月）のセファロ分析の比較（症例2）．

図7-10 初診時（9歳2か月）とセクショナルブラケット装置撤去から2年9か月後（12歳11か月）のセファロの重ね合わせ（症例2）．

[症例3]

患　児：9歳3か月，男児

主　訴：拇指吸引癖と咬爪癖による前歯部開咬と上顎前突を主訴に来院した．

顔貌所見：顔面形態は中顔型，正貌はほぼ左右対称，側貌はコンベックスタイプ（凸型）であった．上口唇は突出し，下口唇は翻転していた．オトガイ唇溝は，深かった（*図7-11a, b*）．

顎関節・筋の触診：左右顆頭の滑走開始時期は，回転運動に対して，遅れていた．筋の触診では，左右咬筋浅部停止部前後縁に圧痛（＋＋），顎二腹筋後腹に圧痛（＋＋＋）を認めた．これらの機能的診察は，下顎の後退を示す．

口腔内所見：歯列は，側方歯群の交換期，Hellmanの歯齢ⅢBであった．オーバージェットは14mm，オーバーバイトは－5mm，切歯部は開咬であった．上顎は，切歯が著しく唇側傾斜し，切歯部に軽度な叢生を認めた．下顎切歯の切縁には発育葉を認めた．上顎咬合平面の前方部は上方偏位していた．乳犬歯と第一大臼歯は，左右ともに，Ⅱ級咬合であった．上顎乳臼歯は口蓋側に傾斜し，上顎歯列は狭窄していた（*図7-12a〜d*）．舌小帯の付着異常と低位舌を認

CHAPTER 7 前歯部開咬

[症例3] 混合歯列期の歯槽性開咬，歯槽性上顎前突，下顎後退型骨格性上顎前突に対する筋機能療法，セクショナルブラケット装置治療，バイオネーター治療（図7-11〜17）

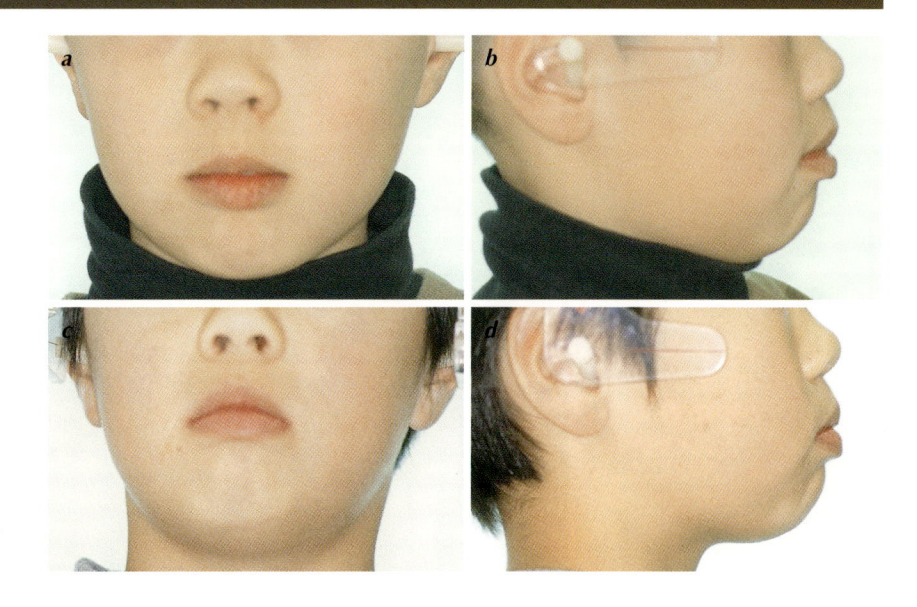

図7-11a〜d　顔貌（症例3）．**a, b**：初診時（9歳3か月）．**c, d**：セクショナルブラケット装置撤去時（10歳10か月）．

めた．舌は，機能時，口腔前庭に突出した（*図7-12e, f*）．拇指吸引癖とすべての指の咬爪癖があり，拇指にはタコを認めた（*図7-12g, h*）．

模型分析：萌出している永久歯の歯冠幅径は，上顎左右中切歯が＋1SDを越えて大きかった．

パノラマエックス線写真検査：歯数の異常を認めなかった．すべての側方歯群では，第一小臼歯が最も早期に萌出することを確認した（*図7-13a*）．

セファロ分析：骨格型では，Facial angle が＋1SDを越えて大きく，FMA と Gonial angle がそれぞれ－3SD，－1SDを越えて小さかった．歯槽型では，U1-FH と L1-Mp がそれぞれ＋3SD，＋1SDを越えて大きく，U1-L1 と Occlusal pl-FH がいずれも－2SDを越えて小さかった．口蓋平面前方部はわずかに上方偏位していた（*図7-14*）．

診　断：拇指吸引癖，咬爪癖および舌突出癖に起因した混合歯列期の歯槽性開咬，歯槽性上顎前突，下顎後退型骨格性上顎前突（顎関節と筋の触診から）

治療方針：
①拇指吸引癖，咬爪癖および舌突出癖の意識化，舌の筋機能療法により，開咬の改善を図る．
②舌小帯切除術を行う．
③筋機能療法により開咬が改善しない場合には，口腔習癖除去装置を用いる．
④上顎乳犬歯，第一乳臼歯，第一小臼歯を計画的・連続的に抜去する．
⑤セクショナルブラケット装置を用いて，歯槽性上顎前突（あるいは開咬）を改善する．
⑤バイオネーターを用いて，下顎の後退と下顎切歯の唇側傾斜を改善する．
⑥永久歯列完成まで，バイオネーター治療あるいは経過観察を行う．
⑦永久歯列完成後には，再診断とマルチブラケット装置による咬合再構成を行う．

治療経過・治療結果：

診察・検査時（9歳3か月）から，拇指吸引癖，咬爪癖，舌突出癖，これらの原因，歯列や顎顔面形態，軟組織，機能への影響について説明し，患児自身にこれらの口腔習癖が好ましくない行動であることを意識させた．

口腔習癖の意識化から2か月後（9歳5か月），拇指吸引癖と咬爪癖を止めることができた．オーバーバイトが－1.5mmに増加し，オーバージェットが12mmに減少した．依然として，舌突出癖を認めた（*図7-12i〜l*）．舌尖を切歯乳頭部に接触させた状態で開閉口させ，舌尖の強化と舌の挙上の訓練（筋機能療法）を行った．

舌の機能訓練から4か月後（9歳9か月），オーバーバイトは1.5mmになり，開咬は改善した．上顎左側第一小臼歯は萌出し，上顎右側第一小臼歯は

141

7-2 症例

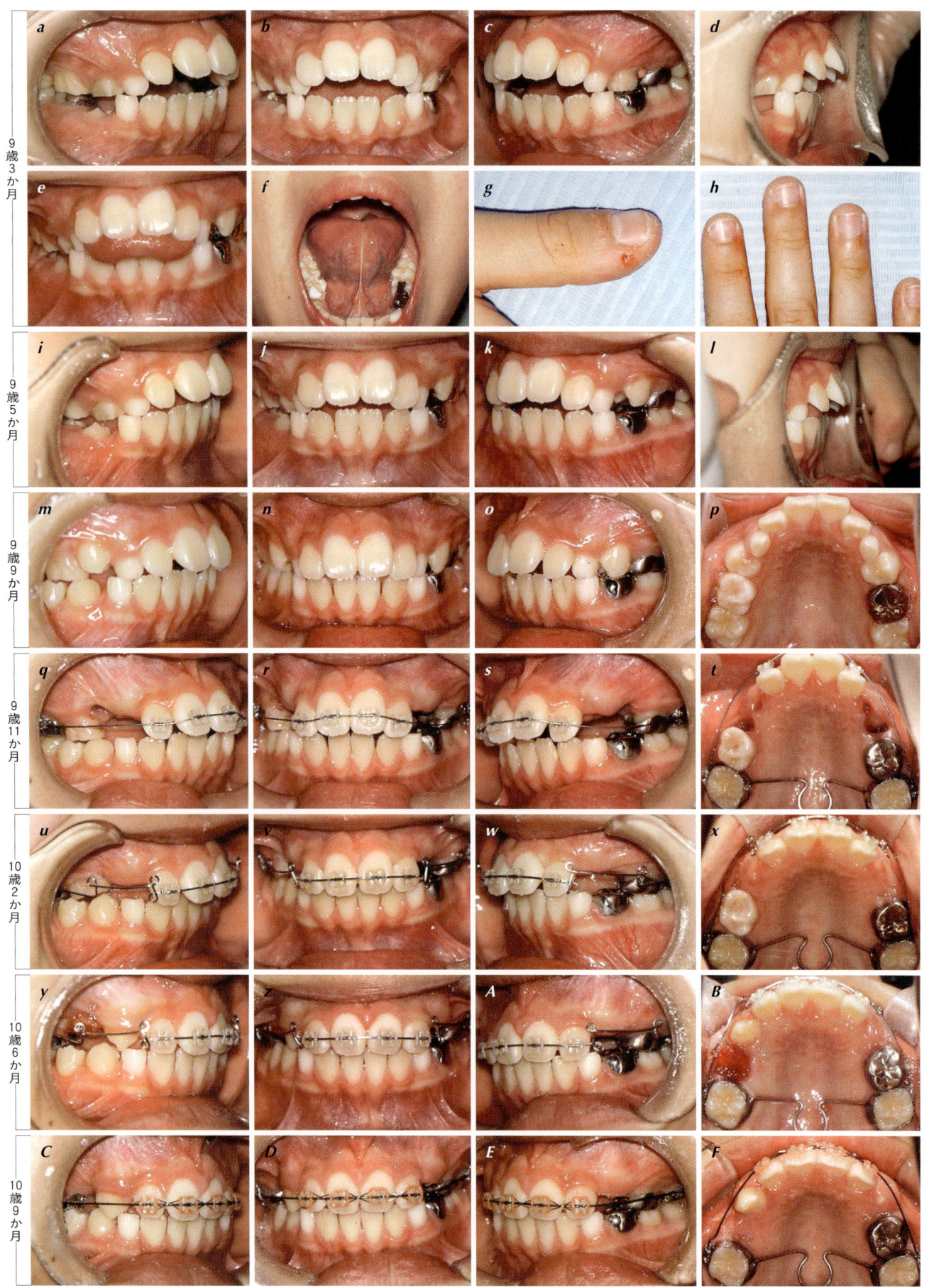

図7-12a～O　治療経過・治療結果(症例3).

図7-12（つづき）.

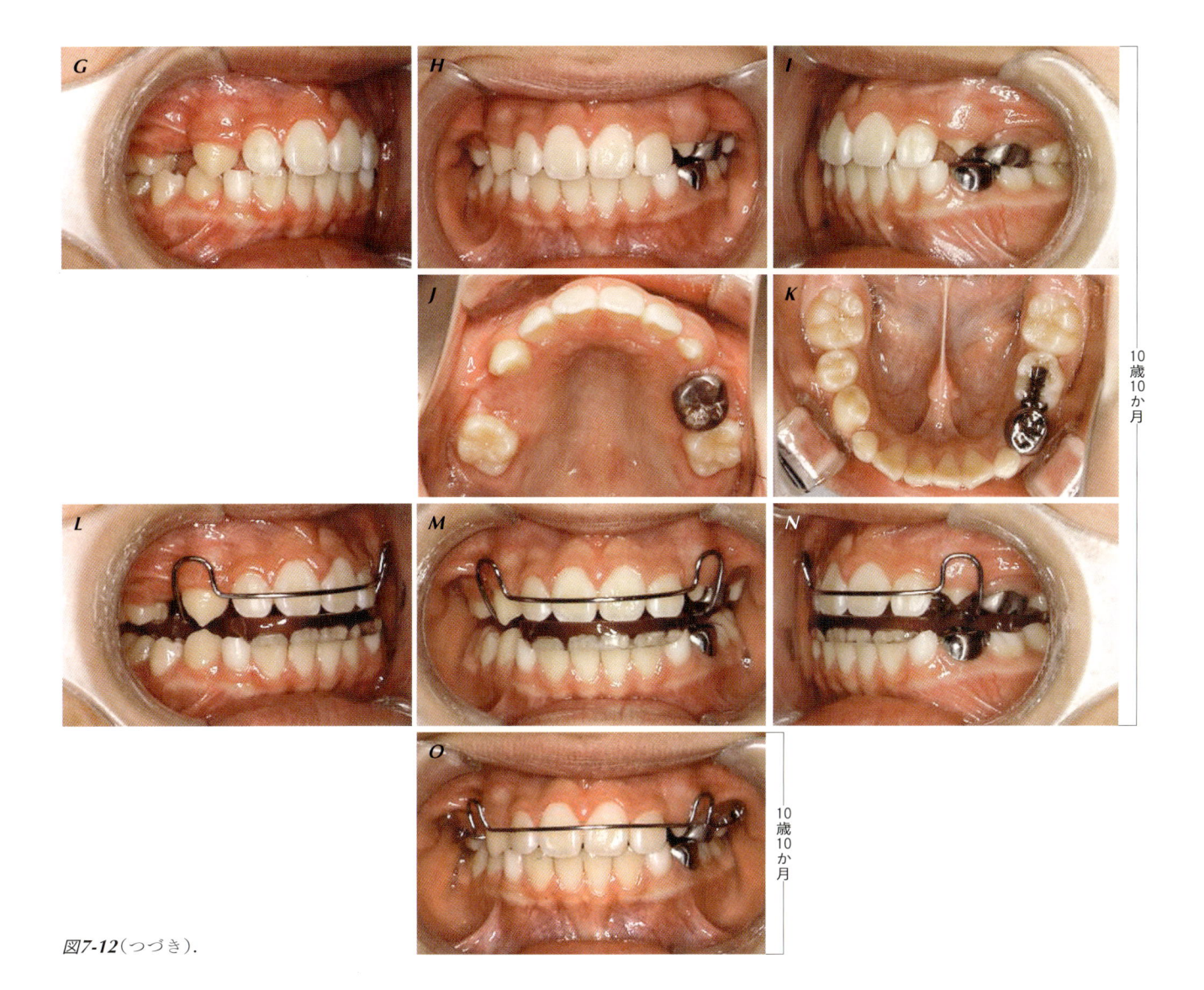

萌出中であった．（図7-12m〜p）．パノラマエックス線写真から，上顎犬歯と第二小臼歯は，それぞれ乳犬歯と第二乳臼歯の歯根を吸収し，萌出能力を有することを確認した（図7-13b）．セクショナルブラケット装置を用いて，上顎切歯の唇側傾斜（歯槽性上顎前突）を改善するには，小臼歯部に空隙が必要である．上顎左右乳犬歯と第一小臼歯を抜去した．

上顎左右乳犬歯と第一小臼歯の抜去から2か月後（9歳11か月），上顎切歯の唇側傾斜（歯槽性上顎前突）を改善するために，セクショナルブラケット装置とパラタルアーチを装着した．セクショナルブラケット装置には018″エッジワイズ装置を用いた．レベリングには，016″と016″×016″ニッケルチタニウムアーチワイヤーを用いた（図7-12q〜t）．

セクショナルブラケット装置装着から3か月後（10歳2か月），コントラクションユーティリティーアーチを用いて，上顎切歯唇側傾斜の改善を図った（図7-12u〜x）．

コントラクションユーティリティーアーチ装着から4か月後（10歳6か月），上顎切歯が整直した（図7-12y〜B）．パノラマエックス線写真から，側方歯群の萌出完了には，1年6か月程度を要すると診断した（図7-13c）．

セクショナルブラケット装置装着から10か月後（10歳9か月），開咬と歯槽性上顎前突が改善した．上顎左右犬歯は萌出中であった（図7-12C〜F）．

セクショナルブラケット装置装着から11か月後（10歳10か月），セクショナルブラケット装置とパラタルアーチを撤去し，保定に移行した．保定にはベッグ型保定床装置を用いた．顔面形態が中顔型，正貌

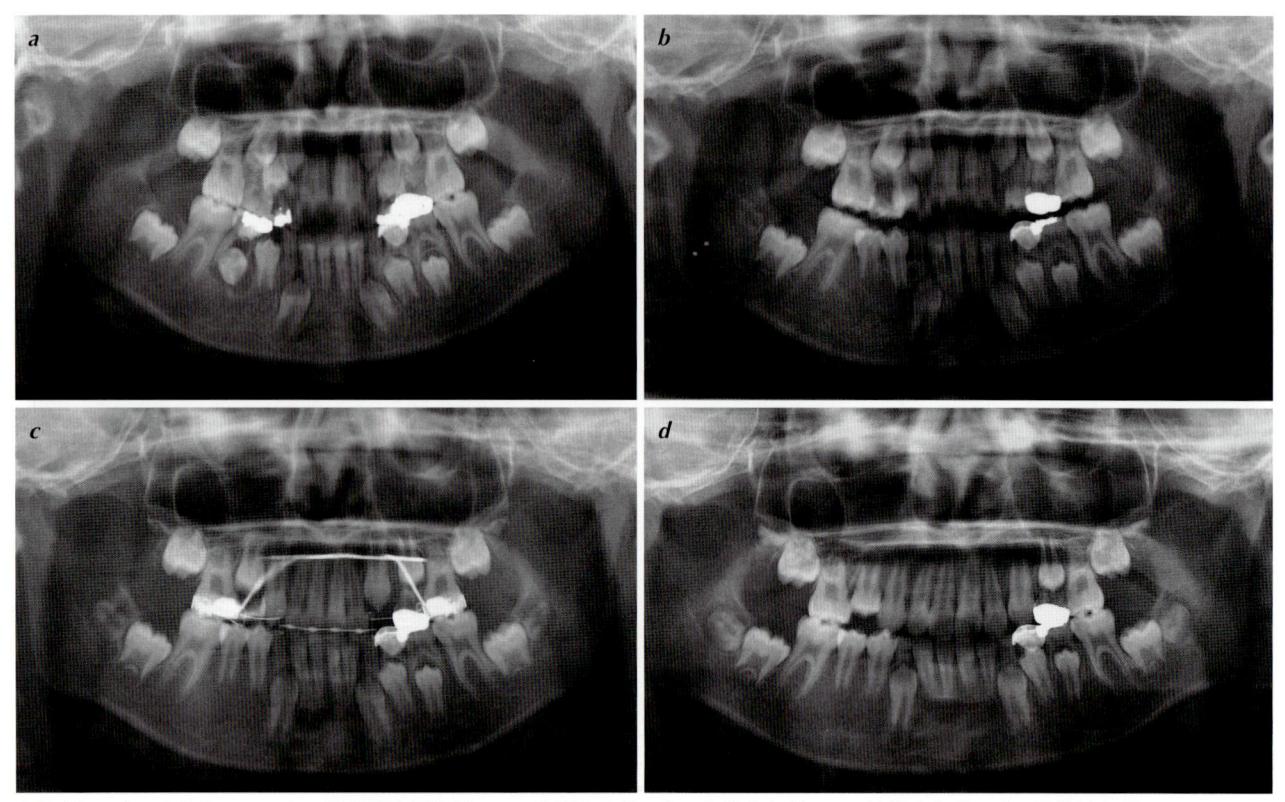

図7-13a〜d パノラマエックス線写真（症例3）．*a*：9歳3か月．*b*：9歳9か月．*c*：10歳6か月．*d*：10歳10か月．

はほぼ左右対称，側貌がコンベックスタイプ（凸型）であるが，上口唇の突出感が軽減した（*図7-11c, d*）．回転運動に対する左右顎頭滑走開始時期の遅れは軽減したが，顎二腹筋後腹に圧痛（＋＋＋）を認め，下顎の後退を機能的に確認した．歯列は側方歯群の交換期であった．オーバージェットは5mm，オーバーバイトは3mmになり，開咬は改善した．左右第一大臼歯はⅡ級咬合であった．上下歯列の正中は一致していた（*図7-12G〜K*）．初診時（9歳3か月）とセクショナルブラケット装置撤去時（10歳10か月）のセファロ分析の結果を比較した．骨格型は，著明な変化をほとんど認めなかった．歯槽型では，U1-FHとL1-Mpがそれぞれ12.5°，5.5°減少し，標準偏差内になった．U1-L1は17.0°増加し，標準偏差内になった（*図7-15*）．セファロの重ね合わせでは，上顎の下方成長，下顎の前下方成長，上下中切歯の舌側傾斜と挺出，上顎第一大臼歯の近心移動を認めた（*図7-16, 17*）．パノラマエックス線写真から，萌出中の上顎犬歯と第二小臼歯，すべての第三大臼歯歯胚を確認した（*図7-13d*）．機能的診察とオーバージェットの大きさから，下顎後退症と診断し，バイオネーター治療を併用した．就寝時にはバイオネーター（*図7-12L〜N*），就寝時以外には保定床装置（*図7-12O*）を装着した．

予後の推定と今後の治療方針：

拇指吸引癖，咬爪癖，舌突出癖は除去されているので，歯槽性開咬と歯槽性上顎前突の予後は良好であると推測する．

今後の治療方針は，バイオネーター治療を継続して，すべての第二大臼歯の萌出完了後に，下顎左右第一小臼歯あるいは第二小臼歯を抜去し，マルチブラケット装置による咬合再構成を行う．

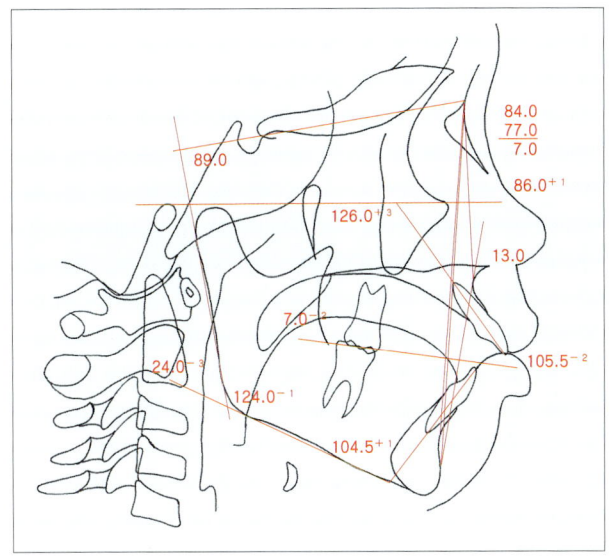

図7-14 初診時（9歳3か月）のセファロ分析（症例3）．

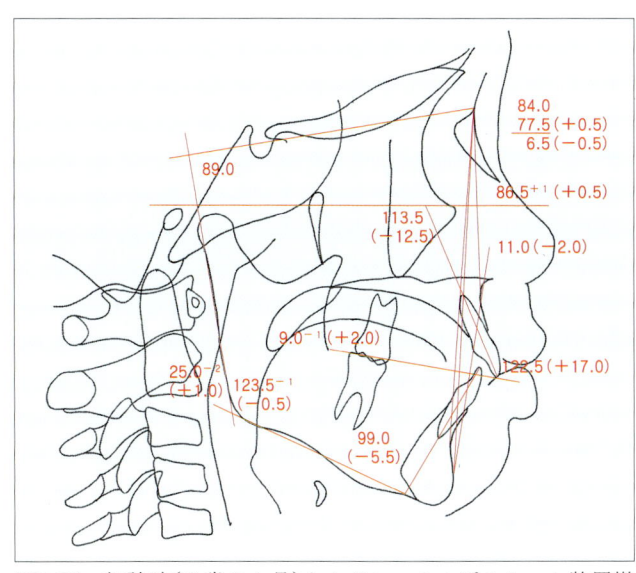

図7-15 初診時（9歳3か月）とセクショナルブラケット装置撤去時（10歳10か月）のセファロ分析の比較（症例3）．

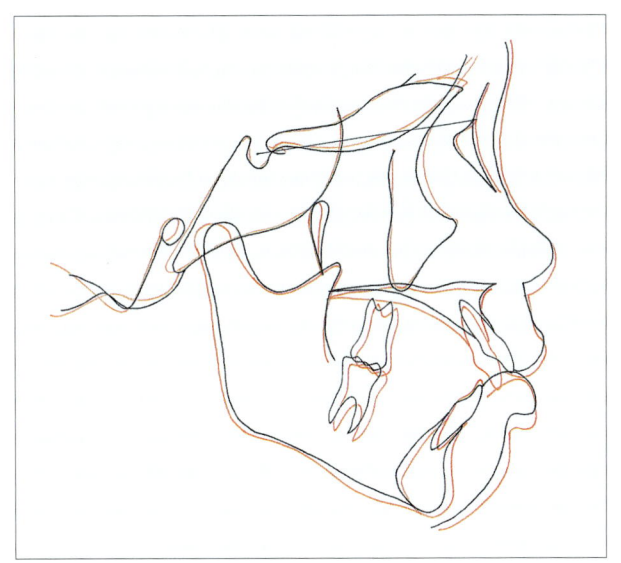

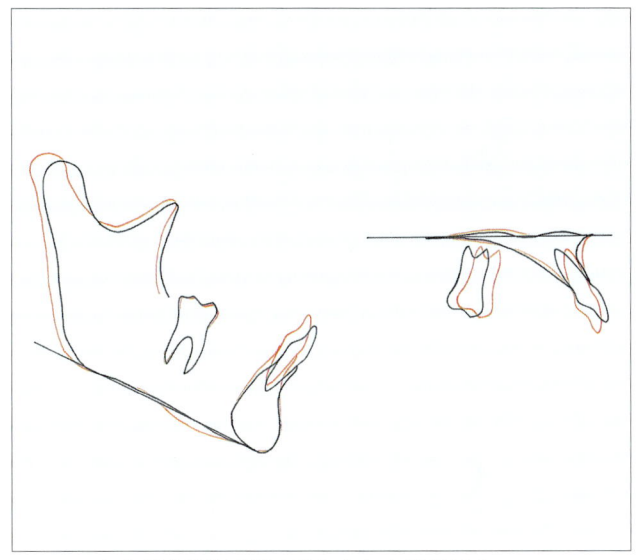

図7-16, 17 同，初診時とセクショナルブラケット装置撤去時のセファロおよび上顎と下顎の重ね合わせ（症例3）．

7-3
診察・検査・診断のポイント

A．開咬の鑑別

　開咬は，発現部位により，前歯部開咬と臼歯部開咬に分類される．前歯部開咬は，前歯部に限局する開咬，あるいは前歯部から臼歯部に移行する開咬である（*図7-2, 6, 12*）．臼歯部開咬は，臼歯部に限局する開咬であり，切歯部にプラス（＋）のオーバーバイトが存在する．乳歯列や混合歯列の臼歯部開咬は，局所的な歯の萌出遅延や萌出不足，咬舌癖に起因することが多く，重篤な骨格性の異常を伴わない．

　開咬は，形態異常の及ぶ範囲により，歯槽性開咬と骨格性開咬に分類される．歯槽性開咬は，形態異常が歯と歯槽骨に限局する開咬であり，乳歯列期や混合歯列前期に認める（*図7-2, 12*）．歯槽性開咬の成因は，主に，口唇や舌の機能異常，指しゃぶりなどの口腔習癖に基づく前歯の萌出障害である（*図7-2, 12*）．口腔習癖を止めると，自然治癒することが多い（*図7-2, 12*）．骨格性開咬は，形態異常が上顎，下顎，あるいは頭蓋底にまで及ぶ開咬であり，混合歯列後期から永久歯列期，思春期性成長のスパート期に認める．骨格性開咬は，口腔習癖や鼻咽喉疾患の長期放置により，歯槽性開咬から移行することが多い．

145

7-3 診査・検査・診断のポイント

当然，他の咬合異常と同様に，開咬にも，歯槽性開咬と骨格性開咬の合併型，移行型がある(図7-6)．早期治療の対象になる開咬は，ほとんどが歯槽性開咬である．

開咬は，上下歯列の垂直的異常であるが，近遠心的関係(第一大臼歯の咬合)により，Ⅰ級咬合型開咬，上顎前突型(Ⅱ級咬合型)開咬，反対咬合型(Ⅲ級咬合型)開咬に分類される．

これらの開咬の分類は，治療方針を示唆する．開咬の鑑別は，歯列・咬合の形態的・機能的診察，口腔模型やセファロ検査で診断する．

B．口腔習癖

乳歯列期や混合歯列期の前歯部開咬は，頑固な指しゃぶりが一次原因であることが多い．頑固な指しゃぶりは，前歯部開咬のほかに，上顎の突出と下顎の後退(後下方偏位)，回転運動に対する顆頭の滑走開始時期の遅れ，顎関節へのコンプレッション，上顎(乳)切歯の唇側傾斜と下顎(乳)切歯の舌側傾斜，上顎歯列の狭窄を引き起こす(図7-12)．歯槽性前歯部開咬は，原因である口腔習癖を止めると，自然治癒することもある(図7-2, 12)．

前歯部開咬では，嚥下時に，開咬部を閉鎖するために，舌が突出する(図7-2, 6, 12)．舌尖は開咬部から口腔前庭に溢出する．この代償的な舌の筋活動は，前歯部開咬を助長する．指しゃぶりが増齢的に減少しても，舌突出癖が出現した場合，前歯部開咬は自然治癒しない．指しゃぶりが開咬の一次原因，舌突出癖が二次原因になる(図7-12)．舌突出癖は，乳歯列から混合歯列へ前歯部開咬を継続する．指しゃぶりが舌突出癖に移行した場合には，舌側傾斜していた下顎切歯が唇側傾斜する．舌突出癖は異常嚥下癖を随伴する．異常嚥下癖では，嚥下時に，頬筋機能機構が乱れ，頬筋，口輪筋，オトガイ筋が活動し，舌が口腔前庭に突出する．この結果，上顎歯列は，狭窄し，交叉咬合になる．乳児型嚥下の残留は乳歯列期や混合歯列期における開咬の原因である(図7-2)．

開咬では，低位舌，口呼吸，口唇閉鎖不全，鼻咽喉疾患(アデノイド，口蓋扁桃の肥大)，上口唇の弛緩と翻転，不十分な長さの上口唇，赤唇部の乾燥などの軟組織の異常を認める．これら軟組織の異常は上顎切歯を唇側傾斜する．指しゃぶりや吸(咬)唇癖(下口唇)は下顎切歯を舌側傾斜する．

指しゃぶり，舌突出癖，異常嚥下癖，吸(咬)唇癖，低位舌，口呼吸，口唇閉鎖不全，上口唇の弛緩と翻転，赤唇部の乾燥，アデノイド，口蓋扁桃の肥大は，医療面接，口腔内の直接診察，セファロの検査・分析で診断する．

C．オーバーバイト(−)とオーバージェットの程度，開咬の部位

オーバーバイト(−)とオーバージェットの程度，開咬の部位は，歯列・咬合の診察や口腔模型の検査で診断する．

オーバーバイト(−)の程度や開咬の部位は，口腔習癖の強さ，頻度，期間が決定する．開咬に対する早期治療の難易度は，オーバーバイトのマイナス(−)の程度のほかに，開咬の部位(範囲)が大きく影響する．オーバーバイトのマイナス(−)が大きいほど，早期治療は困難になる．切歯部に限局する開咬は，歯槽性であることが多く，治療が容易である．早期治療後に，切歯被蓋は教科書的正常咬合を獲得でき，その予後は良好である(図7-2, 12)．(乳)犬歯から(乳)臼歯に及ぶ開咬では，歯槽性から骨格性への移行型や骨格性であることが多く，早期治療が困難である．早期治療後，切歯の教科書的正常被蓋を獲得するのが困難であり，予後は不良である(図7-6)．切歯の教科書的正常被蓋が獲得できない場合には，成長発育に伴い，上顎前突型開咬や反対咬合型開咬になる可能性が高い(図7-6)．

オーバージェットが著しく大きい場合には，指しゃぶり，咬爪癖，吸(咬)唇癖を確認する(図7-12)．うつ伏せ寝や頬杖では，下顎が後退し，オーバージェットがさらに大きくなる．切端咬合や反対咬合では舌突出癖や低位舌を診察する．

D．上顎と下顎の近遠心的偏位と下顎の成長方向

上顎と下顎の近遠心的偏位と下顎の成長方向の診断は，歯列・咬合や顔貌の診察，セファロ検査・分析で行う．

乳歯列期の開咬は，指しゃぶりが原因であることが多く，上顎(乳)切歯の唇側傾斜と下顎(乳)切歯の

舌側傾斜，上顎歯列の狭窄のほかに，上顎の突出と下顎の後退(後下方偏位)を引き起こす．下顎は容易に後退(後下方偏位)する．

　混合歯列前期から後期の開咬では，歯槽性から骨格性に移行し，骨格性要因が顕著化する．Ⅰ級咬合型開咬では上下切歯の唇側傾斜を伴う上下顎前突を呈する．上顎と下顎の前方成長は，調和しているが，いずれも突出していることが多い．Ⅰ級咬合型開咬の原因には，舌突出癖が多い．

　上顎前突型開咬では，下顎の後下方偏位(後退)が著しく，この偏位は成長とともに顕著になる．下顎頭の垂直的成長量が上顎の縫合部と上下歯槽部の垂直的成長量に比べて少ない場合には，下顎が後下方に成長(回転)し，上顎前突型開咬になる．つまり，上顎前突型開咬では，第一大臼歯，とくに上顎第一大臼歯が挺出する．上顎前突型開咬の治療では，ハイプルヘッドギアを用いて，上顎第一大臼歯の挺出を抑制する．上顎前突型開咬の原因には，頑固な指しゃぶり，その後の舌突出癖，吸(咬)唇癖，口呼吸が多い．

　反対咬合型開咬では，下顎の前下方偏位が著しく，この偏位は成長とともに顕著になる．下顎頭の垂直的成長量が上顎の縫合部と上下歯槽部の垂直的成長量に比べて大きい場合には，下顎が前方に成長し，反対咬合型開咬になる．反対咬合型開咬の治療には，オトガイ帽装置や上顎前方牽引装置を併用する．骨格性反対咬合型開咬の原因には，鼻咽喉疾患，舌小帯の付着異常，口呼吸に伴う低位舌が多い．

E．顔面形態とその形態的特徴

　顔面形態は，顔貌の診察や検査，顔面写真やセファロの検査・分析で診断する．

　歯槽性開咬では，顔面形態が中顔型から長顔型傾向中顔型になる．骨格性開咬では，Ⅰ級咬合型開咬，上顎突出型開咬，下顎突出型開咬のいずれでも，顔面形態が長顔型になる．

　骨格性開咬の形態的特徴には，下顎下縁平面の急傾斜，下顎角の開大，前下顎面高(ANS‐Me 間距離)の過大と後下顎面高(Ar‐Go 間距離)の短小(前後顔面高比の減少)，上顎切歯の唇側傾斜，上顎臼歯部高の過大がある．上顎突出型開咬では，下顎の後下方偏位，下顎骨体長の短小，オトガイ部の後退，下顎突出型開咬では下顎の前下方偏位と上顎前後径の短小をさらに認める．上顎突出型開咬では，口蓋平面前方部が上方偏位し(upward tip)，前上顔面高(N‐ANS 間距離)が短くなることがある．

F．顎関節と筋の触診

　前歯部開咬では，顆頭の回転運動に対する滑走開始時期の遅れや顎関節へのコンプレッションが触知され，咬筋浅部停止部前後縁・中央や顎二腹筋後腹に圧痛を認める．上顎前突型開咬では，下顎が後下方偏位(後退)しているので，顎二腹筋後腹には著明な圧痛を認める．前歯部開咬では，顆頭と下顎窩の間の顎関節隙が広く，咬合異常が顆頭を容易に偏位する．その結果，前歯部開咬は，顎関節症を発症しやすい．したがって，前歯部開咬の診察・診断では，顎関節や筋の触診が必要不可欠である．

G．上顎・下顎(乳)中切歯歯軸傾斜

　上顎と下顎の中切歯歯軸傾斜は，口腔習癖と下顎の成長方向の影響を受け，歯列・咬合の診察，口腔模型やセファロの検査・分析で診断する．

　前歯部開咬では，上顎(乳)中切歯が唇側傾斜する．下顎(乳)中切歯は，指しゃぶりや吸(咬)唇癖で，舌側傾斜し，舌突出癖で，唇側傾斜する．低位舌は，下顎の成長方向と関連して，下顎中切歯の傾斜に影響を与える．低位舌は，歯槽性開咬やⅠ級咬合型開咬で下顎中切歯を唇側傾斜し，著しい反対咬合型開咬で舌側傾斜する．

　Ⅰ級咬合型開咬では，唇側傾斜した上顎中切歯に対応して，下顎中切歯が唇側傾斜する．上顎前突型開咬では，下顎の後下方成長(回転)に対する補償の結果，下顎中切歯が唇側傾斜する．反対咬合型開咬では，下顎の前下方成長に対する補償の結果，下顎中切歯が舌側傾斜する．

H．上下咬合平面の傾斜，逆スピー湾曲の程度

　乳歯列期や混合歯列前期の歯槽性開咬では，上顎咬合平面が(乳)臼歯部で下顎咬合平面と調和し，前(切)歯部で上方に偏位する(図7-12)．混合歯列後期の骨格性開咬では，上顎咬合平面と下顎咬合平面が

第一大臼歯を中心に，放射状に離開することがある（図7-6）．指しゃぶりや吸(咬)唇癖による前歯部開咬では，逆スピー湾曲を認めないか，認めても軽度である．舌突出癖や低位舌による前歯部開咬では，下顎咬合平面が逆スピー湾曲を呈することがあり，反対咬合型開咬では，さらに著明になる（図7-6）．放射状に離開した上下咬合平面や逆スピー湾曲の下顎咬合平面を有する開咬は，早期治療が困難である（図7-6）．

上下咬合平面の傾斜，逆スピー湾曲の程度は，開咬治療の難易度を反映し，歯列・咬合の診察，口腔模型やセファロの検査・分析で診断する．

I．舌の大きさ，位置，運動

安静時における舌の大きさや位置，嚥下時における舌の行動型を口腔内で直接診察する．

舌自体の大きさは変化しやすいので，下顎歯列弓に対する相対的な舌の大きさを診察する．前歯部開咬では，相対的に舌が大きい．舌が下顎歯列上に位置する場合には，下顎臼歯が舌側傾斜する．

下顎安静位における舌尖部は，下顎中切歯切縁と歯頸部の間で，下顎中切歯よりわずかに舌側に位置する．前歯部開咬では，舌全体が前方に偏位し，舌尖部も前方位にある．

正常な嚥下では，舌尖部を切歯乳頭後方に位置し，舌背を前方から後方へ挙上し，舌背上の食塊を軟口蓋のほうへ送る．前歯部開咬での嚥下では，舌が上下前歯部を圧迫し，開咬部から溢出する（図7-2, 6, 12）．開咬の筋機能療法では，意識化，舌の強化，口輪筋や咬筋の強化，成熟型嚥下の修得を行う．

J．臼歯部交叉咬合

指しゃぶり，吸(咬)唇癖，舌突出癖，低位舌などの口腔習癖は，頰筋機能機構を乱し，上顎歯列を狭窄して，臼歯部交叉咬合を発現する．臼歯部交叉咬合には，歯槽性，機能性，骨格性があり，これらが合併することも多い．歯列・咬合の診察，口腔模型や正面セファロの検査・分析で臼歯部交叉咬合を診断する．

7-4 基本治療方針

A．乳歯列期の前歯部開咬
1）早期治療の主体は，口腔習癖の除去である．
2）口腔習癖の除去には，筋機能療法を行う．
3）開咬が筋機能療法で改善しない場合には，口腔習癖除去装置を用いる．
4）近遠心的な顎関係の改善には，比較的簡単な装置（バイオネーター，オトガイ帽装置）を用いる．

B．混合歯列期の開咬
1）早期治療の主体は，口腔習癖の除去であり，筋機能療法を行い，ついで，口腔習癖除去装置を用いる．
2）上顎切歯の低位や唇側傾斜（開咬や歯槽性上顎前突）の改善には，セクショナルブラケット装置を単独で用いたり，口腔習癖除去装置と併用したりする．
3）近遠心的な顎関係の改善には，バイオネーター，上顎前方牽引装置，オトガイ帽装置を用いる．
4）上顎第一大臼歯の圧下には，ハイプルヘッドギアを用いる．
5）オトガイ部の上方牽引には，ハイプルチンキャップを用いる．

CHAPTER 8

交叉咬合・下顎側方偏位

8-1 概要

　交叉咬合とは，上下歯列が相互に交叉して咬合している状態の総称であり，片側性と両側性，あるいは歯槽性，機能性および骨格性に分類される．歯槽性交叉咬合は，上下歯の位置異常や傾斜異常に起因し，上下歯列の正中は一致する．機能性交叉咬合は，安静位から閉口すると，早期接触が犬歯あるいは臼歯部にあり，その後，下顎が側方に偏位し，咬頭嵌合位に誘導される．機能性交叉咬合では，上下歯列正中が不一致であり，下顎側方偏位を伴う．骨格性交叉咬合は，上顎幅径の狭小または下顎幅径の過大に起因する．歯槽性交叉咬合，機能性交叉咬合，骨格性交叉咬合，下顎側方偏位は，合併していることが多い．

　乳歯列期や混合歯列前期の交叉咬合は，歯槽性（機能性）交叉咬合が多く，その診断には下顎閉鎖路の診察が有用である．混合歯列後期の交叉咬合は，骨格性への移行型や骨格性が多い．

　乳歯列，混合歯列の交叉咬合は，歯槽性，機能性，骨格性にかかわらず，早期治療を行う．歯槽性（機能性）交叉咬合も放置すると，成長発育に伴い，骨格性交叉咬合に移行し，重篤な顎変形症や非対称性顔貌になる．

8-2 症例

［症例1］

患　児：4歳1か月，女児
主　訴：上下歯列正中の不一致を主訴に来院した．
顔貌所見：顔面形態は短顔型，正貌では著明な下顎の偏位を認めなかった．側貌はコンベックスタイプ（凸型）で，口元の突出感があった（*図8-1a, b*）．
顎関節・筋の触診：左側顆頭は，右側顆頭に比べて，滑走開始時期が遅れていた．筋の触診では，左側顎二腹筋後腹に圧痛（＋＋）を認めた．
口腔内所見：歯列は乳歯列，Hellman の歯齢はⅡA であった．上顎左側乳側切歯から左側第二乳臼歯に及ぶ交叉咬合であった．下顎歯列の正中は，上顎歯列のそれに対して，左方に3mm偏位していた．乳犬歯は，右側がⅢ級咬合，左側がⅡ級咬合であった．ターミナルプレーンは，右側がメジアルステップタイプ，左側がディスタルステップタイプであった．上顎歯列には，叢生が乳切歯部にあり，左側乳臼歯が狭窄していた．安静位から下顎を閉口させると，早期接触が上顎左側乳側切歯と第二乳臼歯にあり，その後，下顎が左方に偏位し，咬頭嵌合位に誘導された（*図8-2a～c*）．
パノラマエックス線写真検査：歯数の異常を認めなかった（*図8-3*）．
セファロ分析：骨格型では，Ramus inclination が＋

8-2 症例

[症例1] 乳歯列期の機能性交叉咬合に対する可撤式床型拡大装置治療（図8-1〜4）

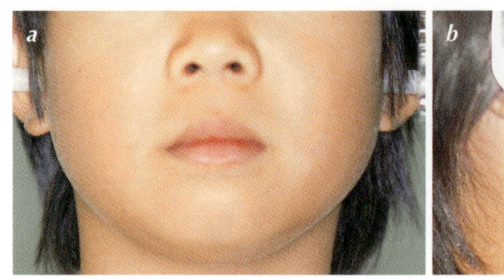

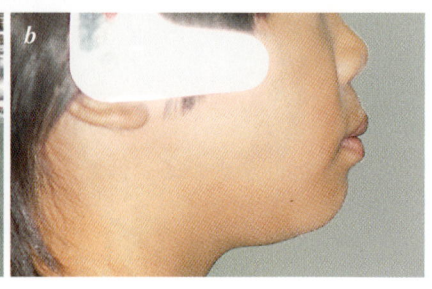

図8-1a, b　初診時（4歳1か月）の顔貌（症例1）．

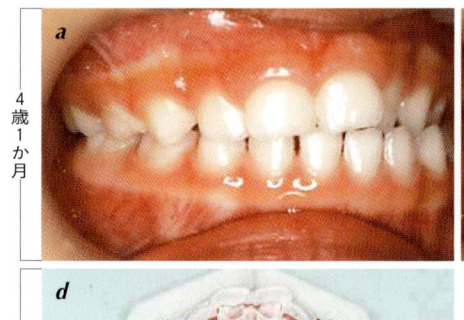

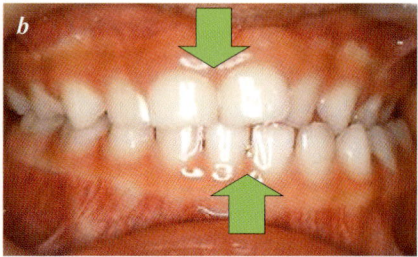

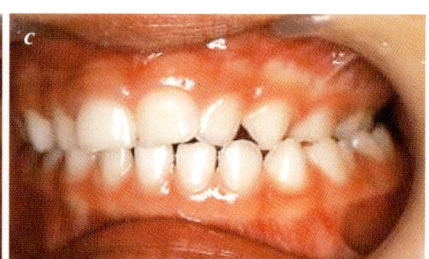

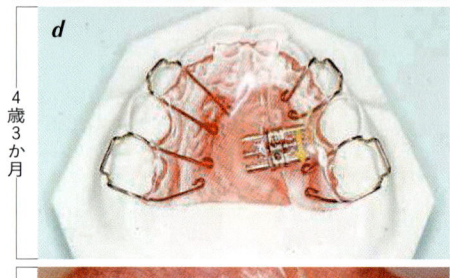

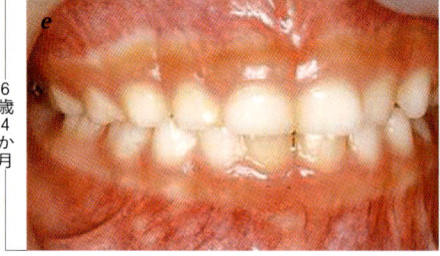

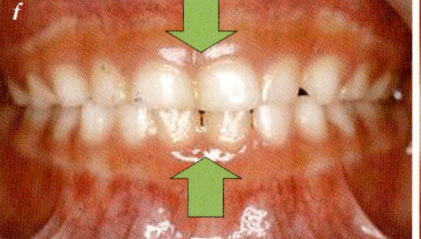

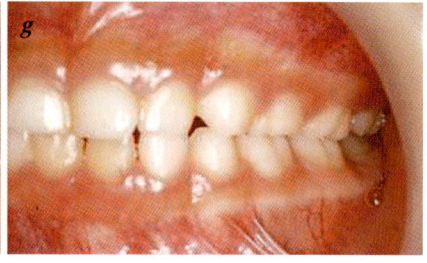

図8-2a〜g　治療経過・治療結果（症例1）．矢印は歯列正中を示す．

1SDを越えて大きく，Gonial angle が−2SD を越えて小さかった．歯槽型では，UA-FH が−1SD を越えて小さく，上顎乳切歯が舌側傾斜していた．Occlusal pl-FH が＋2SD を越えて大きかった（図8-4）．

診　断：乳歯列期の機能性交叉咬合

治療方針：
①可撤式床型拡大装置を用いて，乳切歯の反対咬合と乳臼歯の交叉咬合を改善する．
②改善後，経過観察を行う．
③永久歯列完成後，再診断を行う．

治療経過・治療結果：

診察・検査から2か月後（4歳3か月），可撤式床型拡大装置を装着した（図8-2d）．食事と口腔清掃時を除いて，装置を使用した．

可撤式床型拡大装置装着から2か月後（4歳5か月），ネジを拡大し，乳切歯の反対咬合と乳臼歯の交叉咬合の改善を開始した．拡大ネジを1か月に1回，1/4回転し，上顎歯列を前方と側方に拡大した．食事は可及的に右側で咀嚼するように指示した．

上顎歯列の拡大開始から1年1か月後（5歳6か月），乳切歯の反対咬合と乳臼歯の交叉咬合が改善

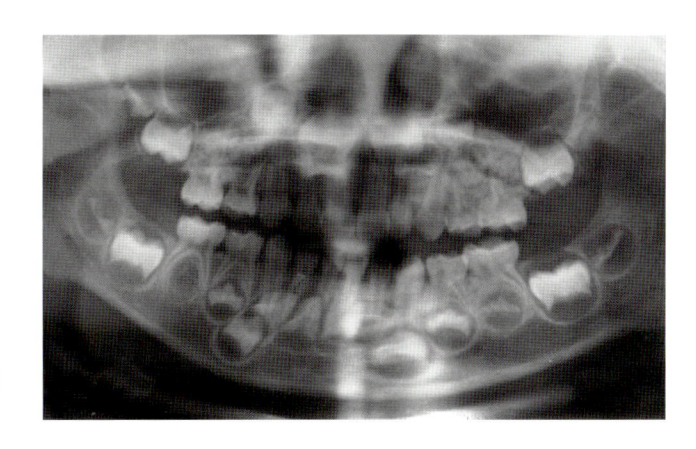

CHAPTER 8　交叉咬合・下顎側方偏位

図8-3　初診時(4歳1か月)のパノラマエックス線写真(症例1).

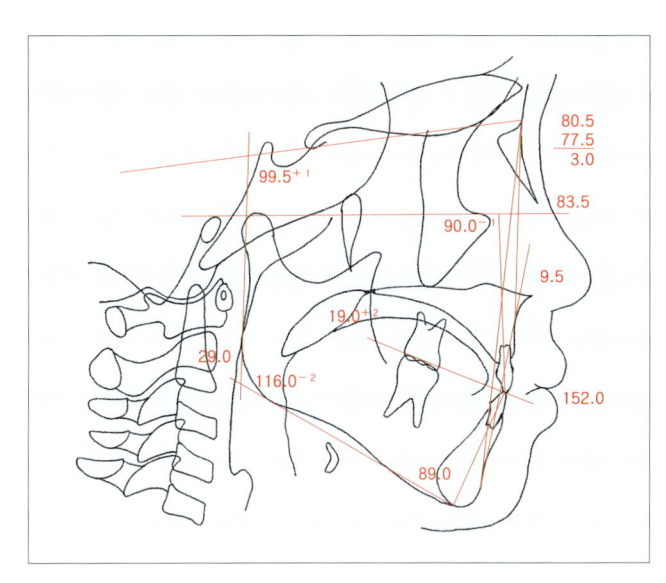

図8-4　初診時(4歳1か月)のセファロ分析(症例1).

した．拡大を終了し，拡大装置を保定として用いた．
　拡大終了から2か月後(5歳8か月)，装置を撤去し，経過観察に移行した．
　経過観察開始から8か月後(6歳4か月)，下顎左右中切歯とすべての第一大臼歯の萌出が完了した．オーバージェットとオーバーバイトは，いずれも，1.5mmであった．咬合は緊密になり，安定した．上下歯列の正中は一致した．乳犬歯と第一大臼歯は，左右ともに，Ⅰ級咬合であった(図8-2e〜g).

予後の推定と今後の治療方針：
　上顎歯列の緩徐拡大により，臼歯部交叉咬合を改善し，十分な期間の保定と経過観察を行い，咬合が緊密になった．交叉咬合・反対咬合の予後は良好であると推測する．
　空隙が上下乳歯列内にほとんどないので，切歯部が叢生になる可能性がある．今後，経過観察を行い，歯槽性の異常に対応する．

151

8-2 症例

[症例2]下顎側方偏位を伴う乳歯列期の機能性(歯槽性)反対咬合に対するアクチバトール治療(図8-5〜9)

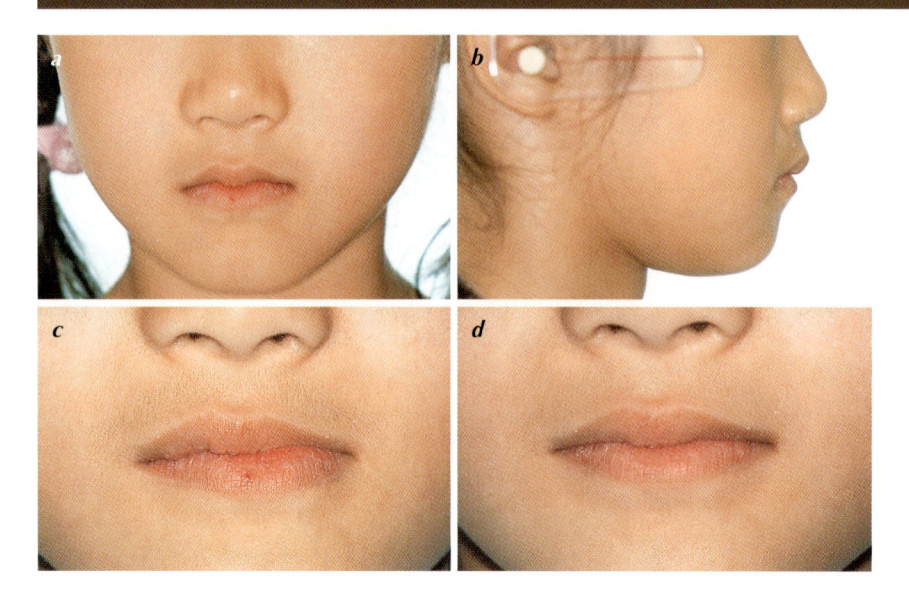

図8-5a〜d 顔貌(症例2). a〜c：初診時(4歳11か月). d：アクチバトール治療終了から1年3か月後(6歳9か月).

[症例2]

患　児：4歳11か月，女児

主　訴：反対咬合を主訴に来院した．

顔貌所見：顔面形態は短顔型，側貌はストレートタイプ(直線型)であった．正貌と上下口唇の形態は左右非対称であり，下顔面が左方に偏位していた(図8-5a〜c).

顎関節・筋の触診：左側顆頭の滑走開始時期は，右側顆頭に比べて，遅れていた．筋の触診では，異常を認めなかった．

口腔内所見：歯列は乳歯列，Hellmanの歯齢はⅡAであった．下顎右側乳中切歯から左側乳犬歯に及ぶ交叉咬合(反対咬合)であった．下顎歯列の正中は，上顎歯列のそれに対して，左方に2mm偏位していた．乳犬歯は，左右ともに，Ⅰ級咬合であった．ターミナルプレーンは，右側がメジアルステップタイプ，左側がディスタルステップタイプであった．上顎歯列は，左側乳前歯部が平坦で，左右非対称であった(図8-6a〜d, f).　安静位から下顎を閉口させると，早期接触が左側乳中切歯にあり，その後，下顎が前上方に偏位し，咬頭嵌合位に誘導された．早期接触位では，咬頭嵌合位と同様に，上下歯列正中が不一致であった(図8-6e).　上下歯列の正中を一致させた構成咬合位の採得には，下顎の後退が必要であった．

パノラマエックス線写真検査：歯数の異常を認めなかった．上顎右側側切歯の矮小化と左側側切歯の捻転を認めた(図8-7).

セファロ分析：骨格型では，SNAとSNBがそれぞれ＋1SD，＋2SDを越えて大きく，結果的にANBは標準偏差内にあった．Ramus inclinationは−1SDを越えて小さかった．歯槽型では，すべての計測項目が標準偏差内にあった(図8-8).　正面セファロでは，顔面正中に対して，下顎乳中切歯部のほかオトガイ正中部も左側に偏位していた．咬合平面の左右傾斜を認めなかった(図8-9).

診　断：下顎側方偏位を伴う乳歯列期の機能性(歯槽性)反対咬合

治療方針：

①反対咬合治療用アクチバトール(Aktivator)を用いて，下顎側方偏位と機能性(歯槽性)反対咬合を改善する．

②改善後，経過観察を行う．

③永久歯列完成後には，再診断を行う．

治療経過・治療結果：

診察・検査から2か月後(5歳1か月)，反対咬合治療用アクチバトールを用いて，下顎側方偏位と機能性(歯槽性)反対咬合の改善を開始した(図8-6g, h).アクチバトールは就寝時に装着するように指示した．

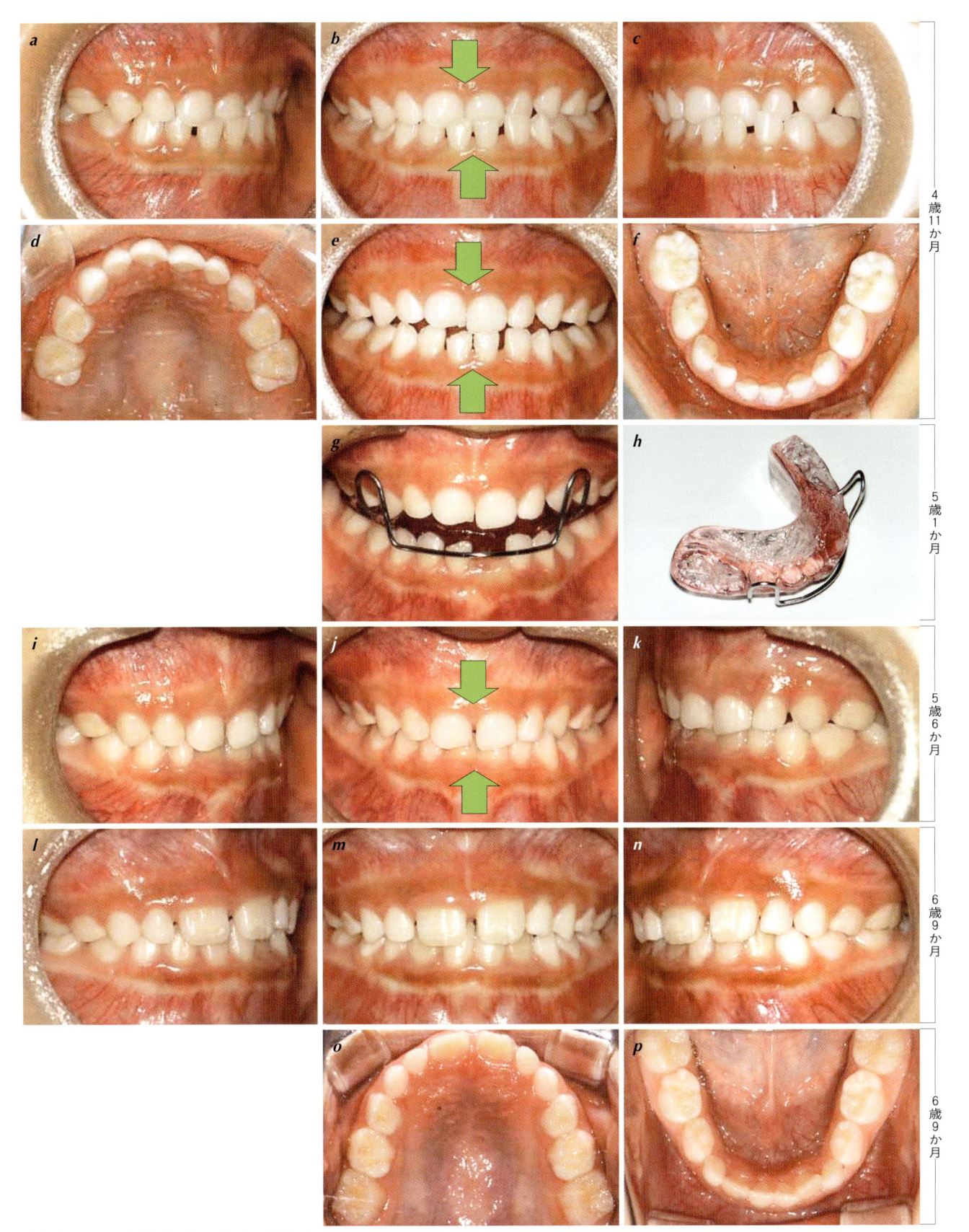

CHAPTER 8　交叉咬合・下顎側方偏位

図8-6a〜p　治療経過・治療結果（症例2）．矢印は歯列正中を示す．

153

8-2 症例

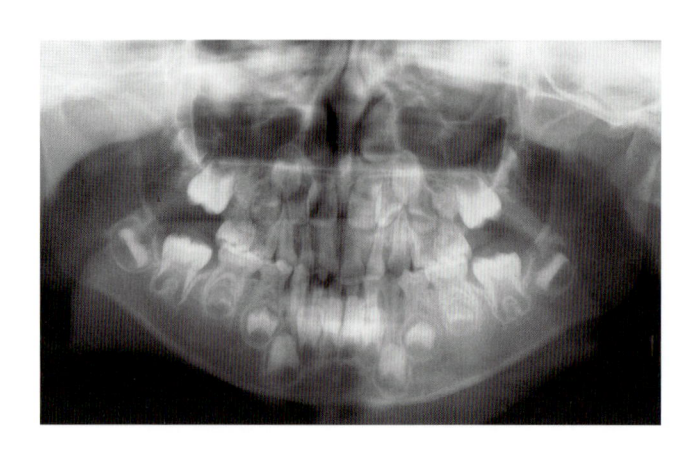

図8-7 初診時（4歳11か月）のパノラマエックス線写真（症例2）.

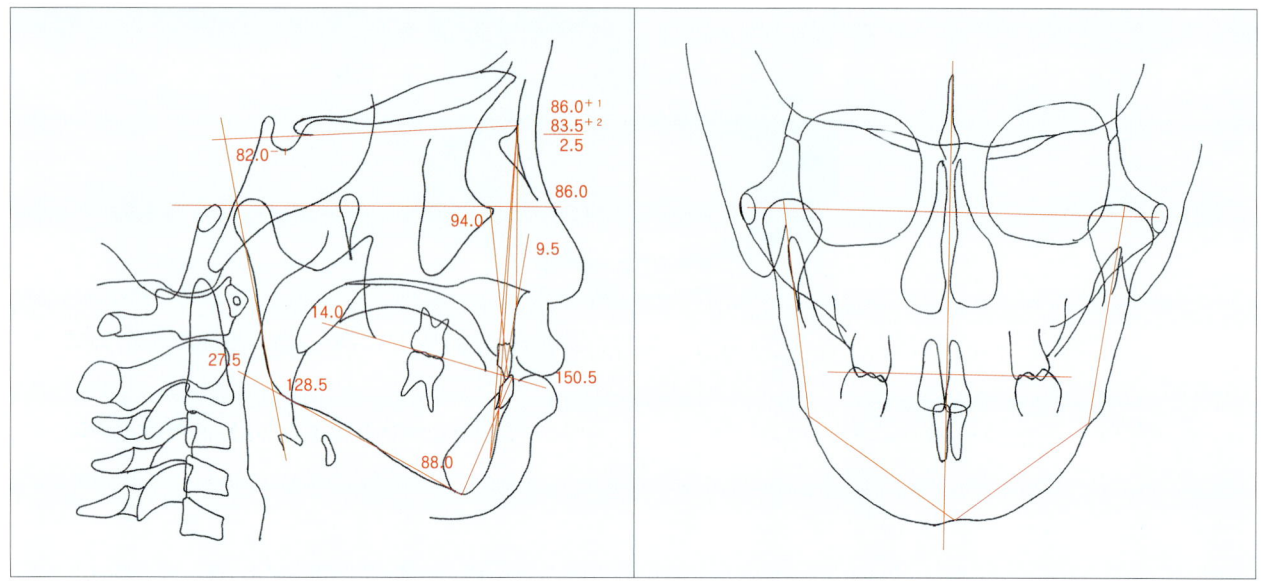

図8-8, 9 初診時（4歳11か月）のセファロ分析および正面セファロ透写図（症例2）.

　アクチバトール治療開始から5か月後（5歳6か月），上下歯列の正中がほぼ一致し，下顎側方偏位と機能性（歯槽性）反対咬合が改善した．アクチバトールを撤去し，経過観察に移行した．下顎左右中切歯は萌出が完了し，オーバージェットとオーバーバイトは，いずれも，2.5mmになった．左右乳犬歯はⅠ級咬合であった．ターミナルプレーンは，右側が治療前と同じくメジアルステップタイプであったが，左側がバーティカルステップタイプになった．乳臼歯の咬合は緊密であった（*図8-6i～k*）.

　経過観察開始から1年3か月後（6歳9か月），すべての第一大臼歯，下顎切歯，上顎左右中切歯が萌出した．下顎側方偏位と機能性（歯槽性）反対咬合の改善は維持されていた．上下歯列の正中は，アクチバトール撤去時と比べて，変化がないが，オーバーバイトが増加した（*図8-6l～p*）．上下口唇は，左右対称になった（*図5-2d*）．経過観察を継続した．

予後の推定と今後の治療方針：

　下顎側方偏位と機能性（歯槽性）反対咬合の改善後，十分な期間の経過観察を行い，オーバーバイトが増加し，咬合が緊密になった．下顎側方偏位と機能性（歯槽性）反対咬合の予後は良好であると推測する．

　パノラマエックス線写真検査から，上顎右側側切歯の矮小化と左側側切歯の捻転を確認した．上顎側切歯の萌出後には，上顎切歯部が叢生になり，その排列が必要である．今後，経過観察を行い，歯槽性の異常に対応する．

CHAPTER 8　交叉咬合・下顎側方偏位

[症例3] 歯槽性交叉咬合の要因を有する混合歯列期の骨格性交叉咬合に対するクワドヘリックス治療（図8-10〜17）

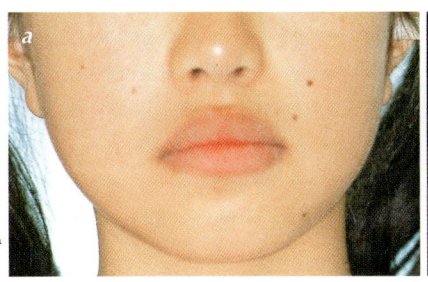

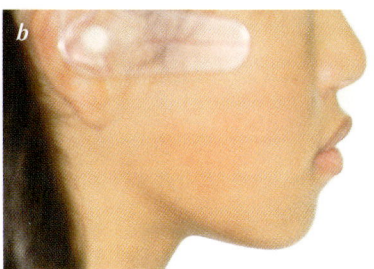

図8-10a, b　初診時（11歳2か月）の顔貌（症例3）．

[症例3]

患　児：11歳2か月，女児
主　訴：正中離開と上下歯列正中の不一致を主訴に来院した．
顔貌所見：顔面形態は短顔型，側貌はコンベックスタイプ（凸型）であり，正貌では下顎が左方へ偏位していた．口元の突出感があり，鼻唇角が小さかった（図8-10a, b）．
顎関節・筋の触診：左側顆頭は，右側顆頭に比べて，滑走開始時期が遅れていた．筋の触診では，左側咬筋浅部停止部前後縁に圧痛（＋＋），左側顎二腹筋後腹に圧痛（＋＋＋）を認めた．
口腔内所見：歯列は側方歯群の交換期，Hellmanの歯齢はⅢBであった．上顎左側側切歯から左側第一大臼歯に及ぶ交叉咬合であった．下顎歯列の正中は，上顎歯列のそれに対して，左方に2mm偏位していた．第一大臼歯は，右側がⅢ級咬合，左側がⅠ級咬合であった．上下前（切）歯部には，叢生をほとんど認めなかった．上顎歯列は，側方歯群が狭窄し，正中が離開していた．上顎左右第一大臼歯は遠心頰側へ回転し，その程度は交叉咬合側の第一大臼歯が著しかった．安静位から閉口すると，下顎は上顎歯に誘導，偏位されないで，咬頭嵌合位で咬合し，交叉咬合になった．左側顆頭は後方へ偏位し，咬頭嵌合位で固定されていた．上唇小帯は，その付着部が切歯乳頭まで延長していた（図8-11a〜e）．
パノラマエックス線写真検査：歯数の異常を認めなかった．すべての第三大臼歯歯胚を確認した（図8-12a）．
セファロ分析：骨格型では，Facial angleとSNBが

いずれも＋2SDを越えて大きく，Convexityが－1SDを越えて小さかった．これは，下顎の近心位とオトガイの突出型形成による．FMAとGonial angleがそれぞれ－2SD，－1SDを越えて小さかった．歯槽型では，U1-FHが＋1SDを越えて大きく，Occlusal pl-FHが-1SDを越えて小さかった（図8-13）．正面セファロでは，顔面正中に対して，下顎中切歯部のほかオトガイ正中部も左側に偏位していた．上顎第一大臼歯は，交叉咬合側（左側）が非交叉咬合側（右側）に比べて低位にあり，咬合平面が傾斜していた（図8-14）．
診　断：歯槽性要因を有する混合歯列期の骨格性交叉咬合
治療方針：

①クワドヘリックスを用いて，第一大臼歯の遠心頰側へ回転，臼歯部交叉咬合および前歯部反対咬合を改善する．
②クワドヘリックス治療中に，骨格性反対咬合になる場合には，オトガイ帽装置あるいは上顎前方牽引装置を併用して，上下顎の成長をコントロールする．
③交叉咬合改善後，経過観察を行う．
④永久歯列完成後には，再診断とマルチブラケット装置による咬合再構成を行う．

治療経過・治療結果：
　診察・検査から2か月後（11歳4か月），クワドヘリックスを装着した．クワドヘリックスは，装着前に，第一大臼歯が近心頰側へ回転するように調整した．食事は可及的に右側で咀嚼するように指示した（図8-11f）．

8-2 症例

11歳2か月

11歳4か月～12歳7か月

12歳11か月

14歳5か月

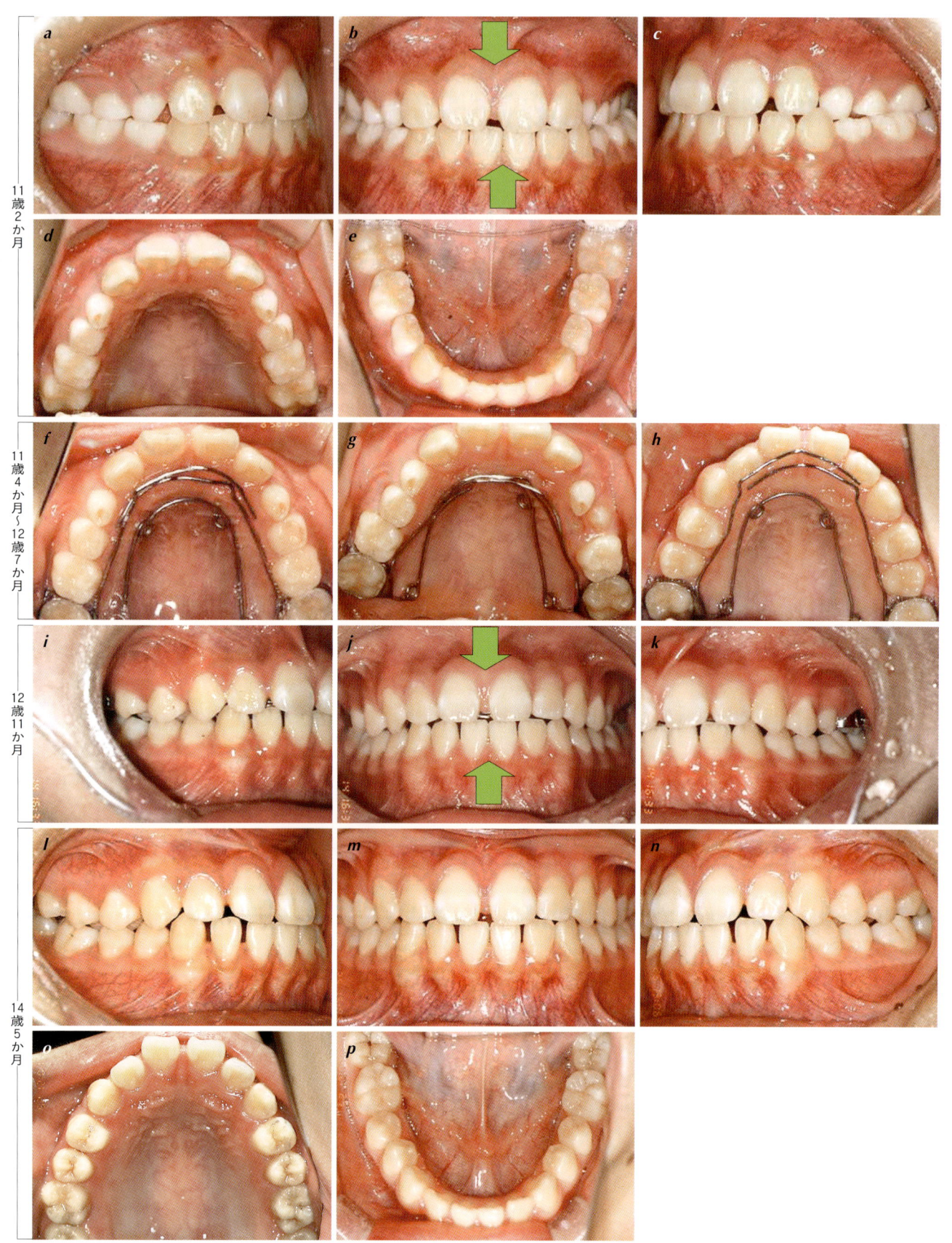

図8-11a〜p 治療経過・治療結果（症例3）．矢印は歯列正中を示す．

156

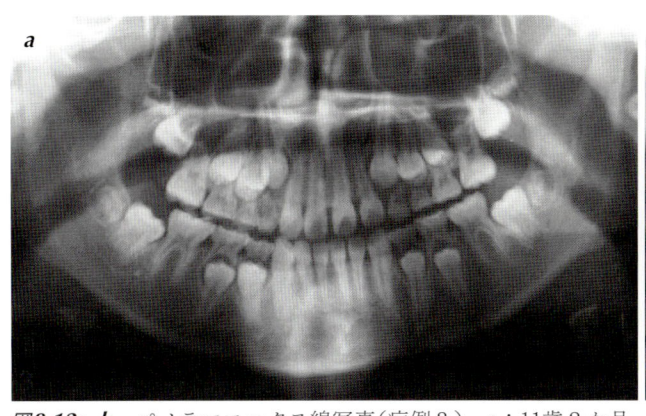

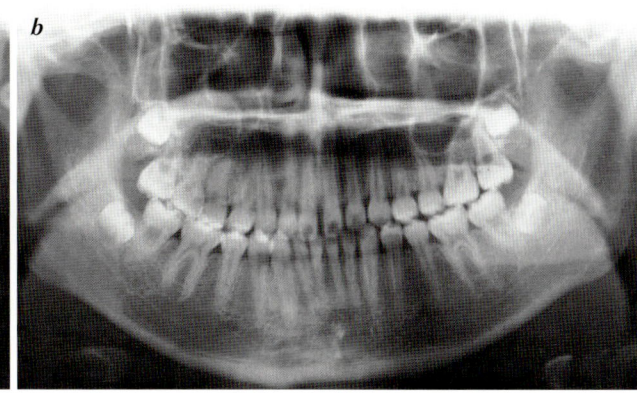

図8-12a, b パノラマエックス線写真（症例3）．**a**：11歳2か月．**b**：14歳5か月．

　クワドヘリックス装着から5か月後（11歳9か月），上顎は側方歯群の交換期になった．第一大臼歯の遠心頬側への回転を引き続き治療した（**図8-11g**）．

　クワドヘリックス装着から1年3か月後（12歳7か月），側方歯群の交換が完了した．第一大臼歯の遠心頬側への回転が改善したので，側方歯群を側方拡大し，ついで，上顎切歯を前方移動した（**図8-11h**）．

　クワドヘリックス装着から1年7か月後（12歳11か月），第一大臼歯の遠心頬側への回転，臼歯部交叉咬合および前歯部反対咬合が改善した．クワドヘリックスの拡大を終了した．すべての第二大臼歯の萌出が完了した．クワドヘリックスは，装着を継続した（**図8-11i〜k**）．

　クワドヘリックスの拡大終了から1年1か月後（14歳），咬合の変化をほとんど認めなかったので，クワドヘリックスを撤去し，経過観察に移行した．上唇小帯を切除した．

　クワドヘリックス撤去（経過観察開始）から5か月後（14歳5か月），第一大臼歯の遠心頬側へ回転，臼歯部交叉咬合および前歯部反対咬合の改善は維持された．成長発育の旺盛な時期が過ぎていたので，マルチブラケット装置による咬合再構成を行うことにした．下顎歯列正中と上唇小帯の位置は一致した．オーバージェットとオーバーバイトは，いずれも，1.5mmであった．犬歯は，右側が軽度なⅢ級咬合，左側がⅠ級咬合であった．左右第一大臼歯はⅢ級咬合であった（**図8-11l〜p**）．初診時（11歳2か月）とクワドヘリックス撤去から5か月後（14歳5か月）のセファロ分析の結果を比較した．骨格型，歯槽型は，いずれも，著明な変化を認めなかった（**図8-15**）．セファロの重ね合わせでは，上顎と下顎の前下方成長，上下中切歯と下顎第一大臼歯の挺出，上顎第一大臼歯の遠心傾斜と挺出を認めた（**図8-16, 17**）．パノラマエックス線写真から，上顎左側第二小臼歯と第一大臼歯間への上顎洞底の下降を疑った．すべての第三大臼歯歯胚を確認した（**図8-12b**）

予後の推定と今後の治療方針：

　上顎歯列を緩徐拡大し，十分な期間の保定と経過観察を行い，成長発育の旺盛な時期も過ぎたので，交叉咬合の予後は良好であると推測する．

　今後，マルチブラケット装置による咬合再構成が必要である．

8-2 症例

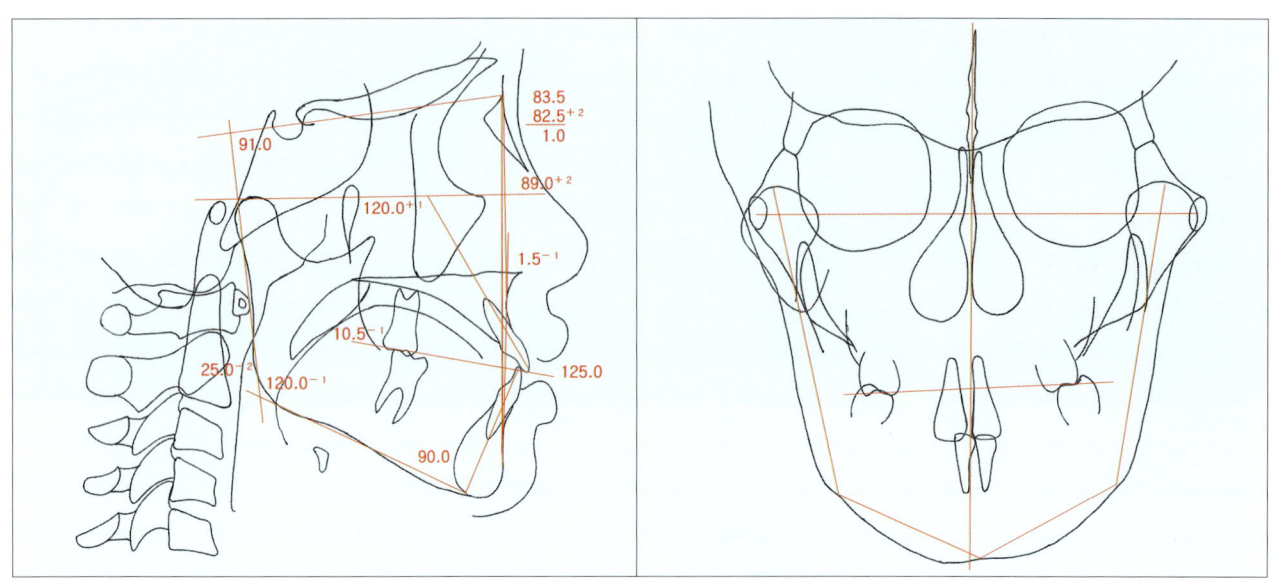

図8-13, 14 初診時(11歳2か月)のセファロ分析および正面セファロ透写図(症例3).

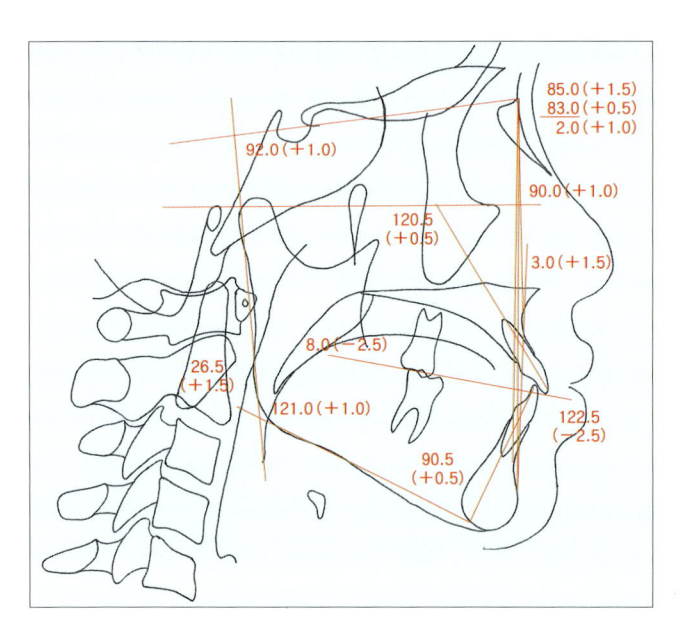

図8-15 初診時(11歳2か月)とクワドヘリックス撤去から5か月後(14歳5か月)のセファロ分析の比較(症例3).

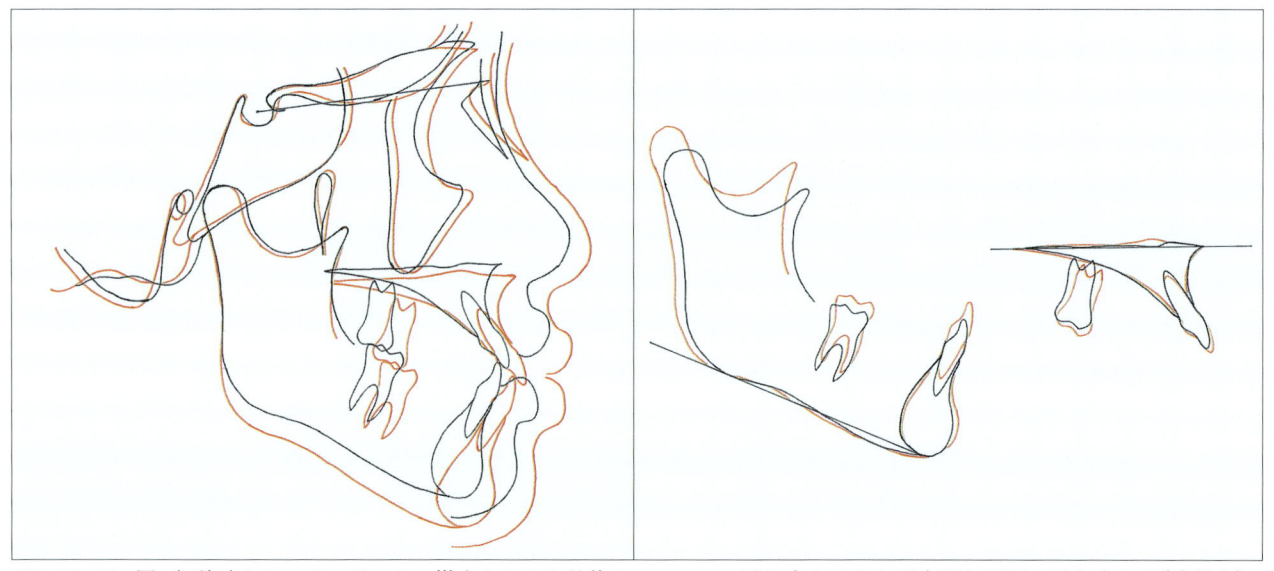

図8-16, 17 同,初診時とクワドヘリックス撤去から5か月後のセファロの重ね合わせおよび上顎と下顎の重ね合わせ(症例3).

158

CHAPTER 8 交叉咬合・下顎側方偏位

[症例4] 機能性（歯槽性）交叉咬合の要因を伴う乳歯列期の下顎側方偏位，骨格性交叉咬合に対するアクチバトール治療とクワドヘリックス治療（図8-18〜24）

[症例4]

患　児：2歳11か月，女児
主　訴：反対咬合を主訴に来院した．
顔貌所見：顔面形態は中顔型，側貌はコンベックスタイプ（凸型）であった．正貌は左右非対称であり，下顔面が右方に偏位していた．
顎関節・筋の触診：右側顆頭は，左側顆頭に比べて，滑走開始時期が遅れていた．筋の触診では，右側咬筋浅部停止部前後縁に圧痛（＋＋），右側顎二腹筋後腹に圧痛（＋＋＋）を認めた．
口腔内所見：歯列は乳歯列，Hellmanの歯齢はⅡAであった．下顎左側乳中切歯から右側第二乳臼歯に及ぶ交叉咬合であった．下顎歯列の正中は，上顎歯列のそれに対して，右方に4mm偏位していた．右側乳臼歯部は，左側乳臼歯に比べて，低位咬合であった．乳犬歯は，右側がⅡ級咬合，左側がⅢ級咬合であった．ターミナルプレーンは，右側がバーティカルタイプ，左側がメジアルステップタイプであった．上顎歯列は左右非対称であった．下顎安静位でも，下顎歯列の正中は，上顎歯列のそれに対して，右方偏位していた．安静位から下顎を閉口すると，まず，左側臼歯部が咬合し，ついで，右側乳臼歯が咬頭対咬頭で接触し，その後，下顎がさらに右方偏位し，咬頭嵌合位に誘導された．上下歯列の正中を一致させた咬合は，前歯が反対咬合，乳臼歯が両側性交叉咬合であった．睡眠時は，横寝であった（図8-18a）．
パノラマエックス線写真検査：いずれの第二大臼歯歯胚も確認できなかった．第一大臼歯までの永久歯では，歯数の異常を認めなかった．上顎切歯萌出後の切歯部叢生を疑った（図8-19a）．
セファロ分析：骨格型では，Convexityが－3SDを越えて小さく，FMAとGonial angleがいずれも－1SDより小さかった．歯槽型では，LA-MpとOcclusal pl-FHがそれぞれ＋3SD，＋1SDを越えて大きかった（図8-20）．正面セファロでは，顔面正中に対して，上顎乳切歯部が軽度に左側偏位し，下顎乳切歯部とオトガイ正中部が右側偏位していた．上顎第二乳臼歯は，交叉咬合側（右側）が非交叉咬合側（左側）に比べて低位にあり，咬合平面が傾斜していた（図8-21）．
診　断：機能性（歯槽性）交叉咬合の要因を有する乳歯列期の下顎側方偏位，骨格性交叉咬合

治療方針：
①横寝の改善を指導する．
②反対咬合治療用アクチバトールを用いて，下顎側方偏位と反対咬合を改善する．
③クワドヘリックスを用いて，臼歯部交叉咬合を改善する．
④骨格性反対咬合には，上顎前方牽引装置を併用する．
⑤上顎切歯部叢生には，セクショナルブラケット装置を併用する．
⑥下顎側方偏位，交叉咬合，反対咬合，上顎切歯部叢生の改善後，保定あるいは経過観察を行う．
⑦永久歯列完成後には，再診断とマルチブラケット装置による咬合再構成を行う．

治療経過・治療結果：

診察・検査時（2歳11か月）から，横寝改善の指導を行った．

診察・検査から2か月後（3歳1か月），反対咬合治療用アクチバトールを装着し，下顎側方偏位と乳切歯反対咬合の改善を開始した（図8-18b, c，本症例で使用したアクチバトールと同型のものを示す）．アクチバトールは就寝時に装着するように指示した．

アクチバトール治療開始から1年後（4歳1か月），上下歯列の正中がほぼ一致し，下顎側方偏位が改善した．下顎左右中切歯は切端咬合，左右乳側方歯群は交叉咬合であった．交叉咬合は，歯槽性と骨格性の要因を有していた．左右乳犬歯は，Ⅰ級咬合であった．左右ターミナルプレーンは，メジアルステップタイプであった．乳臼歯の咬合は緊密でなかった（図8-18d〜f）．アクチバトール治療を継続した．

アクチバトール治療開始から2年1か月後（5歳2か月），上顎左側乳中切歯は脱落し，歯列は切歯の交換期になった（図8-18g）．

アクチバトール治療開始から4年1か月後（7歳2か月），上顎側切歯は萌出中であった．上下歯列

159

8-2 症例

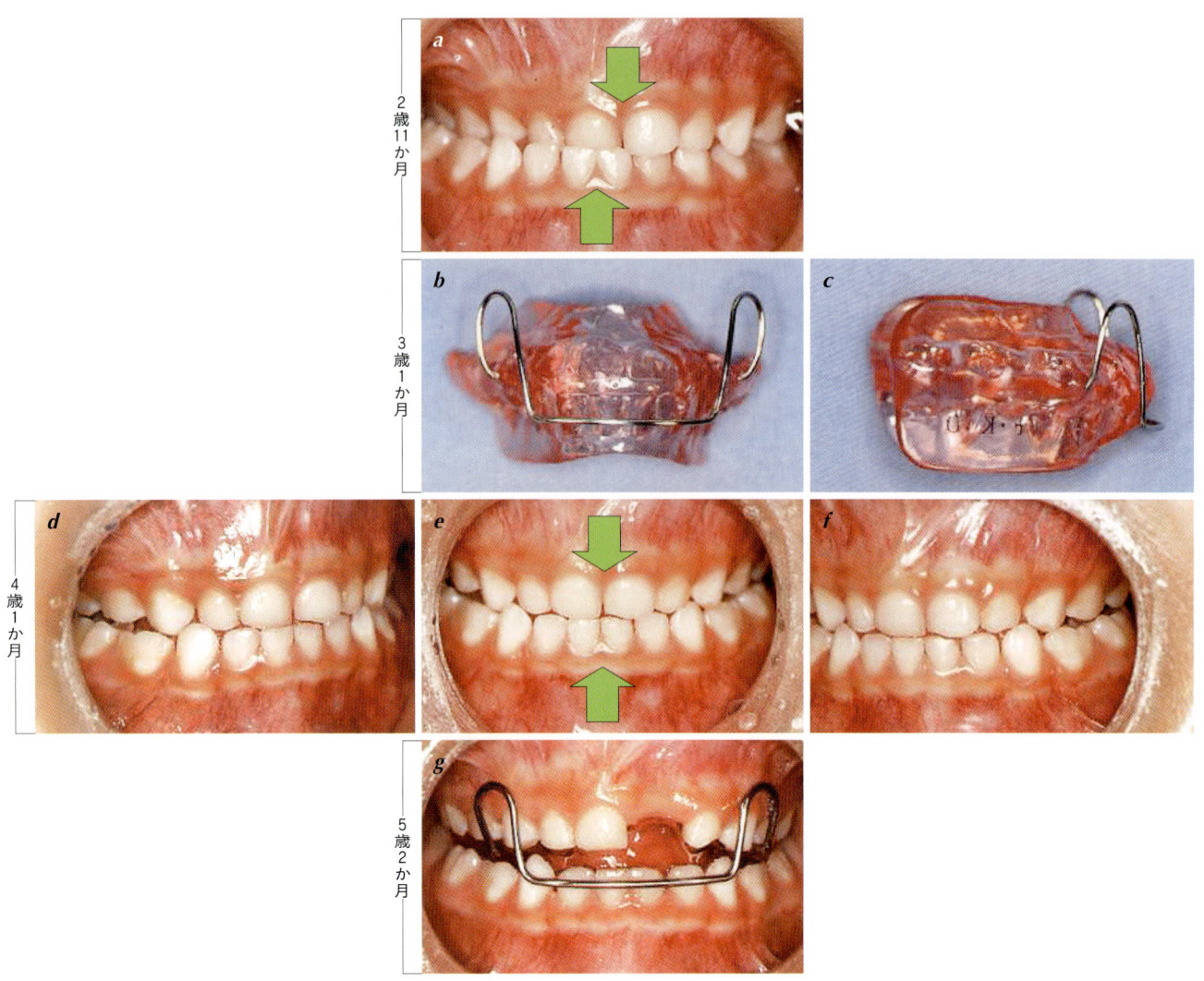

図8-18a〜x 治療経過・治療結果(症例4). 矢印は歯列正中を示す.

の正中は一致し，下顎側方偏位と切歯反対咬合は改善した．アクチバトールを撤去した．オーバージェットとオーバーバイトは，いずれも，1.5mm であった．左右第一大臼歯はⅠ級咬合であり，頰舌的な位置異常を認めなかった．上顎には，中程度の切歯部叢生と左右乳側方歯群の狭窄を認めた．下顎には，切歯部に軽度な叢生を認めた．右側乳側方歯群は交叉咬合であった(*図8-18h〜j*)．パノラマエックス線写真から，良好な側方歯群の交換とすべての第二大臼歯歯胚を確認した(*図8-19b*)．初診時(2歳11か月)とアクチバトール撤去時(7歳2か月)の骨格型のセファロ分析結果を比較した．Ramus inclination の増加と Gonial angle の減少が著しかった(*図8-22*)．正面セファロでは，上顎切歯部が，顔面正中に対して，軽度に左側偏位していたが，上下歯列の正中が一致した．咬合平面の傾斜は軽減した(*図8-23*)．セファロの重ね合わせでは，上顎の下方成長，下顎の下方成長と後下方への回転を認めた(*図8-24*)．上顎切歯部の叢生と右側乳側方歯群の歯槽性交叉咬合と診断した．クワドヘリックスを用いて，歯槽性交叉咬合を改善した後，セクショナルブラケット装置を用いて，上顎切歯部叢生を改善することにした．これらの診断と治療方針を患児と保護者に説明したが，治療に対する同意が得られなかった．

アクチバトール撤去から1年1か月後(8歳3か月)，歯槽性交叉咬合と上顎切歯部叢生の治療に対する同意が患児と保護者から得られた．切歯の萌出は完了していた(*図8-18k〜o*)．

アクチバトール撤去から1年3か月後(8歳5か月)，クワドヘリックスを用いて，片側性臼歯部交

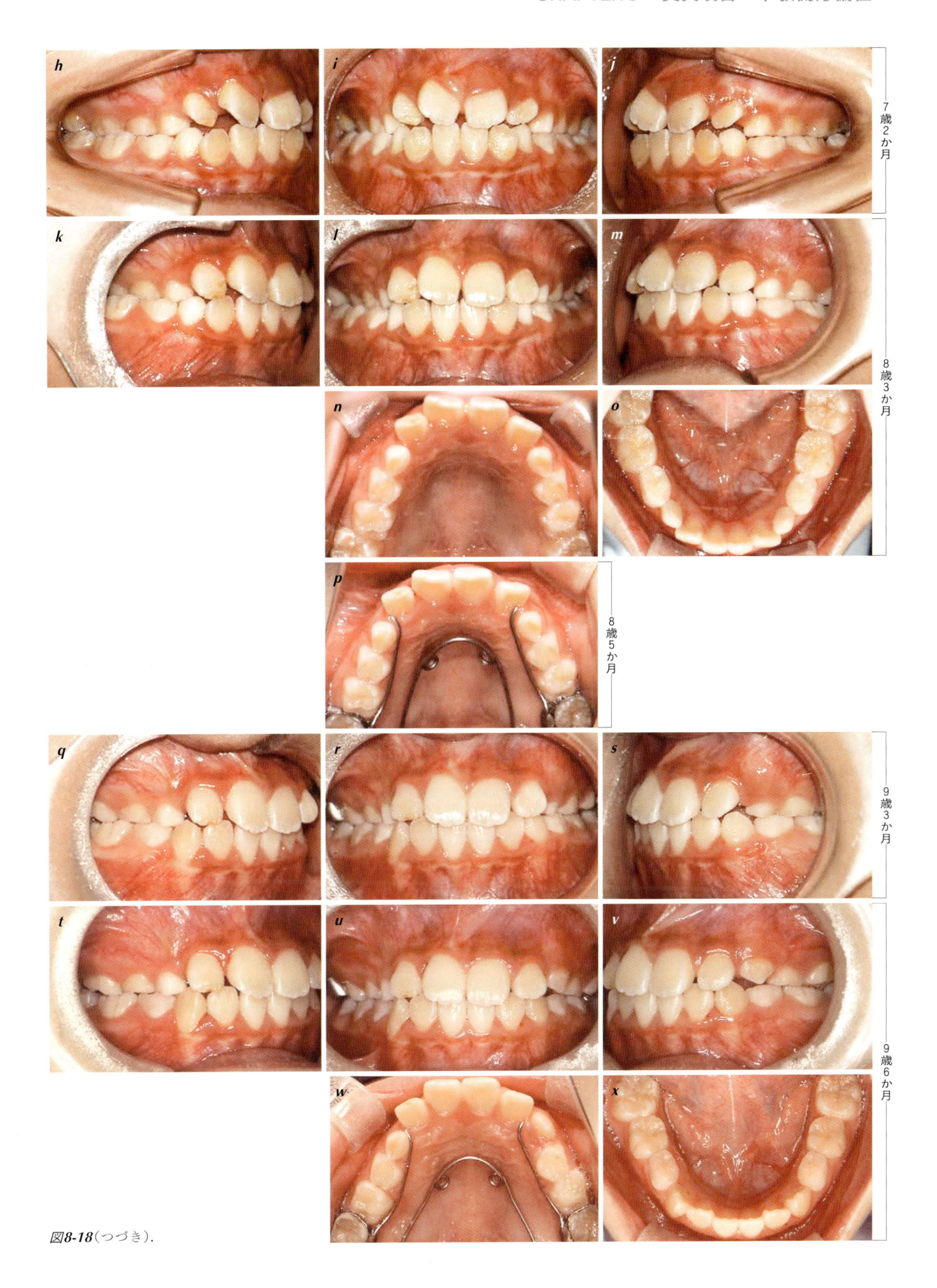

CHAPTER 8　交叉咬合・下顎側方偏位

7歳2か月

8歳3か月

8歳5か月

9歳3か月

9歳6か月

図8-18（つづき）.

161

8-2 症例

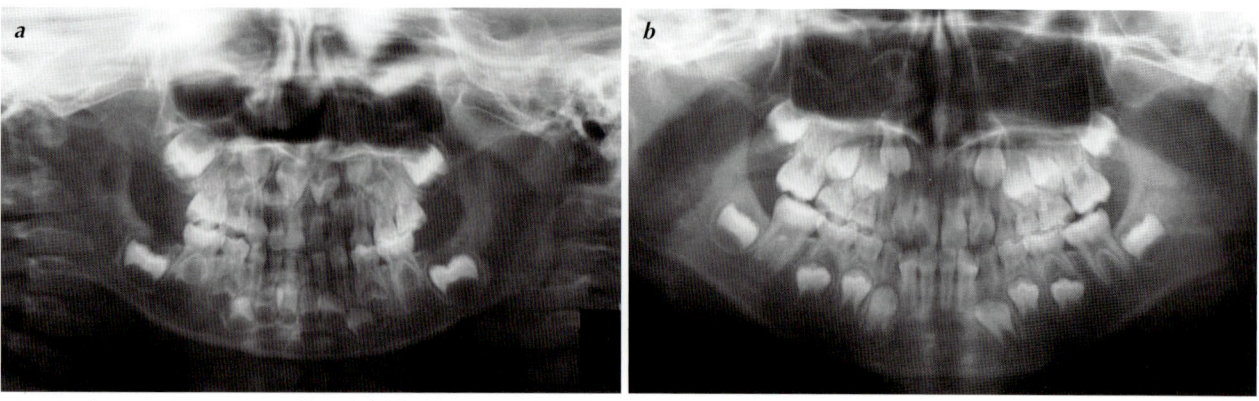

図8-19a, b パノラマエックス線写真(症例4). *a*：2歳11か月. *b*：7歳2か月.

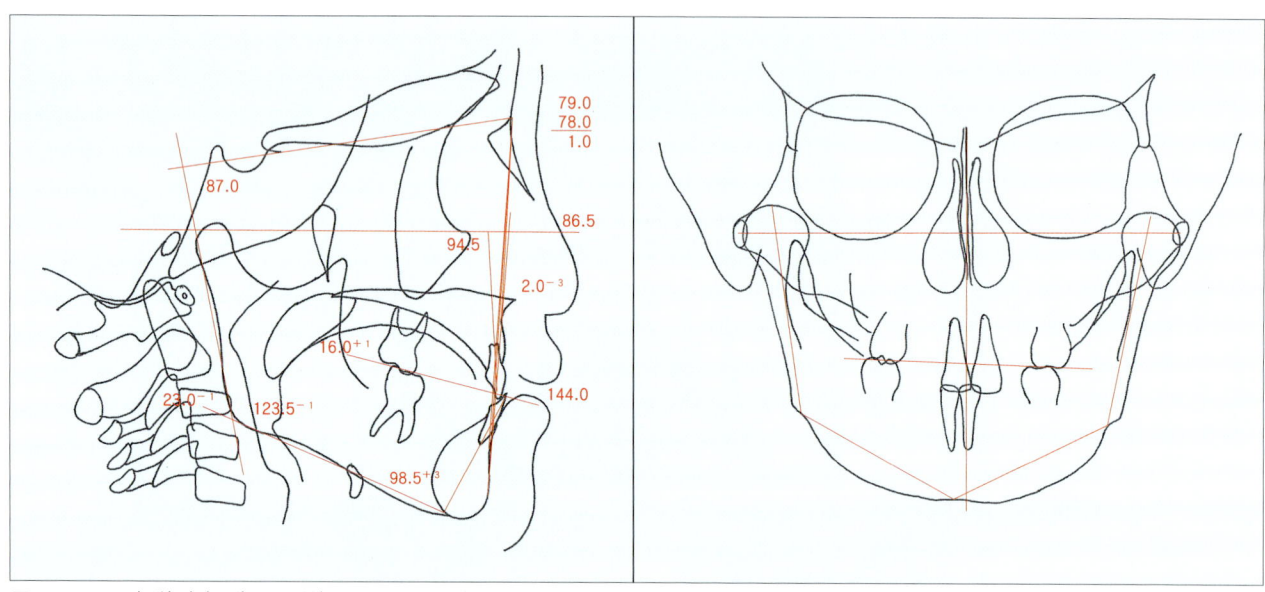

図8-20, 21 初診時(2歳11か月)のセファロ分析および正面セファロ透写図(症例4).

叉咬合の改善を開始した(*図8-18p*).

クワドヘリックス装着から10か月後(9歳3か月)、上顎乳臼歯が側方拡大し、交叉咬合が改善傾向にあった(*図8-18q〜s*).

クワドヘリックス装着から1年1か月後(9歳6か月)、交叉咬合が改善した．歯列は側方歯群の交換期であった．オーバージェットは2 mm, オーバーバイトは2.5 mmであり、上下歯列の正中は一致していた．左右第一大臼歯は軽度なⅢ級咬合であった．上下切歯部の叢生は軽減した(*図8-18t〜x*).

予後の推定と今後の治療方針：

下顎側方偏位と反対咬合の改善後、十分な期間の経過観察を行い、咬合が安定しているので、これらの予後は良好であると推測する．片側性乳臼歯部交叉咬合は歯槽性、第一大臼歯は正常被蓋であったので、臼歯部交叉咬合も予後良好であると推測する．

今後、上顎切歯部叢生の改善を行い、側方歯群の交換を経過観察する．永久歯列完成後にマルチブラケット装置による咬合再構成を行う．

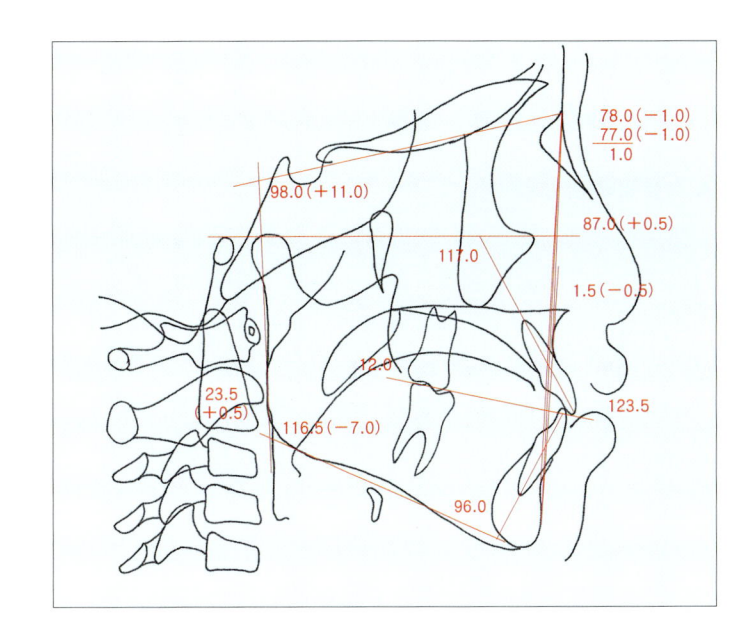

CHAPTER 8　交叉咬合・下顎側方偏位

図8-22　初診時（2歳11か月）とアクチバトール撤去時（7歳2か月）のセファロ分析の比較（症例4）.

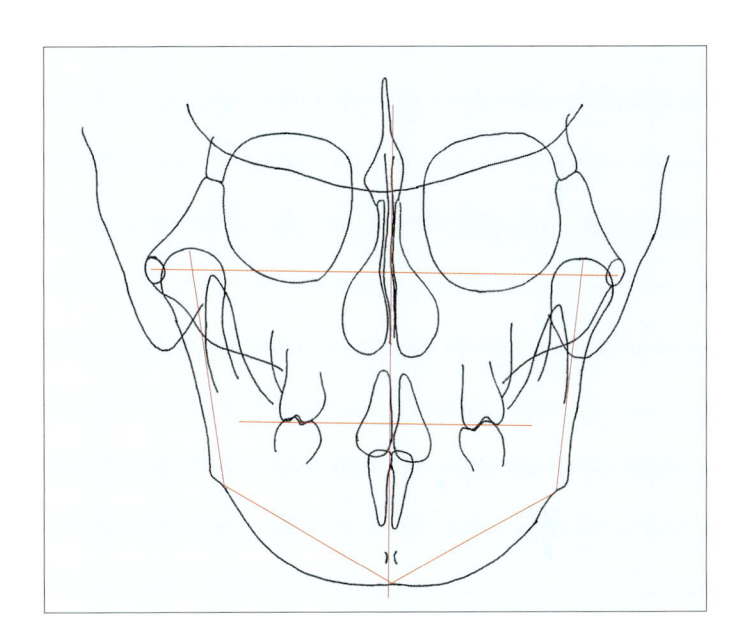

図8-23　アクチバトール撤去時（7歳2か月）の正面セファロ透写図（症例4）.

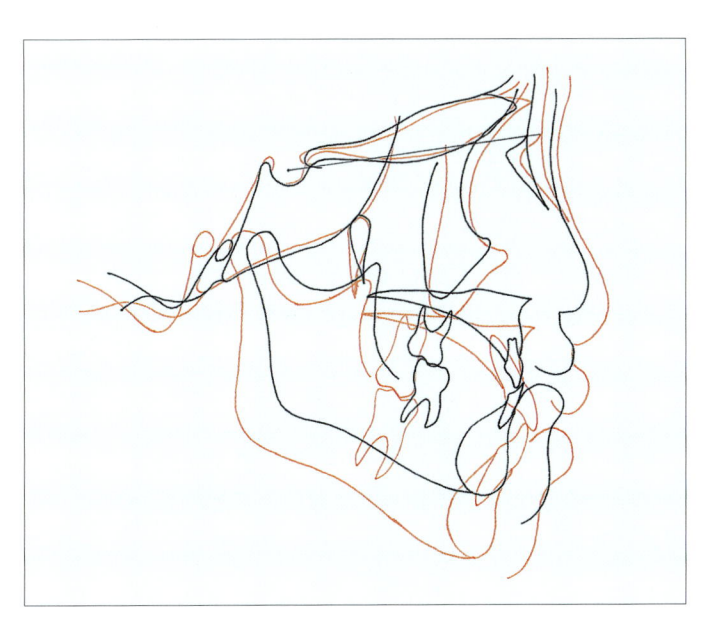

図8-24　初診時（2歳11か月）とアクチバトール撤去時（7歳2か月）のセファロの重ね合わせ（症例4）.

163

8-3 診察・検査・診断のポイント

A. 交叉咬合の鑑別

交叉咬合は，発現部位により，前歯部交叉咬合と臼歯部交叉咬合に分類される．一般的に，交叉咬合といえば，臼歯部交叉咬合である．臼歯部交叉咬合は，片側性と両側性に分類される．

交叉咬合は，形態異常の及ぶ範囲と成因により，歯槽性交叉咬合，機能性交叉咬合，骨格性交叉咬合に分類される．

1) 歯槽性交叉咬合は，片側性が多く，上顎臼歯の口蓋側転位または下顎臼歯の頬側転位などの上下歯の位置異常や傾斜異常に起因する．上下歯列の正中は一致し，歯列弓は非対称である(図8-18)．

2) 機能性交叉咬合では，上顎歯列に軽度な狭窄があり，安静位から閉口すると，犬歯あるいは臼歯部で早期接触し，その後，下顎が側方に偏位し，咬頭嵌合位に至る．機能性交叉咬合は片側性であり，歯槽性交叉咬合を合併する．上下歯列の正中は不一致，歯列弓は非対称である．筋の機能異常や下顎側方偏位を伴う(図8-2)．

乳歯列期や混合歯列前期の交叉咬合は，歯槽性(機能性)交叉咬合が多く，その診断には下顎閉鎖路の診察が有用である．

3) 骨格性交叉咬合は，上顎幅径の狭小または下顎幅径の過大に起因する．安静位から閉口すると，下顎は上顎歯に誘導，偏位されないで，咬頭嵌合位で咬合し，交叉咬合になる．片側性では，上下歯列の正中は不一致で，歯列弓は非対称である．交叉咬合側の顆頭は，後方へ偏位し，咬頭嵌合位で固定されている(図8-11)．筋の機能異常や下顎側方偏位を伴う(図8-11, 18)．両側性では，上下歯列の正中は一致し，歯列弓は対称である．

これらの交叉咬合の分類は，治療方針を示唆する．交叉咬合の鑑別は，口腔内の形態的・機能的診察，口腔模型やセファロの検査・分析で診断する．

B. 正貌の左右非対称，オトガイ部や上下歯列正中の偏位

乳歯列や混合歯列の機能性交叉咬合，骨格性交叉咬合，下顎側方偏位では，正貌が左右非対称になり，下顔面，オトガイ部，上下歯列正中が偏位し，放置すると，重篤な顎変形症になる(図8-5, 10)．これらは，顔貌の診察，正面セファロの検査・分析で診断する．

正貌の左右非対称，オトガイ部や上下歯列正中の偏位は，患児をユニット上で仰臥位にし，頭方から診察する．体幹に対する顔貌の傾斜に注意する．前額部から上下歯列正中を経てオトガイへ診察し，以下の診断を行う．

1) 顔面正中に対するオトガイ部の偏位
2) オトガイ部正中と下顎歯列正中の偏位
3) 顔面正中に対する下顎歯列正中の偏位
4) 顔面正中に対する上顎歯列正中の偏位
5) 上顎歯列正中に対する下顎歯列正中の偏位
6) 頬部と下顎下縁部の左右非対称性
7) 顔面正中と下顔面(下顎)正中(オトガイ部)を一致させた下顎位における正貌の左右対称性

歯槽性交叉咬合では，下顎(オトガイ部)の側方偏位を認めず，咬頭嵌合位で，上下歯列正中が，いずれも，顔面正中に一致する(図8-18)．機能性交叉咬合では，筋肉位で，上下歯列正中がいずれも顔面正中に一致するが，咬頭嵌合位で，上下歯列正中が一致しないで，下顎(オトガイ部)が顔面正中から偏位する(図8-2)．片側性骨格性交叉咬合では，上下歯列正中が不一致であり，下顎(オトガイ部)が顔面正中から偏位する(図8-11, 18)．両側性骨格性交叉咬合では，上下歯列正中が一致する．

正面セファロの検査では，横軸を設定し，その横軸に垂直で，鶏冠頸部を通る縦軸を顔面正中として，顔面の非対称性，上顎と下顎の非対称性，上下顎正中の偏位，上下歯列正中の偏位を診断する．横軸には，左右の眼窩内縁と斜線(側頭窩の蝶形骨大翼側頭面のよる像)の交点(LOポイント, Lo；Latero-olbitale)を結ぶ直線，左右の頬骨弓最外側の中点(ZA；zygomatic arch)を結ぶ直線(図8-9, 14, 21, 23)，左右の前頭頬骨縫合の内側点(Zポイント，Z；frontozygomatic suture point)を結ぶ直線を用いる．

C．交叉咬合を呈する範囲

咬頭嵌合位，ならびに顔面正中と下顎正中とが一致した下顎位において，交叉咬合を呈する範囲を歯列・咬合の診察で診断する．

乳歯列期や混合歯列前期では，ほとんどが機能性と歯槽性を合併した交叉咬合であり，とくに，指しゃぶりに起因した片側性の乳犬歯部に限局する交叉咬合，あるいは乳犬歯部から(乳)臼歯部に及ぶ交叉咬合が多い(図8-2, 6)．これらの交叉咬合では，下顎が軽度に側方偏位する(図8-2, 6)．片側性(乳)切歯反対咬合でも，下顎が機能的な側方偏位や骨格性の側方偏位を呈することがある(図8-6)．乳歯列期や混合歯列前期では，下顎側方偏位を伴う片側性(乳)臼歯部交叉咬合が多く，交叉咬合を呈する範囲は(乳)切歯部から(乳)犬歯部へ，さらに(乳)臼歯部に及ぶこともある．両側性乳臼歯部交叉咬合では，正中線が一致し，下顎の側方偏位を伴わない．

混合歯列後期では，歯槽性・機能性交叉咬合が骨格性交叉咬合に移行する．安静位から閉口させると，下顎は直ちに咬頭嵌合位で咬合する．骨格性に移行した片側性(乳)臼歯部交叉咬合では，下顎の側方偏位，非対称な顔貌，非対称な下顎が顕著化する(図8-11)．交叉咬合を呈する範囲も顕著化する(図8-11)．顆頭は咬頭嵌合位で偏位した位置で固定される．両側性臼歯部交叉咬合では，前歯部骨格性反対咬合を合併し，全歯反対咬合(total cross bite)になることがある．

片側性骨格性交叉咬合(下顎側方偏位)では，顔面正中と下顎正中が一致した下顎位で反対咬合を呈し，咬頭嵌合位における交叉咬合側に交叉咬合を認めることが多い(図8-18)．すなわち，片側性骨格性交叉咬合(下顎側方偏位)では歯槽性(機能性)交叉咬合を合併している(図8-18)．乳歯列期や混合歯列前期では，上下歯列正中を一致させた反対咬合位から切端咬合位まで，下顎が誘導可能なことが多いが，混合歯列後期では誘導が不可能なことがある．下顎側方偏位を伴う片側性交叉咬合の治療では，側方偏位を改善し，正常な下顎の成長を誘導することを目的とする(図8-18)．下顎正中(下顎歯列正中)を顔面正中に一致させた構成咬合位で作製した反対咬合用アクチバトールを第一選択装置とする(図8-18)．

D．乳犬歯と第一大臼歯の咬合，ターミナルプレーン

咬頭嵌合位，ならびに顔面正中と下顎正中が一致した下顎位において，乳犬歯と第一大臼歯の咬合，ターミナルプレーンを歯列・咬合の診察や口腔模型の検査で診断する．

片側性交叉咬合において，乳犬歯は，交叉咬合側が逆被蓋，Ⅰ級あるいはⅡ級咬合，非交叉咬合側が正常被蓋，Ⅲ級あるいはⅠ級咬合を呈する．第一大臼歯は，交叉咬合側がⅠ級あるいはⅡ級咬合，非交叉咬合側がⅢ級あるいはⅠ級咬合である．ターミナルプレーンは，交叉咬合側がバーティカルタイプあるいはディスタルステップタイプ，非交叉咬合側がメジアルステップタイプあるいはバーティカルタイプである．両側性交叉咬合では，乳犬歯が逆被蓋，Ⅲ級咬合，第一大臼歯がⅢ級咬合，ターミナルプレーンがメジアルステップタイプであることが多い．

片側性交叉咬合の顔面正中と下顎正中が一致した下顎位では，交叉咬合側，非交叉咬合側ともに，乳犬歯と第一大臼歯はⅢ級咬合，ターミナルプレーンはメジアルステップタイプであることが多い．

E．上顎歯列の対称性

上顎歯列対称性の診断は，咬合閉鎖路や上下歯列正中の一致・不一致の診察・検査とともに，歯槽性，機能性，骨格性交叉咬合の鑑別診断に必要であり，口腔模型や正面セファロの検査で行う．

片側性交叉咬合(歯槽性，機能性，骨格性)の上顎歯列は，交叉咬合側が狭窄し，左右非対称である(図8-2, 6, 11, 18)．両側性骨格性交叉咬合の上顎歯列は，狭窄し，対称であることが多い．

F．上顎臼歯の垂直的位置

交叉咬合は，上下歯列弓の側方関係の異常であるが，上顎臼歯の垂直的位置の異常を伴う．片側性交叉咬合では，交叉咬合側(下顎偏位側)の上顎臼歯が，非交叉咬合側(下顎非偏位側)に比べて，低位であり，咬合平面が水平的に傾斜する(図8-14, 21)．交叉咬合側(下顎偏位側)は，咬合高径が減少し，主咀嚼側になり，顎関節症を発症しやすい．

上顎臼歯の垂直的位置，低位咬合は歯列・咬合の直接診察や正面セファロの検査・分析で診断する．

正面セファロでは鶏冠頸部を通る顔面正中に対する咬合平面（Frontal occlusal plane；左右の上下第一大臼歯の中点を結んだ直線）の傾斜を検査する（図8-9, 14, 21, 23）．

交叉咬合の治療では，上顎歯列の交叉咬合側を側方拡大する．交叉咬合側は主咀嚼側であり，その拡大は困難になる．側方拡大中は，非交叉咬合側での咀嚼を指導する．

G．顎関節と筋の触診

片側性交叉咬合では，交叉咬合側（下顎偏位側）の顆頭が，非交叉咬合側（下顎非偏位側）に比べて，滑走開始時期が遅れ，左右顆頭の滑走運動が調和しない．交叉咬合側（下顎偏位側）の顎関節には，雑音や疼痛を認めることもある．交叉咬合側（下顎偏位側）では，顎二腹筋後腹，咬筋浅部起始部前後縁や中央に圧痛を認めることが多い．片側性交叉咬合の交叉咬合側（下顎偏位側）は，顎関節症を発症しやすい．両側性交叉咬合では，回転運動に対する左右顆頭の滑走運動開始時期の遅れ，左右顎関節へのコンプレッション，左右顎二腹筋後腹や左右咬筋浅部起始部前後縁に圧痛を認めることが多い．

交叉咬合では，顎関節と筋の触診が必要不可欠である．

H．口腔習癖

交叉咬合は，口腔習癖が原因になることが多い．乳歯列と混合歯列の片側性臼歯部交叉咬合や下顎側方偏位は，拇指吸引癖，舌突出癖，低位舌，頬杖，睡眠態癖（横寝）などに起因する．睡眠態癖（横寝）では，下顎側方偏位が著しくなる（図8-18）．乳歯列と混合歯列の両側性臼歯部交叉咬合には，拇指吸引癖や舌突出癖が関与する．

医療面接や口腔内の直接診察で，口腔習癖の情報を得る．

8-4 交叉咬合の基本治療方針

A．乳歯列期・混合歯列前期の交叉咬合

1）歯槽性交叉咬合や機能性交叉咬合が多く，床型拡大装置，クワドヘリックスを用いて，上顎歯列を側方拡大する．
2）著しい下顎側方偏位を伴う片側性骨格性交叉咬合は，歯槽性（機能性）交叉咬合を合併することが多い．
3）著しい下顎側方偏位を伴う片側性骨格性交叉咬合の治療は，まず，反対咬合治療用アクチバトールを用いて，下顎側方偏位を改善する．
4）ついで，歯槽性（機能性）交叉咬合が残存した場合には，クワドヘリックスを用いて，上顎歯列を側方拡大する．
5）反対咬合の要因を改善する場合には，上顎前方牽引装置やオトガイ帽装置を併用する．
6）口腔習癖を除去する．

B．混合歯列後期の交叉咬合

1）歯槽性（機能性）から骨格性への移行型や骨格性の交叉咬合が多い．
2）クワドヘリックスを用いて，上顎歯列を側方拡大する．
3）固定式の急速拡大装置を用いて，正中口蓋縫合を拡大し，上顎歯列を側方拡大することもある．
4）著しい下顎側方偏位を伴う骨格性交叉咬合は，反対咬合治療用アクチバトールを用いて，下顎側方偏位を改善する．
5）その後に，クワドヘリックスを用いて，歯槽性（機能性）交叉咬合を改善する．
6）下顎側方偏位改善後の骨格性反対咬合の治療には，上顎前方牽引装置やオトガイ帽装置を併用する．
7）口腔習癖を除去する．

CHAPTER 9

萌出遅延歯・埋伏歯

9-1 概要

　萌出遅延歯(埋伏歯)とは，標準的な萌出時期を過ぎても萌出してこない，あるいは反対側同名歯の萌出時期から遅れている根未完成歯である．埋伏歯と萌出遅延歯は，明確に区別されず，同義語として用いられている．萌出遅延歯(埋伏歯)の局所的原因には，歯胚の位置異常，囊胞の形成，乳歯の晩期残存と早期喪失，先行乳歯の外傷，萌出余地の不足，歯肉の肥厚，過剰歯と歯牙腫，歯根形成の遅延などがある．全身的原因には，全身疾患，遺伝などがある．これらの原因は重複することもある．

　萌出遅延(埋伏)は上顎切歯と犬歯に多く認める．切歯の萌出遅延には切縁が咬合面方向を向いている順生と切縁が鼻腔方向を向いている逆生がある．切歯の萌出遅延では，全歯列にわたる不正咬合を生じる可能性があり，切歯交換期に早期治療する．とくに，上顎逆生萌出遅延切歯は，歯根の形成に伴い，歯根が上顎骨口蓋皮質骨と接触し湾曲するので，早期に牽引誘導する．

　開窓・牽引誘導の必要性，可能性および難易度，早期の開窓・牽引誘導を障害する因子，予後の推定の診断には，萌出余地，歯冠軸傾斜度，歯根形成度，歯根湾曲部と湾曲度，歯冠形態について検討する．治療は，原因の除去，萌出余地の確保，開窓，牽引誘導などを単独あるいは併用する．

9-2 症例

[症例1]

患　児：8歳3か月，男児
主　訴：某歯科医院で上顎右側中切歯の萌出遅延を指摘され，紹介来院した．
顔貌所見：顔面形態は中顔型，正貌はほぼ左右対称，側貌はコンベックスタイプ(凸型)であった．口唇閉鎖時にはオトガイ筋の緊張を認めた(図9-1a, b)．
顎関節・筋の触診：左右顆頭の滑走運動は調和していた．筋の触診では左右顎二腹筋後腹に圧痛(++)を認めた．
口腔内所見：歯列は切歯交換期で，上顎左側中切歯は萌出を完了し，右側乳中・側切歯は脱落していた．口腔前庭部には上顎右側中切歯の膨隆を触れた．左側中切歯のオーバージェットとオーバーバイトは，いずれも，3 mmであった．上顎歯列の正中は，下顎歯列のそれに対して，右方に偏位していた．下顎切歯部には叢生をほとんど認めなかった．左右第一大臼歯はⅠ級咬合であった(図9-2a～c)．
模型分析：萌出している永久歯の歯冠幅径は，上顎左側中切歯が＋1SDを越えて大きかった．
エックス線写真検査：歯数の異常を認めなかった．上顎右側中切歯は埋伏し，その歯根は歯根長の1/2程度形成していた(図9-3a～c)．
セファロ分析：上顎右側中切歯と反対側同名歯の歯

9-2 症例

[症例1]萌出遅延(埋伏)上顎中切歯に対する舌側弧線装置とセクショナルブラケット装置による牽引誘導(図9-1〜6)

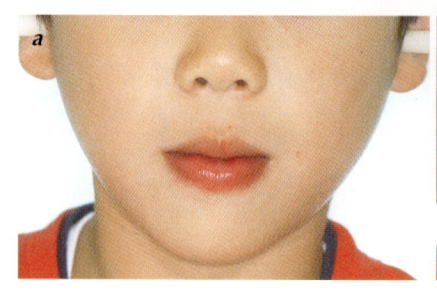

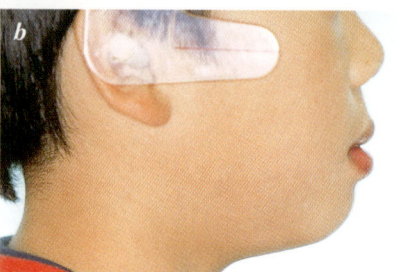

図9-1a, b 初診時(8歳3か月)の顔貌(症例1).

冠軸がなす角度は49°であった．骨格型では，ConvexityとGonial angleがいずれも－2SDを越えて小さく，Ramus inclinationが＋1SDを越えて大きかった．歯槽型では，U1-FHとL1-Mpがそれぞれ＋4SD，＋1SDを越えて大きく，U1-L1が－3SDを越えて小さかった(図9-4)．

診　断：上顎右側中切歯の萌出遅延(埋伏)

治療方針：
①舌側弧線装置と牽引装置を用いて，上顎右側中切歯を牽引誘導する．
②セクショナルブラケット装置(2×4装置)を用いて，上顎切歯を排列する．
③永久歯列完成まで，保定あるいは経過観察を行う．
④永久歯列完成後には，再診断を行う．

治療経過・治療結果：

診察・検査から1か月後(8歳4か月)，上顎左右第一大臼歯を固定歯とする舌側弧線装置(ホールディングアーチ)を装着した．粘膜を開窓後，周囲の菲薄な骨を除去し，上顎右側中切歯の歯冠舌側面を露出した(図9-2d)．露出した歯冠舌側面に牽引装置を接着した．牽引装置はベッグブラケットとリガチャーワイヤーで作製した．牽引装置と舌側弧線装置をエラスティックスレッドで結紮し，牽引を開始した(図9-2e, f)．

牽引開始から5か月後(8歳9か月)，口腔内から上顎右側中切歯の歯冠と牽引装置を確認できた．上顎左右側切歯は萌出中であった(図9-2g)．

牽引開始から7か月後(8歳11か月)，埋伏上顎右側中切歯の歯冠唇側面が口腔内に露出した．歯冠唇側面にブラケットを接着した．ブラケットと舌側弧線装置をエラスティックスレッドで結紮し，牽引を継続した(図9-2h)．

牽引開始から9か月後(9歳1か月)，上顎右側中切歯を誘導・排列する空隙が歯列内に不足し，舌側弧線装置による牽引が不可能になった(図9-2i)．パノラマエックス線写真から，上顎右側中切歯は遠心傾斜し，その歯根形成度は3/4程度であった(図9-3d)．

牽引開始から10か月後(9歳2か月)，上顎右側中切歯以外の切歯と左右第一大臼歯に018″スタンダードエッジワイズ装置を装着し，上顎切歯の排列を開始した．レベリングには016″ニッケルチタニウムワイヤーを用いた．上顎右側中切歯のブラケットとニッケルチタニウムワイヤーは，まずリガチャーワイヤーで，1か月後(9歳3か月)にロックピンで結紮した(図9-2j, k)．

牽引開始から1年3か月後(9歳7か月)，上顎切歯の排列が完了したので，保定に移行した．保定にはホーレー型保定床装置を用いた．歯列はHellmanの歯齢ⅢAであった．オーバージェットとオーバーバイトは，いずれも，2.5mmであった．上顎歯列の正中は，下顎歯列のそれに対して，右方に偏位していた．左右第一大臼歯はⅠ級咬合であった．上顎切歯部の歯肉は腫脹し，右側中切歯の歯頸部は左側中切歯のそれと段差があった(図9-2l)．パノラマエックス線写真から，上顎切歯の歯根は互いに平行であり，右側中切歯歯根の吸収，湾曲，短小を認めなかった(図9-3e)．初診時(8歳3か月)とセクショナルブラケット装置撤去時(9歳7か月)のセファロ分析の結果を比較した．骨格型では，著明な変化を認めな

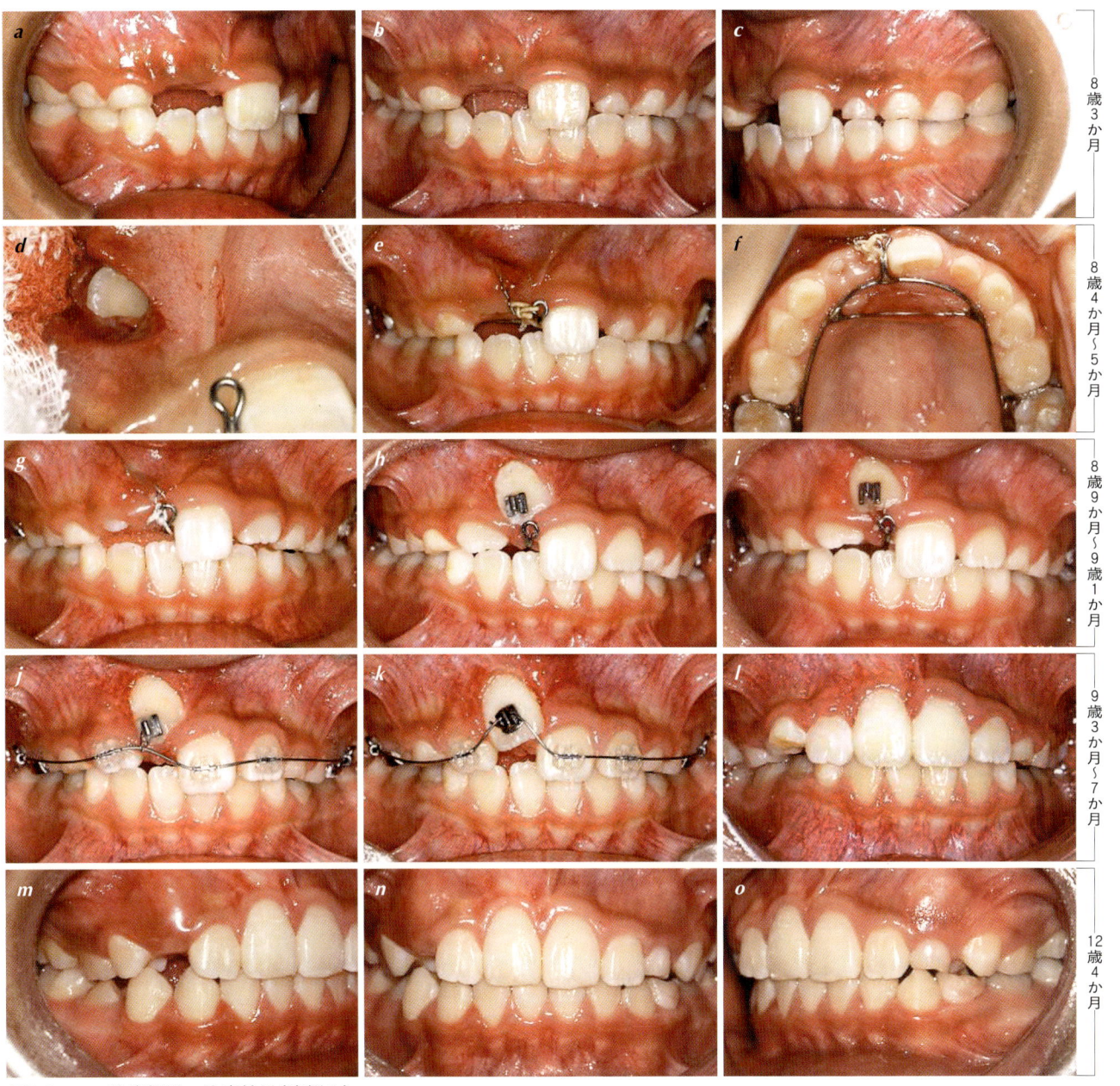

CHAPTER 9　萌出遅延歯・埋伏歯

図9-2a〜o　治療経過・治療結果（症例1）.

8歳3か月
8歳4か月〜5か月
8歳9か月〜9歳1か月
9歳3か月〜7か月
12歳4か月

かった．歯槽型では，U1-FHが8.0°減少し，上顎切歯が整直（舌側傾斜）した（図9-5）．セファロの重ね合わせでは，下顎の前下方成長，歯冠を中心とした上顎中切歯歯根の唇側移動を確認した（図9-6）．

保定開始2年9か月後（12歳4か月），上顎犬歯の交換が開始した．保定装置を撤去し，経過観察に移行した．良好な切歯の排列は維持されているが，上下歯列の正中は不一致であった．左右中切歯の歯頸部には，依然として，段差を認めた（図9-2m〜o）．

予後の推定と今後の治療方針：

上顎犬歯が萌出し，犬歯誘導咬合が確立された場合，良好な切歯部の排列は維持できると推測する．犬歯誘導咬合がなく，切歯が干渉する場合，上下切歯部は叢生になると推測する．歯と歯槽骨の成長により，左右中切歯歯頸部の段差は，改善すると推測する．

機能咬合の確立には，マルチブラケット装置による咬合再構成が必要である．

169

9-2 症例

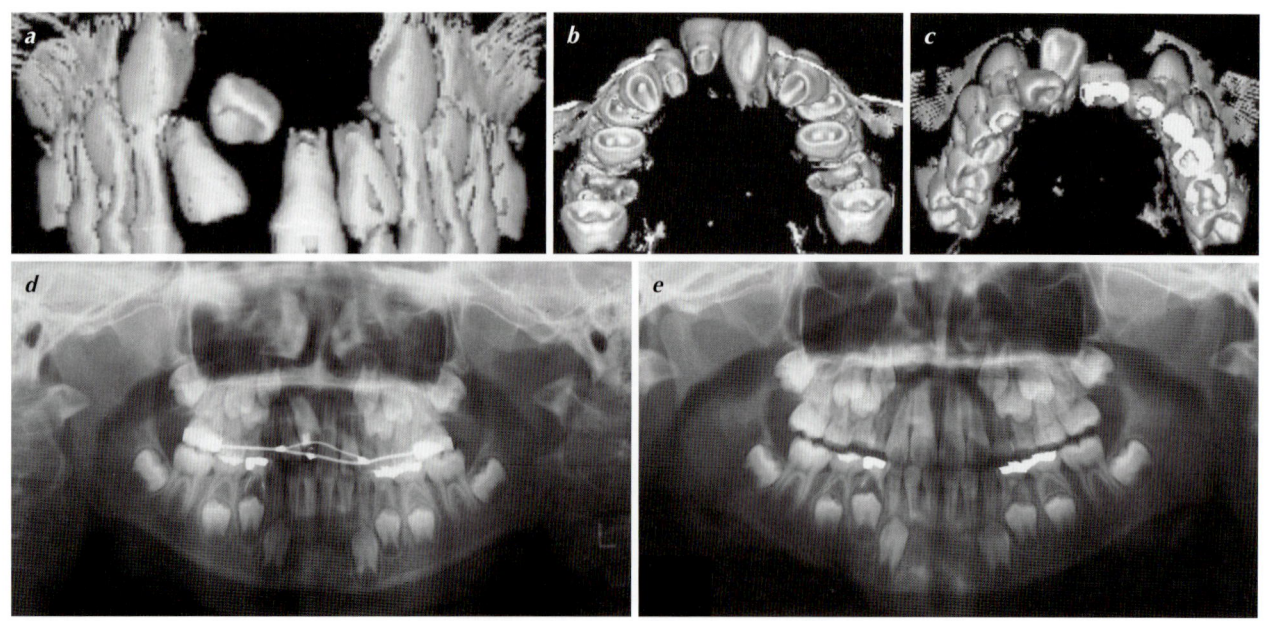

図9-3a〜e　エックス線写真（症例1）．a〜c：8歳3か月．d：9歳1か月．e：9歳7か月．

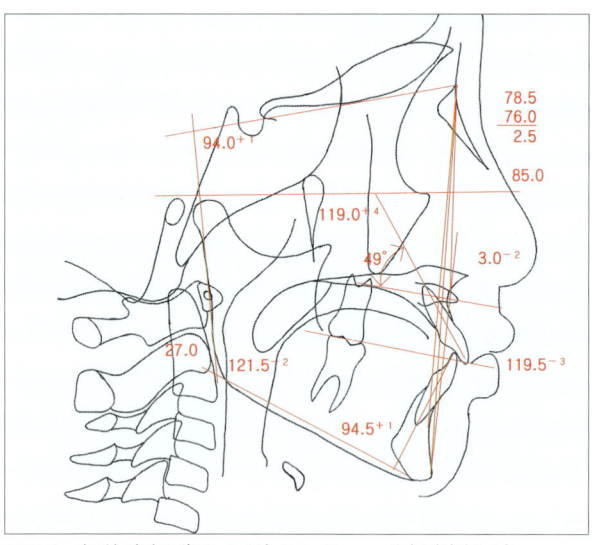

図9-4　初診時（8歳3か月）のセファロ分析（症例1）．

図9-5　初診時（8歳3か月）とセクショナルブラケット装置撤去時（9歳7か月）のセファロ分析の比較（症例1）．

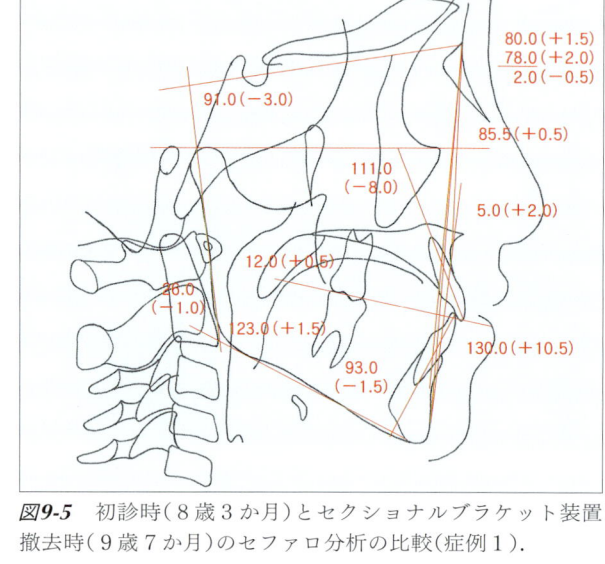

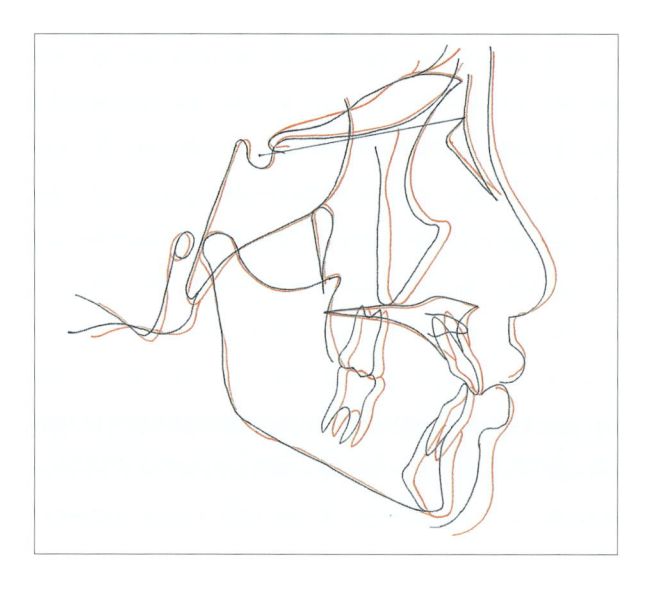

図9-6　初診時（8歳3か月）とセクショナルブラケット装置撤去時（9歳7か月）のセファロの重ね合わせ（症例1）．

CHAPTER 9　萌出遅延歯・埋伏歯

[症例2] 過剰歯に起因した上顎左側中切歯の萌出遅延に対する対応とセクショナルブラケット装置治療（図9-7〜12）

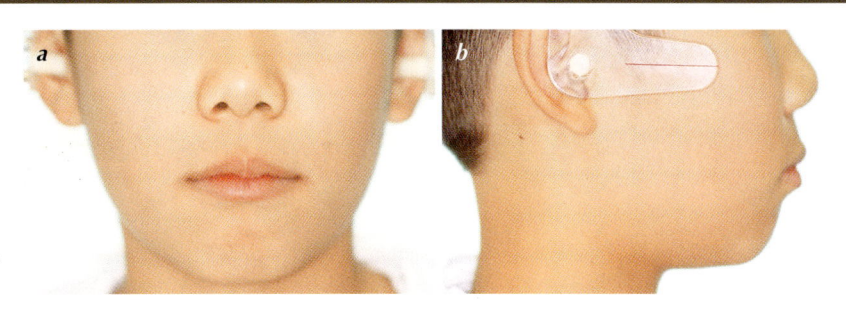

図9-7a, b　初診時（6歳8か月）の顔貌（症例2）．

[症例2]

患　児：6歳8か月，男児
主　訴：某歯科医院で上顎左側中切歯の萌出遅延を指摘され，紹介来院した．
顔貌所見：顔面形態は中顔型，正貌はほぼ左右対称，側貌はコンベックスタイプ（凸型）であった（図9-7a, b）．
顎関節・筋の触診：左右顆頭の滑走運動は調和していた．筋の触診では異常を認めなかった．
口腔内所見：歯列は切歯交換期であった．上顎では，左右第一大臼歯が未萌出であり，右側中切歯が萌出を完了し，左側乳中切歯が脱落していた．下顎では，左右第一大臼歯が未萌出であり，左右中切歯が萌出を完了し，右側乳側切歯が脱落し，左側側切歯が乳側切歯の舌側から萌出していた．右側中切歯のオーバージェットは3.5mm，オーバーバイトは2.5mmであった．左右乳犬歯はⅠ級咬合であった．左右ターミナルプレーンはメジアルステップタイプであった．乳側方歯は緊密に咬合していた．上唇小帯は切歯乳頭部まで延長していた（図9-8a〜e）．
模型分析：萌出している永久歯の歯冠幅径は，上顎右側中切歯が+1SDを越えて大きかった．
パノラマエックス線写真検査：上顎左側切歯部には，2本の過剰歯が中切歯の近心で癒合していた．上顎左側中切歯は，同側側切歯より，低位にあった．上顎左側側切歯は，右側のそれより，高位にあった（図9-9a）．
セファロ分析：骨格型では，Ramus inclinationが+2SDを越えて大きく，Gonial angleが-3SDを越えて小さかった．歯槽型では，U1-FHとL1-Mpがそれぞれ+1SD，+2SDを越えて大きく，U1-L1が-1SDを越えて小さかった（図9-10）．

診　断：過剰歯に起因した上顎左側中切歯の萌出遅延
治療方針：
①過剰歯（癒合歯）の自然萌出を経過観察する．
②過剰歯（癒合歯）が自然萌出した場合には，抜去する．
③過剰歯（癒合歯）が自然萌出しない場合には，埋伏歯として，抜去する．
④過剰歯（癒合歯）抜去後，上顎左側中切歯の自然萌出を経過観察する．
⑤上顎左側中切歯が自然萌出した場合には，セクショナルブラケット装置を用いて，上顎切歯を排列し，叢生を改善する．
⑥上顎左側中切歯が自然萌出しない場合には，セクショナルブラケット装置を用いて，左側中切歯を牽引誘導し，上顎切歯を排列する．
⑦永久歯列完成まで，保定あるいは経過観察を行う．
⑧永久歯列完成後には，再診断を行う．

治療経過・治療結果：
　診察・検査から1か月後（6歳9か月），下顎左側乳側切歯を抜去し，経過観察を開始した．
　経過観察開始から6か月後（7歳3か月），上顎左側乳側切歯を抜去した．
　経過観察開始から1年5か月後（8歳2か月），上顎では，左右第一大臼歯，左側中切歯以外の切歯，過剰歯（癒合歯）が萌出した（図9-8f〜h）．パノラマエックス線写真から，上顎左側側切歯は遠心傾斜し，その根尖部に犬歯の歯胚を認めた．上顎左側中切歯は，歯根が1/3程度形成し，その萌出傾向を確認できなかった（図9-9b）．
　経過観察開始から1年6か月後（8歳3か月），過剰歯（癒合歯）を抜去した．上顎左側中切歯の自然萌

171

9-2 症例

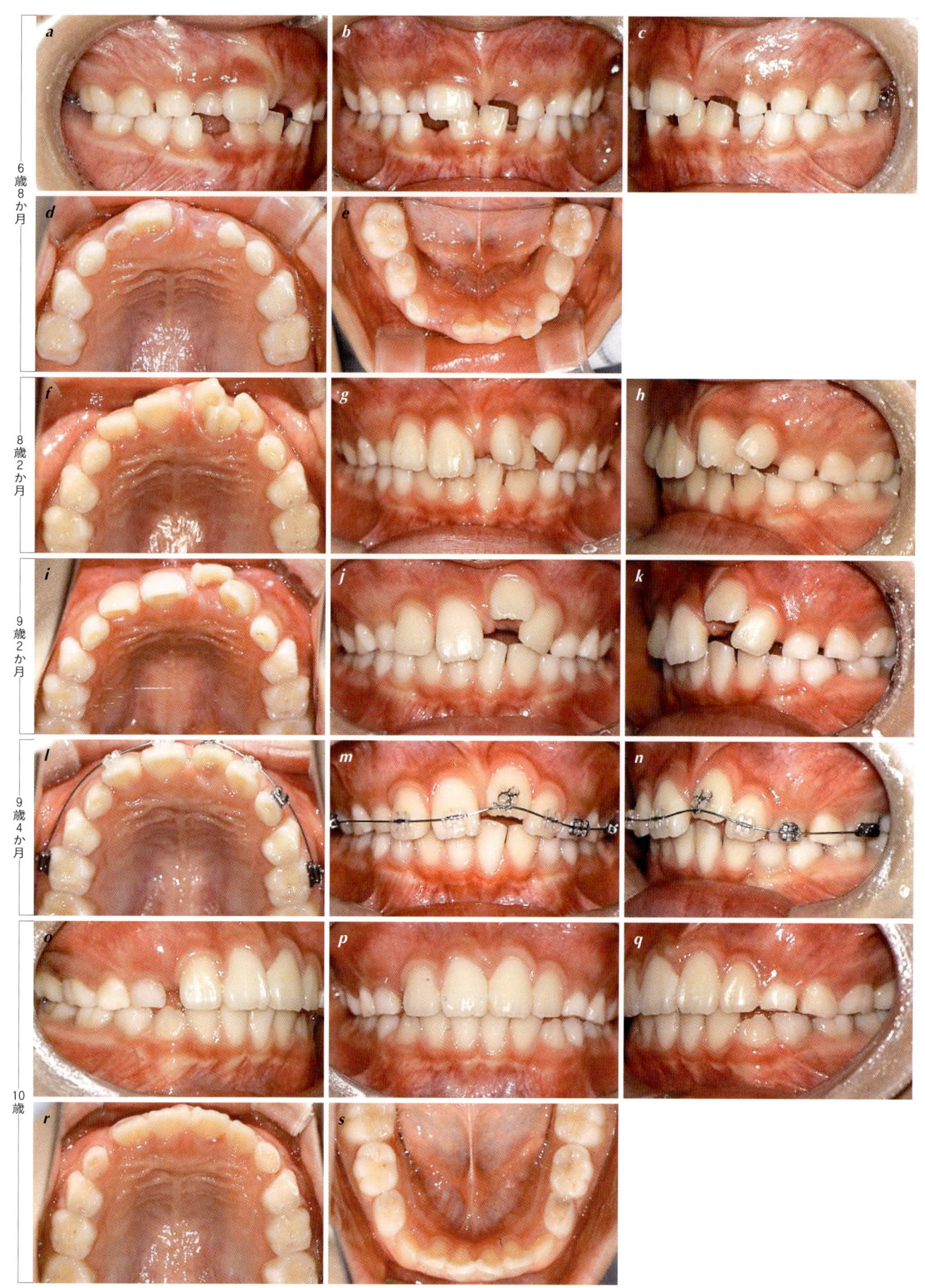

図9-8a〜s 治療経過・治療結果（症例2）.

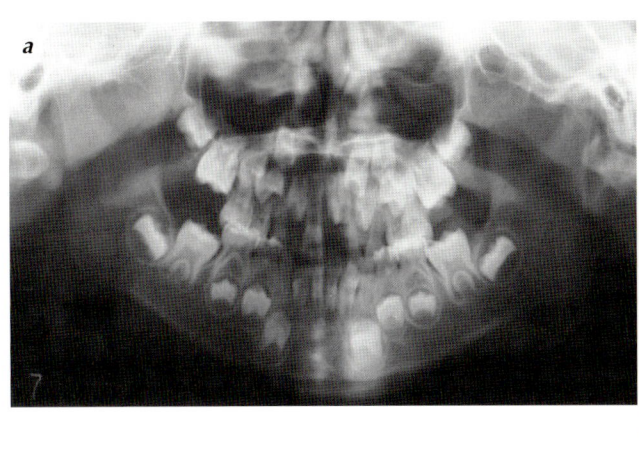

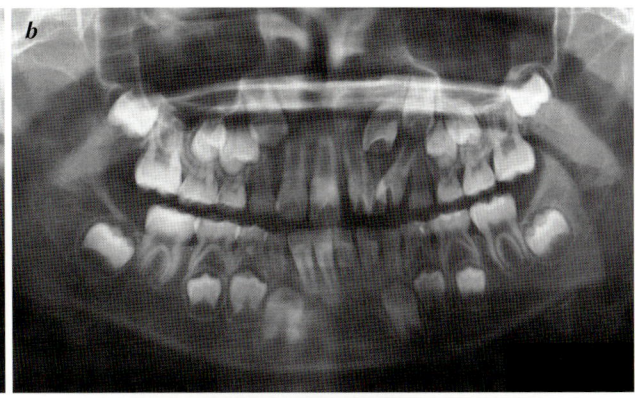

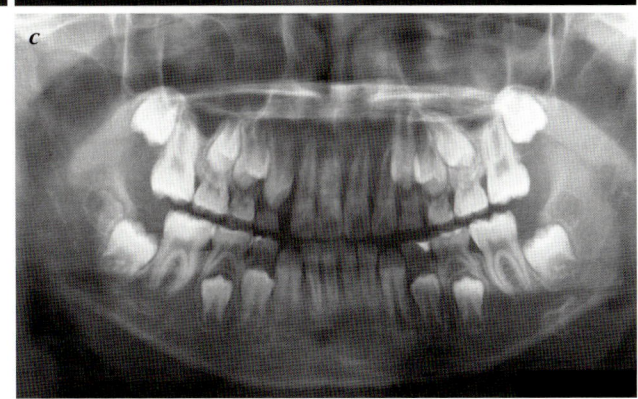

CHAPTER 9 萌出遅延歯・埋伏歯

図9-9a〜c パノラマエックス線写真（症例２）．a：6歳8か月．b：8歳2か月．c：10歳．

出を期待した．

　過剰歯（癒合歯）抜去から11か月後（9歳2か月），上顎左側中切歯は唇側傾斜して口腔前庭に萌出した．上顎切歯部は叢生になった（図9-8i〜k）．

　上顎左側中切歯萌出から2か月後（9歳4か月），切歯，乳犬歯，第二乳臼歯にセクショナルブラケット装置を装着し，上顎切歯の排列を開始した．018″スタンダードエッジワイズ装置を用いた．レベリングと排列は，016″ニッケルチタニウムワイヤー，ついで016″×022″ステンレススチールワイヤーを用いた（図9-8l〜n）．

　セクショナルブラケット装置装着から8か月後（10歳），上顎切歯の排列が終了したので，保定に移行した．保定にはホーレー型保定床装置を用いた．歯列はHellmanの歯齢ⅢBであった．オーバージェットとオーバーバイトは，いずれも，3 mmであった．上下歯列の正中は不一致であった．左右第一大臼歯はⅠ級咬合であった．上顎左右中切歯は歯頸線の位置が一致していた．下顎切歯部叢生の程度は軽減した（図9-8o〜s）．パノラマエックス線写真から，上顎切歯の歯根は互いに平行で，左側中切歯歯根の吸収，湾曲，短小を認めなかった．側方歯群の交換は良好であった（図9-9c）．初診時（6歳8か月）とセクショナルブラケット装置撤去時（10歳）のセファロ分析の結果を比較した．骨格型では，Facial angleが著しく増加した．歯槽型では，U1‐FHとL1‐Mpがそれぞれ6°，4.5°増加し，上下切歯が唇側傾斜した（図9-11）．セファロの重ね合わせでは，上下顎の前下方成長を確認した（図9-12）．

予後の推定と今後の治療方針：

　萌出遅延歯であった上顎左側中切歯の歯根の形成状態や排列状態は良好であり，乳臼歯や第一大臼歯は緊密に咬合し，上下顎の成長は調和しているので，上顎左側中切歯の予後は良好であると推測する．

　今後，上下歯列の正中が不一致のため，良好な犬歯誘導咬合が永久歯咬合で確立されない場合には，マルチブラケット装置による咬合再構成が必要である．

173

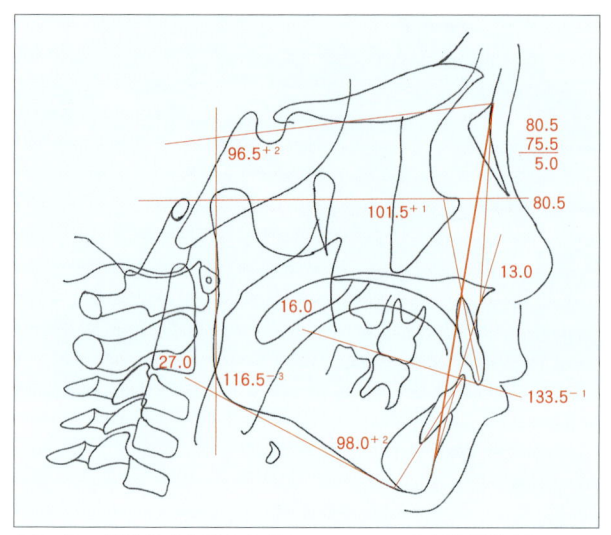

9-2 症例

図9-10 初診時(6歳8か月)のセファロ分析(症例2).

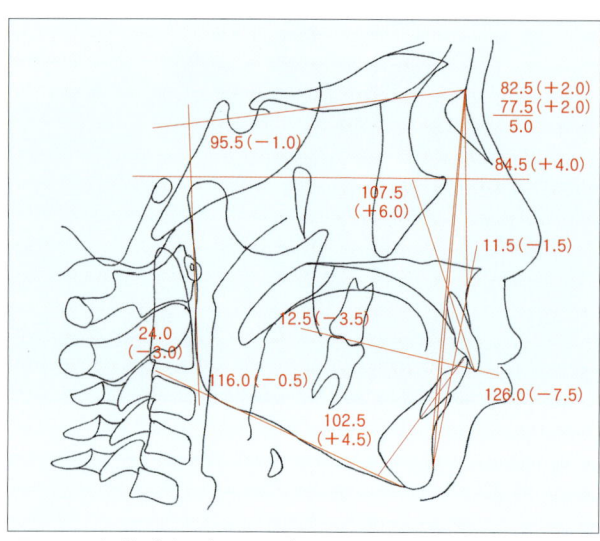

図9-11 初診時(6歳8か月)とセクショナルブラケット装置撤去時(10歳)のセファロ分析の比較(症例2).

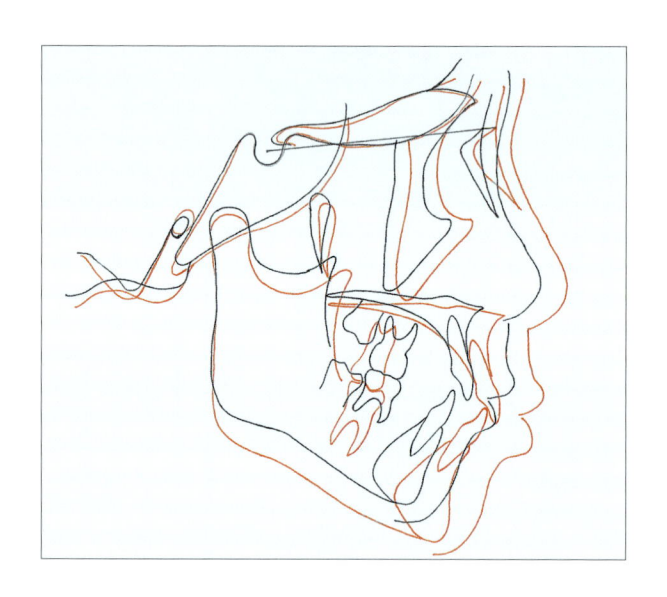

図9-12 初診時(6歳8か月)とセクショナルブラケット装置撤去時(10歳)のセファロの重ね合わせ(症例2).

[症例3]

患　児：7歳1か月，女児

主　訴：某歯科医院で上顎右側中切歯の萌出遅延を指摘され，紹介来院した．

顔貌所見：顔面形態は中顔型，正貌はほぼ左右対称，側貌はストレートタイプ(直線型)であった．中顔面が後退していた(*図9-13a, b*).

顎関節・筋の触診：右側顆頭は，左側顆頭に比べて，滑走開始時期が遅れていた．筋の触診では左右顎二腹筋後腹に圧痛(+)を認めた．

口腔内所見：歯列は切歯交換期であり，上顎は左側中切歯が萌出し，右側乳中・側切歯が脱落していた．歯肉唇移行部には上顎右側中切歯の膨隆を触れた．第一大臼歯は下顎が萌出中，上顎が未萌出であっ

た．左側中切歯のオーバージェットは-2.0mm，オーバーバイトは+0.5mmであった．上下歯列の正中は一致していた．右側は，上顎乳側方歯が狭窄し，交叉咬合であった．下顎位は不安定であり，口腔内写真撮影時に口角を牽引すると，牽引方向に下顎が偏位した．下顎切歯部に軽度な叢生を認めた．左右乳犬歯はⅠ級咬合であった．舌小帯の付着異常と低位舌を認めた(*図9-14a～e*).

模型分析：萌出している永久歯の歯冠幅径は，上顎左側中切歯が+1SDを越えて大きかった．

エックス線写真検査：紹介元の歯科医院で撮影したパノラマエックス線写真では，上顎右側中切歯が逆生に埋伏していた．上顎右側中切歯以外の切歯は，萌出状態が良好であった(*図9-15a*).上顎左右第一

CHAPTER 9 萌出遅延歯・埋伏歯

[症例3] 上顎右側中切歯の逆生埋伏，骨格性反対咬合，歯槽性交叉咬合，上顎左側第一大臼歯の異所萌出に対するオトガイ帽装置治療とセクショナルブラケット装置治療（図9-13～19）

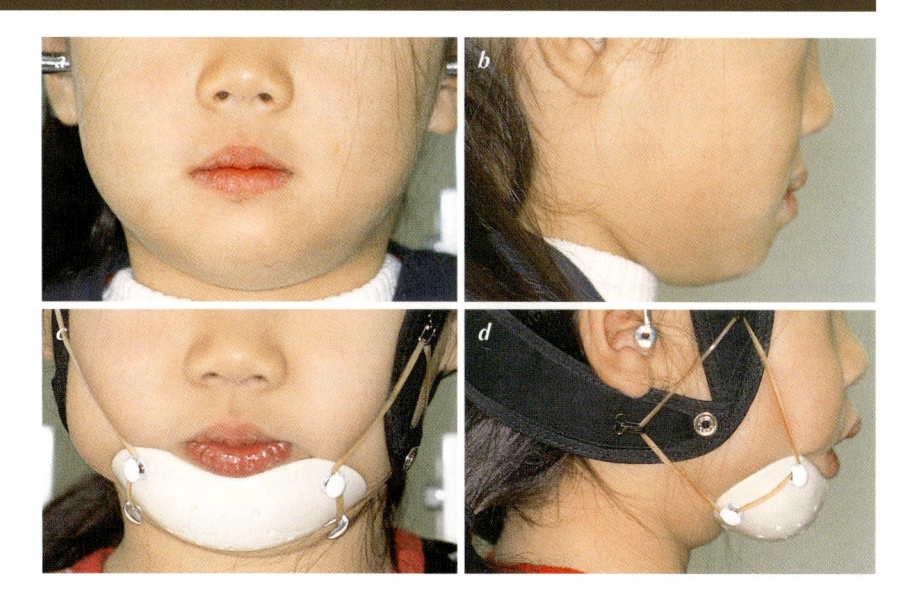

図9-13a～d 顔貌（症例3）．*a, b*：初診時（7歳1か月）．*c, d*：オトガイ帽装置装着時（7歳2か月）．

大臼歯の萌出は同程度であったが，左側第一大臼歯は異所萌出であった（*図9-15a，16a, b*）．

セファロ分析：上顎右側中切歯と反対側同名歯の歯冠軸がなす角度は100°であった．上顎右側中切歯の歯根形成度は1/2程度であった．骨格型のセファロ分析では，SNAが－1SDを越えて小さく，Gonial angleが＋1SDを越えて大きかった．歯槽型では，U1-FHが＋3SDを越えて大きく，U1-L1が－3SDを越えて小さかった（*図9-17*）．

診　断：上顎右側中切歯の逆生埋伏，骨格性反対咬合，歯槽性交叉咬合，上顎左側第一大臼歯の異所萌出

治療方針：
①オトガイ帽装置を用いて，反対咬合の改善を図る．
②セクショナルブラケット装置を用いて，上顎右側逆生埋伏中切歯を牽引誘導し，上顎切歯を排列する．
③セクショナルブラケット装置を用いて，上顎左側第一大臼歯の異所萌出と歯槽性交叉咬合を改善する．
④必要に応じて，クワドヘリックスを用いて，歯槽性交叉咬合を改善する．
⑤永久歯列完成まで，保定あるいは経過観察を行う．
⑥永久歯列完成後には，再診断とマルチブラケット装置による咬合再構成を行う．

治療経過・治療結果：
診察・検査から1か月後（7歳2か月），上顎左側中切歯と左右乳側方歯群にセクショナルブラケット装置を装着し，上顎右側中切歯の牽引誘導と歯槽性交叉咬合の改善を開始した．018″スタンダードエッジワイズ装置を用いた．イニシャルワイヤーには016″ニッケルチタニウムワイヤーを用いた（*図9-14f*）．粘膜を開窓した後，周囲の菲薄な骨を除去し，上顎右側中切歯の歯冠舌側面を露出した（*図9-14g*）．露出した歯冠舌側面に牽引装置を接着した．牽引装置はリンガルボタンとリガチャーワイヤーで作製した．牽引装置とニッケルチタニウムワイヤーをエラスティックスレッドで結紮し，上顎右側中切歯を牽引した（*図9-14h*）．オトガイ帽装置を用いて，反対咬合の治療を開始した（*図9-13c, d*）．

セクショナルブラケット装置装着（牽引誘導開始）から1か月後（7歳3か月），粘膜下に牽引装置を確認した．右側第一乳臼歯のブラケットは交叉咬合のため数回脱落した．このブラケットを撤去し，上顎右側中切歯の牽引誘導を優先した（*図9-14i*）．

セクショナルブラケット装置装着（牽引誘導開始）から3か月後（7歳5か月），上顎右側中切歯の歯冠と牽引装置を粘膜下に確認した．上顎右側側切歯は萌出中であった（*図9-14j*）．

セクショナルブラケット装置装着（牽引誘導開始）から5か月後（7歳7か月），上顎右側中切歯は逆生から順生に回転し，歯冠唇側面が口腔内に露出し

9-2 症 例

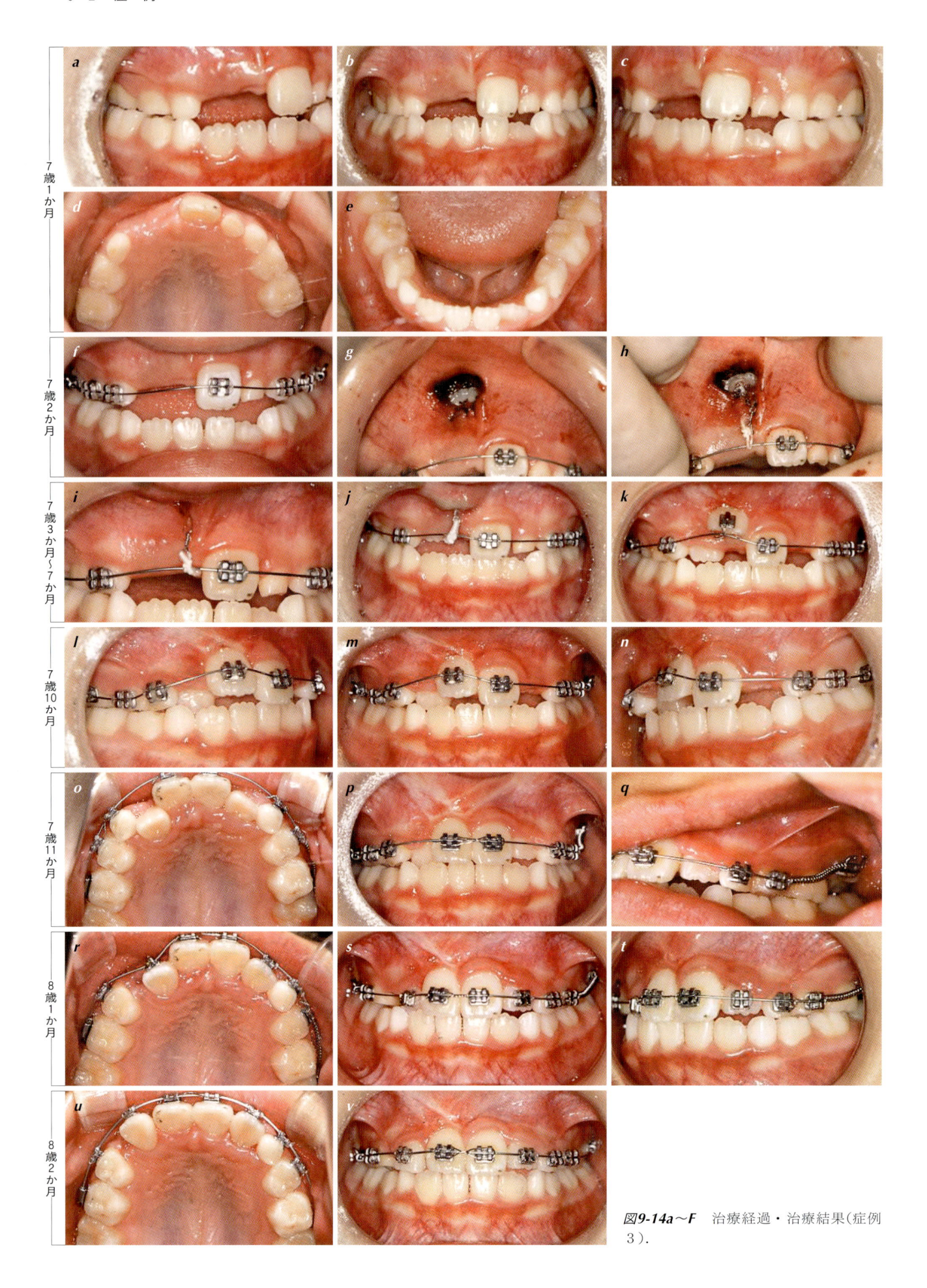

図9-14a〜F 治療経過・治療結果（症例3）．

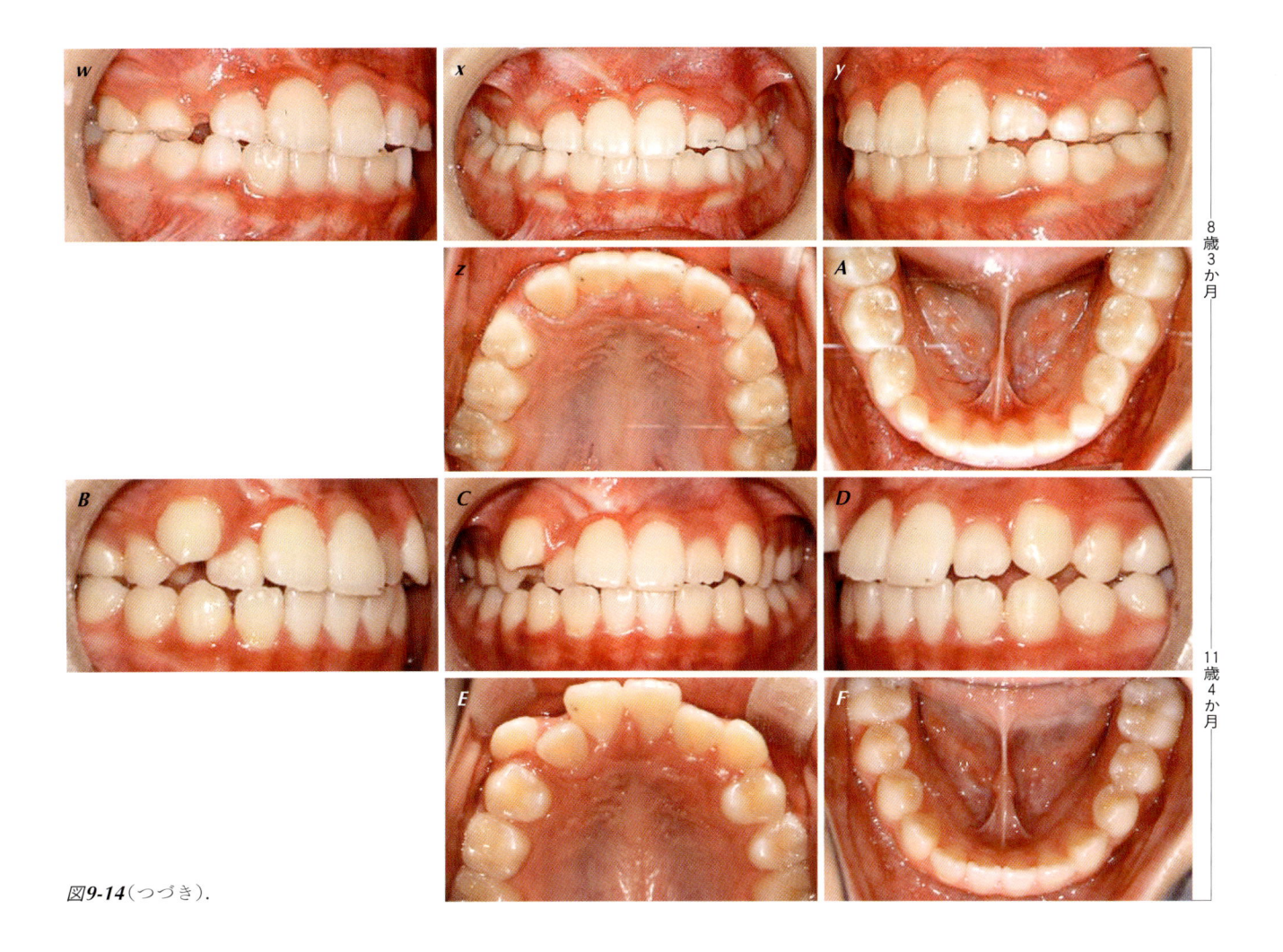

CHAPTER 9 萌出遅延歯・埋伏歯

図9-14（つづき）.

た．牽引装置を撤去し，上顎右側中切歯歯冠唇側面にベッグブラケットを接着した．ブラケットとニッケルチタニウムワイヤーをリガチャーワイヤーで結紮し，牽引誘導を継続した．反対咬合は改善した（図9-14k）.

セクショナルブラケット装置装着（牽引誘導開始）から8か月後（7歳10か月），上顎右側中切歯のブラケットをエッジワイズブラケットに変更し，中切歯の牽引誘導を継続した．右側第一乳臼歯にブラケットを再接着して，乳臼歯部交叉咬合の改善を図った（図9-14l〜n）.

セクショナルブラケット装置装着から9か月後（7歳11か月），上顎右側中切歯を歯列内に誘導した．乳臼歯部交叉咬合は改善した．上顎左側第一大臼歯異所萌出の改善を開始した．左側第二乳臼歯のバッカルチューブを撤去し，左側第一大臼歯にバッカルチューブを接着した．左側第一乳臼歯と第一大臼歯の間にオープンタイプコイルスプリングを装着し，

第一大臼歯の遠心移動を開始した（図9-14o〜q）.

セクショナルブラケット装置装着から11か月後（8歳1か月），上顎左側第一大臼歯の異所萌出は改善傾向であった．上顎左右側切歯の排列を開始した．上顎右側乳犬歯を抜去した．右側側切歯にベッグブラケット，左側側切歯にエッジュワイズブラケットを接着した．レベリングには016″ニッケルチタニウムワイヤーを用いた（図9-14r〜t）.

セクショナルブラケット装置装着から1年後（8歳2か月），上顎左側第一大臼歯の異所萌出は改善し，切歯は排列した．右側側切歯のブラケットをエッジュワイズブラケットに変更し，016″×016″ニッケルチタニウムワイヤーを用いて，レベリングを継続した（図9-14u, v）.

セクショナルブラケット装置装着から1年1か月後（8歳3か月），上顎右側逆生埋伏中切歯を歯列内に牽引誘導し，上顎切歯の排列は完了した．上顎左側第一大臼歯の異所萌出（図9-16c, d），反対咬合お

177

9-2 症例

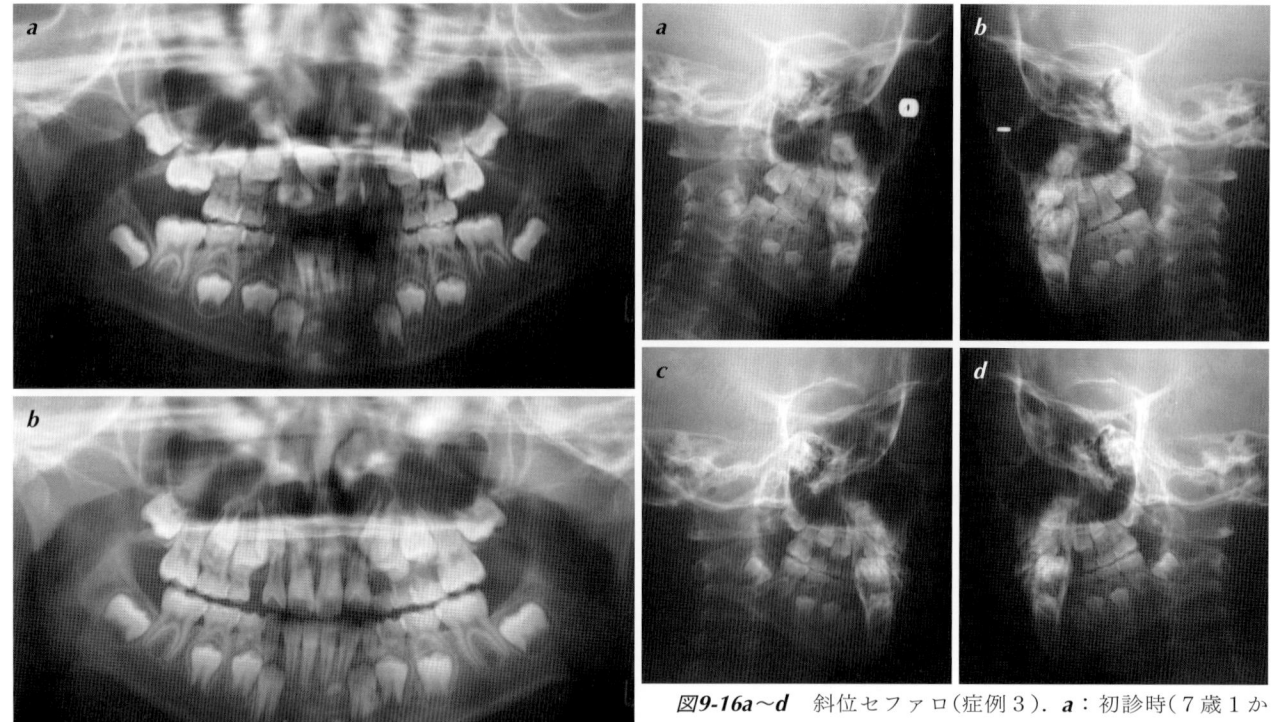

図9-16a〜d 斜位セファロ（症例3）．*a*：初診時（7歳1か月），左側．*b*：同，右側．*c*：セクショナルブラケット装置撤去時（8歳3か月），左側．*d*：同，右側．

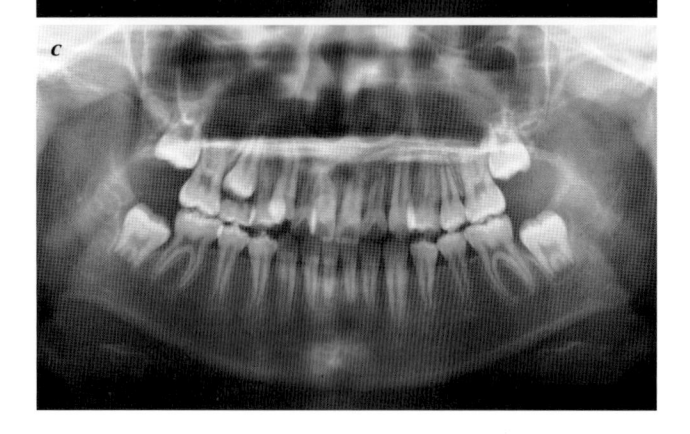

図9-15a〜c パノラマエックス線写真（症例3）．*a*：7歳1か月．*b*：8歳3か月．*c*：11歳4か月．

よび乳臼歯部交叉咬合は改善した．セクショナルブラケット装置を撤去し，保定に移行した．保定にはホーレー型保定床装置を用いた．オトガイ帽装置の使用は継続した．オーバージェットとオーバーバイトは，いずれも，2.5mmであった．上下歯列の正中は一致した．第一大臼歯は，右側がⅠ級咬合，左側が軽度なⅢ級咬合であった．下顎切歯部には叢生を認めなかった．乳臼歯の咬合は緊密でなかった．上顎左右中切歯歯頚線の位置は，ほとんど一致し，その段差を認めなかった（*図9-14w〜A*）．パノラマエックス線写真から，上顎切歯の歯根は互いに平行であり，右側中切歯歯根の吸収や短小を認めなかったが，歯根中央部付近で湾曲していた（*図9-15b*）．

初診時（7歳1か月）と撤去時（8歳3か月）のセファロ分析の結果を比較した．骨格型では，Facial angleが増加し，ConvexityとANBが減少し，上顎に対する下顎の前方成長を確認した．FMAとGonial angleは，それぞれ，4.5°，6.0°減少した．歯槽型では，U1-FH，L1-Mpがそれぞれ7.0°，3.0°増加し，上下切歯が唇側傾斜した（*図9-18*）．セファロの重ね合わせでは，上顎のわずかな下方成長，下顎の前下方成長，下顎角部の下方成長を確認した（*図9-19*）．

オトガイ帽装置装着から1年6か月後（8歳8か月），切歯の被蓋関係が改善し，成長発育の平坦期になった．オトガイ帽装置を撤去した．オーバージェットとオーバーバイトは，いずれも，2.5mm

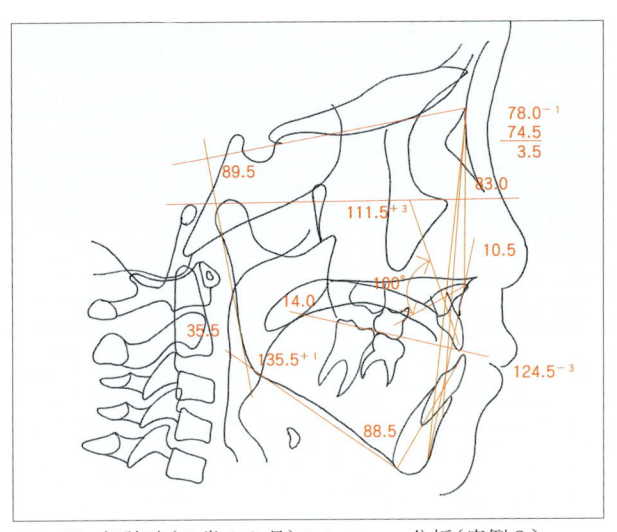

図9-17 初診時（7歳1か月）のセファロ分析（症例3）．

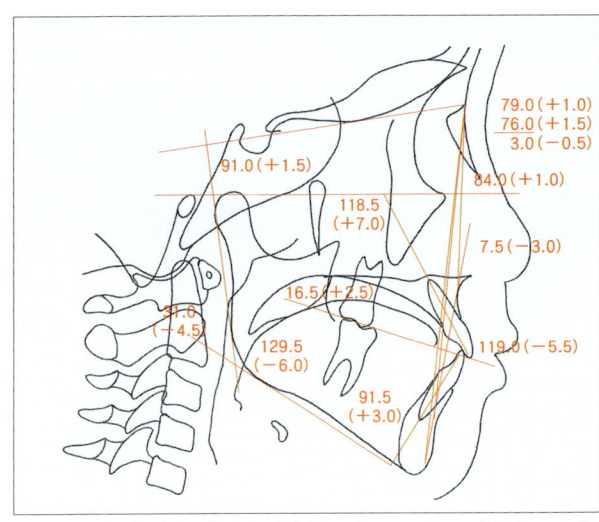

図9-18 初診時（7歳1か月）とセクショナルブラケット装置撤去時（8歳3か月）のセファロ分析の比較（症例3）．

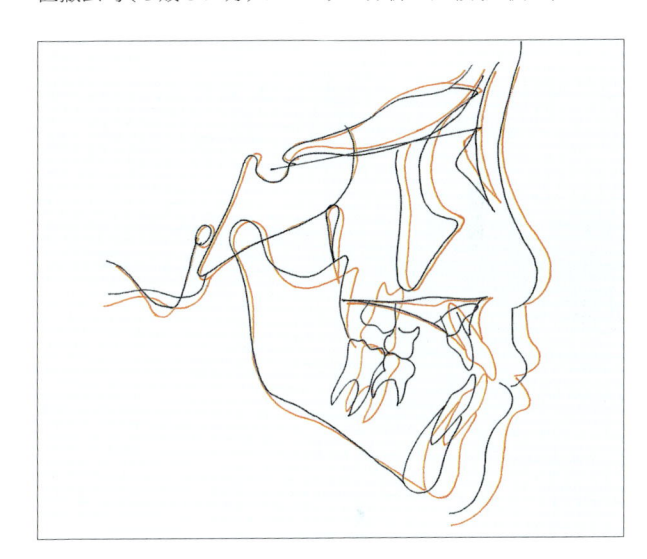

図9-19 初診時（7歳1か月）とセクショナルブラケット装置撤去時（8歳3か月）のセファロの重ね合わせ（症例3）．

であった．

　保定開始（セクショナルブラケット装置撤去）から9か月後（9歳），保定装置装着に対する協力を得られなかった．上顎切歯部は叢生になり，保定装置は不適合になった．保定装置を撤去した．オーバージェットとオーバーバイトが減少したので，下顎の成長を抑制するため，オトガイ帽装置を再装着した．

　オトガイ帽装置再装着から1年8か月後（10歳8か月），オトガイ帽装置治療に対する協力が得られず，これを撤去し，経過観察に移行した．

　経過観察（オトガイ帽装置撤去）から6か月後（11歳4か月），混合歯列後期であり，上顎右側第二乳臼歯が残存していた．オーバージェットとオーバーバイトは，いずれも，1.5mmであった．上下歯列の正中は不一致であった．上顎前歯部に中程度の叢生を認めた．下顎切歯部には叢生を認めなかった．犬歯と第一大臼歯は，右側がⅠ級咬合，左側がⅡ級咬合であった．上顎左右臼歯部は狭窄していた．上顎左右中切歯歯頸線の位置は一致していた（**図9-14B〜F**）．パノラマエックス線写真から，右側中切歯歯根は中央部付近で湾曲していた（**図9-15c**）．

予後の推定と今後の治療方針：

　上顎右側中切歯は歯根が湾曲しているが，その機能は異常ないと推測する．下顎の成長発育が旺盛な場合には，骨格性反対咬合になり，臼歯部交叉咬合も顕著になると推測する．今後，成長発育の旺盛な時期を過ぎるまで経過観察を継続する．骨格性反対咬合や臼歯部交叉咬合を呈する場合には，それぞれの治療を行う．成長発育の旺盛な時期を過ぎてから，マルチブラケット装置による咬合再構成を行う．

9-2 症例

[症例4] 上顎左側犬歯の萌出遅延に対する対応とマルチブラケット装置治療（図9-20〜26）

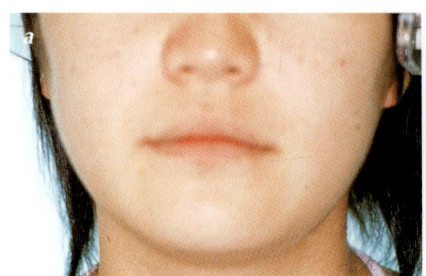

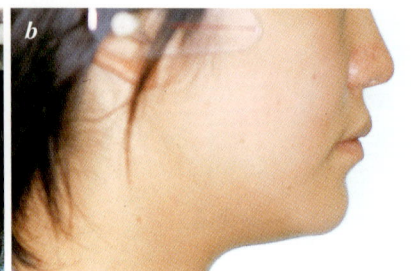

図9-20a, b　初診時（13歳9か月）の顔貌（症例4）．

[症例4]

患　児：13歳9か月，女子
主　訴：上顎左側犬歯の萌出遅延を主訴として来院した．
顔貌所見：顔面形態は短顔型，正貌はほぼ左右対称，側貌はストレートタイプ（直線型）であった（図9-20a, b）．
顎関節・筋の触診：左右顆頭は，回転運動に比べて，滑走開始時期が遅れていた．筋の触診では異常を認めなかった．
口腔内所見：歯列は側方歯群の交換期であった．上顎は，右側犬歯が萌出し，左側乳犬歯が残存していた（図9-21a〜e）．口腔内の診察とエックス線写真検査から，上顎左右大臼歯の歯冠と歯根の形態，歯の形成状態と萌出時期を考慮すると，上顎左右第一大臼歯の先天欠如を診断した（図9-22a）．上顎左右第二乳臼歯は脱落していたが，第二小臼歯は未萌出であった．上顎右側第二大臼歯の近心転位と捻転により，右側第二小臼歯の萌出空隙は不足していた．下顎は，左右第二乳臼歯が脱落し，左右第二大臼歯が萌出を開始していた．上下切歯部には叢生を認めなかった．オーバージェットは2mm，オーバーバイトは1.5mmであった．右側犬歯はⅢ級咬合，左右第一（二）大臼歯はⅠ級咬合であった．上下歯列の正中は不一致であった（図9-21a〜e）．
模型分析：萌出している永久歯の歯冠幅径は，上顎左右中切歯が＋1SDを越えて大きかった．
エックス線写真検査：CTエックス線写真の三次元構築画像から，上顎左側犬歯は口蓋側に近心傾斜して埋伏し，その歯冠が側切歯歯根付近に近心転位していた．上顎左側犬歯の歯根形成度は3/4程度で

あった（図9-22a）．
診　断：上顎左側犬歯の萌出遅延，上顎左右第一大臼歯の先天欠如
治療方針：
①上顎左側犬歯とすべての第二小臼歯の萌出を経過観察する．
②上顎左側犬歯とすべての第二小臼歯が萌出した場合には，マルチブラケット装置により咬合再構成を行う．
③上顎左側犬歯が自然萌出しない場合には，上顎左側犬歯を牽引誘導し，マルチブラケット装置により咬合再構成を行う．
④保定を行う．
治療経過・治療結果：
　診察・検査から7か月後（14歳4か月），下顎左側第二小臼歯を除くすべての第二小臼歯と上顎左側犬歯は萌出を開始していた．上顎右側第二小臼歯は，萌出余地が不足し，萌出が困難であった．オーバージェットは2mm，オーバーバイトは2mm，上下歯列の正中は不一致であった．上下切歯部には叢生を認めなかった．右側犬歯はⅠ級咬合，第一（二）大臼歯は右側がⅢ級咬合，左側がⅠ級咬合であった（図9-21f〜j）．パノラマエックス線写真から，上顎左側犬歯は根尖が1/2程度閉鎖していた．下顎左右第三大臼歯歯胚を確認した（図9-22b）．セファロ分析を行った．骨格型では，Facial angleが＋2SDを越えて大きく，Gonial angle, Convexity, FMAがそれぞれ－1SD，－2SD，－3SDを越えて小さかった．歯槽型では，U1-FHが＋2SDを越えて大きかった（図9-23）．
　診察・検査から8か月後（14歳5か月），上顎左側

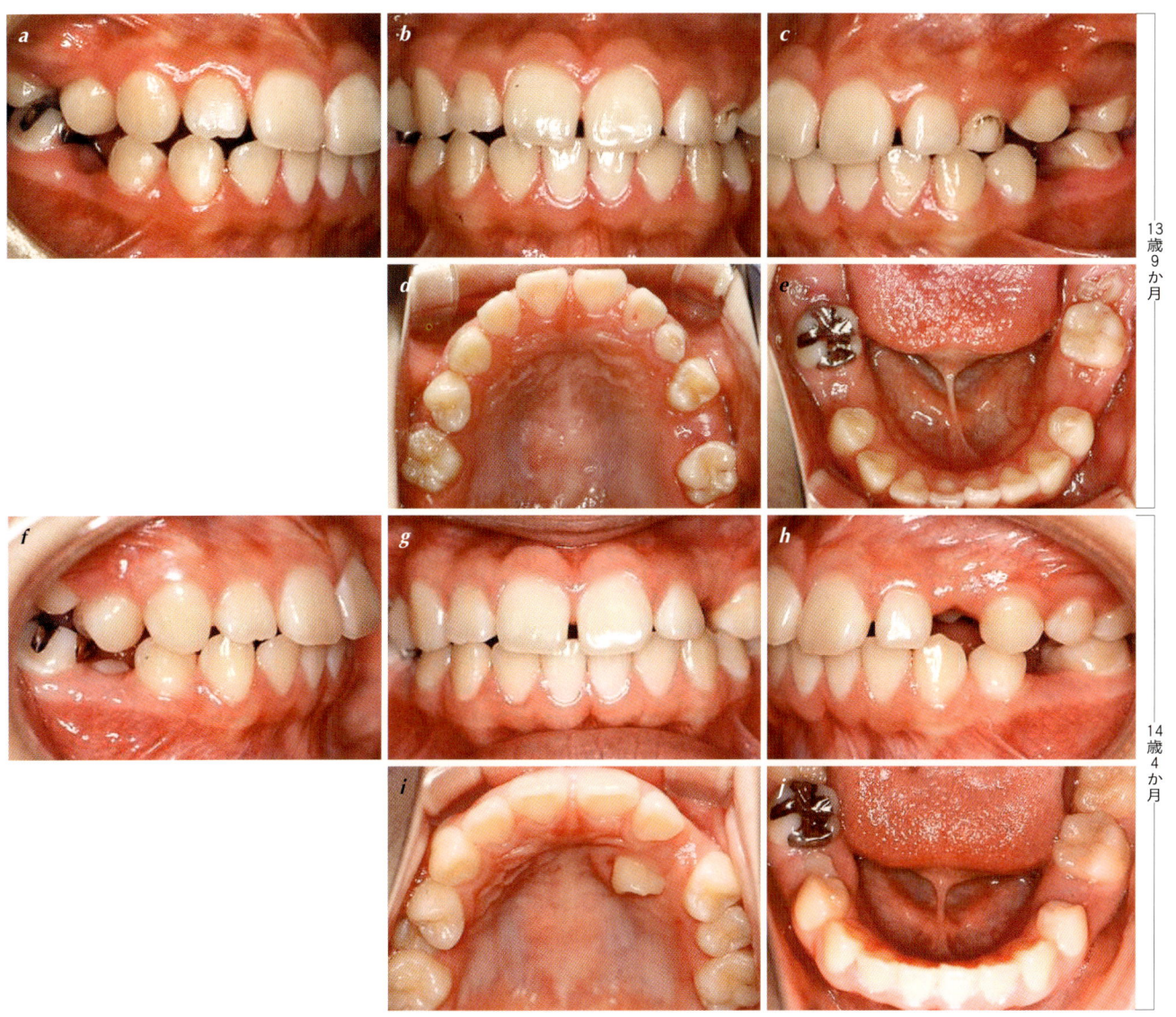

CHAPTER 9 萌出遅延歯・埋伏歯

図9-21a〜A 治療経過・治療結果（症例4）．

13歳9か月

14歳4か月

　犬歯にベッグブラケット，左側犬歯と右側第二小臼歯以外の歯に018″スタンダードエッジワイズ装置を装着し，左側犬歯の歯列内への誘導とレベリングを開始した．イニシャルワイヤーには016″ニッケルチタニウムワイヤーを用いた．左側犬歯の誘導は，そのブラケットとニッケルチタニウムワイヤーをリガチャーワイヤーで結紮して行った（*図9-21k*）．

　上顎の矯正装置装着から2か月後（14歳7か月），上顎左側犬歯は歯列方向に移動し，歯列はレベリングされてきた．右側第二小臼歯にブラケットを装着した（*図9-21l*）．

　上顎の矯正装置装着から7か月後（15歳），左側犬歯を歯列内に排列する空隙を確保するため，オープンタイプコイルスプリングを用いた．上顎左側犬歯のブラケットとニッケルチタニウムワイヤーをリガチャーワイヤーで結紮し，誘導を継続した．右側第二小臼歯は歯列内に誘導された（*図9-21m*）．

　上顎の矯正装置装着から8か月後（15歳1か月），上顎左側犬歯のブラケットとニッケルチタニウムワイヤーを直接ロックピンで結紮した．上顎歯列のレベリングがほとんど終了した．下顎歯列に018″スタンダードエッジワイズ装置を装着し，レベリングを開始した（*図9-21n〜p*）．

　上顎の矯正装置装着から9か月後（15歳2か月），左側犬歯が歯列内に誘導された．下顎歯列はレベリング中である（*図9-21q〜s*）．

181

9-2 症例

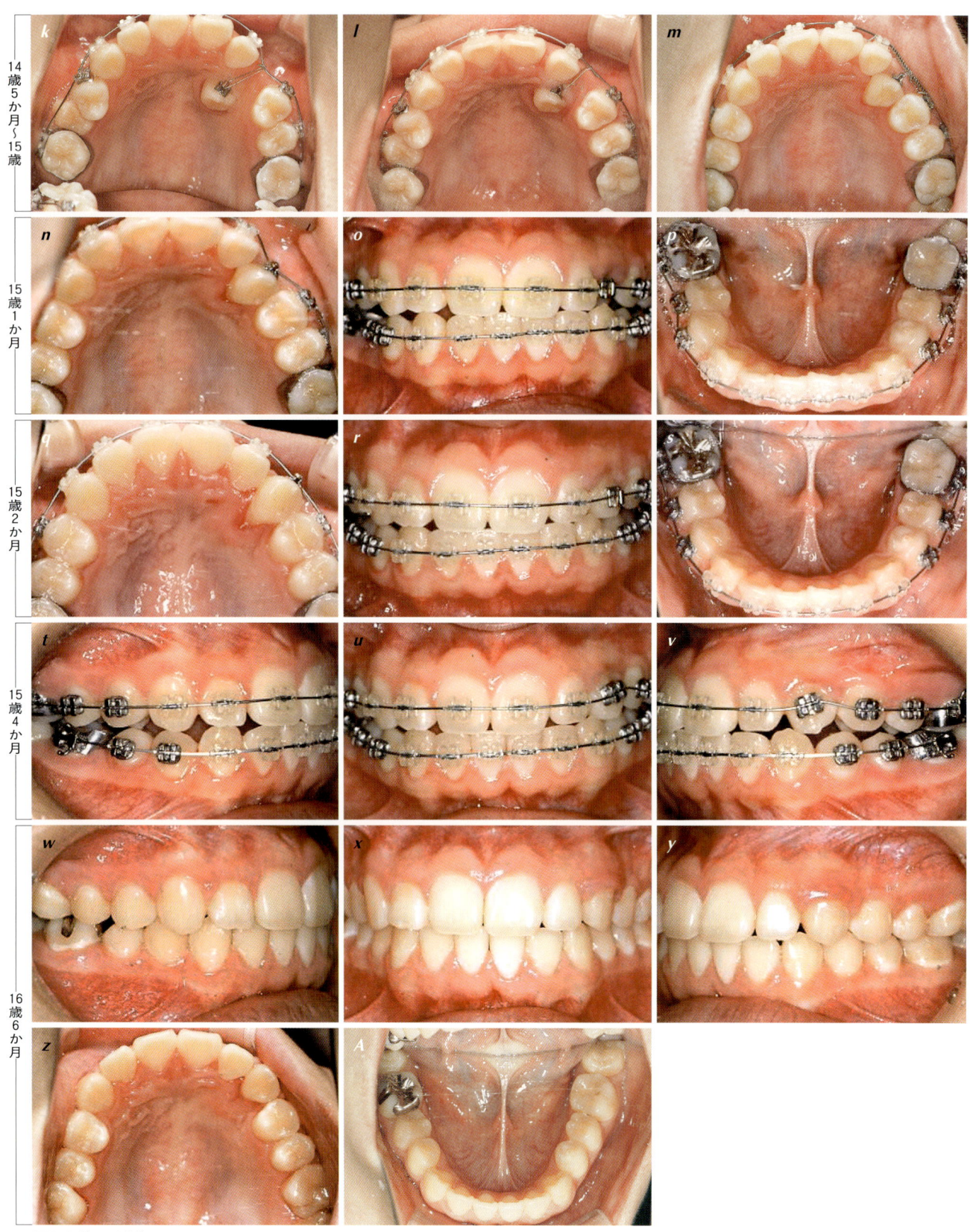

図9-21（つづき）．

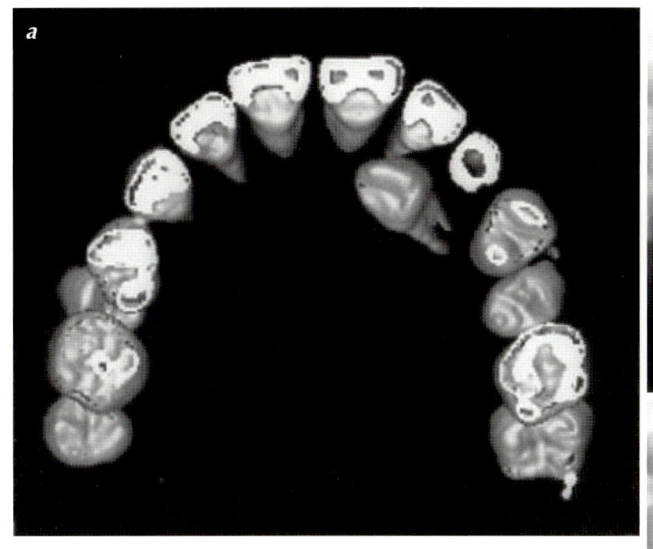

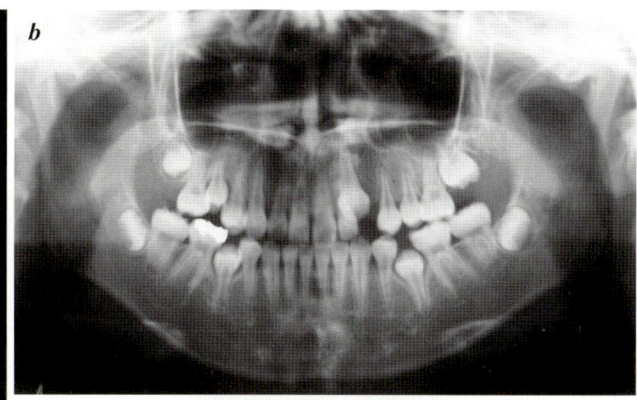

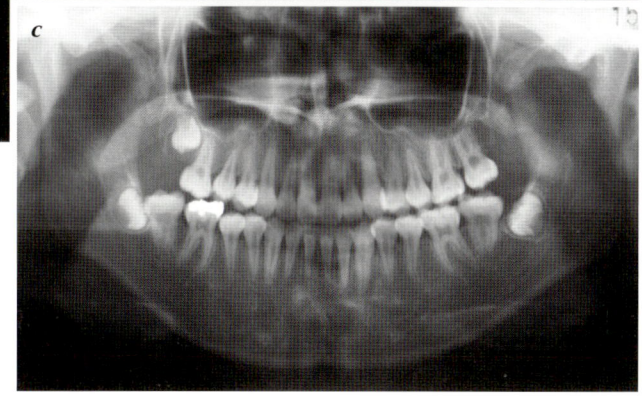

CHAPTER 9　萌出遅延歯・埋伏歯

図9-22a～c　エックス線写真（症例4）．a：13歳9か月．b：14歳4か月．c：16歳6か月

　上顎の矯正装置装着から11か月後（15歳4か月），上顎左側犬歯のブラケットをエッジワイズブラケットに変更し，レベリングを継続した（図9-21t～v）．

　下顎の矯正装置装着から1年5か月後（16歳6か月），マルチブラケット装置を撤去し，保定に移行した．保定にはホーレー型保定床装置を用いた．上顎左側犬歯は，歯列内に誘導され，排列された．オーバージェットとオーバーバイトは，いずれも，2.5mmであった．上下歯列の正中は不一致であった．犬歯と第一（二）大臼歯は，左右ともに，Ⅰ級咬合であった．側方歯群は緊密に咬合していた．上顎左側犬歯の歯肉は，右側犬歯のそれに比べて，腫脹していた．上顎右側第三大臼歯は未萌出であった（図9-21w～A）．パノラマエックス線写真から，上顎左側犬歯歯根の吸収，湾曲，短小を認めなかったが，上顎左側犬歯部歯槽骨の吸収を確認した（図9-22c）．上顎の矯正装置装着前（14歳4か月）と撤去時（16歳6

か月）のセファロ分析の結果を比較した．骨格型では，著明な変化をほとんど認めなかった．歯槽型では，U1-FH，Occlusal pl-FH がそれぞれ8.5°，4.5°減少し，U1-L1が6.5°増加した（図9-24）．セファロの重ね合わせでは，上顎のわずかな下方成長，下顎の前下方成長，歯冠を中心とした上顎切歯歯根の唇側移動，下顎切歯の挺出と舌側移動，上顎第二大臼歯の挺出，下顎第一大臼歯の整直を確認した（図9-25, 26）．

予後の推定と今後の治療方針：

　上顎左側犬歯は，形態的にも機能的にも異常がなく，予後が良好であると推測する．上顎右側第三大臼歯は萌出傾向があり，萌出すると推測する．

　本症例は，犬歯と臼歯を整直させ，小臼歯非抜去で咬合再構成を行った．下顎左右第三大臼歯の萌出は，犬歯と臼歯を近心傾斜し，咬合異常の原因になる．下顎左右第三大臼歯は抜去する．

9-2 症例

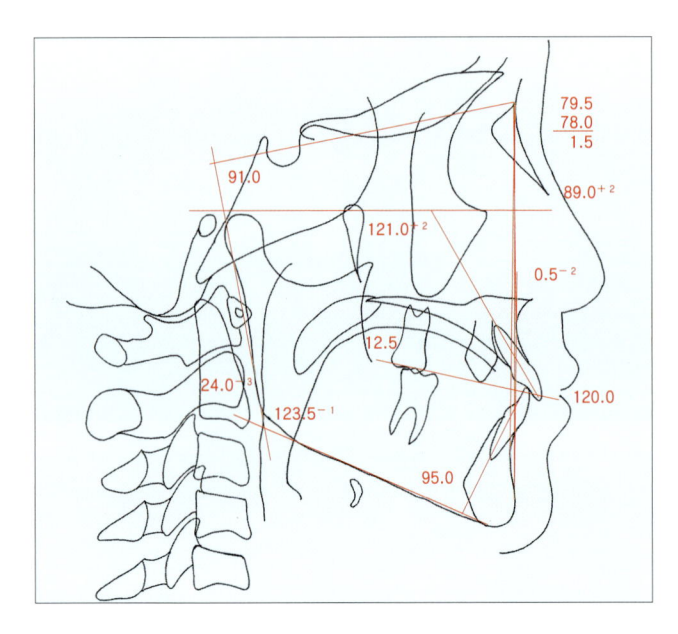

図9-23 上顎の矯正装置装着前（14歳4か月）のセファロ分析（症例4）.

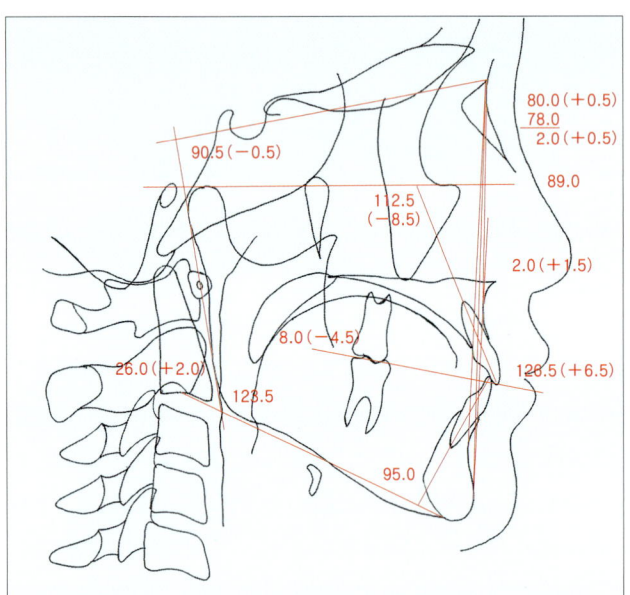

図9-24 上顎の矯正装置装着前（14歳4か月）と撤去時（16歳6か月）のセファロ分析の比較（症例4）.

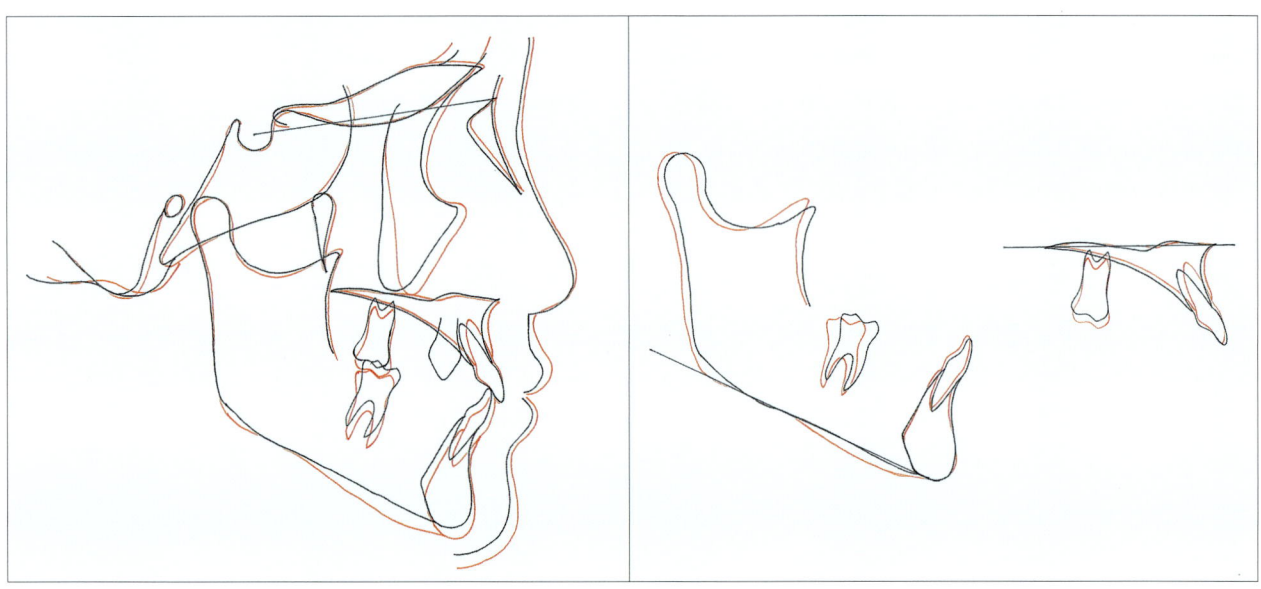

図9-25, 26 同，上顎の矯正装置装着前と撤去時のセファロの重ね合わせおよび上顎と下顎の重ね合わせ（症例4）.

CHAPTER 9 萌出遅延歯・埋伏歯

[症例5] 上顎左右犬歯の萌出遅延(埋伏),機能性反対咬合の要因を伴う骨格性反対咬合に対するマルチブラケット装置治療(図9-27~33)

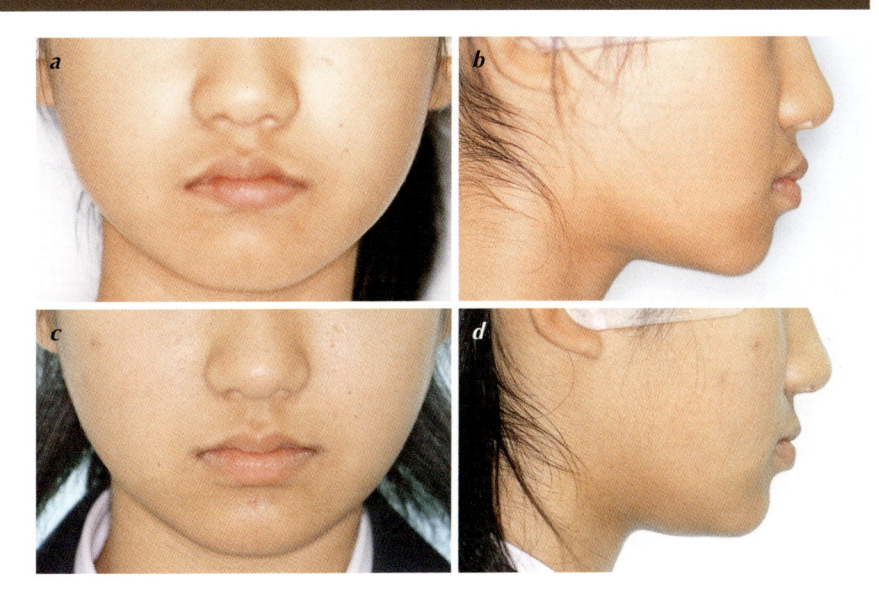

図9-27a~d 顔貌(症例5). *a, b*:初診時(12歳). *c, d*:マルチブラケット装置撤去時(14歳3か月).

[症例5]

患　児:12歳,女児
主　訴:上下切歯部叢生と反対咬合を主訴として来院した.
顔貌所見:顔面形態は短顔型,正貌はほぼ左右対称,側貌はコンベックスタイプ(凸型)であった.鼻唇角は小さく,下口唇は翻転していた(図9-27a, b).
顎関節・筋の触診:左右顆頭の滑走運動は調和していた.筋の触診では左右咬筋浅層停止部前縁と顎二腹筋後腹に圧痛(+)を認めた.
口腔内所見:歯列は側方歯群の交換期であった.上顎は,左右乳犬歯と第二乳臼歯が残存し,切歯部に軽度な叢生を認めた(図9-28a~e).萌出している上顎左側大臼歯は,その歯冠と歯根の形態を診察,検査すると,第二大臼歯であり,上顎左側第一大臼歯は先天欠如であると診断した(図9-28d,図9-29a).下顎は永久歯列であり,切歯部に叢生,臼歯部に空隙を認めた.下顎左側中・側切歯は逆被蓋であった.安静位から閉口すると,下顎左側切歯は舌側転位した上顎左側中切歯の切縁と早期接触し,その後,下顎は近心に偏位し,咬頭嵌合位に誘導された.第一(二)大臼歯は,右側がⅠ級咬合,左側がⅢ級咬合であった.
模型分析:萌出している永久歯の歯冠幅径は,上下切歯が+1SDを越えて大きかった.
エックス線写真検査:パノラマエックス線写真とCTエックス線写真の三次元構築画像から,上顎左右犬歯は,切歯の唇側に近心傾斜して埋伏し,その歯冠が側切歯歯尖付近に近心転位していた.埋伏犬歯は,根尖1/2程度が閉鎖し,歯根形成がほとんど完成していた(図9-29a~c).
セファロ分析:骨格型ではFacial angleとSNBがそれぞれ+3SD,+1SDを越えて大きくConvexityとANBがそれぞれ-3SD,-1SDを越えて小さかった.これらの所見は下顎の近心位を示す.FMAとGonial angleはそれぞれ-4SD,-2SDを越えて小さくRamus inclinationは+1SDを越えて大きかった.歯槽型ではU1-FHが+2SDを越えて大きくOcclusal pl-FHが-1SDを越えて小さかった(図9-30).
診　断:上顎左右犬歯の萌出遅延(埋伏),上顎左側第一大臼歯の先天欠如,機能性反対咬合の要因を伴う骨格性反対咬合
治療方針:
① 上顎にブラケット装置を装着して,上顎左右犬歯を牽引誘導する(上顎左右乳犬歯は抜去する).
② 上顎犬歯の牽引誘導後に,下顎にブラケット装置を装着し,マルチブラケット装置として,咬合再構成を行う.
③ 下顎の成長が旺盛な場合には,オトガイ帽装置を用いる.
④ 保定を行う.

185

9-2 症　例

12歳

12歳3か月

12歳4か月〜6か月

12歳10か月〜13歳1か月

14歳3か月

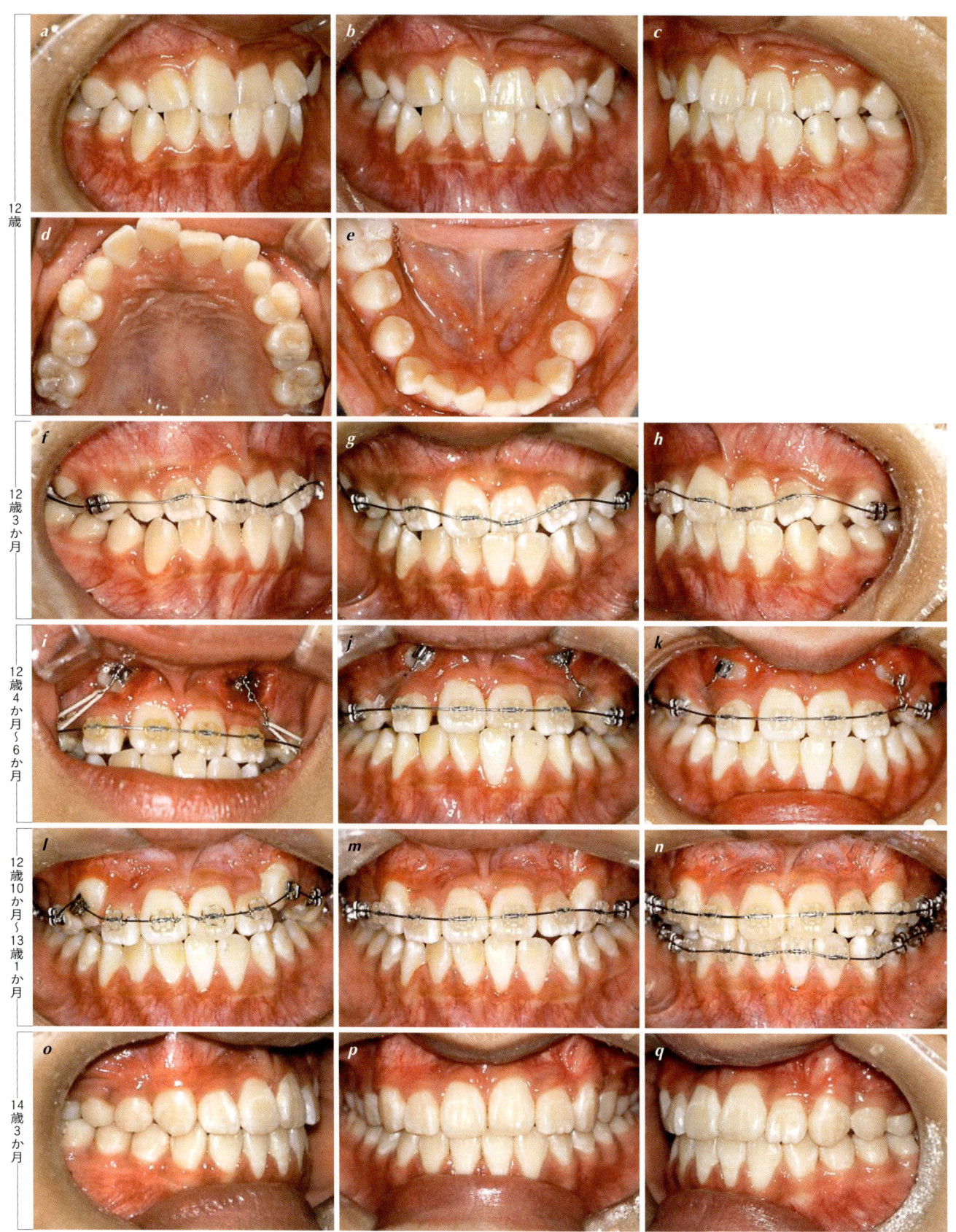

図9-28a〜q　治療経過・治療結果（症例5）．

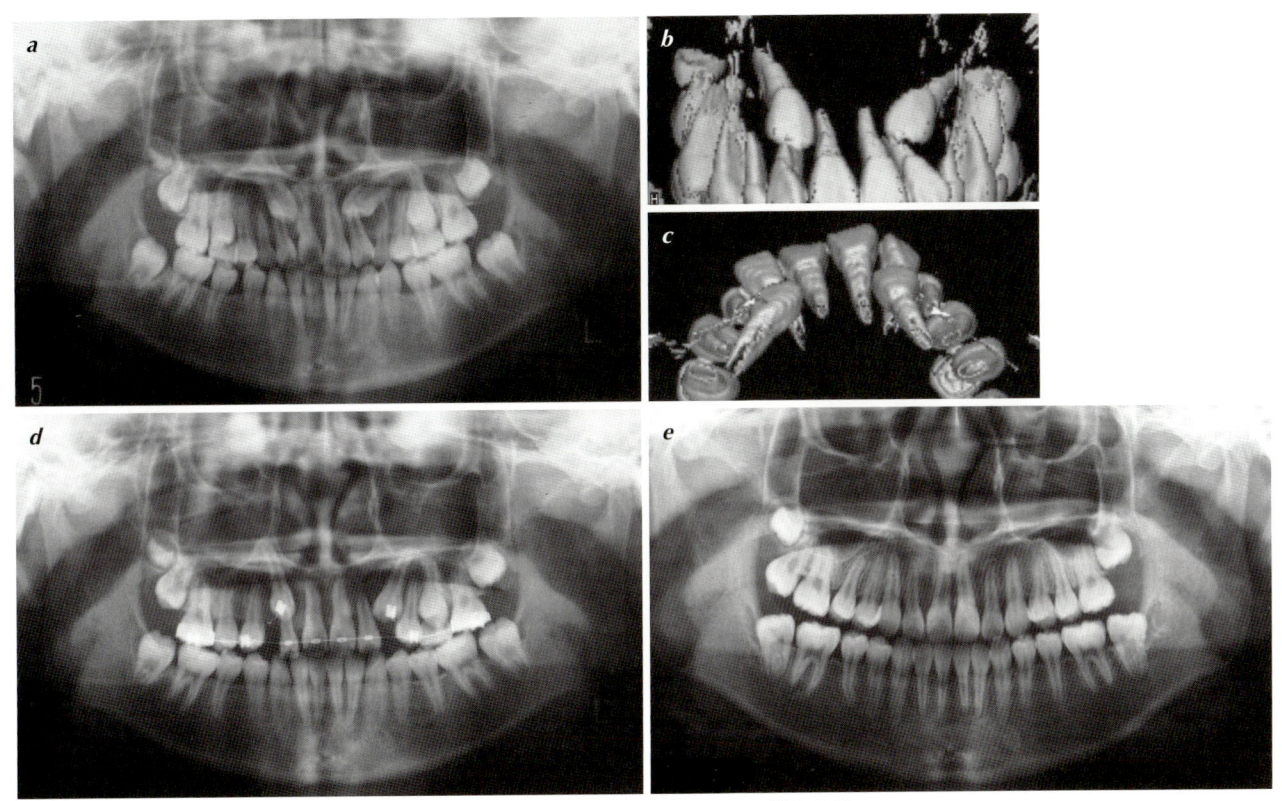

図9-29a〜e エックス線写真（症例5）．***a〜c***：12歳．***d***：12歳6か月．***e***：14歳3か月

治療経過・治療結果：

初診から3か月後（12歳3か月），萌出している上顎永久歯に018″スタンダードエッジワイズ装置を装着し，レベリングを開始した．レベリングには016″ニッケルチタニウムワイヤーを用いた（**図9-28f〜h**）．

上顎の矯正装置装着から1か月後（12歳4か月），上顎左右犬歯の牽引誘導を開始した．上顎左右乳犬歯を抜去した．粘膜を開窓後，周囲の菲薄な骨を除去し，上顎左右犬歯の歯冠唇面を露出した．露出した歯冠唇面に牽引装置を接着した．牽引装置はベッグブラケットとリガチャーワイヤーで作製した．牽引装置と第一小臼歯ブラケットをエラスティックスレッドで結紮し，犬歯歯冠を遠心方向に牽引した．第一小臼歯は第一大臼歯とリガチャーワイヤーで結紮し，加強固定した（**図9-28i**）．

上顎の矯正装置装着から2か月後（12歳5か月），上顎左右犬歯と牽引装置を口腔内に確認した．スーパースレッドを用いて，上顎左右犬歯の牽引誘導を継続した（**図9-28j**）．

上顎の矯正装置装着から3か月後（12歳6か月），右側犬歯はスーパースレッドを用いて，左側犬歯は牽引装置とニッケルチタニウムワイヤーを直接結紮して，牽引を継続した（**図9-28k**）．パノラマエックス線写真から，上顎左右犬歯は遠心傾斜し，牽引された（**図9-29d**）．

上顎の矯正装置装着から7か月後（12歳10か月），左右犬歯のベッグブラケットとニッケルチタニウムワイヤーをロックピンで結紮し，歯列内への犬歯の誘導を継続した（**図9-28l**）．

上顎の矯正装置装着から8か月後（12歳11か月），歯列内に左右犬歯を誘導した．左右犬歯のブラケットをエッジワイズブラケットに変更し，レベリングを行った（**図9-28m**）．

上顎の矯正装置装着から10か月後（13歳1か月），上顎歯列のレベリングがほぼ完了した．下顎歯列にエッジワイズ装置を装着し，レベリングを開始した（**図9-28n**）．

下顎の矯正装置装着から1年2か月後（14歳3か月），咬合再構成が完了した．マルチブラケット装置を撤去し，保定に移行した．保定にはホーレー型保定床装置を用いた．顔面形態は短顔型，正貌はほぼ左右対称，側貌はストレートタイプ（直線型）であった．鼻唇角は小さかったが，初診時に比べて，

9-2 症例

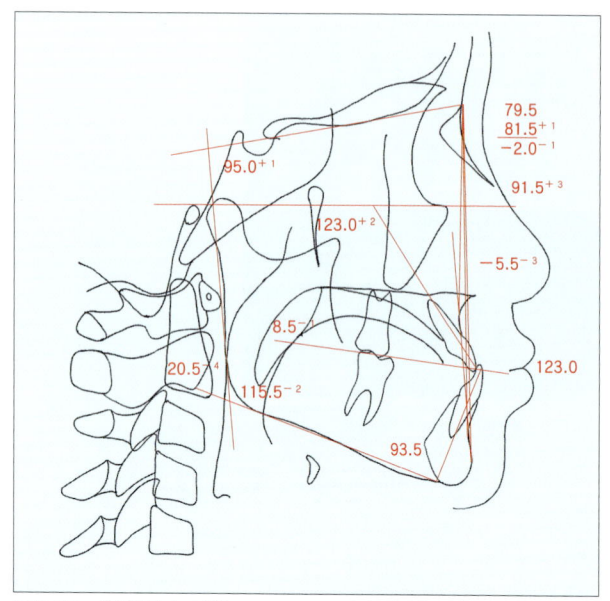

図9-30 初診時(12歳)のセファロ分析(症例5).

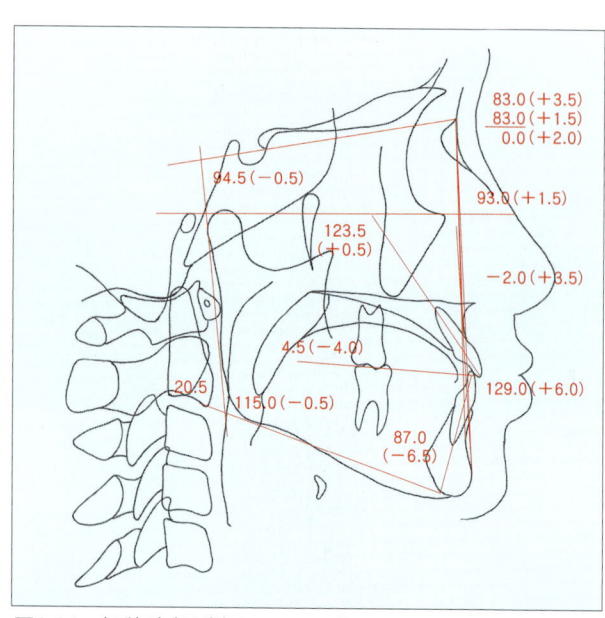

図9-31 初診時(12歳)とマルチブラケット装置撤去時(14歳3か月)のセファロ分析の比較(症例5).

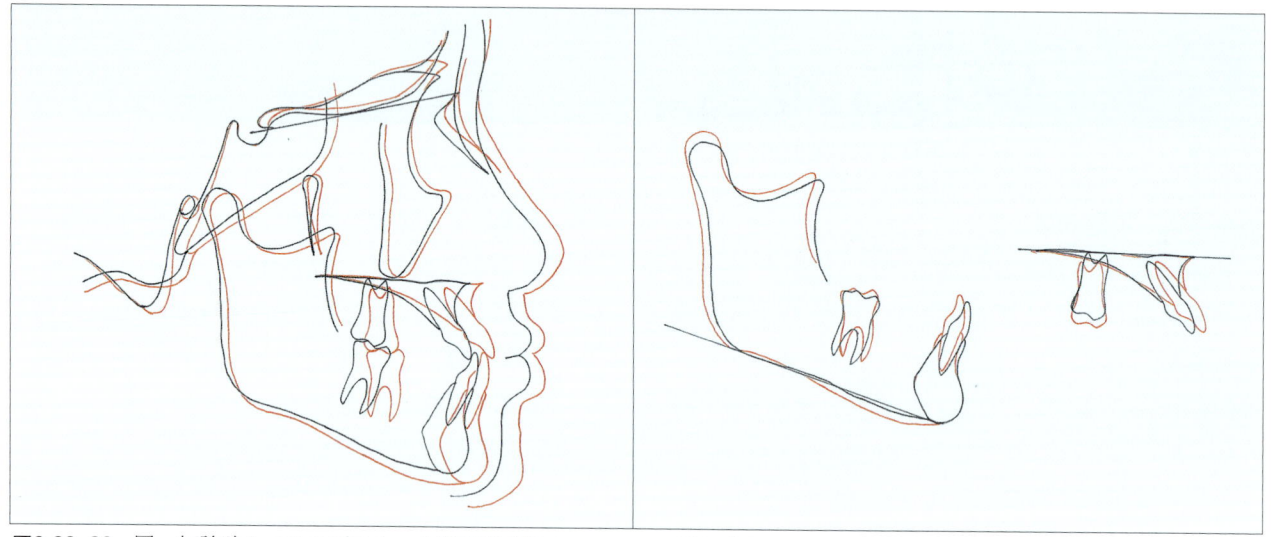

図9-32, 33 同,初診時とマルチブラケット装置撤去時のセファロの重ね合わせおよび上顎と下顎の重ね合わせ(症例5).

口元の突出感は軽減した(図9-27c, d).上顎左右犬歯は歯列内に誘導,排列され,反対咬合は改善した.オーバージェットとオーバーバイトは,いずれも,2.5mmであった.上下歯列の正中は不一致であった.犬歯と第一(二)大臼歯は,左右ともに,I級咬合であった.右側側方歯群は緊密に咬合していた.上顎左側第三大臼歯は未萌出であった(図9-28o～q).パノラマエックス線写真から,上顎左右犬歯や側切歯の歯根は,吸収,湾曲,短小化を認めなかった(図9-29e).初診時(12歳)とマルチブラケット装着撤去時(14歳3か月)のセファロ分析の結果を比較した.骨格型では,ConvexityとANBがそれぞれ3.5°,2.0°増加し,顎関係が改善した.歯槽型では,L1-MpとOcclusal pl-FHがそれぞれ6.5°,4.0°減少した(図9-31).セファロの重ね合わせでは,上下顎の前方成長,上顎切歯の唇側移動,下顎切歯の挺出と舌側傾斜,上顎第一(第二)大臼歯の挺出,下顎第一大臼歯の整直を確認した(図9-32, 33).

予後の推定と今後の治療方針:

上顎左右犬歯は,形態的にも機能的にも異常がなく,予後が良好であると推測する.下顎切歯が著しく舌側傾斜することなく,反対咬合を改善し,機能咬合を確立したので,反対咬合の予後は良好であると推測する.上顎左側第三大臼歯は萌出傾向があり,萌出すると推測する.

今後は上顎右側第三大臼歯を抜去する.

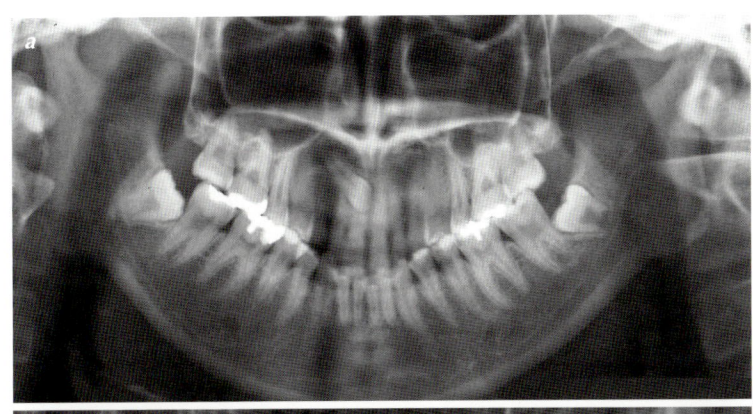

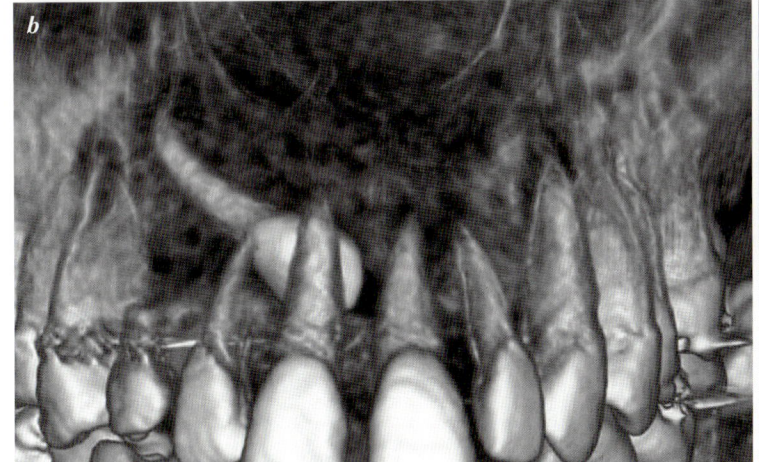

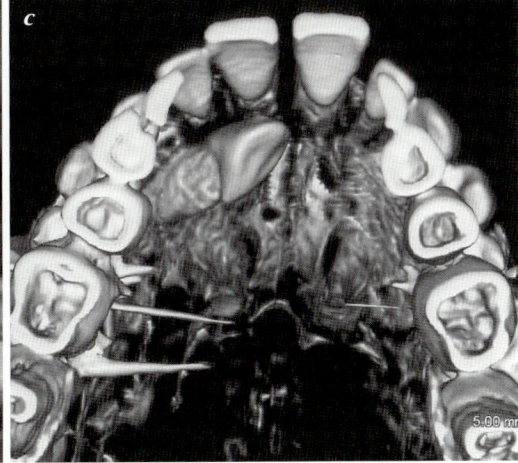

図9-34a〜c 上顎犬歯の埋伏. *a*：22歳の女性. 上顎右側犬歯の埋伏を認める. *b, c*：上顎右側犬歯は口蓋側で近心傾斜し，その歯冠は右側中切歯の根尖付近に位置していた. 根尖は閉鎖していた.

9-3
診察・検査・診断のポイント

A．萌出遅延歯（埋伏歯）

　パノラマエックス線写真，断層エックス線写真やその三次元構築画像，セファロを用いて，萌出遅延歯（埋伏歯）の歯種と歯数，位置と方向・向き（順生・逆生），歯冠軸傾斜度，歯根形成度，歯根湾曲部と湾曲度，歯冠形態を検査する．これらの検査結果から，萌出遅延歯（埋伏歯）に対する牽引誘導の必要性・可能性，難易度，予後を診断する．

a．歯種と歯数

　萌出遅延（埋伏）は，上顎切歯や犬歯，上下第二小臼歯に多く認められ，1歯あるいは2歯が多い．混合歯列期の早期治療の対象になる歯種は，上顎切歯や犬歯が多い．萌出遅延（埋伏）上顎犬歯の牽引誘導は，永久歯列期の矯正治療に移行する（*図9-21, 28*）．上顎中切歯は，上顎歯列の対称性や上下歯列正中の一致のために，牽引誘導する（*図9-2, 8, 14*）．上顎犬歯は，機能咬合における犬歯の重要性，歯種の連続性，歯列弓の対称性のために，牽引誘導する（*図9-21, 28*）．

b．位置と萌出方向（順生・逆生）

　萌出遅延（埋伏）上顎切歯の唇側・口蓋側，高位・低位，順生・逆生を診断する．切歯の萌出遅延（埋伏）には，切縁が口腔を向いている順生（*図3-10, 11, 図4-3, 4, 図9-8, 9*）と鼻腔方向を向いている逆生（*図9-14, 15*）がある．上顎切歯の逆生埋伏は，牽引誘導が比較的困難であり，長期間を要する．

　萌出遅延（埋伏）上顎犬歯の唇側・口蓋側，高位・低位，近心位・遠心位を検査する．上顎犬歯は，順生埋伏が多い．埋伏犬歯には，尖頭が口腔前庭や近心を向いている水平埋伏もある．口蓋側に埋伏した上顎犬歯の牽引誘導は，困難であり，長期間を要する（*図9-21, 34*）．近心傾斜した上顎埋伏犬歯は，切歯の歯根を吸収する可能性があり，早期に牽引誘導

9-3 診察・検査・診断のポイント

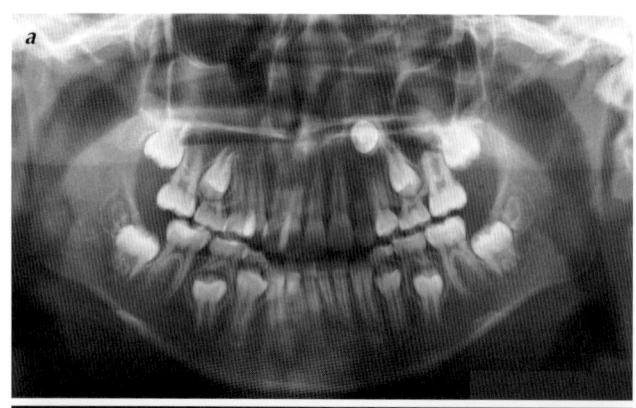

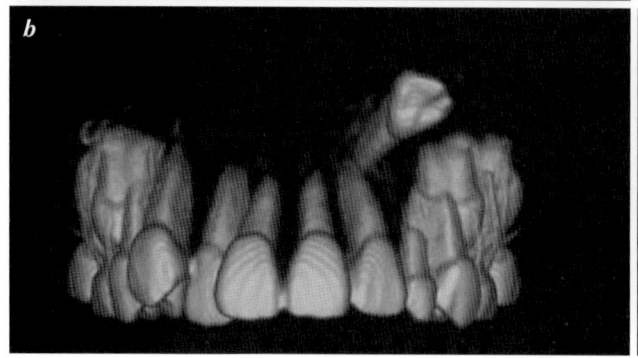

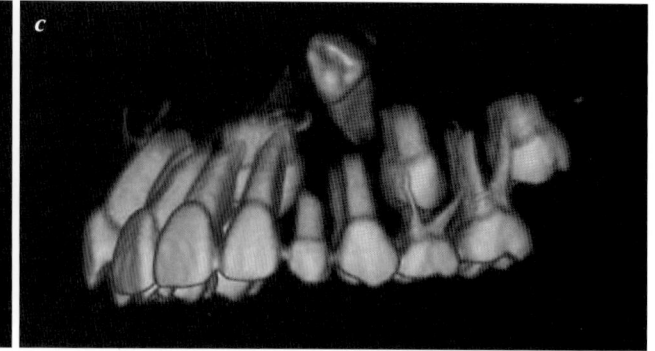

図9-35a～c 鼻腔底付近の逆生埋伏上顎犬歯．10歳9か月の女児．鼻腔底付近に逆生埋伏した上顎左側犬歯を認めた．

する(*図3-31, 34*, *図9-28, 29*)．鼻腔底付近に逆生埋伏あるいは水平埋伏した犬歯は，抜去を余儀なくされる(*図9-35*)．

c．歯冠軸傾斜度

側面セファロを用いて，埋伏上顎中切歯の歯冠軸傾斜度を計測する．とくに，逆生埋伏上顎中切歯の牽引誘導の可否を決定する重要な因子の一つである．埋伏中切歯歯冠軸と萌出している反対側中切歯歯冠軸とのなす角度を計測する(*図9-4, 17*)．従来，この歯冠軸傾斜度が90°以内が開窓牽引の適応であるといわれていたが，90°以上でも早期に牽引誘導するべきである(*図9-17*)．歯冠軸傾斜度は，牽引誘導の難易度の指標になる．

d．歯根形成度

永久歯は，歯根がその全長の1/3～3/4程度形成されると，口腔内へ萌出を開始する．歯根が3/4以上形成されても，萌出しない永久歯は牽引誘導の対象である．

上顎逆生埋伏中切歯は，歯根の形成に伴い，歯根が上顎骨口蓋皮質骨と接触し湾曲するので，歯根が歯根全長の1/4～1/3程度形成される時期から早期に牽引誘導する(*図9-36*)．歯根形成が進行し，歯根が湾曲した逆生埋伏中切歯では，牽引誘導後，根尖相当部が唇側歯槽部粘膜に膨隆として触れる．歯根が湾曲した中切歯は，排列後，後戻りし易く，予後が不良である．

e．歯根湾曲部と湾曲度

歯根が湾曲した逆生埋伏中切歯では，歯根湾曲部と湾曲度を検査し，咬合への参加の可否を診断する(*図9-15*)．歯根湾曲部が歯頚部付近に存在する場合，牽引誘導後の予後は不良である．歯冠軸と歯根軸のなす角度である歯根湾曲度が小さい場合には，牽引誘導後の予後が不良である．

f．歯冠形態

萌出遅延歯(埋伏歯)の歯冠形態を検査し，萌出遅延歯(埋伏歯)を咬合に参加させる価値があるか否かを診断する．

B．隣接歯との相互的位置関係

萌出遅延(埋伏)上顎切歯が低位にある場合には，側切歯の萌出が顎骨内で先行し，側切歯が近心傾斜して，叢生になる．著しく近心傾斜した萌出遅延(埋

CHAPTER 9　萌出遅延歯・埋伏歯

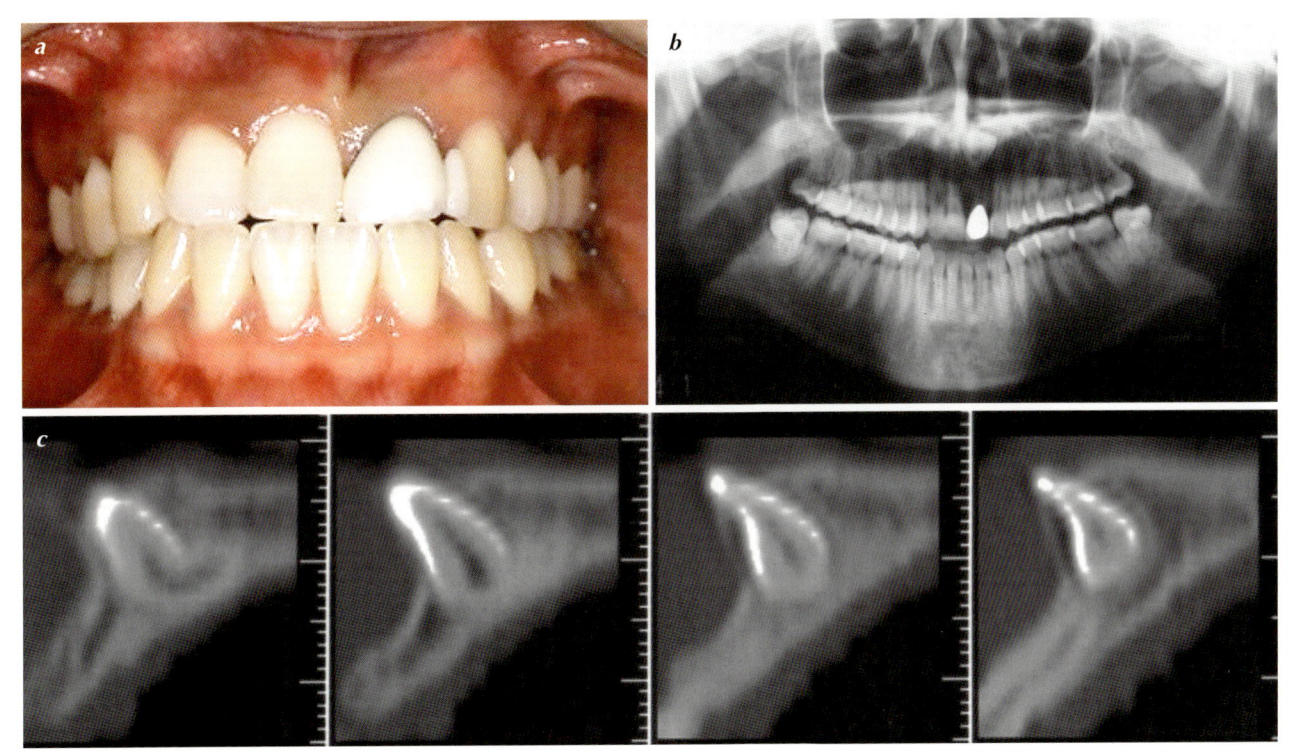

図9-36a～c　上顎中切歯の逆生埋伏．*a*：23歳の女性．切端咬合である．上顎左側側切歯に補綴処置が施されていた．*b*：パノラマエックス線写真では上顎左側中切歯の逆生埋伏を認めた．*c*：逆生埋伏上顎左側中切歯の歯根は，上顎骨口蓋皮質骨と接触し，湾曲していた．

伏)上顎犬歯は，顎骨内で側切歯を唇舌側に転位させ，切歯部を叢生にしたり，切歯の歯根を吸収したりする(*図3-31, 34*)．このような犬歯の牽引誘導では，切歯の歯根吸収を引き起こしたり，助長したりすることがある．断層エックス線写真の三次元構築画像を用いて，萌出遅延歯(埋伏歯)の位置異常だけでなく，隣接歯との相互的位置関係やその隣接歯に及ぼす影響を診断する．

C．骨性癒着

　萌出遅延歯(埋伏歯)は，その歯根と歯槽骨が直接骨性結合(骨性癒着)を起こすことがある．骨性癒着した萌出遅延歯(埋伏歯)は，矯正力で移動できない．セクショナルブラケット装置を用いて，骨性癒着した萌出遅延歯(埋伏歯)を牽引誘導した場合には，固定歯が萌出遅延歯(埋伏歯)の方向に圧下する．牽引誘導前に，萌出遅延歯(埋伏歯)の骨性癒着を診断するべきであるが，その診断は非常に困難である．したがって，患児と保護者に，骨性癒着の可能性と，その場合の治療方針変更の必要性を十分に説明し，同意を得ておく必要がある．

D．萌出遅延歯(埋伏歯)の原因

　萌出遅延歯(埋伏歯)の局所的原因には，歯胚の位置異常，嚢胞の形成，乳歯の晩期残存と早期喪失，先行乳歯の外傷，萌出余地の不足，歯肉の肥厚，過剰歯と歯牙腫，歯根形成の遅延などがある．萌出遅延歯(埋伏歯)の牽引誘導で問題になるのは，萌出余地の不足，過剰歯と歯牙腫である．

a．萌出余地

　萌出遅延(埋伏)の原因を除去し，萌出遅延歯(埋伏歯)の萌出余地を確保した場合には，萌出遅延歯(埋伏歯)が自然萌出する可能性がある(*図3-10*，*図4-3*，*図9-8*)．萌出余地の確保には，隣接歯の移動が必要であり，萌出遅延歯(埋伏歯)と隣接歯との相互的位置関係を診断する．萌出余地の不足は牽引誘導を障害する因子である．口腔模型やエックス線写真を用いて，萌出余地の有無，その確保の可能性を診断する．

b．過剰歯と歯牙腫

　正中過剰歯は，正中離開，切歯部叢生，切歯歯根の吸収や形成不全のほかに，切歯の萌出遅延(埋伏)を引き起こす(*図3-10, 11*，*図4-3, 4, 21*，*図9-8, 9*)．歯牙腫も，歯の萌出遅延(埋伏)の原因である．パノラ

9-3 診察・検査・診断のポイント

マエックス線写真，断層エックス線写真やその三次元構築画像を用いて，過剰歯の位置（高位・低位）と萌出方向（順生・逆生），歯牙腫の位置を検査する（*図3-11*，*図4-21*，*図9-9*）．過剰歯や歯牙腫の抜去は，萌出遅延歯（埋伏歯）の自然萌出を可能にすることがある（*図3-10*，*図4-3, 21*，*図9-8*）．自然萌出が期待できない場合には，正中過剰歯の検査所見と中切歯歯根の形成状態を考慮して，正中過剰歯の抜去時期と牽引誘導の開始時期を診断する．歯牙腫は，萌出遅延歯（埋伏歯）の歯冠部に存在することが多く，抜去に伴う歯根の損傷は少ない．過剰歯，歯牙腫の抜去後に，牽引誘導を開始する．萌出遅延歯（埋伏歯）の早期治療を開始する前に，順生埋伏過剰歯が萌出する場合には，過剰歯は，萌出後，抜去する．

E．総合診断

萌出遅延歯を有する症例では当該歯の位置異常だけでなく，歯列・咬合や顎顔面の形態的・機能的異常を伴う．萌出遅延歯（埋伏歯），萌出遅延歯（埋伏歯）と隣接歯との相互的位置関係，萌出余地などの局所的診察・検査・診断のほかに，混合歯列期の咬合異常として，全顎的・総合的・包括的診断が必要である．

9-4
自然萌出が期待できない萌出遅延歯（埋伏歯）

1）切歯や犬歯の形態的・機能的な重要性を鑑み，萌出遅延（埋伏）歯は早期治療の対象である．
2）治療には，原因の除去，萌出余地の確保，開窓，牽引誘導を単独あるいは併用する．

A．自然萌出が期待できる萌出遅延歯

1）自然萌出が期待できる萌出遅延歯には，原因の除去や萌出余地の確保を行い，経過観察する．
2）開窓術は，被覆している歯肉や歯槽骨を外科的に除去し，順生萌出遅延歯の歯冠を露出して，その自然萌出を期待する方法である．
3）自然萌出後には，セクショナル（マルチ）ブラケット装置を用いて，萌出遅延歯を排列（咬合再構成）する．
4）萌出遅延歯が萌出した場合，排列は著しい叢生のレベリングに相当する．

B．萌出遅延歯（埋伏歯）の基本治療術式

1）歯根がほぼ完成し，原因の除去と萌出余地の確保を行っても自然萌出が期待できない順生萌出遅延歯（埋伏歯），および逆生萌出遅延歯（埋伏歯）は，牽引し，歯列内へ誘導（牽引誘導）する．
2）牽引誘導には，セクショナルブラケット装置を用いる．
3）セクショナルブラケット装置による牽引誘導は，著しい上顎前歯部叢生のレベリングに相当し，決して困難な治療ではない．
4）牽引には，舌側弧線装置を用いることもある．
5）牽引誘導では，萌出遅延歯（埋伏歯）の歯冠を開窓し，それに牽引装置を接着する．
6）逆生埋伏切歯は，その歯根が湾曲する前に，牽引誘導を開始する．

C．牽引誘導後の萌出遅延（埋伏）歯とその歯周組織

1）歯根が湾曲した逆生埋伏中切歯では，牽引誘導後，根尖相当部が唇側歯槽部粘膜に膨隆する．
2）根尖相当部が唇側歯槽部粘膜に膨隆し，疼痛を伴う場合には，根尖切除術を行う．
3）歯列内誘導中あるいは誘導後には，萌出遅延歯や隣接歯の歯肉退縮・腫脹を認め，両歯の歯頸線に段差を生じる．
4）腫脹した歯肉は，誘導後の歯の萌出とそれに伴う付着歯肉の形成により，正常な形態になる可能性があるので，直ちに歯肉を切除する必要はない．
5）プラークコントロールを障害する場合には，歯肉を切除する．
6）唇側から歯列内に誘導した萌出遅延歯は，その歯槽頂部より唇側に位置し，唇側歯槽骨が菲薄になり，歯肉が退縮する．
7）誘導後の歯の萌出とそれに伴う付着歯肉の形成により，歯肉の退縮や歯頸線の段差が解消する可能性があるので，直ちに遊離歯肉移植術などを行う必要はない．

CHAPTER 10

スプリント治療後の咬合再構成

10-1 概要

　近年，顎関節症を主訴として来院する若年者が増加する傾向にある．混合歯列期の若年者は，顎顔面の成長発育途上と歯の交換期にあるため，口腔環境が複雑に変化し，顆頭が偏位しやすい．咬頭嵌合位で固定された顆頭偏位と顎関節症の徴候・症状との間に相関があり，咬合は顎関節症の一つの病因である．したがって，混合歯列期では顎関節症を発症する危険は高い．オトガイ帽装置のように顆頭偏位を引き起こす矯正治療では顎関節症が発症することがある．

　顎関節症の保存療法にはスプリント治療がある．スプリント療法後には，下顎の偏位が改善し，早期接触や咬頭干渉を認め，補綴治療あるいは矯正治療により咬合再構成が必要になることがある．若年者の歯列は大部分が健全歯であり，とくに著しい咬合異常を伴う場合やスプリント治療後の筋肉位で上下臼歯部の離開量が大きい場合には，矯正治療が有効である．

　顎関節症に対するスプリント治療後に，咬合再構成を矯正治療で行う場合，その対象になる歯列は永久歯列である．本CHAPTERでは，顎関節症を伴った混合歯列期と永久歯列期の咬合異常をスプリント治療した後に，マルチブラケット装置を用いて，永久歯列期に咬合再構成を行った症例を提示する．

10-2 症例

[症例1]

患　児：10歳1か月，男児
主　訴：補綴科(現，総合診療科)担当医から，矯正治療が顎関節症に対するスプリント治療後の咬合再構成に必要であることを説明され，同意し，矯正歯科を受診した．
家族歴：叔母が反対咬合である．
既往歴：約3年前に自律神経失調症と診断された．
現病歴：約3年前に，開閉口時，右側顎関節の雑音(クリッキング)を自覚した．約2年前(8歳1か月)から，右側顎関節のクリッキングが著明になり，疼痛と開口障害が発現した．約3年前から，某歯科医院で反対咬合の治療のために，オトガイ帽装置を使用していた．某歯科医院から補綴科(現，総合診療科)を紹介され，受診した．

　補綴科担当医から顎関節症のスプリント治療に関する治療経過の情報を得た．補綴科初診時には，右側顎関節に自発痛と開閉口時の運動痛，左右顎関節に圧痛を認めたという．右側顎関節にクレピタス，左側顎関節にクリックを触知したという．疼痛のため，右側顆頭に著明な運動制限を認めたという．筋の触診では，右側咬筋深部，右側咬筋浅部停止部前後縁と中央，右側側頭筋前・中・後部に圧痛(＋)，右側顎二腹筋後腹に圧痛(＋＋)を認めたという．閉

10-2 症例

[症例1] 混合歯列期の顎関節症に対するスプリント治療後の対応とマルチブラケット装置による咬合再構成（図10-1～11）

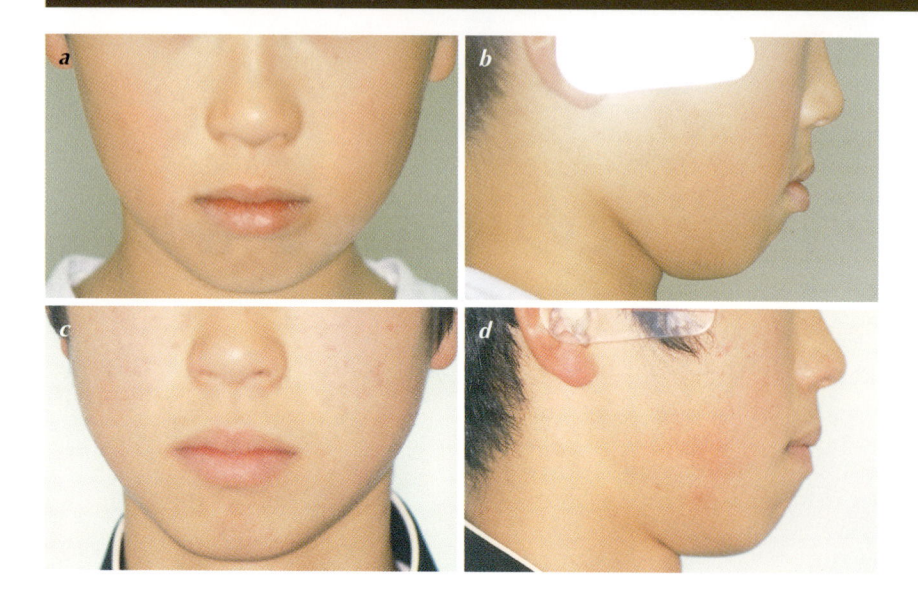

図10-1a～d　顔貌（症例1）．**a, b**：矯正歯科受診時（10歳1か月）．**c, d**：マルチブラケット装置撤去時（14歳3か月）．

口運動時には臼歯部の咬合接触を得るため，下顎を右側後方へ偏位させていたという．補綴科初診時における顎関節と筋の触診，口腔内診察から，右側関節円板非復位性前方転位，左側関節円板復位性前方転位と臨床診断したという．マニピュレーション・テクニックを施行し，右側関節円板のリダクションを確認したという．顎関節や筋の疼痛，ならびに開口障害のため，磁気共鳴画像（MRI）の撮影は不可能であったという．顎関節が発育変化する若年者では，顎関節の疼痛や開口障害に対して，可逆的な治療を選択すべきである．ゆえに，円板整位型スプリントを作製し，装着したという．その後，筋過緊張の消退に伴い下顎が前方に誘導されたので，円板整位型スプリントを数回調整したという．

顔貌所見：顔面形態は長顔型，前下顔面高は長く，下顎下縁は急傾斜，正貌はほぼ左右対称であった．側貌は，中顔面部の陥凹と下顔面部の突出により，コンケイブタイプ（凹型）を呈していた（図10-1a, b）．

顎関節・筋の触診：右側顎関節の自発痛と運動痛，左右顎関節の圧痛は軽減した．右顎関節にはクレピタスが触知された．筋の触診では，右側咬筋浅部停止部前後縁に圧痛（＋），同部中央と顎二腹筋後腹に圧痛（＋＋）を認めた．

口腔内所見：上顎にはスプリントが装着されていた．歯列は混合歯列後期，Hellmanの歯齢はⅢBであった．上下左側第二乳臼歯は残存し，上顎左右犬歯は萌出中であった．オーバージェットとオーバーバイトは，いずれも，2mmであった．上顎前歯部は，側切歯が舌側転位し，犬歯が唇側転位して，中程度の叢生を認めた．下顎前歯部に軽度な叢生を認めた．スプリントを撤去した咬頭嵌合位では，下顎歯列が，上顎歯列に対して，右側に5.5mm偏位し，上下歯列の正中は不一致であった．第一大臼歯は，右側がⅡ級咬合，左側がⅠ級咬合であった．咬頭嵌合位では全歯列の緊密な咬合を認めなかった．閉口運動時には，臼歯部の咬合接触を得るため，下顎が右方へ偏位した（図10-2a～c, g, i）．スプリント（図10-2h）を装着した場合，上下歯列の正中は一致し，左右第一大臼歯はⅠ級咬合であった（図10-2d～f）．咬耗，頬粘膜圧痕，舌圧痕を認めなかった．

模型分析：萌出しているすべての永久歯歯冠幅径は標準偏差内にあった．アーチレングスディスクレパンシーは上顎が－8.5mm，下顎が－1.5mmであった．Anterior ratioとOver-all ratioは，いずれも，標準偏差内にあり，上下歯冠近遠心幅径の調和を確認した．

パノラマエックス線写真所見：歯数の異常を認めなかった（図10-3a）．

MRI所見：右側関節円板は非復位性前方転位，左側関節円板は正常であった（図10-4a～d）．

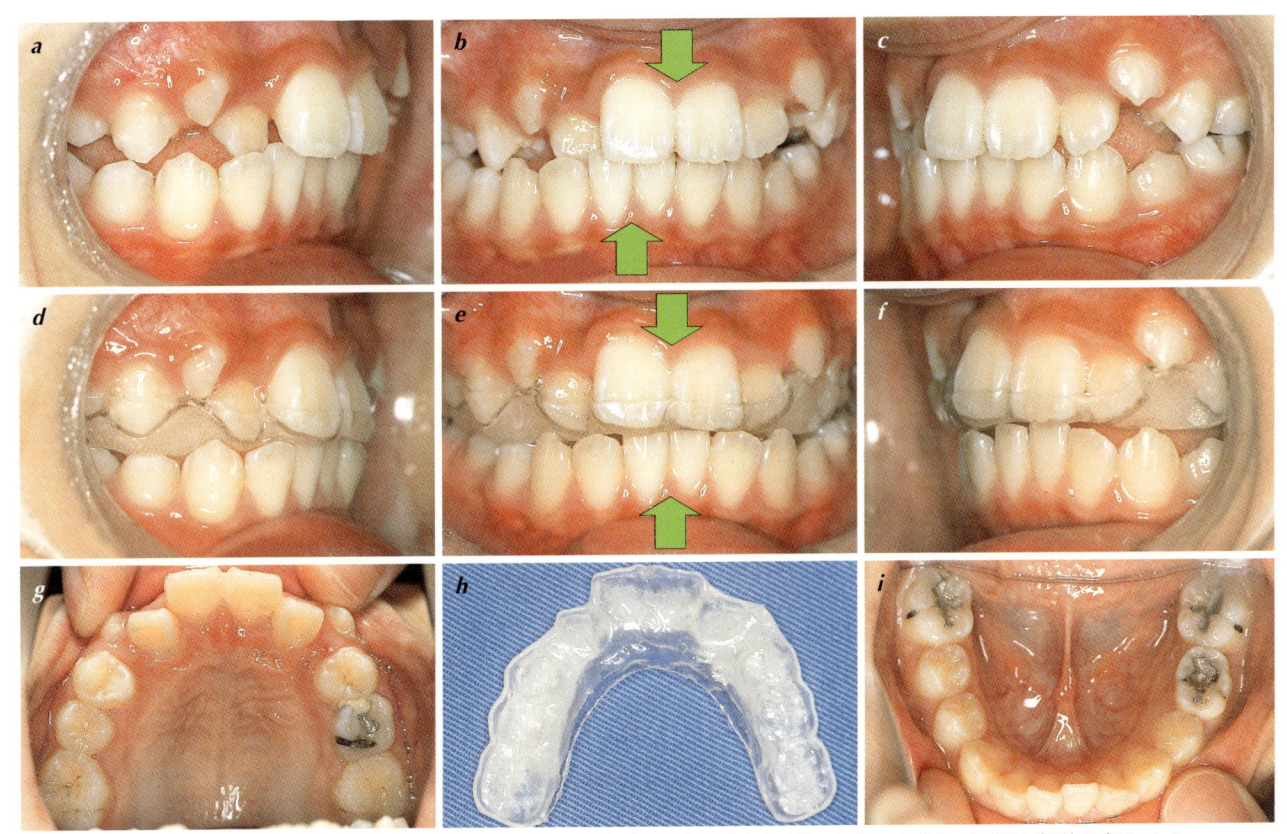

CHAPTER10　スプリント治療後の咬合再構成

図10-2a～D　治療経過・治療結果（症例1）．a～i：矯正歯科受診時（10歳1か月）の口腔内所見．矢印は歯列正中を示す．

セファロ分析：骨格型では Convexity，SNA，FMA，Ramus inclination が－1SD を越えて小さかった．歯槽型では U1-FH が＋2SD を越えて大きく，Occlusal pl-FH が－1SD を越えて小さかった（*図10-5*）．スプリント撤去時と装着時のセファロの重ね合わせでは下顎が後下方に回転していた（*図10-6*）．

診　断：混合歯列期の反対咬合・開咬傾向の上顎切歯部叢生，右側関節円板非復位性前方転位

治療方針：
①上顎第二大臼歯の萌出が完了するまで，顎関節の疼痛や開口障害を消退させるため，スプリント治療を継続する．
②上顎左右第一大臼歯部のスプリントレジンを段階的に削除し，上下第一大臼歯を挺出し，バーティカルストップを確立して，下顎右方偏位と後退の改善を図る．
③上顎第二大臼歯の萌出後には，再診断とマルチブラケット装置による咬合再構成を行う．
④保定を行う．

治療経過・治療結果：
矯正歯科の診察・検査1か月後（10歳2か月）から11か月後（11歳）まで，スプリントを調整し，顎関節の疼痛や開口障害は改善した．顎関節症状は安定した．

矯正歯科の診察・検査から1年後（11歳1か月），顎関節の症状が改善し，安定していたので，上下第一大臼歯によるバーティカルストップを確立するため，上顎左右第一大臼歯部のスプリントレジンを段階的に削除し，上下第一大臼歯の挺出を開始した．

スプリントレジン削除開始から11か月後（12歳），第一大臼歯はスプリント装着時にも咬合した（*図10-2j～n*；n は左右第一大臼歯部のレジンを削除したスプリントを示す）．第二大臼歯は萌出を開始した．マルチブラケット装置による咬合再構成のための再診断を行った．歯列は永久歯列完成前であるが，上顎左側第二大臼歯を除いたすべての第二大臼歯は萌出を完了した．左右第一大臼歯と右側第二大臼歯だけが咬合し，切歯と側方歯群は開咬状態であった．オーバージェットは1.5mm，オーバーバイトは－0.5mmであり，上下歯列の正中は一致していた．上顎歯列に中程度の叢生を認めた．左右第一大臼歯は I 級咬合であった．下顎は初診時に比べて前下方に誘導さ

195

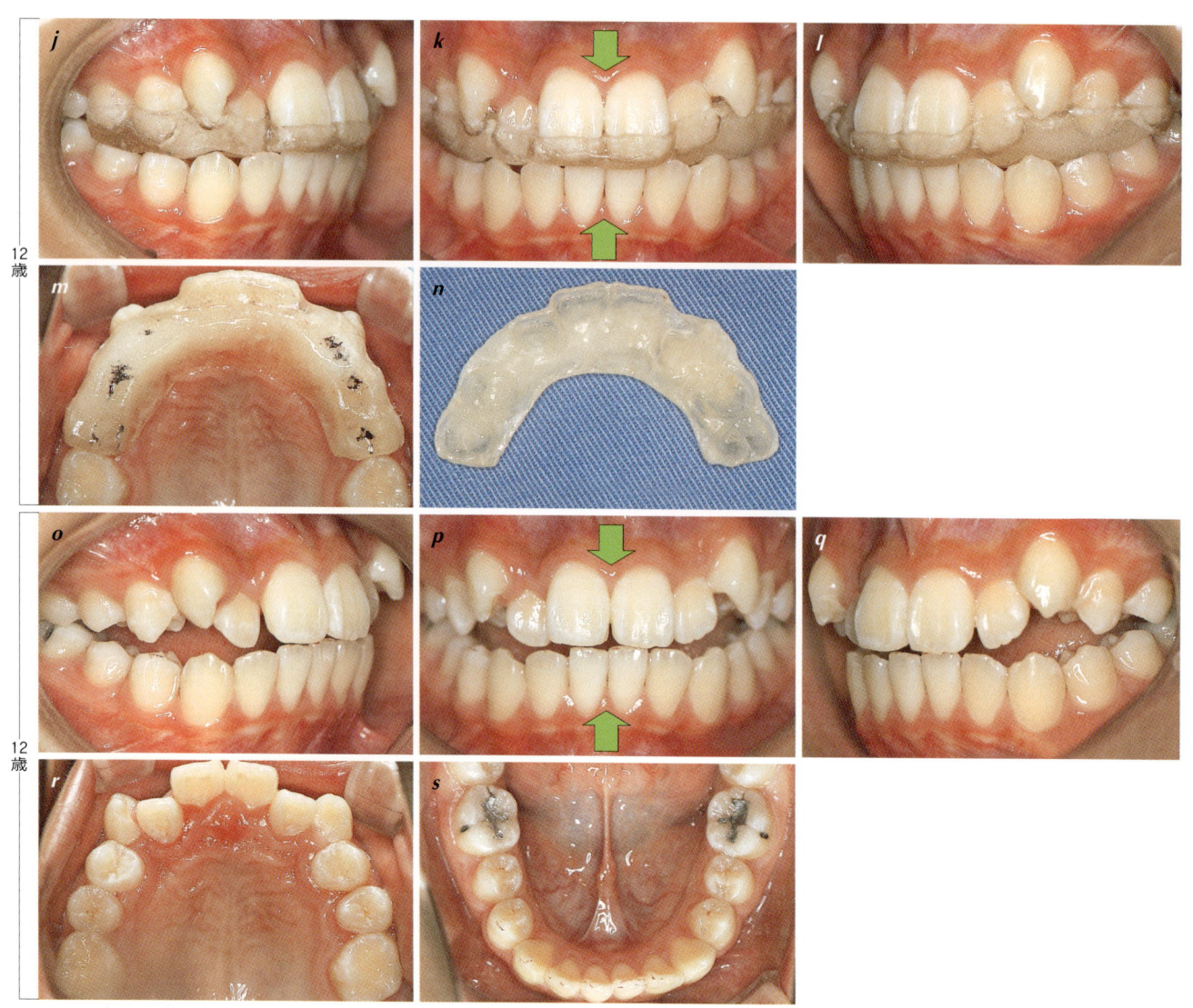

図10-2(つづき)．矢印は歯列正中を示す．

れていた．スプリント装着時と撤去時の下顎位は変化を認めなかった．これは上下第一大臼歯の挺出により，バーティカルストップが確立され，下顎の右方偏位と後退が改善されたことによる(**図10-2o〜s**)．パノラマエックス線写真では上顎左側第三大臼歯以外の第三大臼歯歯胚を確認した(**図10-3b**)．MRI所見では右側関節円板が非復位性前方転位，左側関節円板が正常であった(**図10-4e〜h**)．セファロ分析ではConvexityとU1-L1がいずれも-1SDを越えて小さく，U1-FHが+2SDを越えて大きかった(**図10-7**)．初診時(10歳1か月)とマルチブラケット装置装着前(12歳)のセファロの重ね合わせでは，上顎の下方成長，下顎の前下方成長，上顎切歯の唇側傾斜，下顎切歯の唇側傾斜と挺出，上顎第一大臼歯の近心移動と挺出，下顎第一大臼歯の近心傾斜を認めた(**図10-6, 8**)．永久歯列期の反対咬合型開咬，上顎切歯部叢生，右側関節円板非復位性前方転位と診断した．顎関節への負荷の軽減と機能咬合を確立するために，マルチブラケット装置を用いて，咬合再構成を行うことにした．本症例は口元の突出感があり，下顎中切歯歯軸傾斜角が標準偏差内にあるが，上下中切歯が唇側傾斜し，上顎に-9mm程度のディスクレパンシーがあった．第一小臼歯を抜去して，本症例の咬合再構成を行うべきである．しかし，第一小臼歯の抜去は，個々の歯の近遠心的移動距離が長くなり，咬合が不安定になりやすく，治療が長期化し，顎関節症が再発する可能性がある．これらの治療方針を患児と保護者に説明した．患児と保護者は小臼歯非抜去治療を希望した．相談の結果，小臼歯非抜去で咬合再構成を行うことにした．

CHAPTER10 スプリント治療後の咬合再構成

図10-2（つづき）．

12歳2か月～13歳10か月

14歳3か月

16歳3か月

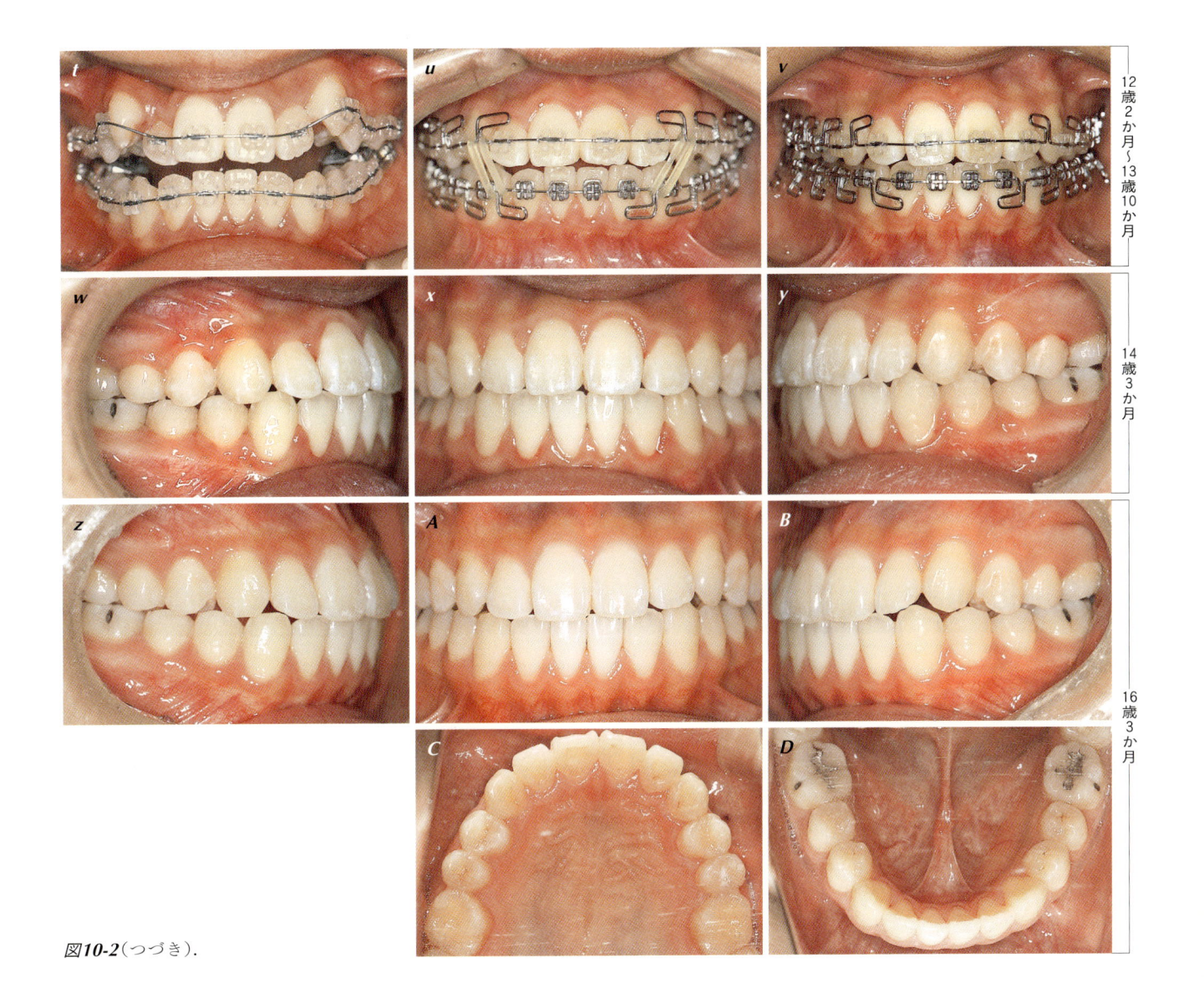

　再診断から2か月後（12歳2か月），マルチブラケット装置（018″スタンダードエッジワイズ装置）と016″ニッケルチタニウムワイヤーを装着し，レベリングを開始した（図10-2t）．

　レベリング開始8か月後（12歳10か月），レベリングが終了したので，仕上げ咬合の確立を図った．仕上げ咬合，すなわち，形態と機能が調和した個性正常咬合の確立目標は，筋肉位と咬頭嵌合位の一致，バーティカルストップの確立，犬歯誘導咬合，とくに，後方および前方へのブレーシングイコライザーを付与した側方ガイドの確立，アンテリアガイダンスの確立，早期接触の除去である．アーチワイヤーワイヤーには016″×022″マルチループエッジワイズアーチワイヤーを用いた（図10-2u, v）．上顎右側第三大臼歯は抜去した．

　マルチブラケット装置装着から2年1か月後（14歳3か月），仕上げ咬合が確立した．マルチブラケット装置を撤去し，保定に移行した．保定にはホーレー型保定床装置を用いた．正貌はほぼ左右対称，下顎下縁は急傾斜であり，下顎は後下方に回転し，前下顔面は長かった．口唇閉鎖時にはオトガイ筋の緊張を認めた（図10-1c, d）．顎関節の自発痛，運動痛，圧痛を認めなかった．右側顎関節にはクレピタスを触知した．筋の触診では右側顎二腹筋後腹に圧痛（＋＋）を認めた．MRI所見では，右側関節円板が非復位性前方転位，左側関節円板が正常であった（図10-4i～l）．マルチブラケット装置治療中には顎関節の疼痛や開口障害を認めなかった．オーバージェットとオーバーバイトは，いずれも，1.5mmになった．上下歯列の正中は一致した．犬歯と第一大臼歯

197

10-2 症 例

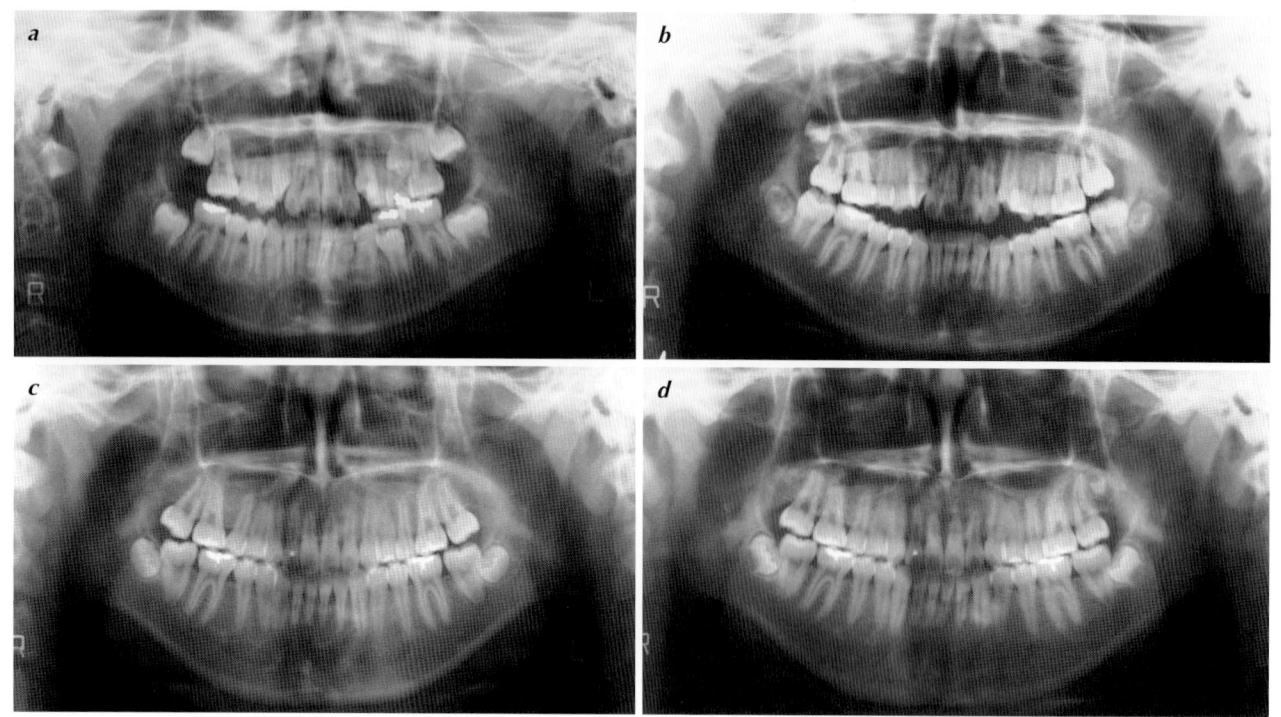

図10-3a～d パノラマエックス線写真（症例1）．**a**：10歳1か月．**b**：12歳．**c**：14歳3か月．**d**：16歳3か月．

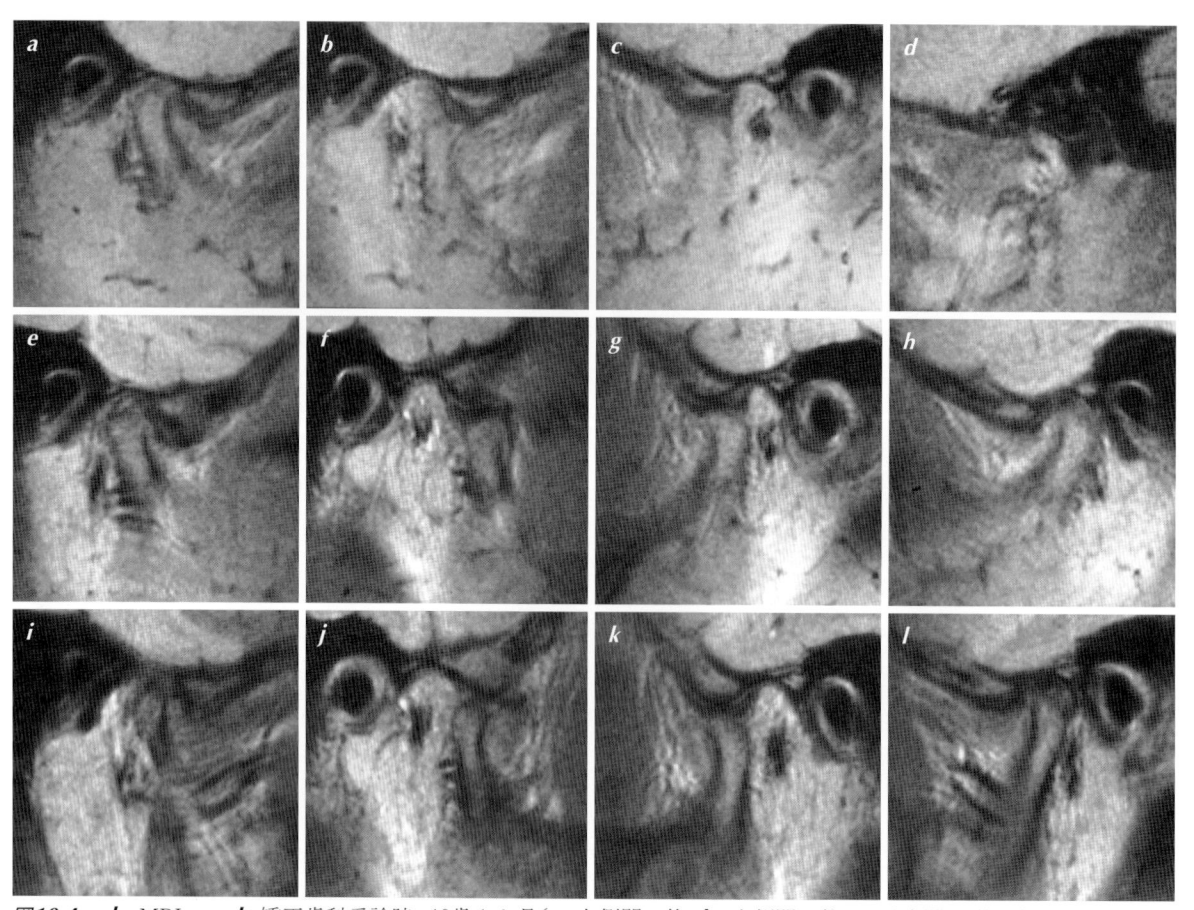

図10-4a～l MRI．**a～d**：矯正歯科受診時；10歳1か月（**a**；右側閉口位，**b**；右側開口位，**c**；左側開口位，**d**；左側閉口位）．右側関節円板は非復位性前方転位，左側関節円板は正常であった．**e～h**：マルチブラケット装置装着前；12歳（**e**；右側閉口位，**f**；右側開口位，**g**；左側開口位，**h**；左側閉口位）．右側関節円板は非復位性前方転位，左側関節円板は正常であった．**i～l**：マルチブラケット装置撤去時；14歳3か月（**i**；右側閉口位，**j**；右側開口位，**k**；左側開口位，**l**；左側閉口位）．右側関節円板は非復位性前方転位，左側関節円板は正常であった．

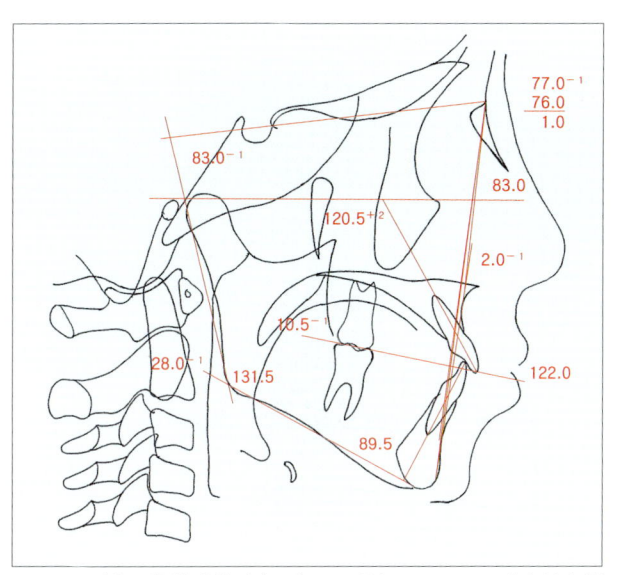

CHAPTER10 スプリント治療後の咬合再構成

図10-5 矯正歯科受診時(10歳1か月)のセファロ分析(症例1).

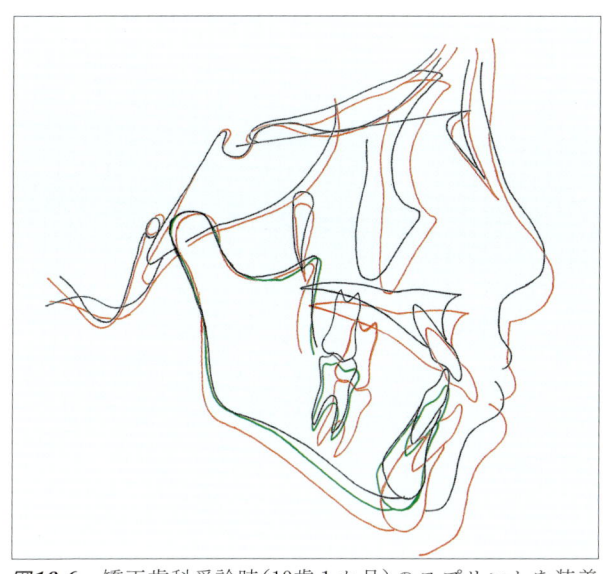

図10-6 矯正歯科受診時(10歳1か月)のスプリントを装着していないセファロ(黒),矯正歯科受診時のスプリントを装着したセファロ(緑),マルチブラケット装置装着前(12歳)のセファロ(赤)の重ね合わせ(症例1).

は,左右ともに,Ⅰ級咬合であった.側方歯群は緊密に咬合していた(*図10-2w〜y*).パノラマエックス線写真では下顎左右第三大臼歯歯胚の発育を確認した(*図10-3c*).マルチブラケット装置装着前(12歳)と撤去時(14歳3か月)のセファロ分析の結果を比較した.骨格型では,Convexity,ANB,Gonial angleがそれぞれ2°,1°,3.5°減少し,FMAとRamus inclinationがそれぞれ2.5°,4°増加した.歯槽型では,U1-FHとL1-Mpがそれぞれ5.5°,4.5°減少し,結果的にU1-L1が7.5°増加した(*図10-9*).セファロの重ね合わせでは,上顎の下方成長,下顎の前下方成長,上下切歯の挺出と舌側傾斜,上顎第一大臼歯の挺出,下顎第一大臼歯の挺出と整直を認めた(*図10-10, 11*).

保定開始から2年後(16歳3か月),顎関節症の症状は改善していた.保定装置を撤去し,矯正治療を終了した(*図10-2z〜D*).パノラマエックス線写真から,上顎右側と下顎左右第三大臼歯を確認したので,抜去した(*図10-3d*).

予後の推定と今後の治療方針:
　顎関節症の症状は改善し,機能咬合が維持されていたので,顎関節症と咬合異常の予後は良好であると推測する.

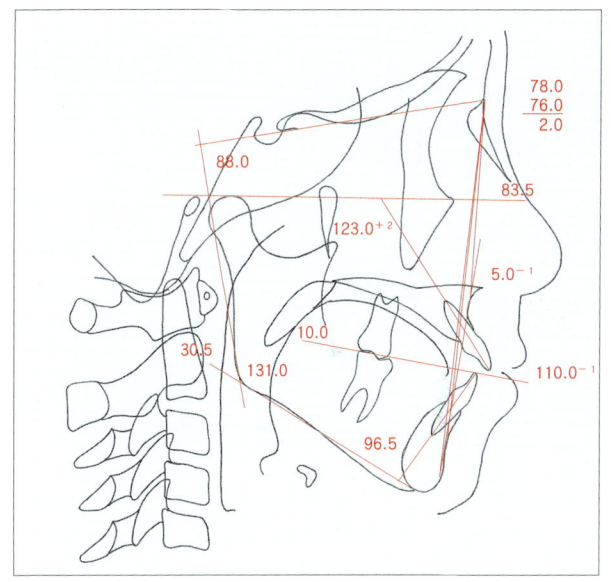

図10-7 マルチブラケット装置装着前(12歳)のセファロ分析(症例1).

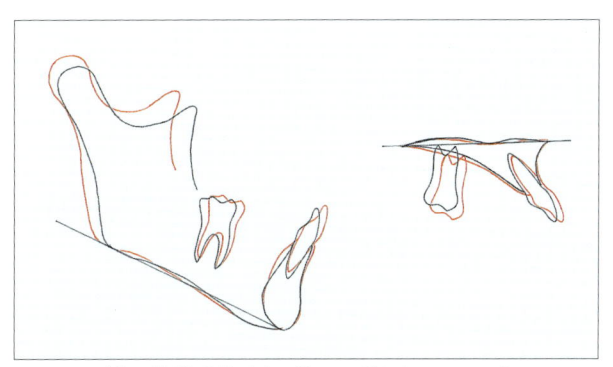

図10-8 矯正歯科受診時(10歳1か月)とマルチブラケット装置装着前(12歳)の上顎と下顎の重ね合わせ(症例1).

10-2 症例

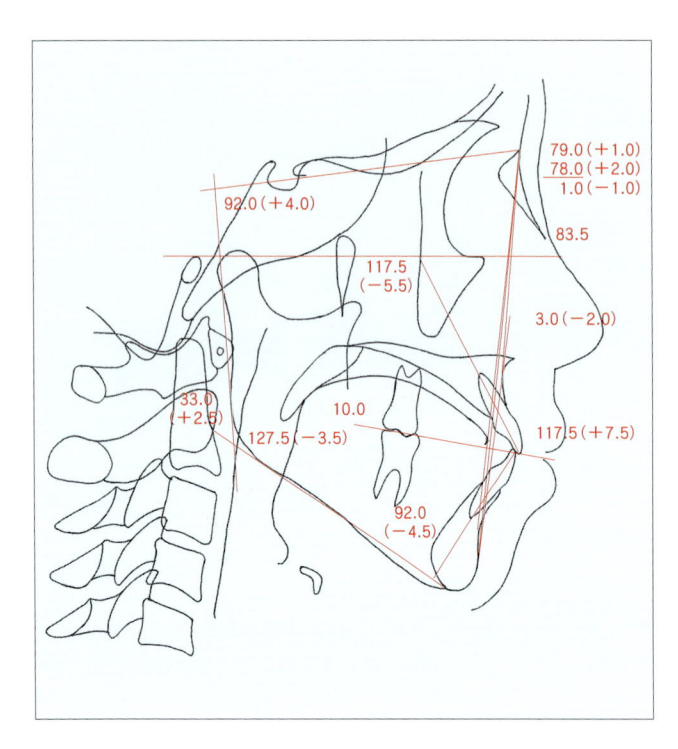

図10-9 マルチブラケット装置装着前(12歳)と撤去時(14歳3か月)のセファロ分析の比較(症例1).

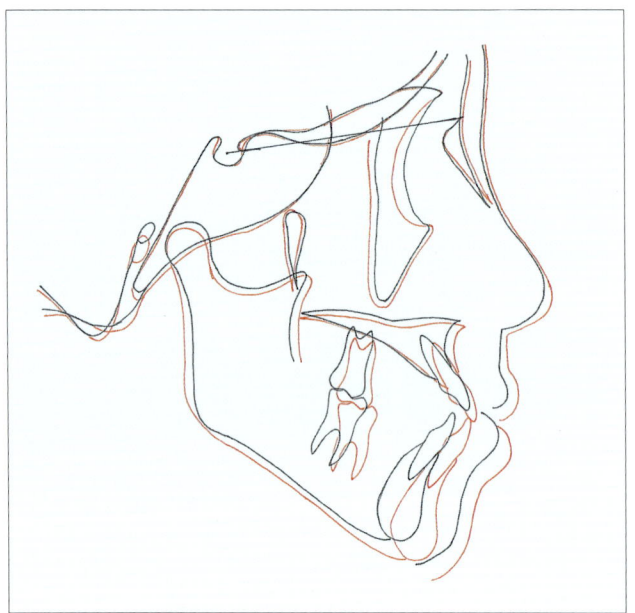

図10-10 マルチブラケット装置装着前(12歳)と撤去時(14歳3か月)のセファロの重ね合わせ(症例1).

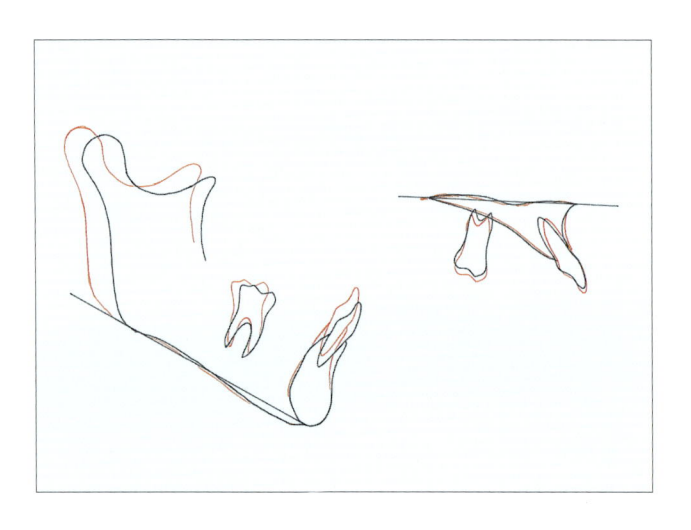

図10-11 マルチブラケット装置装置前(12歳)と撤去時(14歳3か月)の上顎と下顎の重ね合わせ(症例1).

200

CHAPTER10 スプリント治療後の咬合再構成

[症例2]永久歯列期の顎関節症に対するスプリント治療後のマルチブラケット装置による咬合再構成（図10-12～18）

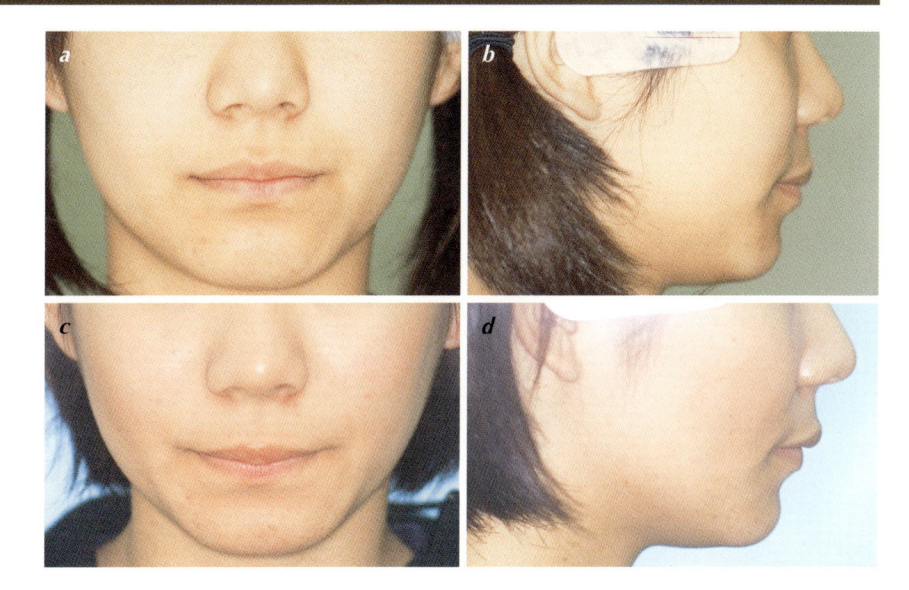

図10-12a～d　顔貌（症例2）．a, b：矯正歯科受診時（16歳）．c, d：マルチブラケット装置撤去時（17歳10か月）．

[症例2]

患　者：16歳，女子
主　訴：顎関節症に対するスプリント療法後の咬合再構成を主訴として，矯正歯科を受診した．
現病歴：小学6年時から，右側顎関節にクリッキングを認めていたという．2か月前（15歳10か月），右側顎関節のクリッキングが消失し，大開口時に疼痛を自覚するようになったので，補綴科（現，総合診療科）を受診したという．初診時には，右側顎関節に運動痛，左右顎関節に圧痛を認め，開口障害（開口量39mm）を認めなかったという．筋の触診では左右顎二腹筋後腹に圧痛（＋＋＋）を認めたという．即日，前方整位型スプリントを装着したという．
顔貌所見：顔面形態は中顔型，正貌はほぼ左右対称，側貌はストレートタイプであった（図10-12a, b）．
顎関節・筋の触診：右側顎関節に運動痛，左右顎関節に圧痛を認めた．左右顎関節にクリックを触知した．左右顎二腹筋後腹に圧痛（＋＋＋）を認めた．
口腔内所見：スプリントが上顎に装着されていた．歯列は永久歯列，Hellmanの歯齢IVAであった．オーバージェットとオーバーバイトは，いずれも，2mmであった．上下歯列には叢生をほとんど認めなかった．スプリントを撤去した筋肉位では，下顎歯列の正中が，上顎歯列のそれに対して，左側に1.5mm偏位し，上下歯列の正中は不一致であった．犬歯と第一大臼歯は，右側がIII級咬合，左側がI級咬合であった．筋肉位では全歯列の緊密な咬合を認めなかった．閉口運動時には，臼歯部の咬合接触を得るため，下顎が左側後方へ偏位した．筋肉位では，上下切歯が早期接触し，臼歯部は離開した（図10-13a～e）．上顎にスプリント（図10-13f）を装着した場合，下顎が右側に誘導され，下顎歯列の左方偏位が0.5mmに軽減した（図10-13g～i）．
模型分析：萌出しているすべての永久歯歯冠幅径は標準偏差内にあった．
パノラマエックス線写真所見：歯数の異常を認めなかった．すべての第三大臼歯歯胚を確認した（図10-14a）．
MRI所見：左右関節円板は復位性前方転位であった（図10-15a～d）．
セファロ分析：骨格型では，ConvexityとFMAがいずれも－1SDを越えて小さく，Gonial angleが－2SDを越えて小さかった．歯槽型では，U1-L1が＋1SDを越えて大きかった（図10-16）．
診　断：咬頭嵌合位と筋肉位の不一致による顎関節症（左右関節円板復位性前方転位）
治療方針：
①顎関節の疼痛が消退し，顎関節の症状が改善・安定するまで，スプリント治療を継続する．
②上顎スプリントを撤去し，下顎にスプリントを装

201

10-2 症例

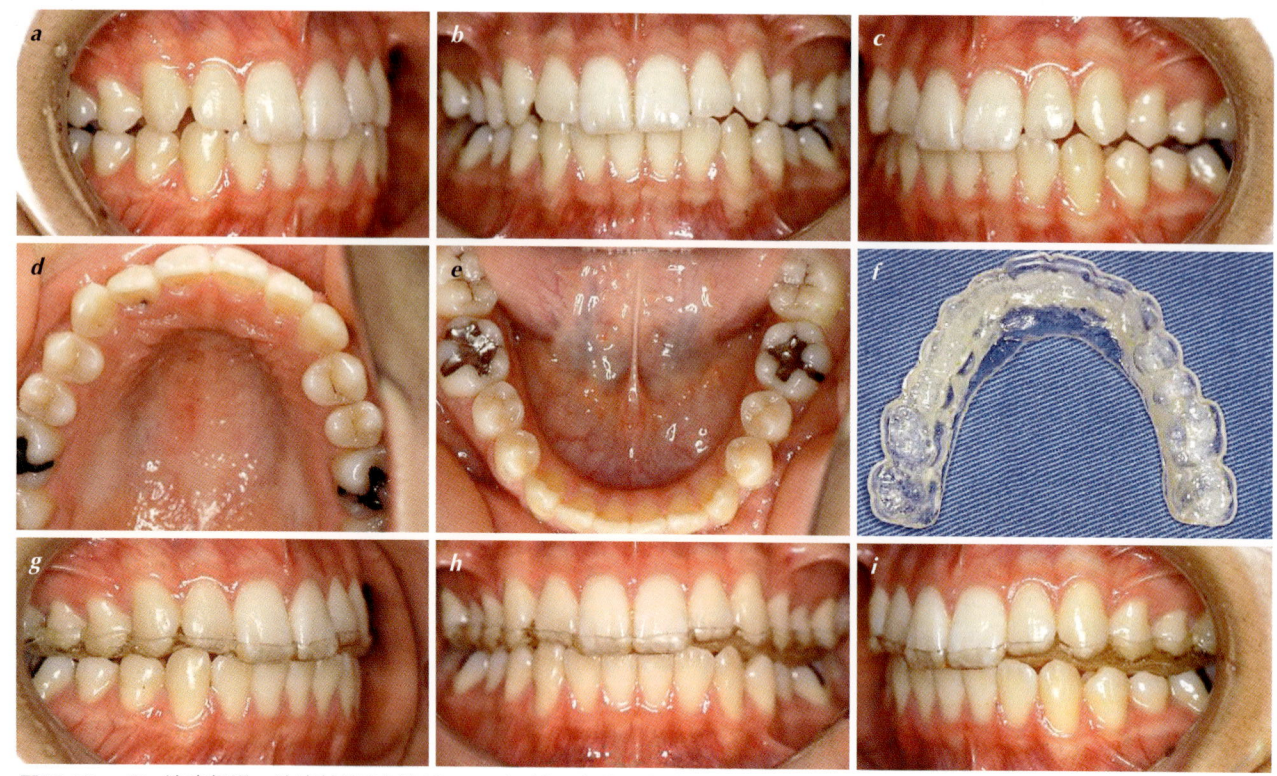

図10-13a～K 治療経過・治療結果(症例2). **a～i**：矯正歯科受診時(16歳)の口腔内所見.

着する.
③上顎にブラケット装置を装着し，レベリングを行う.
④レベリング後，上顎左右第一・第二大臼歯と咬合する下顎スプリントレジンの段階的な削除と上顎左右第一・第二大臼歯の段階的な挺出により，バーティカルストップを確立して，下顎左方偏位と後退の改善を図る.
⑤下顎にブラケット装置を装着し，マルチブラケット装置として，咬合再構成を行う.
⑥保定を行う.

治療経過・治療結果：

矯正歯科の診察・検査から1か月後(16歳1か月)，顎関節症状が改善し，安定した．上顎のスプリントを撤去し，下顎にスプリントを装着した(**図10-13j～m**；**m**は下顎に装着したスプリントを示す).

下顎のスプリント装着から1か月後(16歳2か月)，上顎にブラケット装置(018″スタンダードエッジワイズ装置)と016″ニッケルチタニウムワイヤーを装着し，レベリングを開始した(**図10-13n～p**)．歯の移動に伴い，歯とスプリントとの接触が変化するので，スプリントを2週間ごとに調整した．左側顎関節の違和感や軽度な開口障害が，レベリング中，発現し

た．これらの顎関節症状はスプリントの調整で消退した．

上顎のブラケット装置装着から3か月後(16歳5か月)，レベリングが終了した．016″×022″マルチループエッジワイズアーチワイヤーを用いて，上顎左右第一・第二大臼歯と咬合する下顎スプリントレジンを段階的に削除し，同時に上顎左右第一・第二大臼歯を段階的に挺出して，バーティカルストップの確立，下顎左方偏位と後退の改善を図った．上下歯列の正中は一致した(**図10-13q～s**).

下顎のスプリントレジン削除から3か月後(16歳8か月)，第一・第二大臼歯はスプリント装着時に咬合し，下顎左方偏位と後退は改善した．下顎のスプリントを撤去し，下顎にブラケット装置(018″スタンダードエッジワイズ装置)を装着した．マルチブラケット装置として，咬合再構成を開始した．下顎歯列のレベリングは，016″×016″ステンレススチールワイヤーを用いて開始した(**図10-13t～v**).

下顎にブラケット装置装着から1か月後(16歳9か月)，下顎にもマルチループエッジワイズアーチワイヤーを装着し(**図10-13w～y**)，仕上げ咬合の確立を図った(**図10-13z～B**).

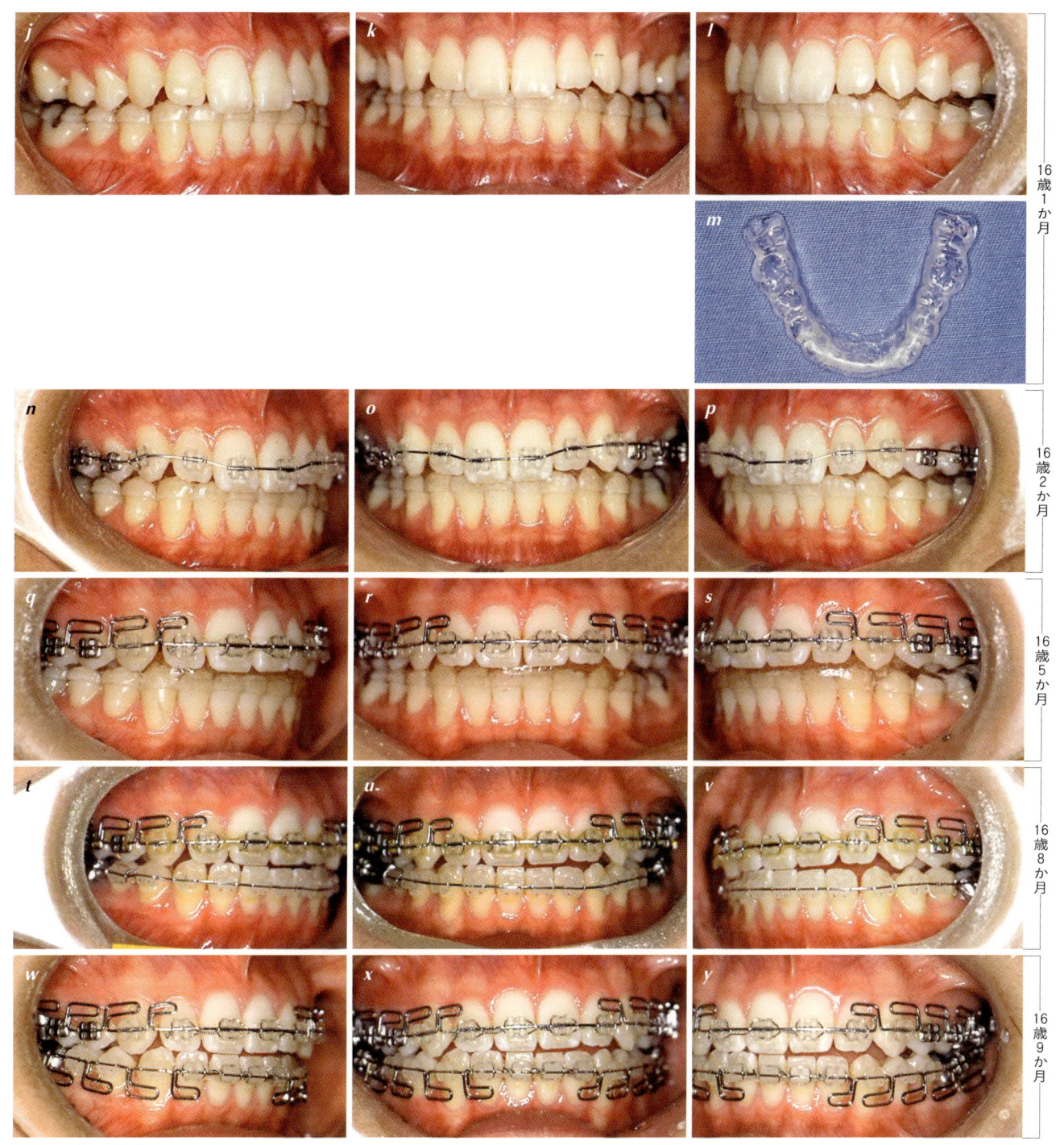

CHAPTER10 スプリント治療後の咬合再構成

図10-13（つづき）．

　下顎のブラケット装置装着から1年2か月後，すなわち，矯正治療開始から1年8か月後（17歳10か月），形態と機能が調和した個性正常咬合が確立した．咬合紙を用いて，全歯列の緊密な咬合を確認した（図10-13C）．マルチブラケット装置を撤去し，保定に移行した．保定にはホーレー型保定床装置を用いた．下顎にブラケット装置を装着した後は，顎関節症状が発現しなかった．すべての第三大臼歯は抜去した．顔面形態は中顔型，正貌はほぼ左右対称，側貌はストレートタイプであった（図10-12c, d）．顎関節の触診から，左右顆頭は，滑走運動に対して回転運動が先行し，最大開口位で関節結節を越えて，正常な位置まで左右協調性を有する滑走運動を示した．加圧下で上関節腔における顆頭の滑走状態を診察すると，左右顎関節に関節円板と滑液を介した滑らかな滑走運動を確認した．筋の触診では，左右顎

203

10-2 症例

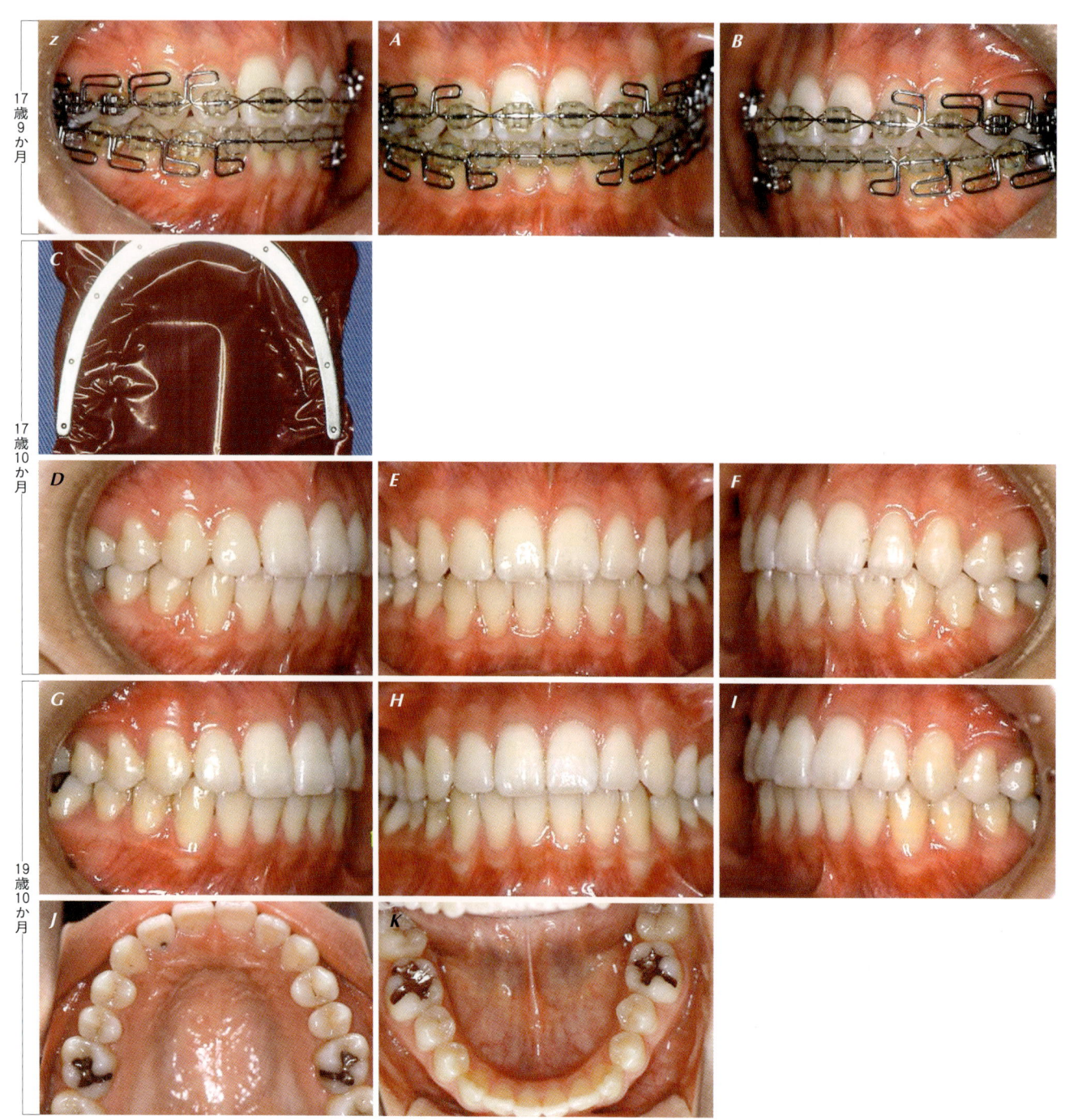

図10-13（つづき）．

二腹筋後腹に違和感を認めた．左右関節円板は正常であると臨床診断した．オーバージェットは1.5mm，オーバーバイトは1.5mmであり，上下歯列の正中は一致していた．犬歯と第一大臼歯は，左右ともに，I級咬合であった．側方歯群は緊密に咬合していた（図10-13D〜F）．パノラマエックス線写真から，すべての第三大臼歯の抜去を確認した（図10-14b）．矯正歯科受診時（16歳）とマルチブラケット装置撤去時（17歳10か月）のセファロ分析の結果を比較した．骨格型，歯槽型，ともに，著しい変化を認めなかった（図10-17）．セファロの重ね合わせでも，著しい変化を認めなかった（図10-18）．

保定開始から2年後（19歳10か月），顎関節症症状の改善と機能咬合は維持されていた．保定装置を撤去し，矯正治療を終了した（図10-13G〜K）．

予後の推定と今後の治療方針：

顎関節症の症状は改善し，機能咬合が維持されていた．顎関節症の予後は良好であると推測する．

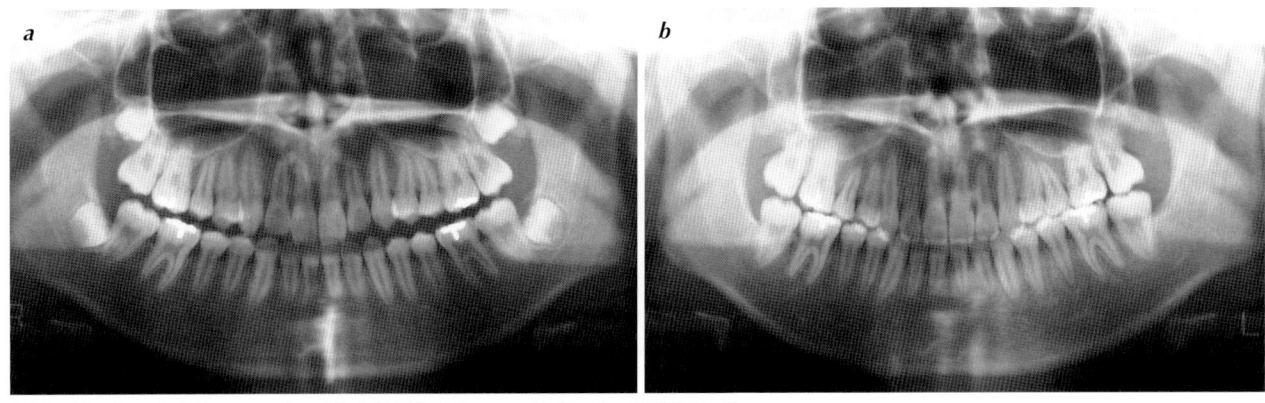

CHAPTER10 スプリント治療後の咬合再構成

図10-14a, b　パノラマエックス線写真(症例2). *a*：16歳. *b*：17歳10か月.

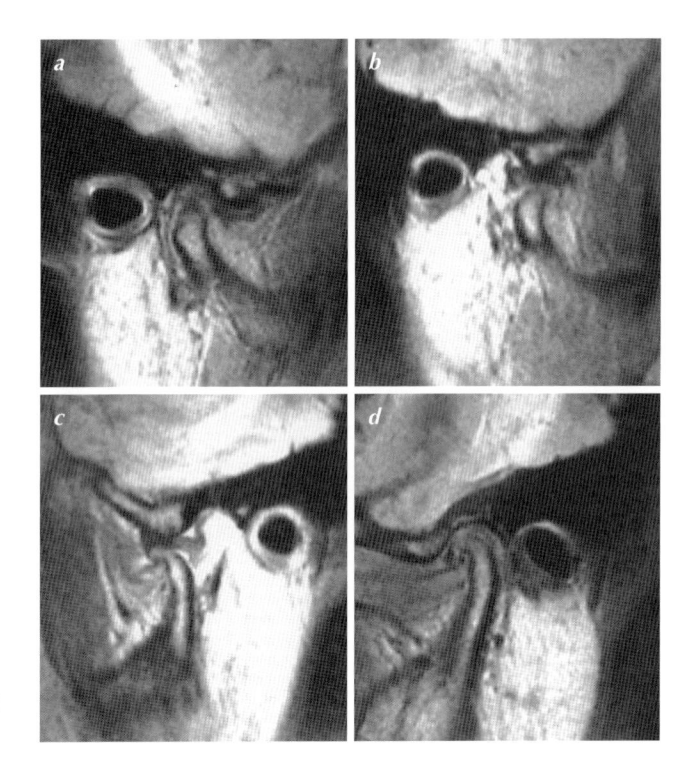

図10-15a〜d　矯正歯科受診時(16歳)のMRI. *a*：右側閉口位, *b*：右側開口位. *c*：左側開口位. *d*：左側閉口位. 左右関節円板は復位性前方転位であった.

205

10-2 症例

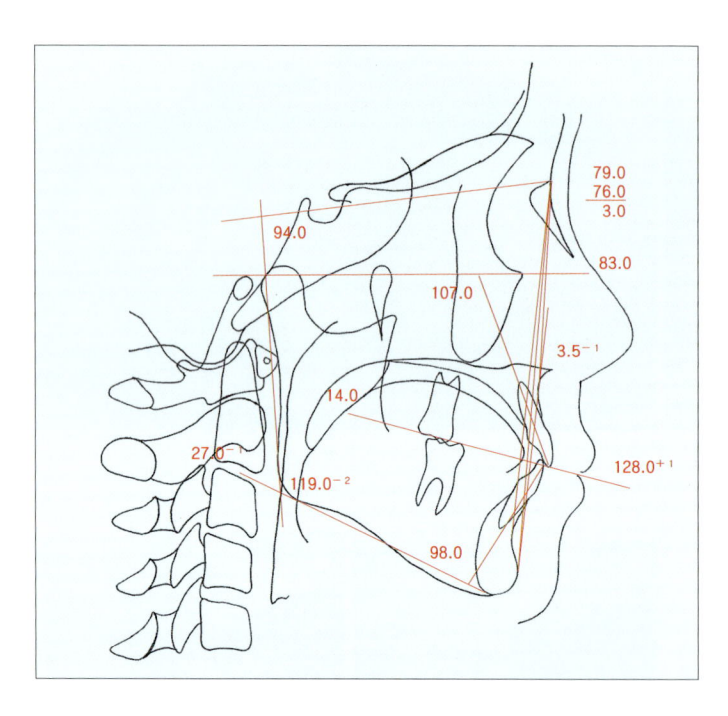

図10-16 矯正歯科受診時(16歳)のセファロ分析(症例2).

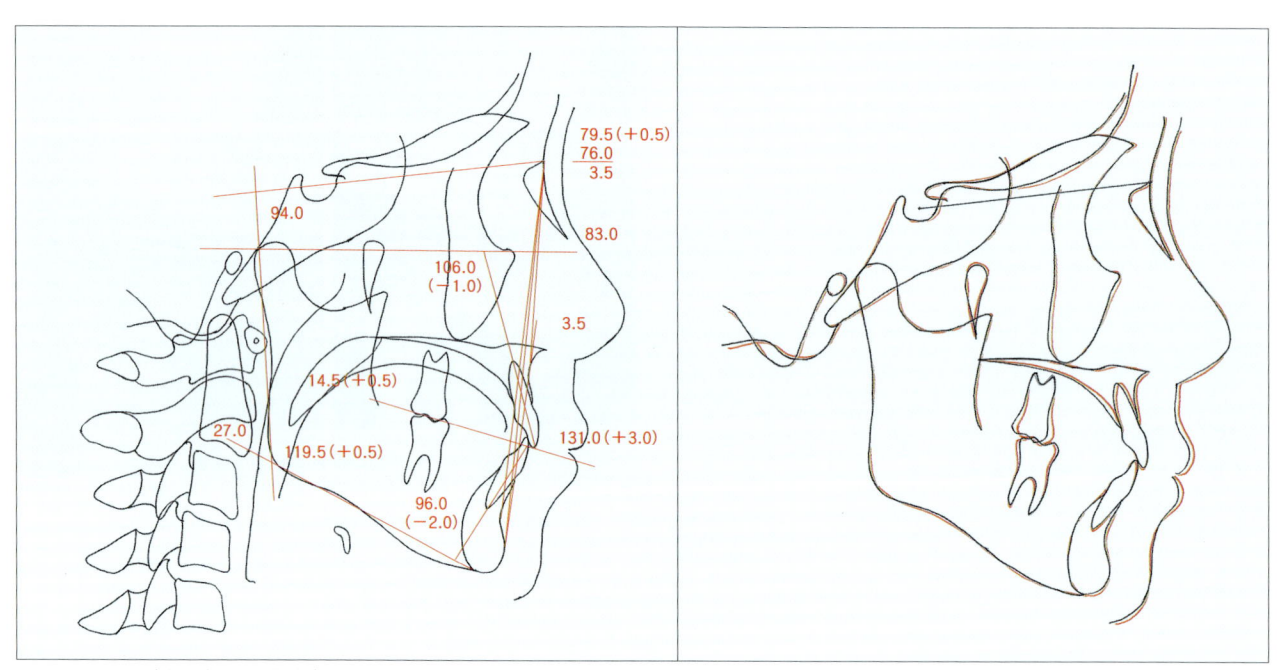

図10-17, 18 矯正歯科受診時(16歳)とマルチブラケット装置撤去時(17歳10か月)のセファロ分析の比較およびセファロの重ね合わせ(症例2).

CHAPTER 11

セクショナルブラケット装置

11-1 概　要

　セクショナルブラケット装置は，萌出している歯のうち数歯にブラケットやバッカルチューブを装着して，アーチワイヤーやエラスティックなどの矯正力により，三次元的な歯の移動を行う装置の総称である．本装置は，上顎歯列に用いることが多い．マルチブラケット装置は，永久歯列期の咬合異常に用いて，すべての永久歯が移動の対象である．セクショナルブラケット装置は，永久歯列期のマイナートゥースムーブメント(MTM)にも用いる．

　代表的な混合歯列期に用いるセクショナルブラケット装置には，2×4装置(two by four appliance)がある．2×4装置は，2つのバッカルチューブ付きバンド(two bands)を固定第一大臼歯に装着し，4つのブラケット(four brackets)を切歯に接着することからこの名称がある(*図3-22*, *図7-12*, *図9-2*, *図11-1a～d*).

　2×4装置に加えて乳犬歯に2つのブラケットを接着すると，2×6装置(two by six appliance)になる(*図3-10*, *図6-14*)．固定歯として，第二乳臼歯や乳犬歯を用いることもある(*図3-4, 10, 16*, *図4-3, 15*, *図5-19, 51*, *図6-7*, *図9-8, 14*, *図11-1e～h*).

11-2 適応症

1) 上顎切歯部叢生(*図3-4, 10, 16, 22*, *図5-51*)
2) 正中離開(*図4-3, 9, 15*)
3) 歯槽性(機能性)反対咬合(*図5-19*)
4) 歯槽性上顎前突(*図6-7*, *図7-12*)
5) バイオネーター治療前の上顎切歯排列(*図6-14*)
6) 歯槽性前歯部開咬(*図7-6*)
7) 萌出遅延歯(埋伏歯)の牽引誘導(*図7-6*, *図9-2, 8, 14, 21, 28*)
8) 上顎第一大臼歯の異所萌出(*図9-14*)

11-3 装置の構成

　本装置の基本構成は，バンド・バッカルチューブ，ブラケット，ワイヤー，結紮線(ロックピン)などである．

A．バンド・バッカルチューブ

1) バッカルチューブは，バンドを介してあるいは直接，固定歯に装着する．
2) 原則として，固定歯は第一大臼歯である．
3) 第二乳臼歯を固定歯にする場合には，バッカルチューブの装着が容易になり，ブラケットとバッカルチューブとの間のスパンが短く，ワ

11-3 装置の構成

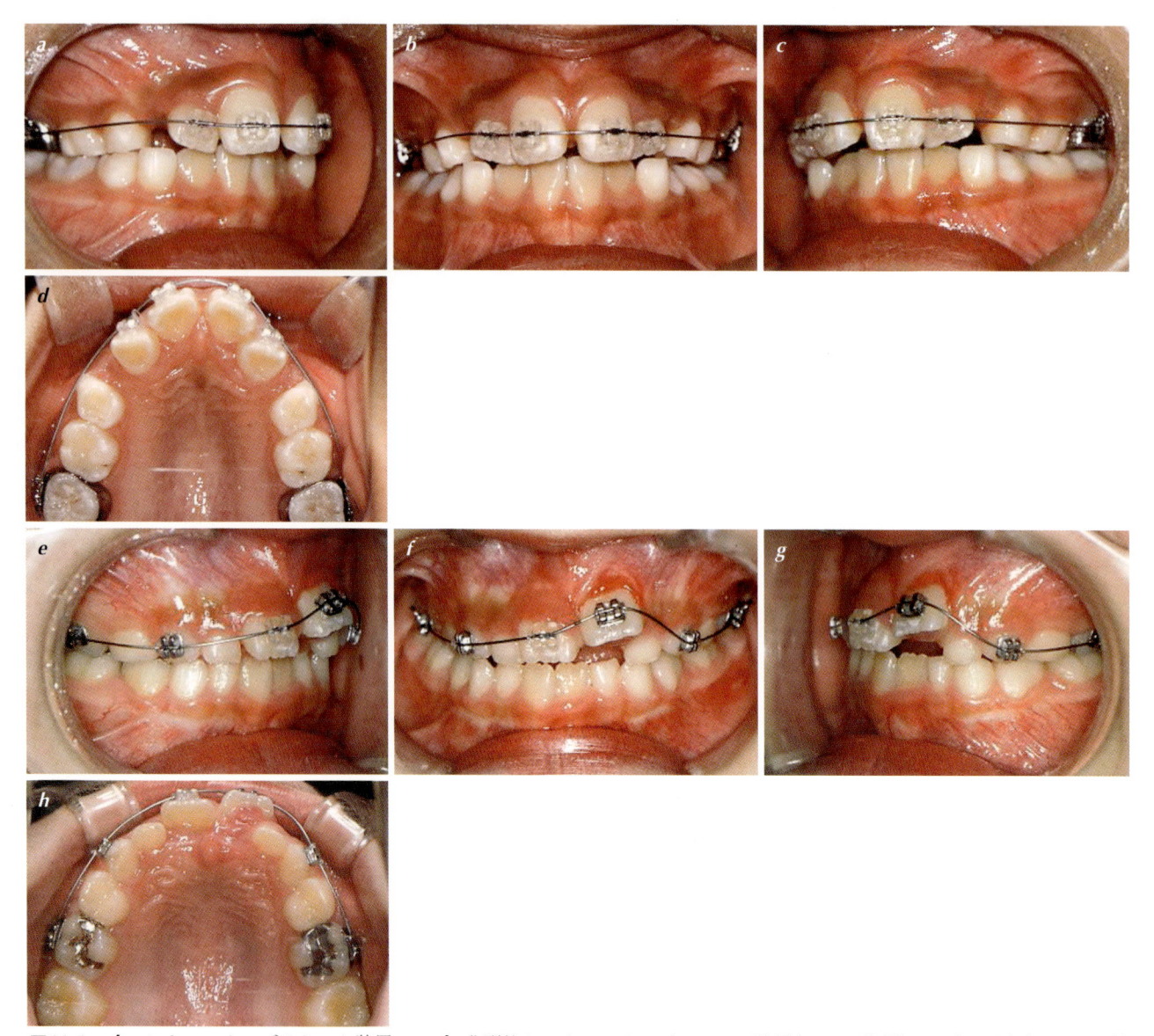

図11-1a〜h セクショナルブラケット装置. *a〜d*：典型的なセクショナルブラケット装置（2×4装置）. *e〜h*：固定歯として，第二乳臼歯や乳犬歯を用いたセクショナルブラケット装置.

イヤーがチューブから逸脱しにくくなる（*図11-1e〜h*）.

B．ブラケット
1）エッジワイズブラケットとベッグブラケットがある．
2）原則として，エッジワイズブラケットを用いる．
3）乳歯にもブラケットを接着し，乳歯を固定歯として利用する場合には，固定歯が増加し，ワイヤーがチューブから逸脱しにくく，歯の移動が容易で，速やかになる（*図3-10*, *図6-14*, *図9-8, 14*, *図11-1e〜h*）.
4）叢生が著しい場合には，ベッグブラケットを用いると，叢生や捻転が効率的に改善する（*図9-2, 14, 21, 28*）.
5）ベッグブラケットでは，リガチャーワイヤー（*図11-2a〜c*），縦長ロックピン（*図11-2d〜f*），横長ロックピン（T-pin）へと結紮方法をレベルアップする．
6）叢生，捻転の改善後には，ベッグブラケットをエッジワイズブラケットに変更する（*図11-2g〜i*）.

CHAPTER11 セクショナルブラケット装置

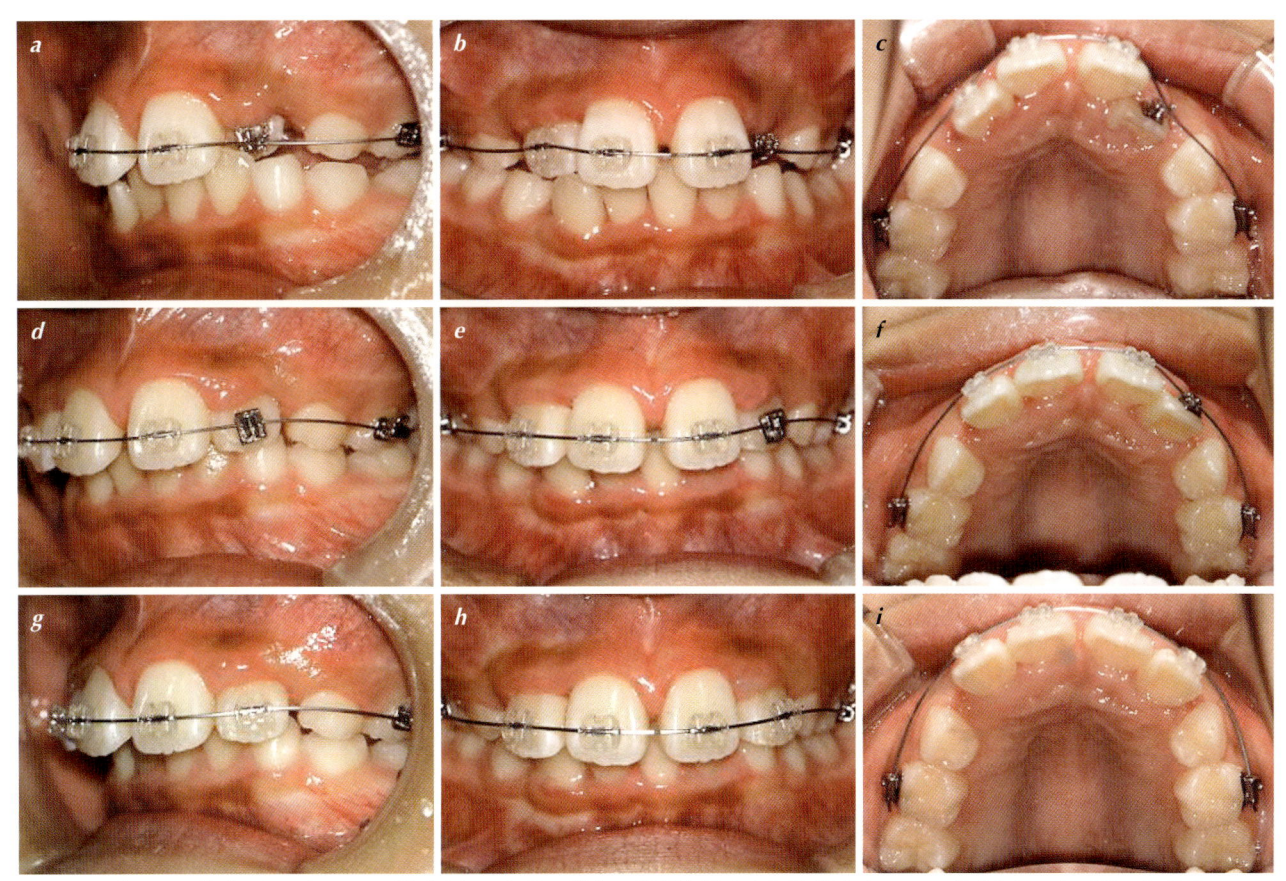

図11-2a〜i ベッグブラケット．ベッグブラケットは，叢生や捻転を速やかに改善する．ベッグブラケットでは，リガチャーワイヤー（*a〜c*），縦長ロックピン（*d〜f*），横長ロックピン（T-pin）へと結紮方法をレベルアップする．叢生，捻転の改善後には，ベッグブラケットをエッジワイズブラケットに変更する（*g〜i*）．

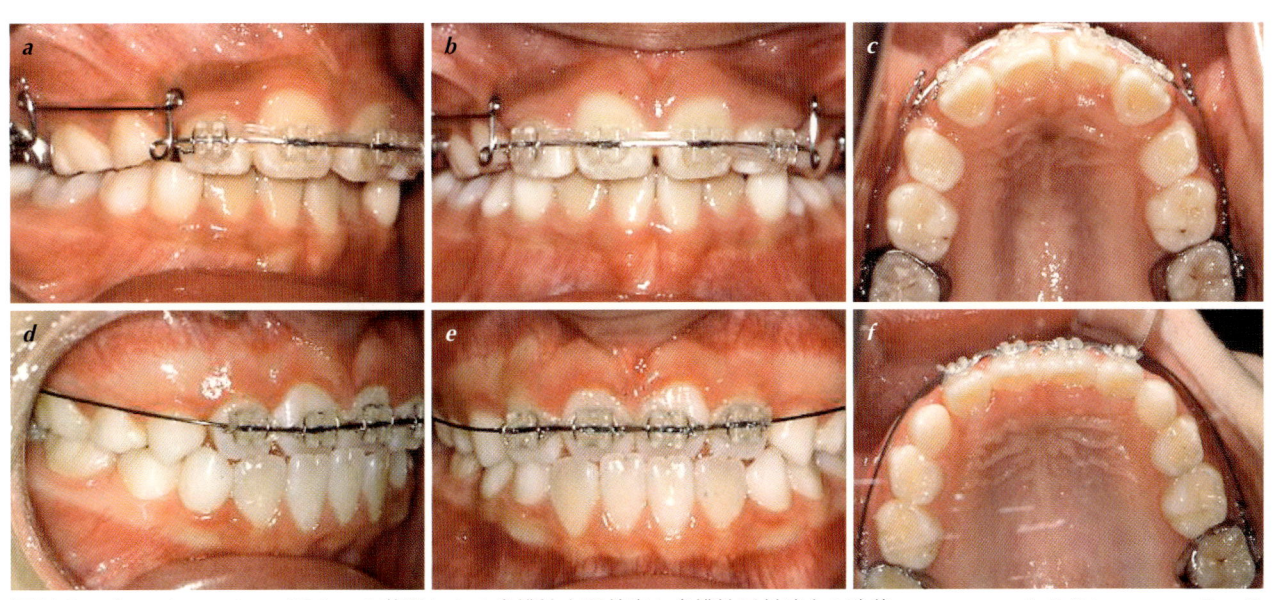

図11-3a〜f セクショナルブラケット装置による歯槽性上顎前突と歯槽性反対咬合の改善．*a〜c*：コントラクションユーティリティーアーチ（コバルトクロムワイヤー）を用いて，歯槽性上顎前突を改善している．*d〜f*：オメガループアーチワイヤー（ステンレススチールワイヤー）を用いて，歯槽性反対咬合を改善している．

C．ワイヤー

1) レベリング用にはニッケルチタニウムワイヤーがある(図11-1, 2).
2) 排列用にはステンレススチールワイヤーやコバルトクロムワイヤーがある(図11-3).

D．結紮線（ロックピン）

1) エッジワイズブラケットにはモジュールやリガチャーワイヤーを用いる．
2) ベッグブラケットにはリガチャーワイヤーやロックピンを用いる．

E．その他

付加材料には，リンガルボタン，パワーチェーン，エラスティクスレッドなどがある．

11-4 使用方法

1) 叢生・捻転の除去（レベリング）にはニッケルチタニウムワイヤーを用いる．
2) レベリングではニッケルチタニウムワイヤーのサイズを段階的に大きくする．
3) レベリング後の歯に移動には，ステンレススチールワイヤーや，コバルトクロムワイヤーを用いる．
4) 咬合異常の改善後には，セクショナルブラケット装置を撤去し，保定装置を用いる．

CHAPTER 12

アクチバトール

12-1 概　要

　アクチバトール(activator)は，AndresenとHäuplが考案した機能的矯正装置である．本装置は，咀嚼筋の機能を活性化し，歯や顎骨に間欠的な矯正力を作用する．前歯部のレジン床が完全に取り除かれた弾性開放型アクチバトール(Elastische offene aktivator；EOA)もある(図5-3)．EOAは，口呼吸児や低年齢児にも使用できる.

　本装置は，当初，II級不正咬合の治療に用いたが，その後，日本人の不正咬合で発現頻度の高い反対咬合の治療に用いるようになった．

　機能的矯正装置には，アクチバトールのほかに，バイオネーター，BimlerのアダプターFränkelの装置，咬合斜面板，咬合挙上板などがある．機能的矯正装置の適応症は，乳歯列と混合歯列の咬合異常の中で，歯槽性・機能性反対咬合，下顎後退型骨格性上顎前突，過蓋咬合，前歯部開咬，下顎側方偏位，機能性・骨格性交叉咬合である．

　乳歯列あるいは混合歯列の下顎後退型骨格性上顎前突，過蓋咬合，前歯部開咬は，バイオネーターを第一選択装置にすることが多い．混合歯列の歯槽性・機能性反対咬合では，上顎切歯の舌側傾斜を改善するために，セクショナルブラケット装置を適応することが多い．したがって，アクチバトールが第一選択装置になる咬合異常は，乳歯列の歯槽性・機能性反対咬合，および乳歯列・混合歯列の下顎側方偏位と機能性・骨格性交叉咬合であり，反対咬合治療用のアクチバトールを用いることが多い．そこで，本CHAPTERでは，反対咬合治療用のアクチバトールを記載する(図12-1a〜c)．

12-2 適応症

1）乳歯列期の歯槽性・機能性反対咬合(図5-3，図8-6，図12-2a〜i)
2）乳歯列期・混合歯列期の下顎側方偏位(図8-6, 18)
3）乳歯列期・混合歯列期の機能性・骨格性交叉咬合(図8-18)

12-3 装置の構成

　本装置の基本構成は，レジン床と誘導線である．レジン床は，口蓋部(口蓋に接する部分)，歯肉部(歯肉に接する部分)，歯部(誘導面，臼歯歯冠の舌側と前歯舌側に接する部分)，咬面部(臼歯咬合面に接する部分，翼部，下顎歯槽部，下顎の舌側歯槽部に接する部分)から成る．

　反対咬合治療用アクチバトールの誘導線は，顎間誘導線である(図12-3)．

12-3 装置の構成

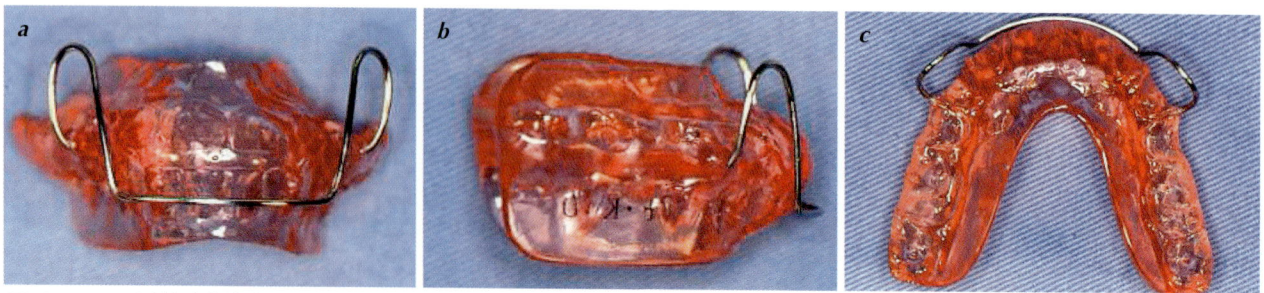

図12-1a～c 反対咬合治療用のアクチバトール．*a*：正面観，*b*：側面観，*c*：上顎咬合面観．

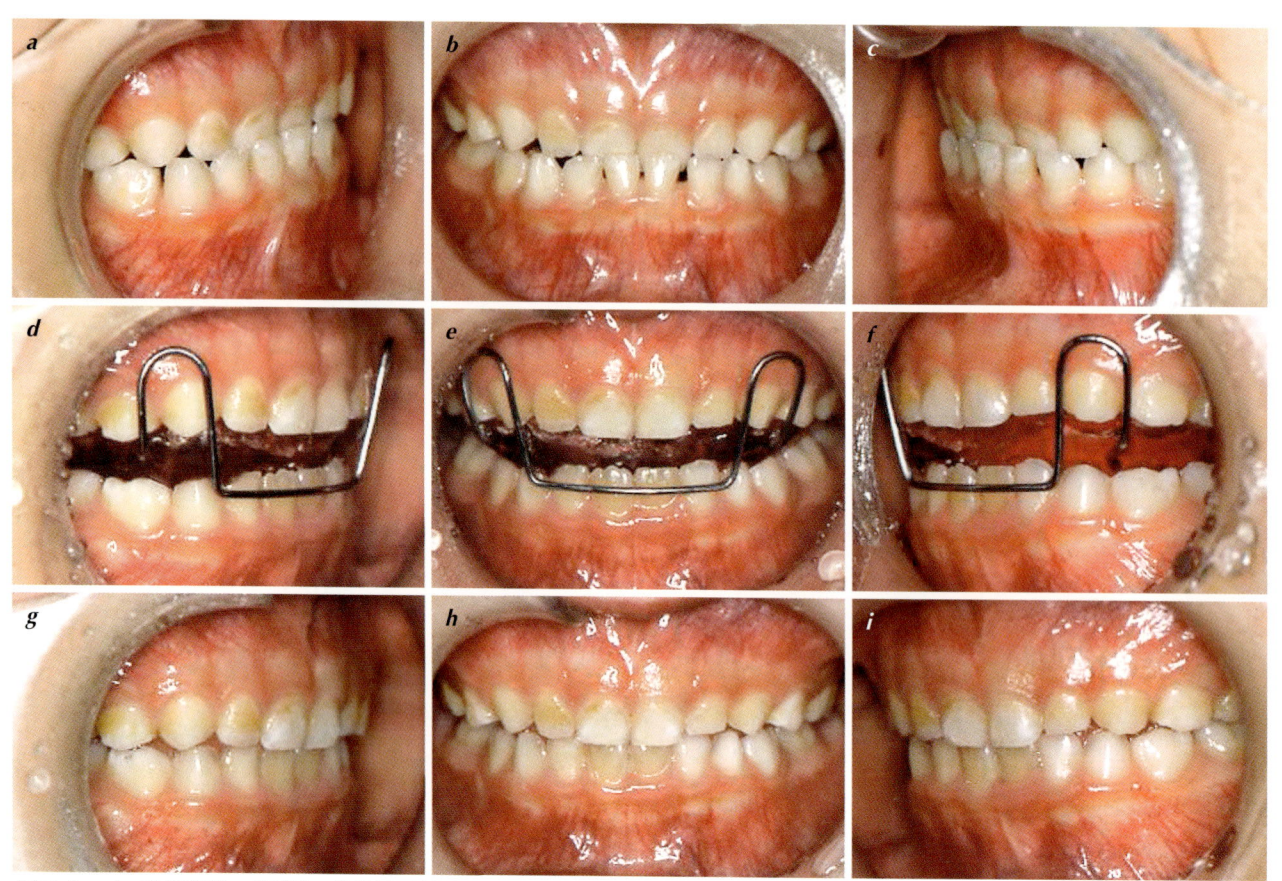

図12-2a～i 乳歯列期の歯槽性・機能性反対咬合に対するアクチバトール治療．*a～c*：乳歯列期の歯槽性・機能性反対咬合である．*d～f*：反対咬合治療用のアクチバトールを装着した．*g～i*：6か月後，反対咬合が改善した．

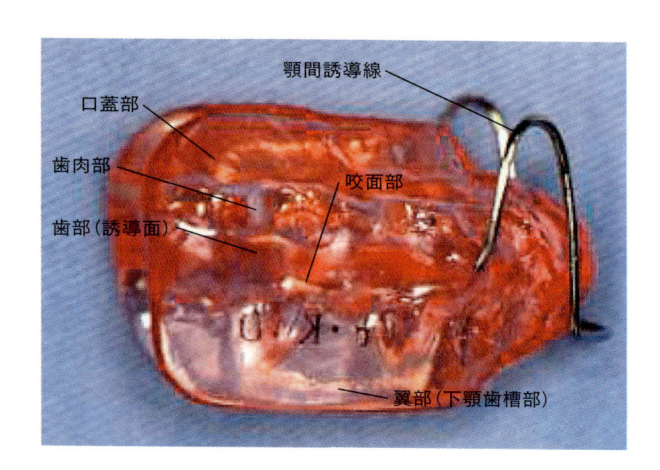

口蓋部
歯肉部
歯部（誘導面）
顎間誘導線
咬面部
翼部（下顎歯槽部）

図12-3 アクチバトールの基本構成．

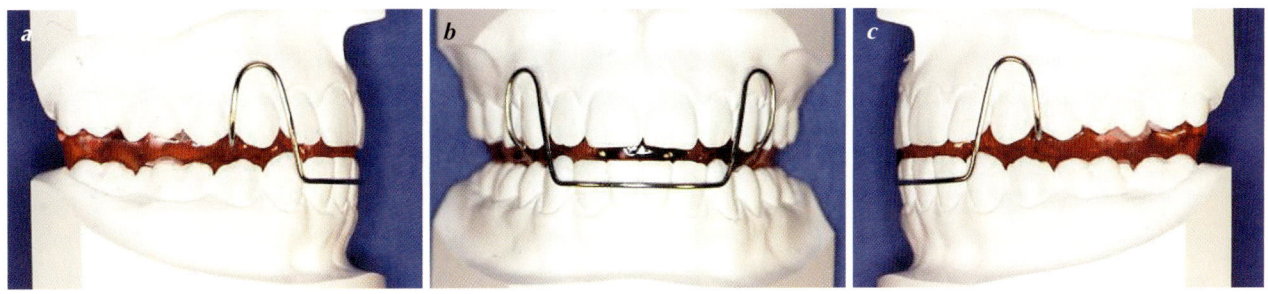

図12-4a～c　反対咬合治療用の構成咬合位．a：右側面観，b：正面観，c：左側面観．

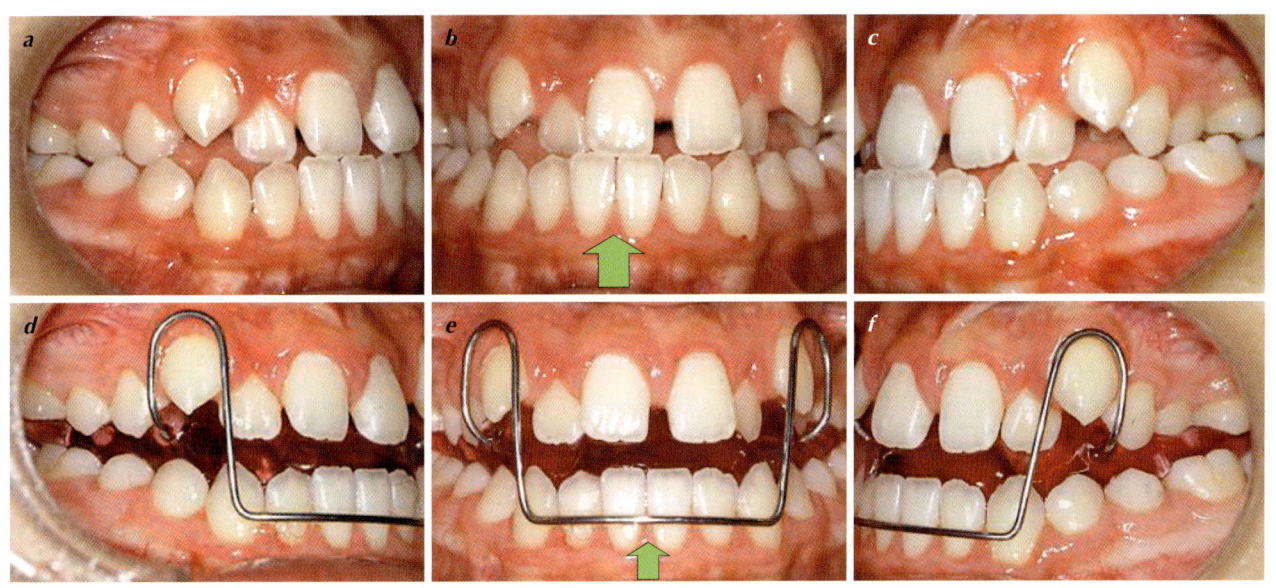

図12-5a～f　下顎側方偏位の構成咬合位．a～c：下顎右方偏位である．顔面正中は上顎右側中切歯の近心隣接面に一致していた．d～f：上顎右側中切歯の近心隣接面（顔面正中）と下顎歯列正中（下顎正中，矢印）を一致させて，構成咬合を採得した．

12-4 構成咬合の採得

　構成咬合とは，機能的矯正装置が筋の機能力を矯正力として利用できるように下顎の位置を変えた上下顎の特殊な対咬関係である．構成咬合には，反対咬合治療用と上顎前突治療用がある．本CHAPTERでは，反対咬合治療用の構成咬合を記載する．上顎前突治療用の構成咬合はCHAPTER13「バイオネーター」に記載する．

A．反対咬合治療用の構成咬合位

　前歯部ではオーバーバイトが－2～－3mm，オーバージェットが0mm，臼歯部では上下臼歯間垂直距離が3～4mm，第一大臼歯がⅠ級咬合になるように下顎を後方に位置づける．上下歯列の正中を一致させる（図12-4a～c）．上顎歯列正中と顔面正中が不一致な場合，または下顎歯列正中と下顎正中が不一致な場合には，顔面正中と下顎正中を一致させる（図12-5a～f）．

B．構成咬合採得の方法と注意事項

1）顎関節と筋の触診を行う．
2）オーバージェットが0mmになるように下顎を後方に誘導する．
3）この下顎後方位で最大開閉口運動を行い，顎関節を触診し，著しい顆頭の運動制限がないことを確認する．

12-4 構成咬合の採得

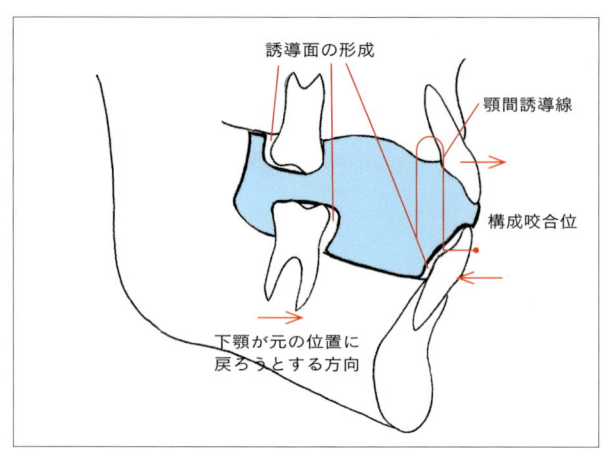

図12-6 誘導面の形成．反対咬合治療用アクチバトールの誘導面の形成は，上顎側方歯後方部，下顎側方歯前方部と切歯舌側部のレジンを削除する．

4) 下顎後方位での開閉口運動を数回行わせ，構成咬合位を記憶させる．
5) 上顎咬合面をバイトワックスにあらかじめ印記しておく．
6) 軟化したバイトワックスを上顎歯列上に置き，下顎をゆっくり後方位で閉口させる．
7) オーバーバイトが－2mmになったら，閉口を止めさせる．
8) 閉口運動時には，咬み込みすぎに注意する．
9) バイトワックスを口腔外に取り出し，診断用口腔模型上で上下対咬関係を確認する．

C．構成咬合採得用バイトワックス
1) パラフィンワックス一枚を馬蹄形状に巻いて使用する．
2) 上顎歯列弓に合わせて調整する．
3) 厚さは，前歯部が4mm程度，臼歯部が5〜7mm程度である．
4) 幅は上顎舌側咬頭を覆う5〜7mm程度である．
5) 長さは最後臼歯の近心部までである．

12-5 作用機序

1) 新しい下顎位（構成咬合位）への適応成長が生じ，顎骨の移動（骨格性の移動）が起きる．
2) 下顎が元の習慣性咬合位へ戻ろうとするときの筋の機能力が誘導線やレジン床に伝えられ，歯の移動（歯槽性の移動）が起きる．

12-6 装置の調整（誘導面の形成）

A．上顎
下顎は構成咬合位から前方の習慣性咬合位へ戻ろうとする．上顎側方歯後方部のレジンを削除すると，下顎とともに前方へ移動するアクチバトールは，上顎前歯を唇側傾斜する．上顎切歯舌面のレジン床に常温重合レジンを添加し，上顎切歯を唇側に傾斜する（図12-6）．

B．下顎
下顎側方歯前方部と切歯舌側部のレジンを削除すると，アクチバトールを置いて，下顎は習慣性咬合位へ戻ろうとするとき，顎間誘導線が下顎前歯を舌側傾斜する（図12-6）．

反対咬合治療用アクチバトールの誘導面形成では，上顎側方歯後方部，下顎側方歯前方部と切歯舌側部のレジンを削除する（図12-6）．

12-7 使用方法

1) 夜間就寝中に装着する．
2) 装着から1〜2週間程度は口腔外へ外れ易いが，それ以降は口腔内に安定する．
3) 口腔内に安定したら，誘導面を形成する．
4) 誘導面の形成では，上顎側方歯後方部，下顎側方歯前方部と切歯舌側部のレジンを削除する（図12-6）．
5) 装置に慣れてきたら，装着時間を長くする．
6) 装着時はできるだけ口を閉じ，鼻呼吸する．

CHAPTER 13

バイオネーター

13-1 概要

バイオネーター(bionator)は，Baltersが考案した機能的矯正装置である．本装置は，作製や使用方法が，他の機能的矯正装置に比べて，簡単であり，最も普及している．今日最も用いられているバイオネーターは，下顎の前方成長を促進するだけでなく，臼歯部を挺出し，咬合を挙上するように設計されている，いわゆる"カリフォルニアバイオネーター"である(*図13-1a～c*)．

本書では，CHAPTER12「アクチバトール」の概要で記載したように，乳歯列あるいは混合歯列の下顎後退型骨格性上顎前突，過蓋咬合，前歯部開咬の治療に(カリフォルニア)バイオネーターを第一選択装置にする．

13-2 装置の種類

バイオネーターは，下顎を前方に成長誘導し，垂直方向の効果により3タイプに分類される．

A．咬合挙上のためのバイオネーター(Bionator to open, California bionator, *図13-1a～c*)

1) 上下臼歯咬合面のレジンはほとんど歯と接触しないので，臼歯は垂直方向へ挺出し，咬合は挙上する．
2) ワイヤーとレジンは，前歯部を目的とした位置に保持する．

B．咬合を深くするためのバイオネーター(Bionator to close, *図13-1d～f*)

1) 上下臼歯咬合面のレジンは完全に歯と接触し，臼歯は垂直方向へ挺出しない．
2) 前歯部のレジンは，歯と接触していないので，前歯は挺出し，咬合は深くなる．

C．咬合を維持するためのバイオネーター

1) レジンとワイヤーは，完全にすべての歯と接触し，上下歯の垂直的距離を保ちながら，下顎を前方に成長誘導する．
2) 咬合挙上のためのバイオネーター(Bionator to open)を改変する．

13-3 適応症

A．咬合挙上のためのバイオネーター(Bionator to open, California bionator)

1) 乳歯列期・混合歯列期の下顎後退型骨格性上顎前突(*図4-3*, *図6-14, 20*, *図7-12*, *図13-2*)
2) 乳歯列期・混合歯列期の過蓋咬合(*図6-3, 28, 35*, *図13-3*)

13-3 適応症

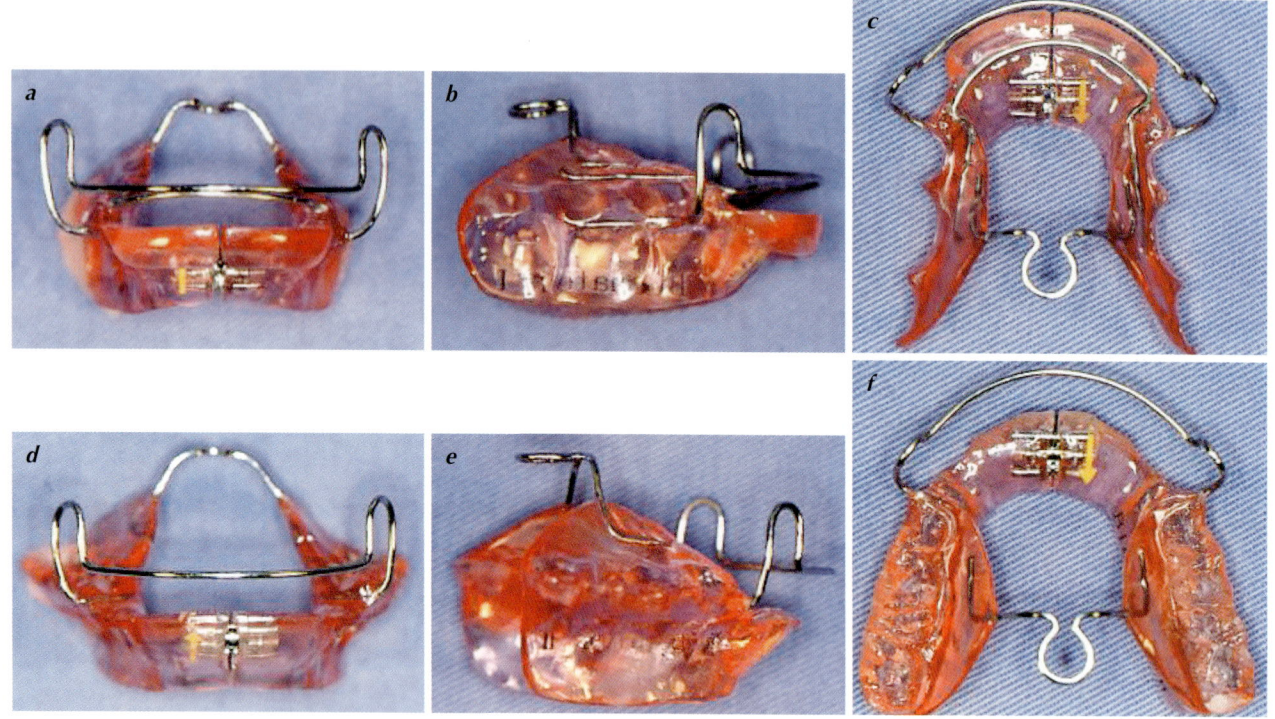

図13-1a～f バイオネーター．**a～c**：咬合挙上のためのバイオネーター(Bionator to open, California bionator)．**d～f**：咬合を深くするためのバイオネーター(Bionator to close)．

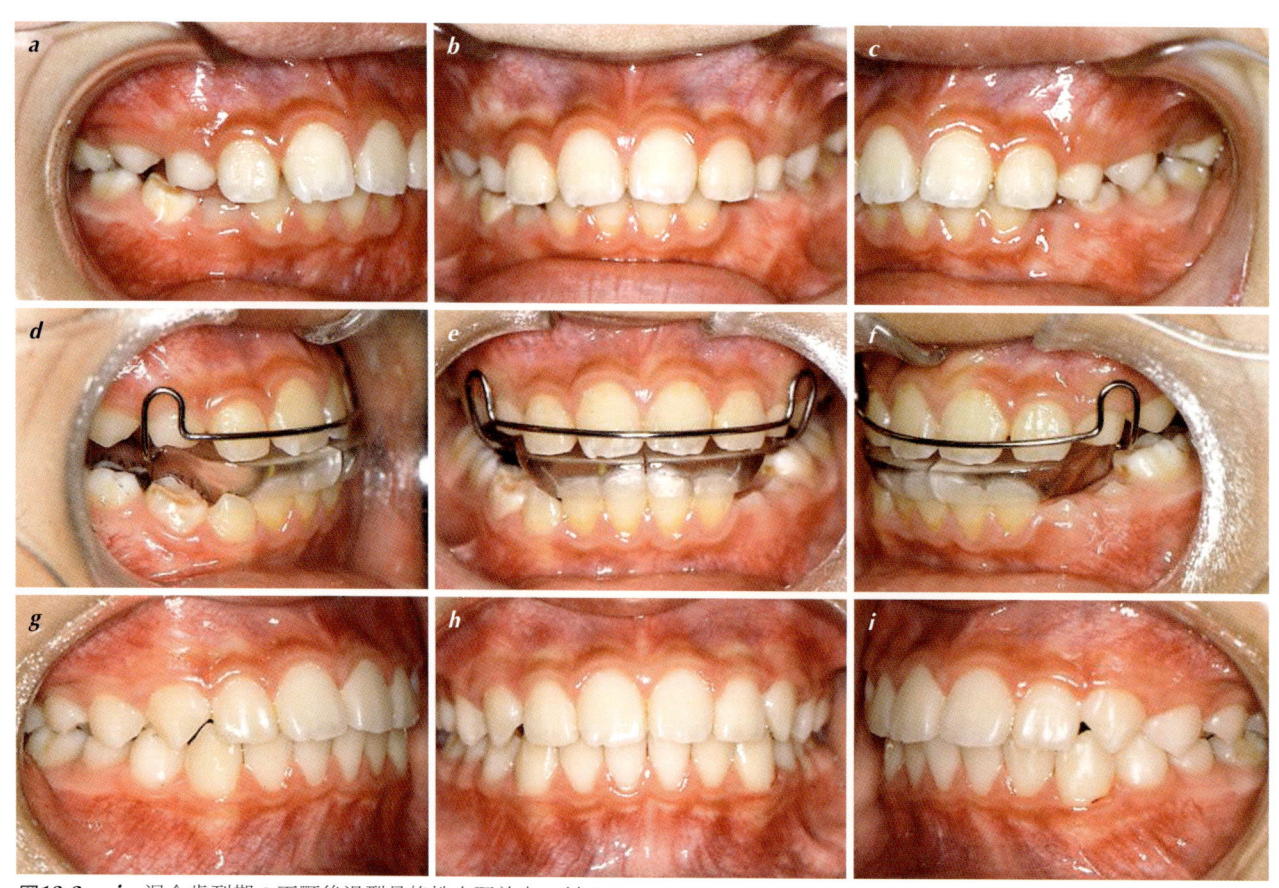

図13-2a～i 混合歯列期の下顎後退型骨格性上顎前突に対するバイオネーター治療．**a～c**：混合歯列期の下顎後退型骨格性上顎前突である．**d～f**：バイオネーター(Bionator to open, California bionator)を装着した．**g～i**：1年3か月後，下顎の後退が改善し，永久歯咬合になった．

216

CHAPTER13 バイオネーター

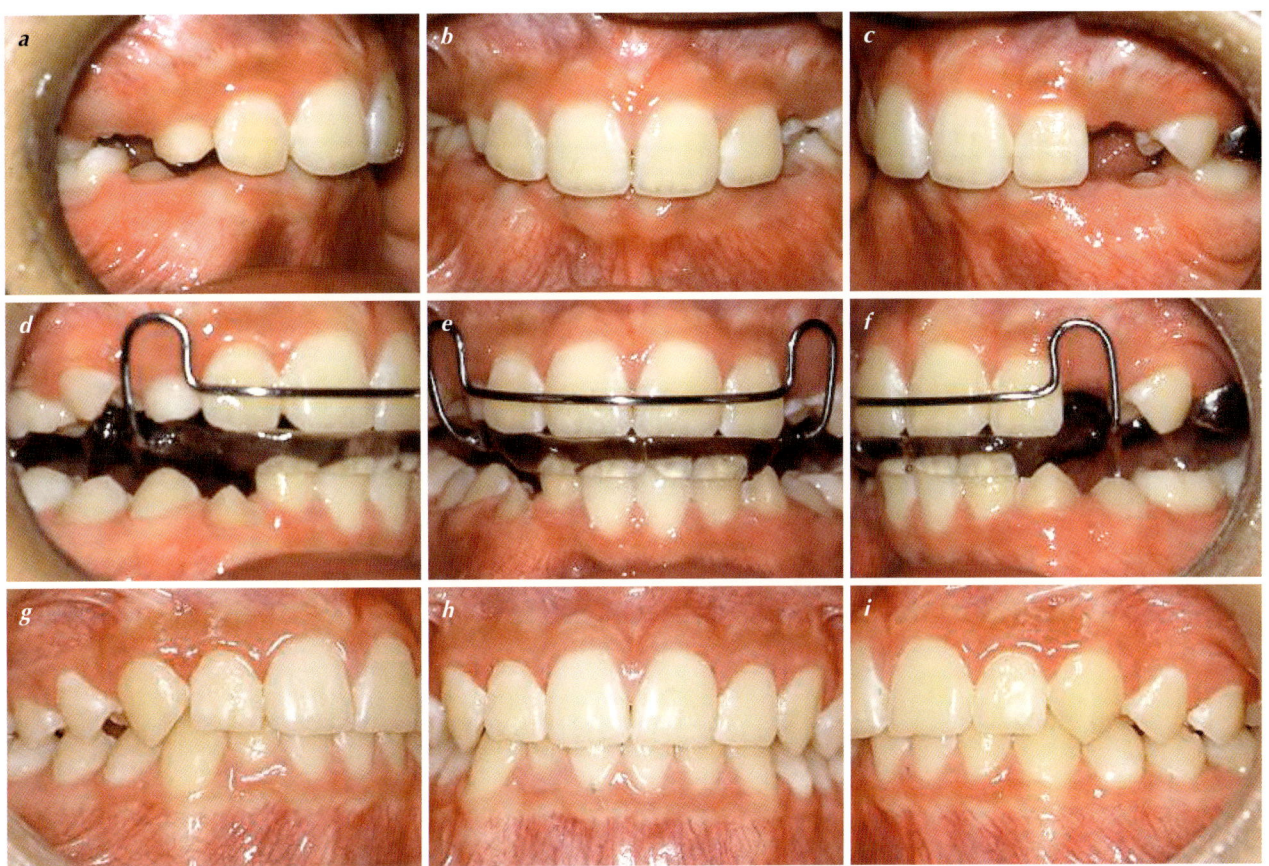

図13-3a〜i 混合歯列期の過蓋咬合に対するバイオネーター治療．*a〜c*：混合歯列期の過蓋咬合である．*d〜f*：バイオネーター（Bionator to open, California bionator）を装着した．*g〜i*：1年2か月後，過蓋咬合と下顎後退が改善し，永久歯咬合になった．

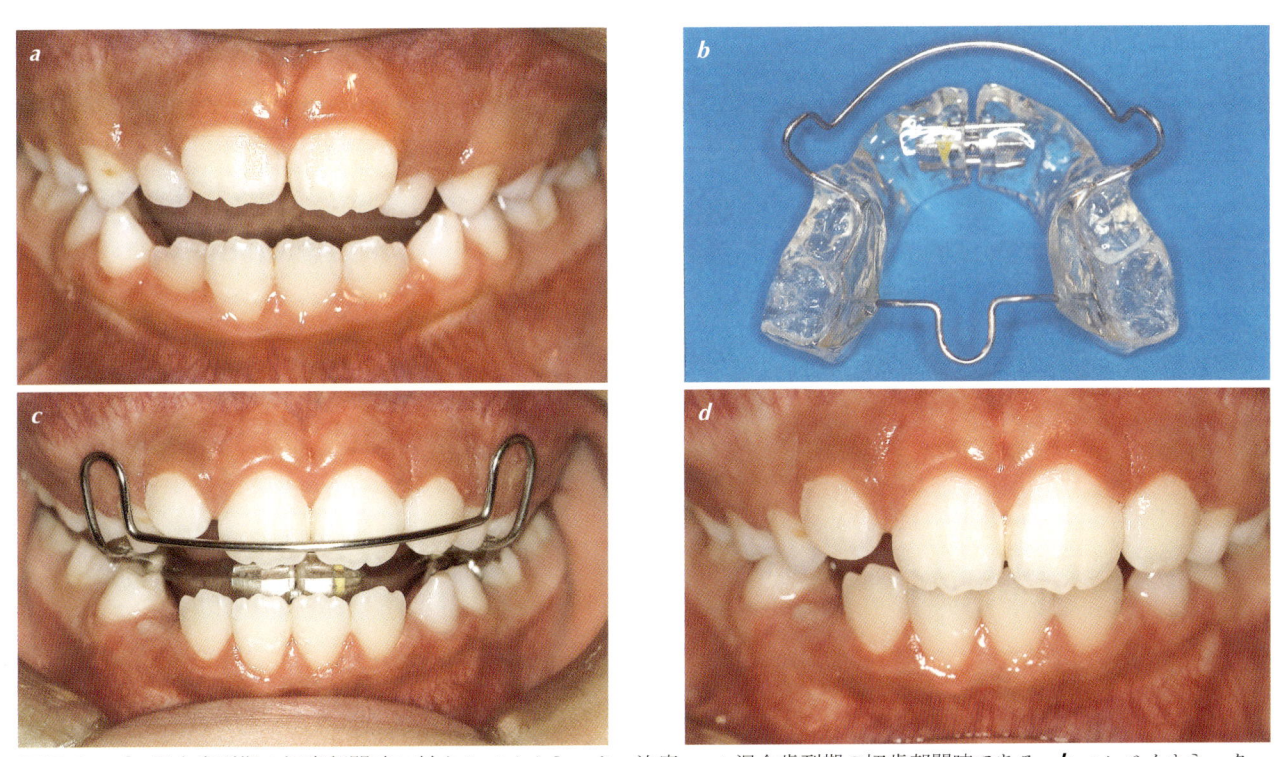

図13-4a〜d 混合歯列期の切歯部開咬に対するバイオネーター治療．*a*：混合歯列期の切歯部開咬である．*b, c*：バイオネーター（Bionator to close）を装着した．*d*：5か月後，切歯部開咬が改善した．

217

13-3 適応症

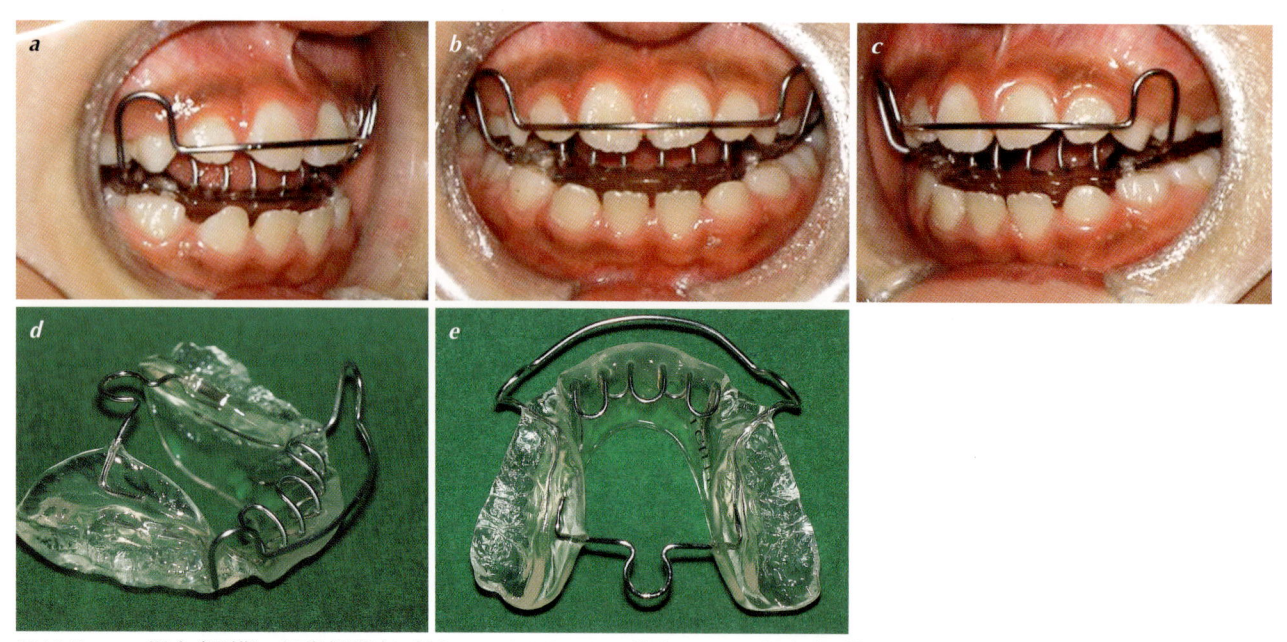

図13-5a〜e 混合歯列期の切歯部開咬に対するバイオネーター治療．*a〜c*：混合歯列期の切歯部開咬である．リンガルクリブ付きバイオネーター（Bionator to close）を装着した．*d, e*：リンガルクリブ付きバイオネーターを示す．

B．咬合を深くするためのバイオネーター（Bionator to close）

1）乳歯列期・混合歯列期の前歯部開咬（*図13-4, 5*）

ブ（lingual crib）を併用することもある（*図13-5*）．

歯列弓の側方拡大のために，拡大ネジが付加されているものもある（*図13-1*）．

13-4 装置の構成

本装置の基本構成は，レジン床部と金属線（ワイヤー）である．

レジン床は，口蓋部（口蓋に接する部分），歯肉部（歯肉に接する部分），歯部（誘導面，臼歯歯冠の舌側と前歯舌側に接する部分），咬面部（臼歯咬合面に接する部分），翼部（下顎歯槽部，下顎の舌側歯槽部に接する部分）から成る（*図13-1*）．バイオネーターは，アクチバトールに比べてレジン床が小さい．インサイザル（切歯）キャップは，上下切歯の萌出や下顎切歯の唇側傾斜を防止し，バイオネーター（Bionator to open, Calfornia bionator）を口腔内に安定する（*図13-1a〜c*）．

Bionator to open の金属線には，上顎唇側線（ラビアルワイヤー），上顎舌側線（リンガルワイヤー），パラタルワイヤー（*図13-1a〜c*）がある．Bionator to close の金属線には，上顎唇側線（ラビアルワイヤー）とパラタルワイヤーがあり（*図13-1d〜f*），リンガルクリ

13-5 構成咬合の採得

構成咬合とは，機能的矯正装置が筋の機能力を矯正力として利用できるように下顎の位置を変えた上下顎の特殊な対咬関係である．構成咬合には，反対咬合治療用の構成咬合と上顎前突治療用の構成咬合がある．バイオネーターの構成咬合は，上顎前突治療用である．構成咬合位は，Bionator to open，Bionator to close ともに同じである．反対咬合治療用の構成咬合は，CHAPTER12「アクチバトール」に記載した．

A．上顎前突治療用の構成咬合位

前歯部ではオーバーバイトが－2〜－3mm，オーバージェットが1〜2mm，臼歯部では上下臼歯間垂直距離が3〜4mm，第一大臼歯がⅠ級咬合になるように下顎を前方に位置づける．混合歯列後期では，さらに下顎を前方に位置づけ，オーバー

CHAPTER13 バイオネーター

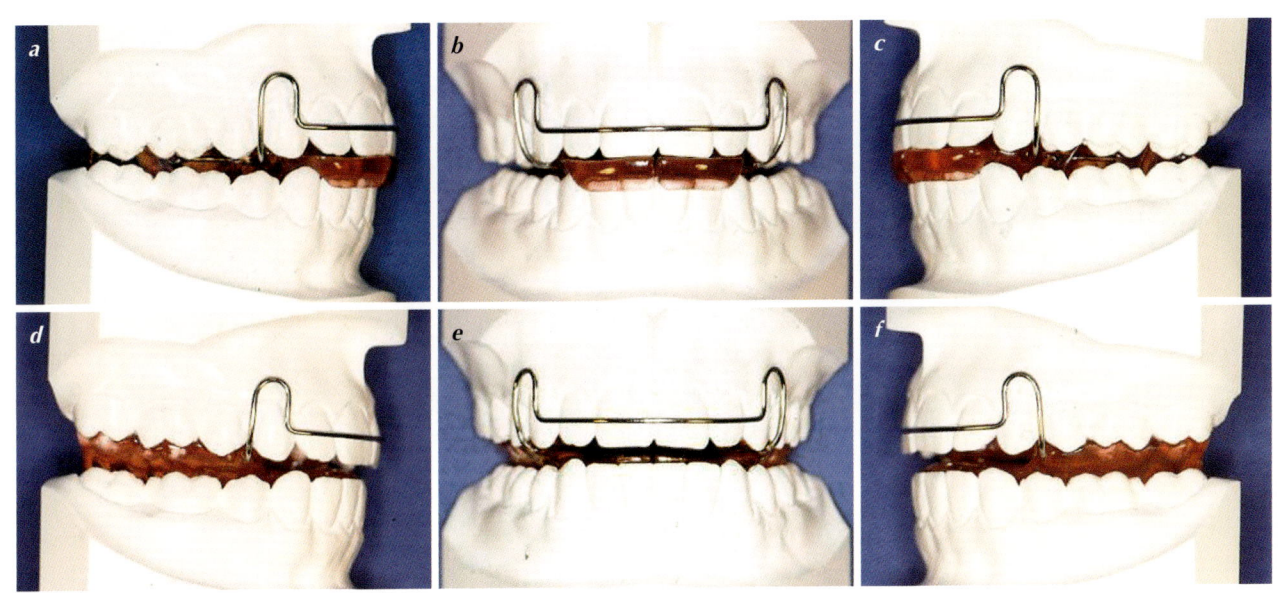

図13-6a〜f 上顎前突治療用の構成咬合位. **a**〜**c**：Bionator to open, California bionator 構成咬合位(**a**：右側面観, **b**：正面観, **c**：左側面観). **d**〜**f**：Bionator to close の構成咬合位(**d**：右側面観, **e**：正面観, **f**：左側面観). 構成咬合位は，Bionator to open, Bionator to close ともに同じである.

ジェットを0mm程度にする(**図6-20**). 上下歯列の正中を一致させる(**図13-6a〜f**). 上顎歯列正中と顔面正中が不一致な場合，または下顎歯列正中と下顎正中が不一致な場合には，顔面正中と下顎正中を一致させる.

B．構成咬合採得の方法と注意事項
1) 顎関節と筋の触診を行う.
2) オーバージェットが1〜2mmになるように下顎を前方に移動する.
3) この下顎前方位で最大開閉口運動を行い，顎関節を触診し，顆頭の運動制限がないことを確認する.
4) 下顎の開閉口運動制限がある場合には，前方移動量を減少し，下顎の前方成長誘導を2回程度に分けて段階的に行う.
5) 下顎前方位での開閉口運動を数回行わせ，構成咬合位を記憶させる.
6) 上顎咬合面をバイトワックスにあらかじめ印記しておく.
7) 軟化したバイトワックスを上顎歯列上に置き，下顎をゆっくり前方位で閉口させる.
8) オーバーバイトが−2mmになったら，閉口を止めさせる.
8) 閉口運動時には，下顎の後退や咬み込みすぎに注意する.
9) バイトワックスを口腔外に取り出し，診断用口腔模型上で上下対咬関係を確認する.

C．構成咬合採得用バイトワックス
1) パラフィンワックス一枚を馬蹄形状に巻いて使用する.
2) 上顎歯列弓に合わせて調整する.
3) 厚さは，前歯部が4mm程度，臼歯部が5〜7mm程度である.
4) 幅は上顎舌側咬頭を覆う5〜7mm程度である.
5) 長さは最後臼歯の近心部までである.
6) 後方部の幅や長さが大きい場合には，構成咬合採得時に下顎が後退しやすいので注意する.

13-6 作用機序

1) 新しい下顎位(構成咬合位)への適応成長が生じ，下顎が前方へ移動する.
2) 下顎が元の習慣性咬合位に戻ろうとするときの

13-6　作用機序

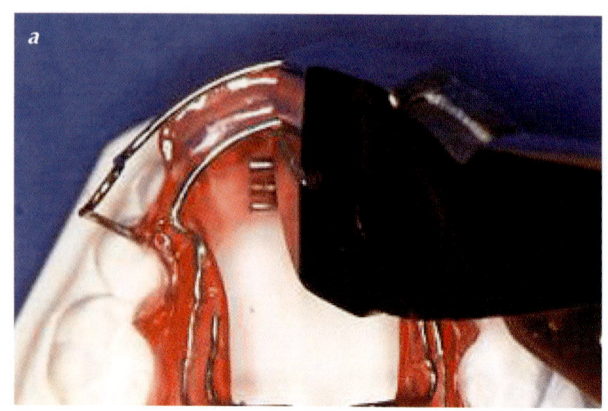

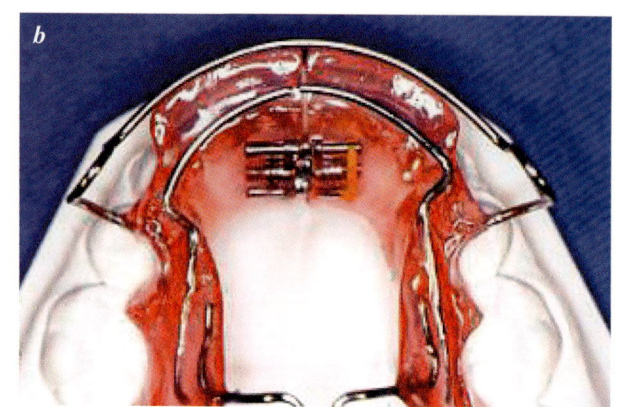

図13-7a, b　拡大ネジの調整．Bionator to open は，拡大ネジを拡大する前に，ワイヤーニッパーを用いて(**a**)，リンガルワイヤーを中央部で切断する(**b**)．

筋の機能力が金属線やレジン床に伝えられ，上顎切歯が舌側傾斜し，上顎の成長抑制（後退）を認めることもある．
3）誘導面を調整して，歯を萌出誘導する．

13-7 装置の調整

装置の調整は，誘導面の形成，オクルーザルテーブルの作製，拡大ネジの拡大によって行う．

A．誘導面の形成，オクルーザルテーブルの作製

a．咬合挙上のためのバイオネーター(Bionator to open, California bionator)

誘導面の形成とオクルーザルテーブルの作製により，臼歯の萌出誘導をコントロールする．

下顎側方歯前方部の誘導面レジンを削除して，下顎側方歯を近心へ萌出誘導する．上顎側方歯後方部の誘導面レジンを削除して，上顎側方歯を遠心へ萌出誘導する．II級不正咬合の治療では，下顎臼歯を挺出させ，上顎臼歯の前下方へ萌出を防ぐ．臼歯の萌出誘導では，歯頚部レジンも削除する．

下顎の前方成長誘導と臼歯の萌出誘導により，咬合が挙上した場合には，過度な咬合挙上により開咬になるのを避けるため，オクルーザルテーブルを作製する．オクルーザルテーブルレジンにすべての歯を接触させ，上下臼歯の自由な萌出（挺出）を防ぐ(図**6-20, 35**)．その後，特定歯の選択的萌出（挺出）には，

オクルーザルテーブルを削除する．

b．咬合を深くするためのバイオネーター(Bionator to close)

すべての臼歯を咬合面間レジンに接触させ，臼歯を固定し，臼歯の萌出誘導を行わない．下顎前歯部レジンを削除し，下顎前歯の挺出を促進する．

B．拡大ネジの拡大

バイオネーターが口腔内で安定し，下顎が前方に誘導された後に，拡大を開始する．拡大には拡大ネジを用いる．拡大量は，1か月に 1/4〜2/4 回転(0.2mm〜0.4mm)である．拡大開始時には，Bionator to open のリンガルワイヤーを中央部で切断する(図**13-7a, b**)．拡大が不要な臼歯部は，誘導面，歯肉部のレジンを削除する．

13-8 使用方法

1）夜間就寝中に装着する．
2）装着から1〜2週間程度は口腔外へ外れ易いが，それ以降は口腔内に安定する．
3）口腔内に安定したら，調整を開始する．
4）装置の調整では，誘導面の形成，オクルーザルテーブルの作製，拡大ネジの拡大を行う．
5）装置に慣れてきたら，装着時間を長くする．
6）装着時はできるだけ口を閉じ，鼻呼吸する．

CHAPTER 14

クワドヘリックス

14-1 概　要

　クワドヘリックスは，四角形（クワード，quad）の4隅に螺旋（ヘリックス，herix）をもつワイヤーを有する緩徐拡大装置である（図14-1a, b）．本装置は，狭窄している上顎歯列を側方あるいは前方へ拡大する．歯列弓の拡大は，グラム単位の力を利用して，数か月から数年にわたって徐々に行う．歯は歯槽突起の中で移動する．

14-2 装置の種類

　本装置には，着脱の可否により，固定式と可撤式があり，拡大する部位によって，側方拡大用と側方・前方拡大用がある．側方拡大用クワドヘリックスは，上顎側方歯を頬側へ拡大する（図14-1a）．側方・前方拡大用クワドヘリックスは，上顎側方歯を頬側へ，上顎切歯を唇側へ拡大する（図14-1b）．

14-3 適応症

1）乳歯列期・混合歯列期の歯槽性・機能性交叉咬合（図8-11, 18，図14-2）．
2）乳歯列期・混合歯列期の骨格性交叉咬合（図8-11）．
3）乳歯列期・混合歯列期の歯槽性・機能性反対咬合．
4）上顎歯列の狭窄．
5）上顎第一大臼歯の遠心頬側回転（捻転）．
6）上顎前方牽引装置の口腔内装置（図3-22，図5-43, 51）．

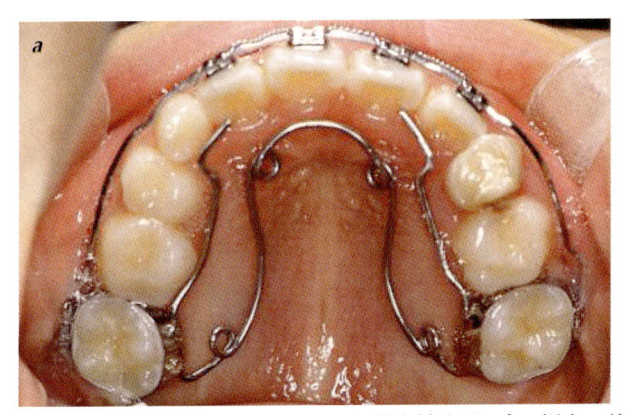

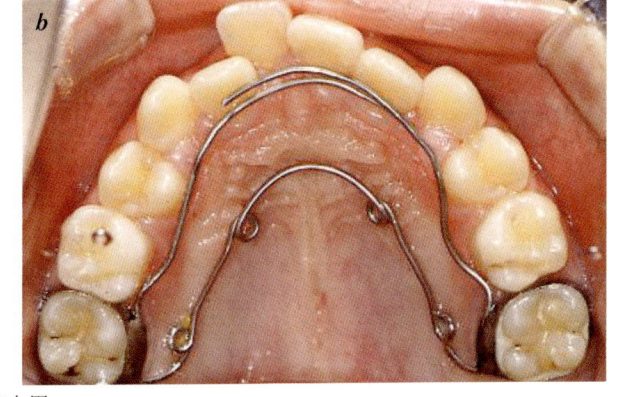

図14-1a, b　クワドヘリックス．a：側方拡大用．b：側方・前方拡大用．

14-3 適応症

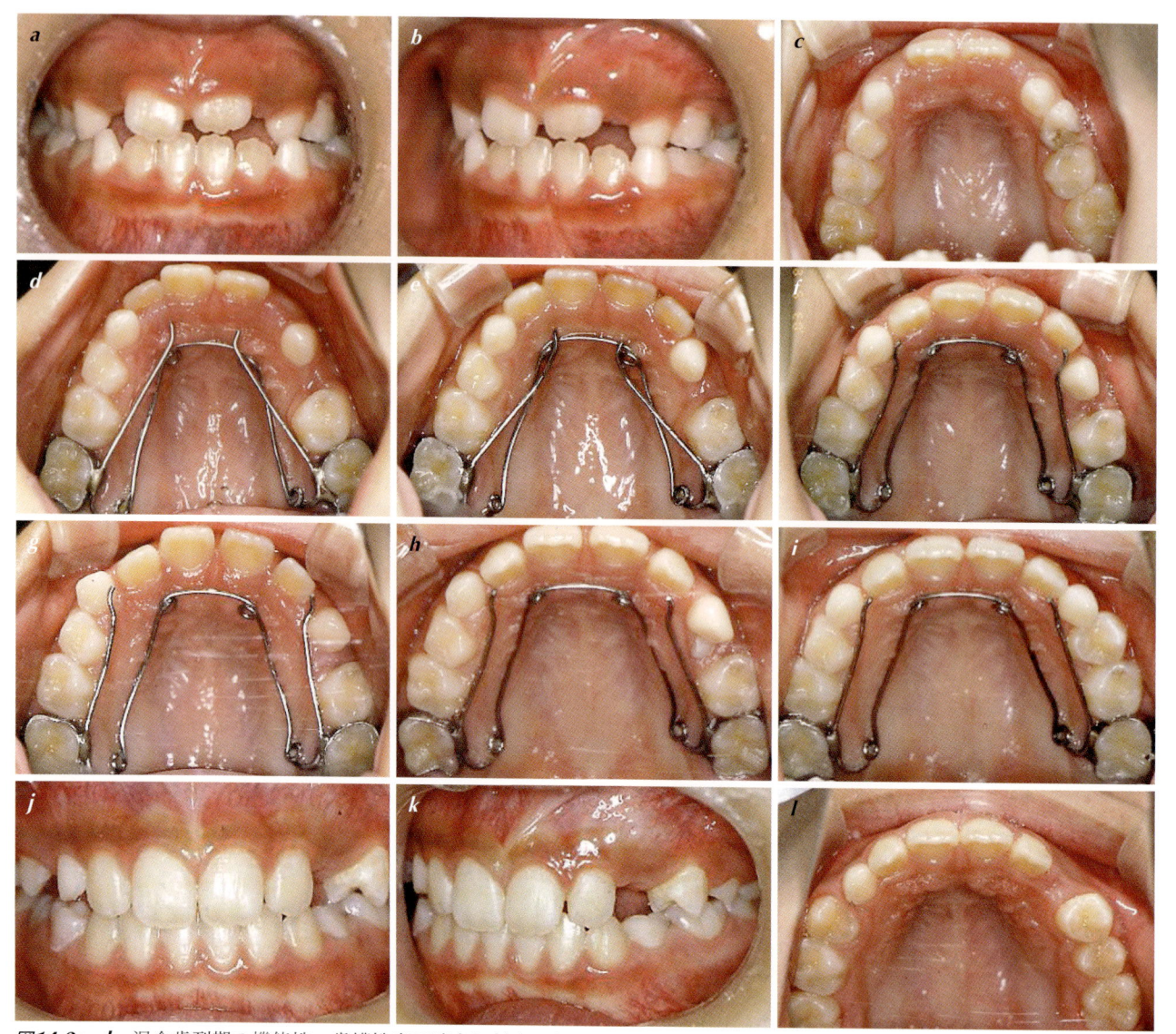

図14-2a~l 混合歯列期の機能性・歯槽性交叉咬合に対するクワドヘリックス治療．**a~c**：混合歯列期の機能性・歯槽性交叉咬合(片側性)である．上顎歯列は狭窄していた．上下歯列正中は不一致であった．**d~f**：クワドヘリックスを用いて，第一大臼歯の遠心頰側回転を改善した．**g~i**：第一大臼歯の遠心頰側回転が改善した後，乳側方歯を側方拡大した．**j~l**：クワドヘリックス治療開始から2年8か月後，交叉咬合と上顎歯列の狭窄は改善した．上下歯列正中は一致した．

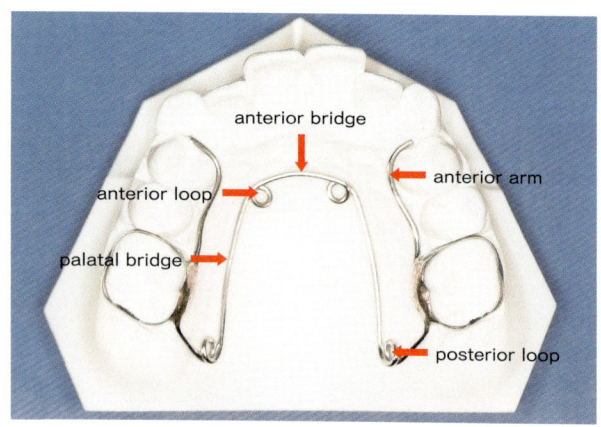

図14-3 装置の構成．

14-4 装置の構成

本装置の構成は，四角形(クワド，quad)の4隅に螺旋(ヘリックス，helix)をもつワイヤーと維持バンドである．

ワイヤーはヘリックス(helix, loop；anterior loop, posterior loop)，ブリッジ(bridge；anterior bridge, palatal bridge)，アンテリアアーム(anterior arm)から成る(図14-3)．ワイヤーには側方拡大用クワドヘリックスで0.7mm あるいは0.9mm，側方・前方拡大用クワドヘリックスで0.7mm を使用する．

222

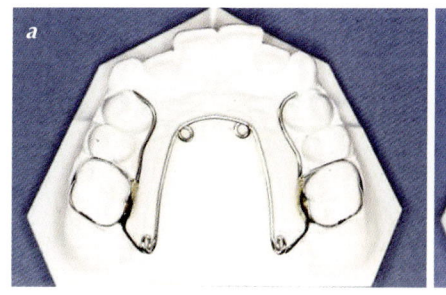

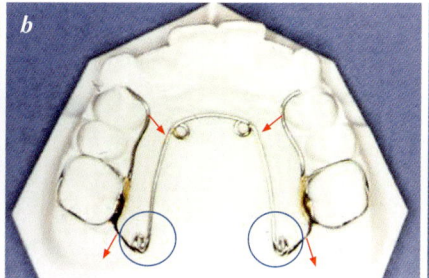

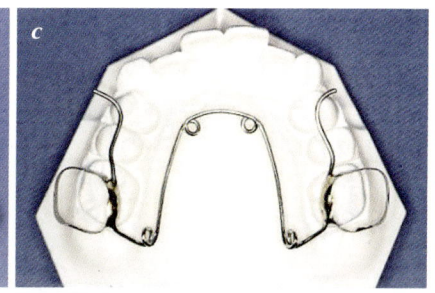

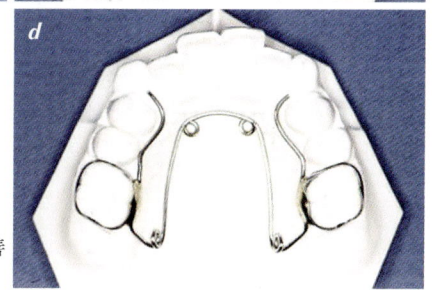

図14-4a～x クワドヘリックスの調整(活性化). **a～d**：第一大臼歯回転(捻転)の改善(装着前に口腔外で行う).

14-5 作用機序

クワドヘリックスは、上顎第一大臼歯の回転(捻転)を改善し、ついで、側方歯の側方拡大と切歯の前方拡大を行う。上顎歯列の側方・前方拡大中に、上顎第一大臼歯の歯根を頬側に回転する。

A．第一大臼歯回転(捻転)の改善

咬合異常では、上顎第一大臼歯が近心舌側へ回転(mesiolingual rotation)、すなわち、遠心頬側へ回転(distobuccal rotation)している。上顎歯列を側方・前方拡大する前に、上顎第一大臼歯の回転を改善する。上顎第一大臼歯を近心頬側へ回転(mesiobuccal rotation)、すなわち、遠心舌側へ回転(distolingual rotation)する。この回転は、歯列弓長を増加する。

B．側方歯の頬側移動(上顎歯列の側方拡大)

上顎第一大臼歯の回転(捻転)が改善した後に、上顎側方歯の側方拡大を行う。後方歯から前方歯へanterior armを接触させ、後方歯から側方歯を側方拡大する。

C．切歯の前方拡大と大臼歯のトルク

上顎第一大臼歯の回転(捻転)が改善し、上顎側方歯が側方拡大した後に、切歯にanterior armを接触させ、切歯を前方拡大する。

上顎側方歯の側方拡大中には、上顎第一大臼歯の歯冠が頬側へ回転し、舌側咬頭が挺出することがある。上顎第一大臼歯の歯根を頬側に回転して、第一大臼歯歯冠の頬側回転を改善する。

14-6 装置の調整(活性化)

A．装着前の調整(第一大臼歯回転の改善；口腔外で行う)

1) ヤングプライヤーを用いて、上顎歯舌側面に接触していたanterior armを舌側面から2～3mm離す(**図14-4a, b**).

2) ヤングプライヤーを用いて、固定歯(第一大臼歯)が近心頬側へ回転するようにposterior loopを調整する(**図14-4b, c**).

3) 口腔内に装着した状態では、anterior armが舌側面から2～3mm離れる(**図14-4a, d**).

B．装着後の調整(第一大臼歯回転の改善と上顎歯列の側方拡大；口腔内で行う)

1) 1～2か月間は装着前の活性化の効果を確認する.

2) 装着から1～2か月後、第一大臼歯回転(捻転)の改善が不十分な場合には、ループフォーミン

14-6 装置の調整（活性化）

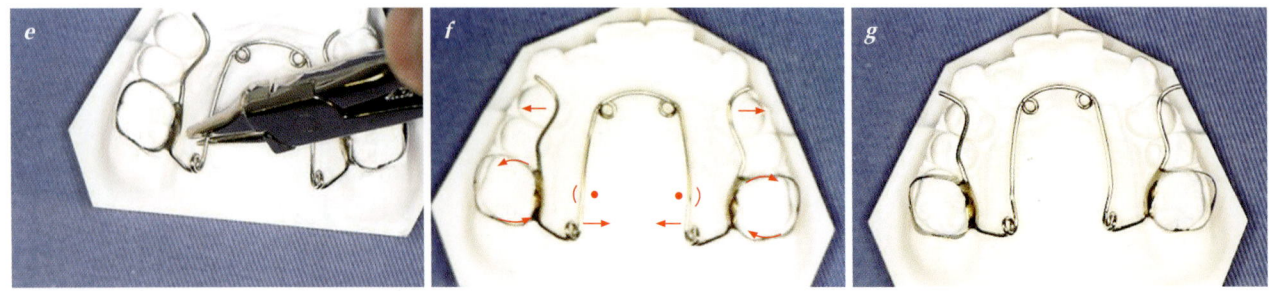

e~g：第一大臼歯回転（捻転）の改善（装着後に口腔内で行う）．

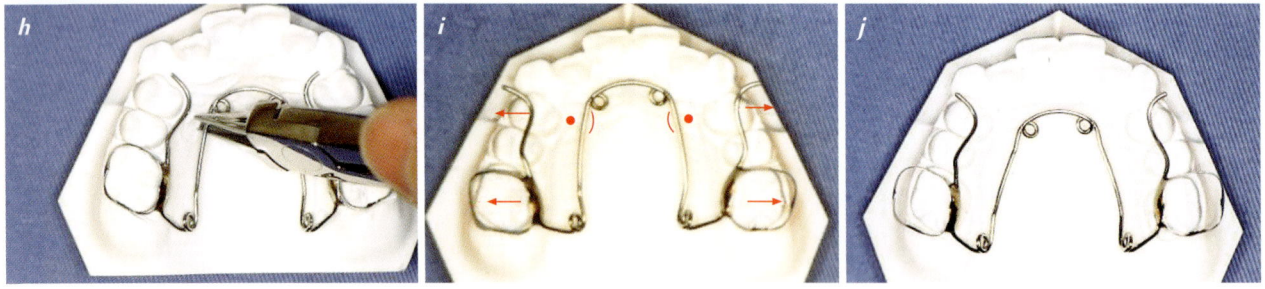

h~j：第一大臼歯の拡大．

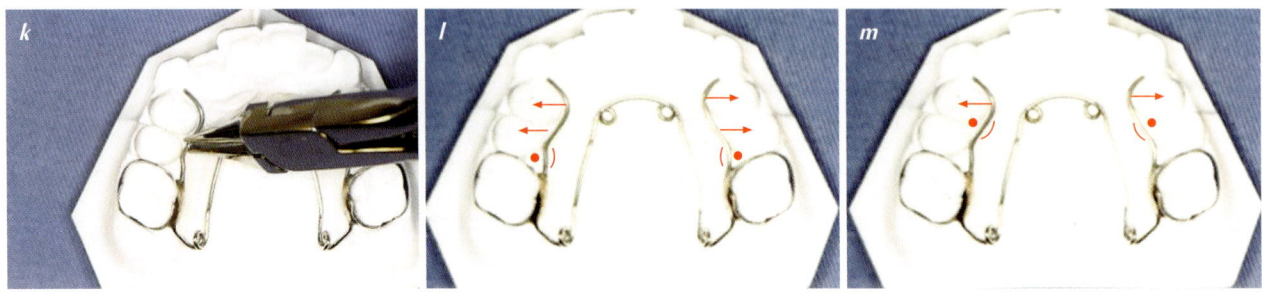

k~m：anterior arm の調整による上顎歯列の側方拡大．

グプライヤー（スリージョーワイヤーベンディングプライヤー）を用いて，palatal bridge の後方部を外側に凸になるように強く口腔内で屈曲し，第一大臼歯の捻転を改善する（*図14-4e, f*）．

3）第一大臼歯捻転の改善に伴い，anterior arm が側方歯舌面に接触するので，anterior arm を舌面から離す（*図14-4f, g*）．

4）第一大臼歯は，捻転の改善に伴い，口蓋側へ転位し，狭窄する（*図14-4f, g*）．

5）したがって，palatal bridge の後方部を外側に凸に屈曲すると同時に，ループフォーミングプライヤー（スリージョーワイヤーベンディングプライヤー）を用いて，palatal bridge の前方部を内側に凸になるように弱く口腔内で屈曲し，第一大臼歯を拡大する（*図14-4h~j*）．

6）第一大臼歯の捻転が改善し，その拡大がさらに必要な場合には，5）と同様に，単独で，palatal bridge の前方部を内側に凸に弱く屈曲する．

7）上顎第一大臼歯の回転（捻転）が改善した後に，口腔内で，後方歯から前方歯へ anterior arm を接触させ，後方歯から側方歯を側方拡大する（*図14-4k~m*）．

8）適宜，anterior arm を調整し，持続的に上顎側方歯を側方拡大する．

9）上顎歯列の側方拡大が anterior arm の調整で困難な場合には，スリージョーワイヤーベンディングプライヤー（ループフォーミングプライヤー）を用いて，anterior bridge を内側に凸になるように非常に弱く屈曲し，側方歯を拡大することもある（*図14-4n~p*）．

10）上顎第一大臼歯の捻転が改善し，上顎側方歯が側方拡大した後に，ループフォーミングプライヤー（スリージョーワイヤーベンディングプライヤー）を用いて，anterior arm を調整し，切歯に接触させ，切歯を前方拡大する．

11）必要に応じて，クワドヘリックスを撤去し，口

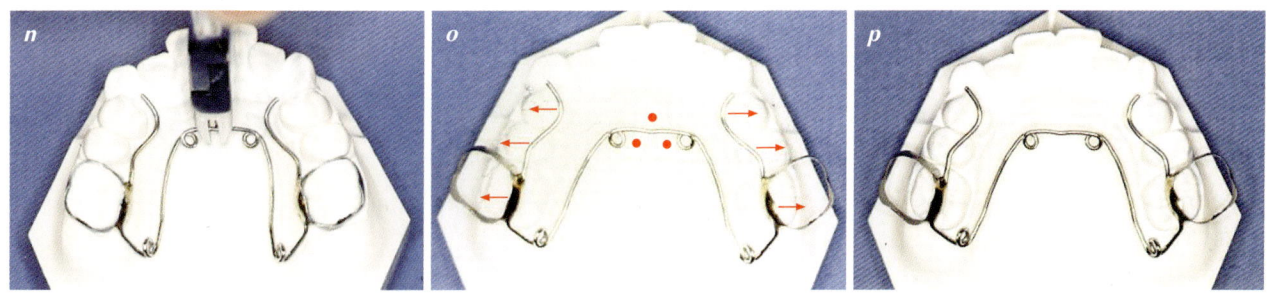

CHAPTER14 クワドヘリックス

n~p：anterior bridge の調整による上顎歯列の側方拡大．

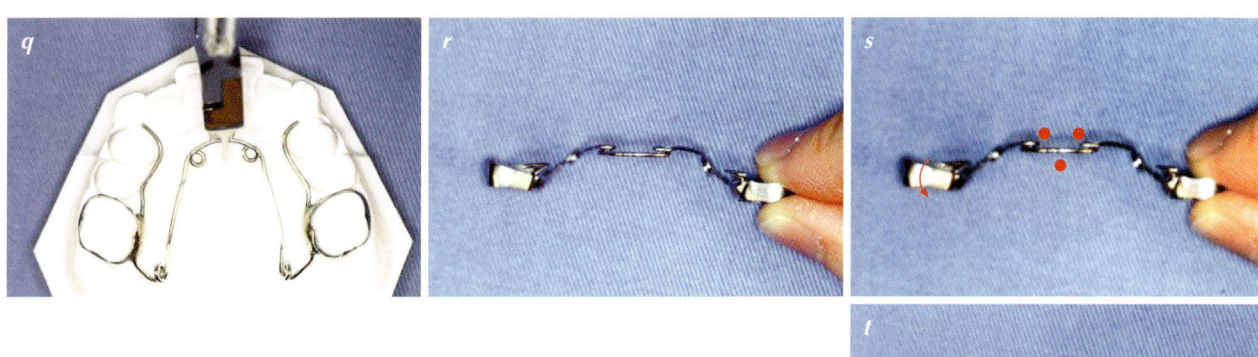

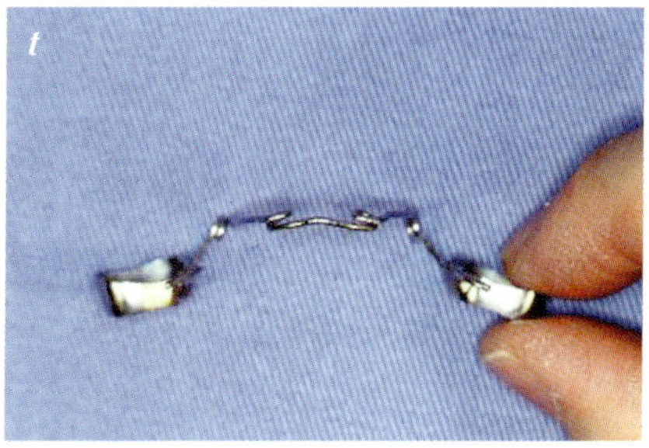

q~t：anterior bridge の調整による第一大臼歯歯根の頬側回転．

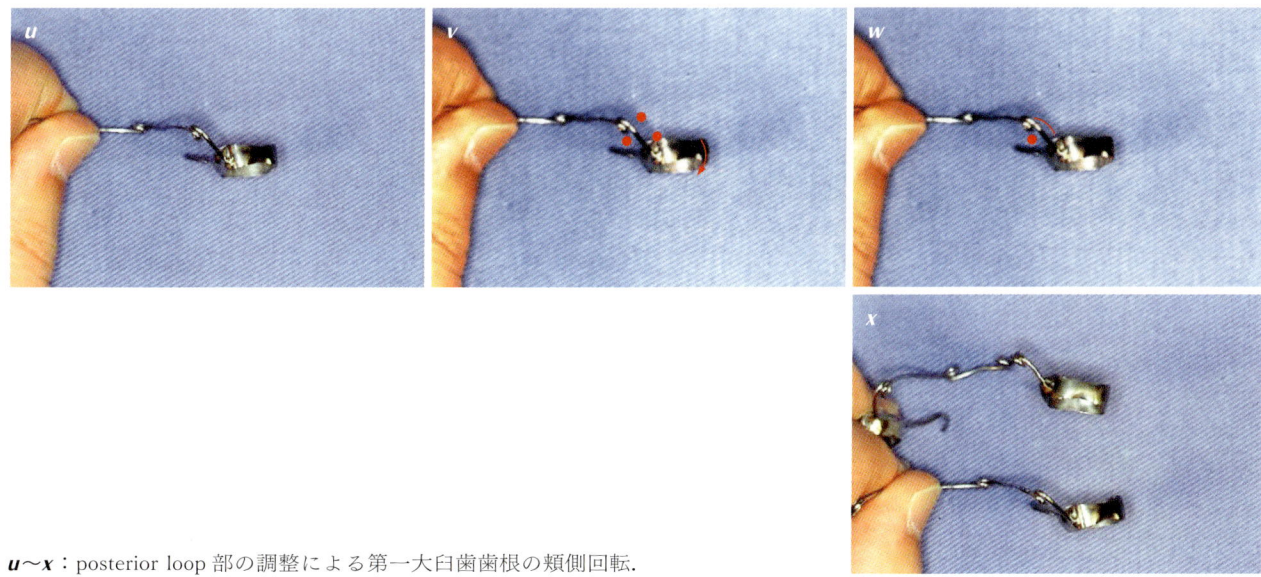

u~x：posterior loop 部の調整による第一大臼歯歯根の頬側回転．

腔外でその調整を確認する．

C．装着後の調整（大臼歯のトルク；口腔内あるいは口腔外で行う）

1）第一大臼歯は，拡大に伴い，歯冠が頬側へ回転

(crown buccal rotation) し，舌側咬頭が挺出することがある．

2）スリージョーワイヤーベンディングプライヤーを用いて，口腔内で anterior bridge の中央部を上方に凸になるように屈曲し，大臼歯の歯根

225

14-6 装置の調整（活性化）

を頬側に移動（回転，トルク，buccal root torque）し，第一大臼歯歯冠の頬側回転を改善する（*図14-4q〜t*）.

3）スリージョーワイヤーベンディングプライヤー（ループフォーミングプライヤー）を用いて，口腔外で posterior loop 部を上方に凸になるように屈曲し，大臼歯の歯根を頬側に移動する（*図14-4u〜x, x* は上部が調整後，下部が調整前である）.

14-7 使用方法（注意事項）

1）posterior loop で舌に疼痛を訴えることがある．posterior loop が口蓋粘膜から離れていることが原因である．

2）anterior loop が粘膜に埋入しやすい．palatal bridge の曲率不足が原因であることが多い．

CHAPTER 15

上顎前方牽引装置

15-1 概要

上顎前方牽引装置は，成長期にある上顎に顎整形力を作用し，上顎の前方成長を促進する顎外固定装置である(*図15-1*)．

15-2 適応症

1）乳歯列期・混合歯列期の上顎後退型骨格性反対咬合(*図5-42, 43*)．
2）下顎切歯の舌側傾斜を伴う骨格性反対咬合(*図5-50, 51*)．
3）唇顎口蓋裂．
4）混合歯列期の反対咬合・開咬傾向の叢生(*図3-21, 22*)．

15-3 装置の構成

本装置の基本構成は，口腔外装置，口腔内装置，この両者を連結するエラスティックである．

A．口腔外装置

口腔外装置には，前額部とオトガイ部が固定になるボウタイプ(*図15-1a～c*)とフェイシャルマスクタイプ(*図15-1d～f*)，後頭部とオトガイ部が固定になるチンキャップタイプ(*図15-1g～i*)がある．

B．口腔内装置

口腔内装置には，舌側弧線装置(*図15-2a, b*)，ホールディングアーチ(*図15-2c, d*)，クワドヘリックス(*図15-2e, f*)，床型矯正装置(*図15-2g, h*)，セクショナルブラケット装置などを用いる．

C．エラスティック

エラスティックは，口腔外装置と口腔内装置の大臼歯部あるいは犬歯部のフックとを連結する．牽引方向は，上顎咬合平面と平行である．大臼歯部から牽引すると，固定第一大臼歯が挺出し，オーバーバイトが減少するので注意する．

エラスティックの牽引力(矯正力)は，400g程度である．

15-4 作用機序

上顎前方牽引装置は，上顎の縫合性成長を促進する．上顎の牽引力に対する反作用の矯正力が，下顎の成長を抑制したり，下顎切歯や下顎結合部を舌側傾斜したりする．

15-4 作用機序

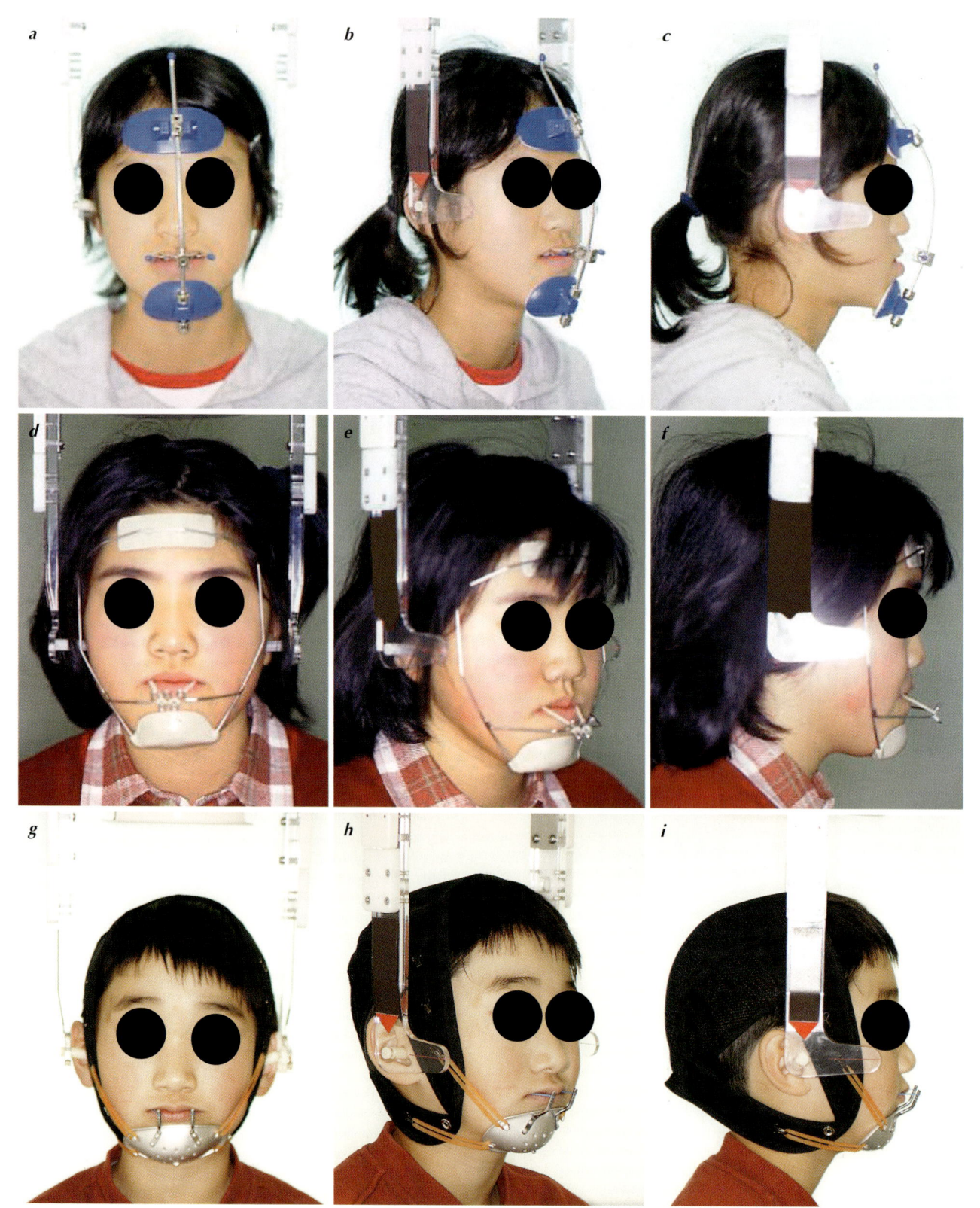

図15-1a〜i　上顎前方牽引装置の口腔外装置．**a〜c**：ボウタイプ．**d〜f**：フェイシャルマスクタイプ．**g〜i**：チンキャップタイプ．

CHAPTER15　上顎前方牽引装置

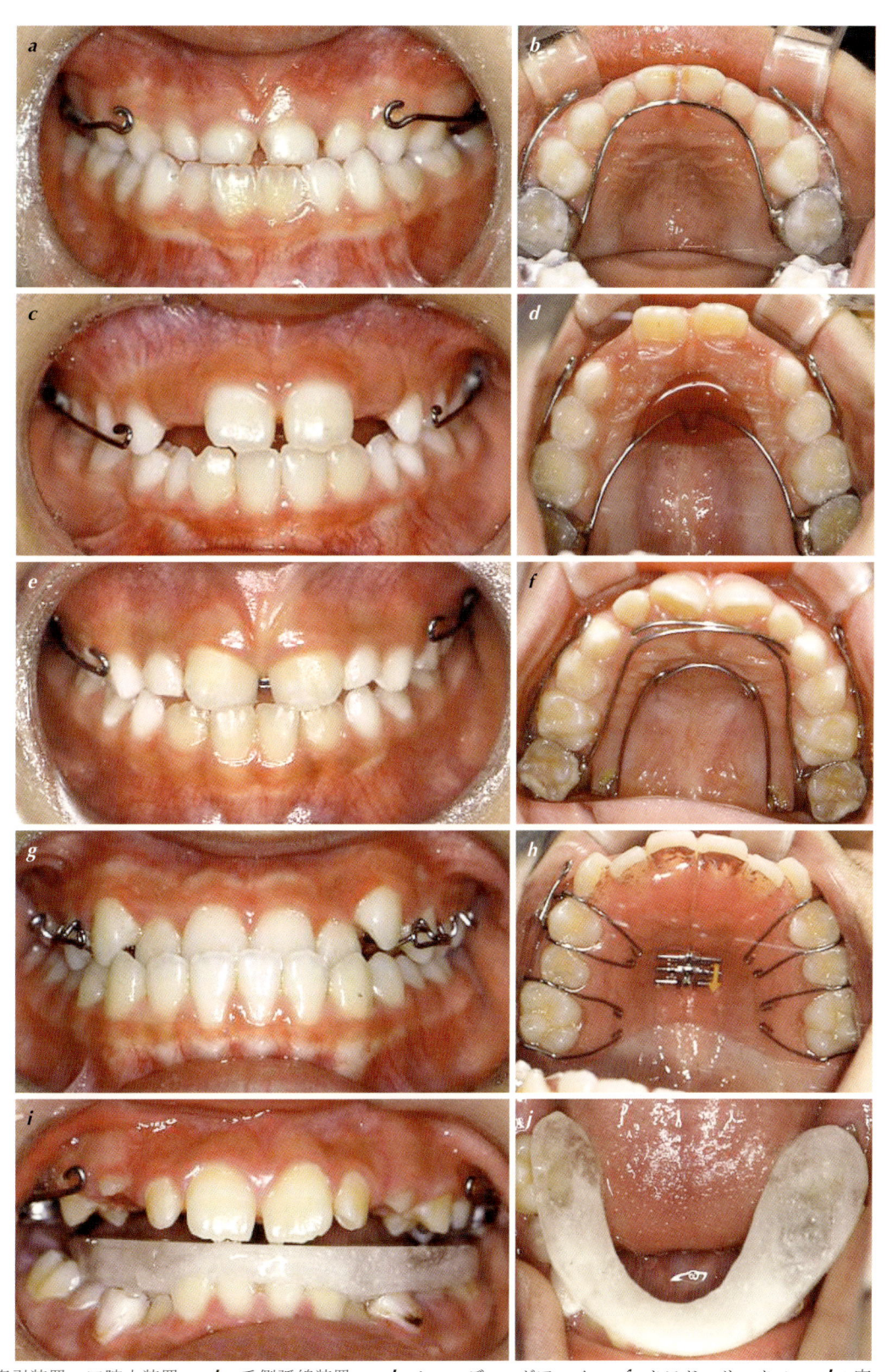

図15-2a〜j　上顎前方牽引装置の口腔内装置．*a, b*：舌側弧線装置．*c, d*：ホールディングアーチ．*e, f*：クワドヘリックス．*g, h*：床型矯正装置．*i, j*：スライディングプレート．

15-5 使用方法

1）就寝中に使用する．
2）適応年齢は，上顎の成長発育が旺盛な時期，すなわち，10〜11歳頃までである．
3）固定上顎第一大臼歯の挺出はオーバーバイトが減少するので，牽引は口腔内装置の犬歯部から行う．
4）牽引方向は，上顎咬合平面と平行である．
5）側方歯群の緊密な咬合(lock状態)は，上顎の前方成長誘導を抑制するので，口腔内装置としてクワドヘリックスを用いて，咬合のlock状態を解除(unlock状態に)する．
6）過蓋咬合では，上顎の前方成長誘導を抑制するので，ユーティリティーアーチによる下顎切歯の圧下，スライディングプレート(*図15-2i, j*)，下顎バイトプレートを併用する．
7）エラスティックは毎日交換する．

CHAPTER 16

オトガイ帽装置

16-1 概　要

オトガイ帽装置(チンキャップ)は，下顎に顎整形力を作用し，下顎の成長を抑制する顎外固定装置である(図16-1)．本装置では，下顎切歯の舌側傾斜も期待できる．

16-2 適応症

1）乳歯列期・混合歯列期の下顎突出型骨格性反対咬合(図5-6, 7, 18, 25, 36, 56)．
2）乳歯列期・混合歯列期の機能性反対咬合(図5-18, 25, 36)．
3）混合歯列期の下顎切歯唇側傾斜による歯槽性反対咬合(図5-6, 7, 30)．
4）混合歯列期の反対咬合・開咬傾向の叢生．

16-3 装置の構成

本装置の基本構成は，固定源となるヘッドキャップ，オトガイ部を覆うチンキャップ，その両者を連結し矯正力を発揮するエラスティックである．ヘッドキャップには，ネットタイプ(図16-1a〜c)とベルトタイプ(図16-1d〜f)がある．チンキャップには，樹脂製と金属製がある．

エラスティクの矯正力(牽引力)は，300〜500g程度を用いる．下顎が前方や前下方に成長する場合，牽引方向は下顎頭方向(コンダイラープル，condylar pull)である．下顎が下方に成長する前歯部開咬の場合，牽引方向は下顎頭方向より垂直方向(ハイプル，high pull)である．

オトガイ帽装置に下顎バイトプレートやスライディングプレートを併用することがある．下顎バイトプレートは，オーバーバイトが大きく(overclosure)，下顎下縁平面角(FMA)が小さい機能性反対咬合に用いる．下顎バイトプレートとオトガイ帽装置の併用は，上顎切歯の唇側傾斜や下顎の後下方回転を期待できる(図5-25)．スライディングプレートは，下顎歯列弓の切縁と咬頭を覆い，上顎歯列弓と接する上面が平坦な馬蹄形状のレジンスプリントである．下顎が後退しにくい，オーバーバイトの大きい反対咬合の治療にオトガイ帽装置と併用する．スライディングプレートは，咬合挙上により被蓋の改善を容易にし，上顎切歯の舌側傾斜や下顎切歯の過度な舌側傾斜を防止する(図15-2i, j)．

16-4 作用機序

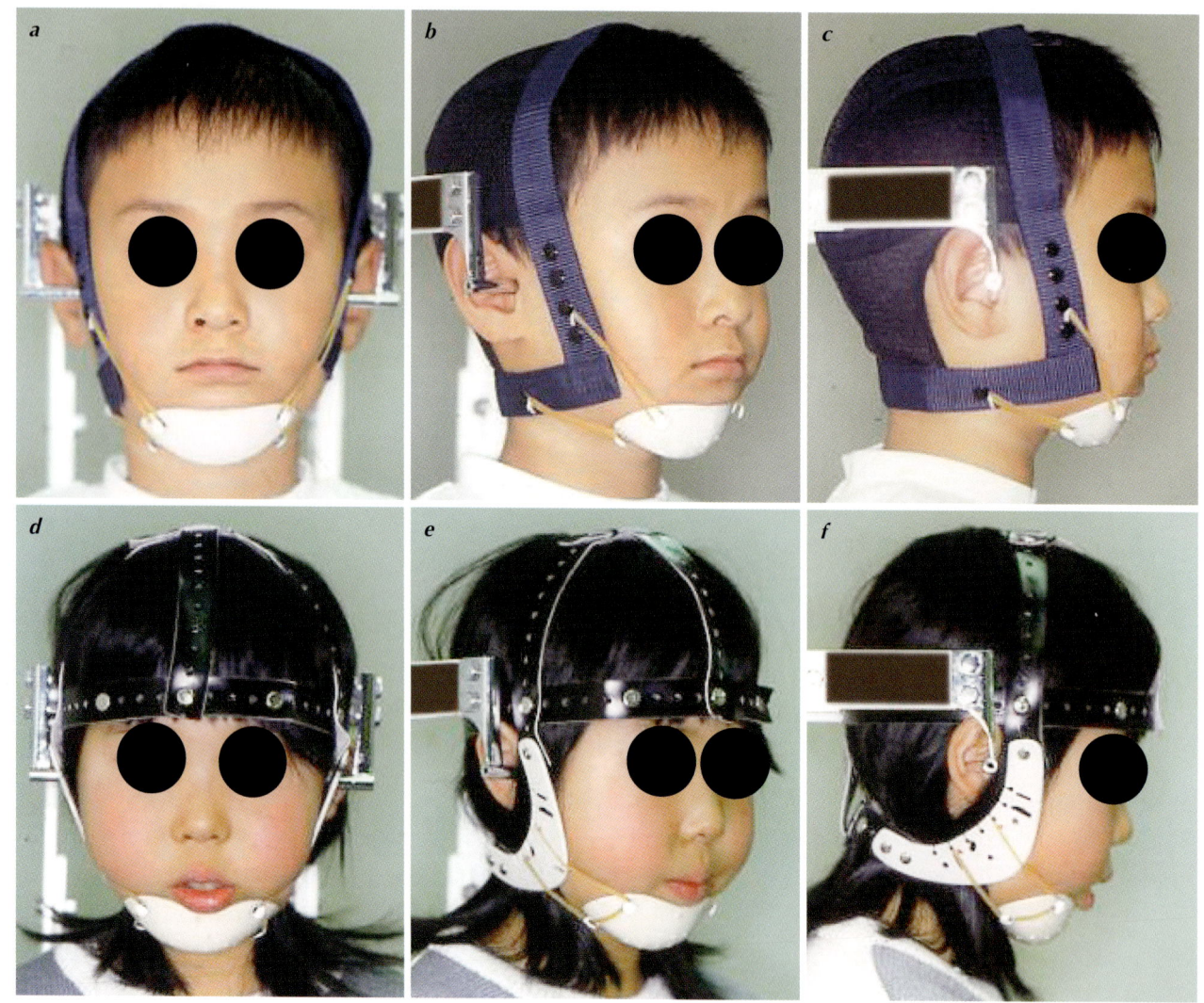

図16-1a〜f　オトガイ帽装置．a〜c：ネットタイプ．d〜f：ベルトタイプ．

16-4 作用機序

　オトガイ帽装置は，下顎頭に顎整形力を作用し，下顎の成長抑制や成長方向の変化を引き起こし，下顎の形態を変える．コンダイラープルでは下顎の成長を抑制し，下顎が後方へ移動したり，後下方へ回転したりする．ハイプルでは，下顎が前上方へ回転する．

　本装置では，オトガイ部を覆うチンキャップから下顎切歯に矯正力が作用し，下顎切歯を舌側傾斜する．この下顎切歯の舌側傾斜は，乳歯列期や混合歯列期の機能性反対咬合，混合歯列期の下顎切歯唇側傾斜による歯槽性反対咬合の治療に効果的である．

16-5 使用方法

1）就寝中に使用する．
2）オトガイ帽装置は顎関節症を発症することがあるので，とくに，使用中は顎関節と筋の触診が必要不可欠である（図5-56）．
3）チンキャップには，上下があり，オトガイ部正中に装着する．
4）コンダイラープルでは，ゴムの牽引が下顎頭方向である．
5）エラスティックは，2本あるいは4本使用し，1か月ごとに交換する．
6）エラスティックが1か月経過しないうちに1本切れたら，すべてを交換する．

CHAPTER 17

保定装置

17-1 概　要

　保定は，矯正治療によって移動した歯および顎をその状態に保持することである．保定で使用する矯正装置を保定装置という（図17-1）．咬合異常の早期治療では，セクショナルブラケット装置により排列した切歯の保定に保定装置を用いる．使用頻度の高い保定装置は，ホーレー型保定床装置（図17-1a〜d）とベッグ型保定床装置（図17-1e〜h）である．

17-2 装置の種類

A．ホーレー型保定床装置（Hawley type retainer, 図17-1a〜d）

　本装置は，Hawleyによって考案された保定装置であり，唇側線が犬歯遠心を通る．セクショナルブラケット装置による切歯の排列後の保定では，唇側線が側切歯遠心を通るホーレー型保定床装置を用いることが多い．

　本装置の基本構成は，唇側線，レジン床，クラプスなどである．唇側線に単純鉤を鑞着したもの，臼歯部に単純鉤，ボールクラスプ，アダムスのクラスプを用いたものなど種々なタイプがある．唇側線は，0.9mm線を用いる．切歯の唇面が唇側線，その舌面がレジン床と密接しているので，切歯の保定に極めて有効である．

　ホーレー型保定床装置の適応症は，側方歯群の交換期でない切歯排列症例である．

B．ベッグ型保定床装置（Begg type retainer, 図17-1a〜d）

　本装置は，Beggによって考案された保定装置である．本装置の基本構成は，レジン床と大臼歯の遠心面から反対側の大臼歯の遠心面まで歯列弓全体を取り囲む唇側弧線である．本装置は，ワイヤーの形態上，ラップアラウンドリテーナー（wrap around retainer），サーカムフレンシャルリテーナー（circumferential retainer）とも呼ばれている．唇側弧線は0.7mm線を用いる．ベッグ型保定床装置の調整は，ループ（take up loop）で行う．

　ベッグ型保定床装置の適応症は，側方歯群の交換期における切歯排列症例である．

17-3 使用方法

1）セクショナルブラケット装置による切歯排列後の保定には，ホーレー型保定床装置あるいはベッグ型保定床装置を使用する．
2）ホーレー型保定床装置は，側方歯群の交換期でない症例に用いる．
3）ベッグ型保定床装置は，側方歯群の交換期にあ

17-3 使用方法

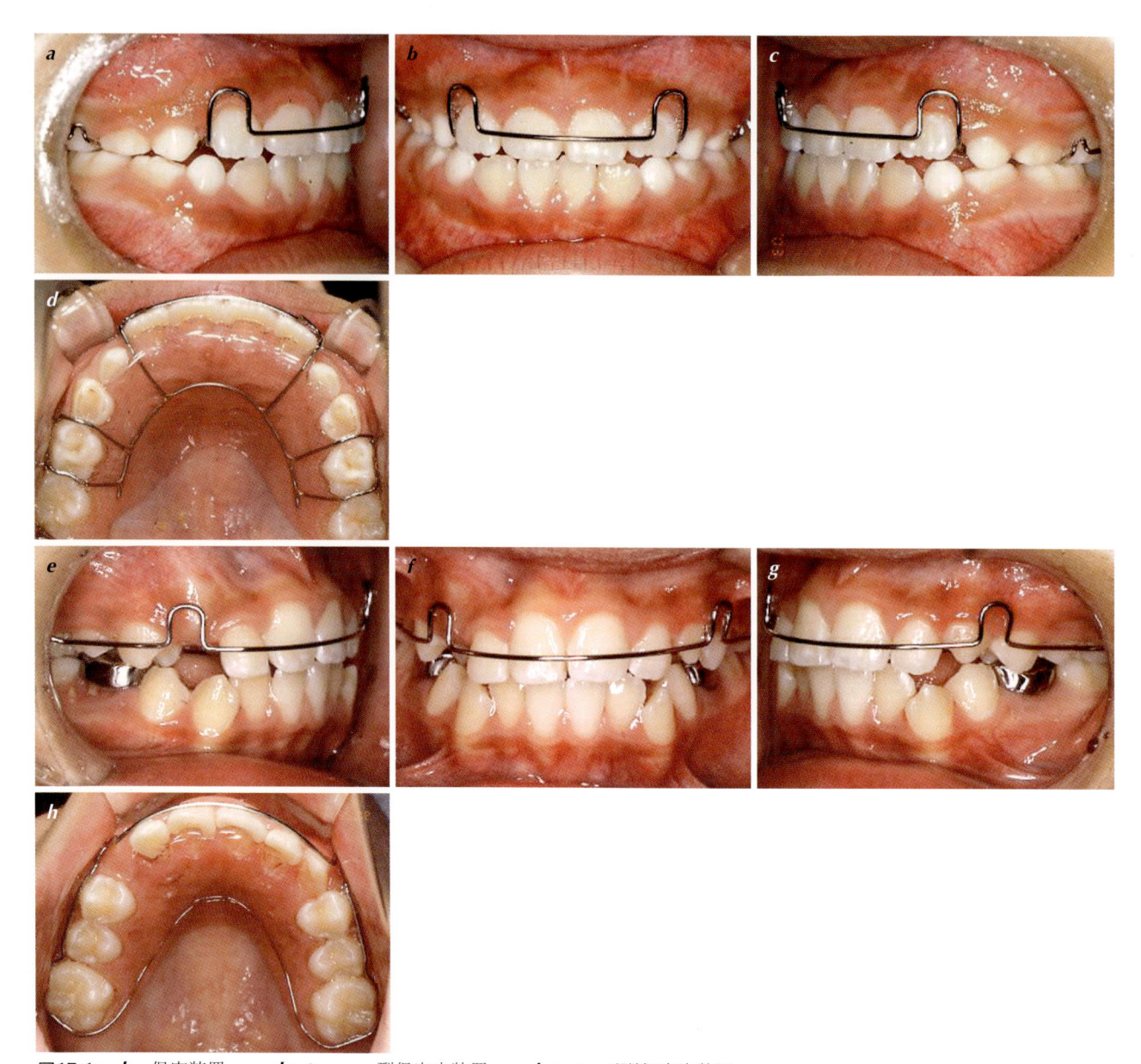

図17-1a〜h 保定装置. ***a〜d***：ホーレー型保定床装置. ***e〜h***：ベッグ型保定床装置.

　　　る症例に用いる．
4）食事と口腔清掃時を除いて，装着する．
5）唇側線が切歯唇面に接触するようにループ（take up loop）を調整する．
6）着脱時には，前歯部のワイヤーを引っ張って変形させない．
7）調整は1か月に1回行う．
8）唇側線の適合が良く，咬合が安定している場合には，調整を2，3か月に1回程度にすること
もある．
9）装着は上顎犬歯の萌出開始あるいは完了までである．
10）上顎犬歯歯胚が保定している側切歯の歯根を吸収することがある．
11）側切歯の歯根吸収を疑った場合には，保定装置の撤去や計画的・連続的な歯の抜去を行う．
12）保定装置撤去後には，上顎側切歯が後戻りすることがある．

索 引

ア

ugly duckling stage	45
アクチバトール	60, 152, 159, 211

イ

Ⅰ級咬合型開咬	146, 147

エ

ANB	17
FMA	17
L1 - Mp	18
SN 法	18
SNA	17
SNB	17
エッジワイズブラケット	208
エングラム	11, 16

オ

Occlusal pl - FH	18
overclosure	74, 98
オーバージェット	38, 98, 129, 146
オーバーバイト	38, 98, 129, 146
オクルーザルテーブル	220
オトガイ部の偏位	164
オトガイ帽装置	63, 74, 78, 83, 98, 175, 231

カ

カリフォルニアバイオネーター	215
下顎(乳)中切歯歯軸傾斜	98, 129, 147
下顎下縁平面	96, 127
下顎角	96, 127
下顎結合部	96, 127
下顎咬合平面の傾斜	38, 100
下顎後退型骨格性上顎前突	110, 114, 127, 141
下顎側方偏位	149, 152, 159, 164
下顎突出型骨格性反対咬合	59, 63, 74, 83, 91
下顎の重ね合わせ法	18
下顎の後退	127
下顎の後方への可動性	96
下顎の成長方向	38, 96, 127, 146
下顎(の)偏位	39, 127
可撤式床型拡大装置	150
過蓋咬合	103, 104, 119, 123
──型の機能性反対咬合	96
──型の骨格性反対咬合	96
──傾向の叢生	19, 38
過剰歯	42, 191
開咬	78, 145
──型の骨格性反対咬合	96
顎関節症	14, 40, 98, 193, 194, 201
顎関節と筋の触診	15, 38, 97, 128, 147, 166
顎二腹筋後腹	11, 16
顔面形態	38, 96, 127, 147

キ

基本治療方針	
混合歯列後期の交叉咬合	166
混合歯列期の開咬	148
混合歯列期の上顎正中離開	58
混合歯列期の上顎前突	131
混合歯列期の切歯部叢生	44
混合歯列期の反対咬合	102
乳歯列期・混合歯列前期の交叉咬合	166
乳歯列期の過蓋咬合	131
乳歯列期の上顎前突	131
乳歯列期の正中離開	58
乳歯列期の切歯部叢生	44
乳歯列期の前歯部開咬	148
乳歯列期の反対咬合	102
機能異常	11
機能性交叉咬合	149, 150, 159, 164
機能性上顎前突	103, 110, 127
機能性反対咬合	59, 60, 70, 74, 83, 96, 102, 152, 185

235

索引

機能的診察	11, 13
逆スピー湾曲	39, 147
逆生	189
臼歯部開咬	145
教科書的正常咬合	146
筋機能療法	133, 134, 141
筋の機能力	39
筋の触診	16

ク

クワドヘリックス	155, 159, 221

ケ

計画的・連続的な歯の抜去	44, 80
検査	13
牽引誘導	168

コ

Convexity	17
Gonial angle	17
口腔習癖	39, 57, 131, 133, 146, 166
——除去装置	137
交叉咬合	78, 100, 148, 149, 164
咬合異常	11
咬合のロック(lock)	130
咬合発育の段階	97, 128
咬合閉鎖路	96, 127
咬耗	130
構成咬合	213, 218
——位	96
骨格性異常	11
骨格性開咬	133, 145
——の形態的特徴	147
——の要因	137
骨格性交叉咬合	149, 155, 159, 164
骨格性上顎前突	103, 127
——の3タイプ	103
骨格性反対咬合	59, 70, 87, 96, 102, 175, 185
——の3タイプ	59
骨性癒着	191
骨豊隆	130

サ

III級咬合型開咬	146

シ

自然萌出が期待できない萌出遅延歯(埋伏歯)	192
自然萌出が期待できる萌出遅延歯	192
思春期性の成長スパート	97, 128
歯牙腫	191
歯冠軸傾斜度	190
歯根吸収	39
歯根形成度	190
歯根湾曲度	190
歯根湾曲部	190
歯槽性異常	11
歯槽性開咬	133, 134, 137, 141, 145
歯槽性交叉咬合	149, 155, 159, 164, 175
歯槽性上顎前突	103, 106, 110, 127, 134, 137, 141
歯槽性反対咬合	59, 60, 70, 78, 96, 102, 152
歯肉退縮	39
歯列弓(の)形態	98, 129
順生	189
正面セファロ	164, 165
症例分析	13
上顎(乳)中切歯歯軸傾斜	98, 129, 147
上顎臼歯の垂直的位置	165
上顎犬歯歯胚の近心傾斜(転位)	39, 42
上顎犬歯の萌出遅延	180
——(埋伏)	185
上顎後退型骨格性反対咬合	59
上顎前突	103, 127
——型開咬	146, 147
——治療用の構成咬合位	218
上顎前方牽引装置	32, 87, 91, 227
上顎第一大臼歯の異所萌出	175
上顎中切歯の逆生埋伏	175
上顎中切歯の萌出遅延	171
——(埋伏)	137, 168
上顎の重ね合わせ法	18
上下咬合平面の傾斜	147
上下歯列正中の偏位	164

Index

上唇小帯の肥厚	56
上唇小帯の付着異常	56
診察	13
診断	13

ス

スピー湾曲	130
スプリント治療	194, 201
──後の咬合再構成	193
スライディングプレート	230, 231

セ

セクショナルブラケット装置	21, 24, 28, 32, 46, 49, 52, 70, 106, 110, 137, 141, 168, 171, 175, 207
セファロ分析	16
正中過剰歯	54
正中離開	45, 46, 49, 52, 54
──のタイプ	45, 57
正貌の左右非対称	164
成長発育の段階	97, 128
切歯部叢生	21, 24, 28, 32
──の程度	54
舌	100, 148
──突出癖	134
舌側弧線装置	168
前歯部開咬	145

ソ

早期接触	39, 57, 127
早期治療	11, 14
総合診断	13
叢生	19
──のタイプ	20, 38
──の程度	38, 130
側切歯の欠如	56
側切歯の矮小化	56

タ

ターミナルプレーン	100, 130, 165
第一大臼歯の咬合	100, 130, 165
短顔型	14
弾性開放型アクチバトール	60, 211

チ

中顔型	14
長顔型	14

テ

dentoalveolar compensation	98, 129, 130
低位舌	101
典型的な叢生	19, 38

ニ

2×4装置	207
2×6装置	207
II級咬合型開咬	146
二態咬合	131
乳犬歯の咬合	100, 130, 165

ハ

Bionator to close	215
Bionator to open	215
バイオネーター	46, 104, 110, 114, 119, 123, 141, 215
バイトプレート	74, 231
歯・歯槽性の補償機構	98, 129, 130
反対咬合	59, 96
──・開咬傾向の叢生	19, 32, 38
──型開咬	146, 147
──治療用アクチバトール	211
──治療用の構成咬合位	213

フ

Facial angle	17
フランクフルト平面	17

ヘ

ベッグ型保定床装置	233
ベッグブラケット	208

ホ

ホーレー型保定床装置	233

237

索引

保定装置	233		
萌出遅延歯	167		
──（埋伏歯）	189	U1-FH	17
萌出余地	191	U1-L1	18
		誘導面の形成	214, 220

マ

マルチブラケット装置　74, 180, 185, 194, 201, 207
埋伏歯　167　　　Ramus inclination　17

ミ

リ

醜いアヒルの子の時期　45　　臨床診断　13

不正咬合別　咬合異常の早期治療入門
―乳歯列・混合歯列からの矯正治療―

2007年6月10日　第1版第1刷発行
2013年2月20日　第1版第3刷発行

著　　　者　遠藤　敏哉
　　　　　　えんどう　としや

発　行　人　佐々木　一高

発　行　所　クインテッセンス出版株式会社
　　　　　　東京都文京区本郷3丁目2番6号　〒113-0033
　　　　　　クイントハウスビル　電話(03)5842-2270(代表)
　　　　　　　　　　　　　　　　　　(03)5842-2272(営業部)
　　　　　　　　　　　　　　　　　　(03)5842-2279(書籍編集部)
　　　　　　web page address　http://www.quint-j.co.jp/

印刷・製本　サン美術印刷株式会社

Ⓒ2007　クインテッセンス出版株式会社　　　　禁無断転載・複写
Printed in Japan　　　　　　　　　　落丁本・乱丁本はお取り替えします
　　　　　　　　　　　　　　　　ISBN978-4-87417-963-5　C3047
　　　　　　　　　　定価は表紙に表示してあります